NAEMT

VIERTE AUFLAGE

EMERGENCY PEDIATRIC CARE

NAEMT

Pädiatrische Notfallversorgung

Kurs-Handbuch

JONES & BARTLETT LEARNING

Hauptgeschäftsstelle
Jones & Bartlett Learning
25 Mall Road
Burlington, MA 01803
978-443-5000
info@jblearning.com
www.jblearning.com
www.psglearning.com

Mitwirkende bei der Produktion
Vizepräsident, Innovative Lern- und Bewertungslösungen: Ada Woo
Leitende Direktorin, Produktion und Bereitstellung von Inhalten: Christine Emerton
Direktorin, Produktmanagement: Cathy Esperti
Produktmanager EMS: Jameel Sylvia
Manager, geistiges Eigentum und Content-Produktion: Kristen Rogers
Managerin für die Produktion von Inhalten: Alison Lozeau
Senior-Spezialistin für geistiges Eigentum: Angela Dooley
Senior-Produktmarketingmanagerin: Elaine Riordan
Direktor, Produktentwicklung: Aaron McKinzie
Leiterin Einkauf: Wendy Kilborn
Inhaltsentwicklung: S4Carlisle Publishing Services
Zusammensetzung: S4Carlisle Publishing Services
Projektmanagement: S4Carlisle Publishing Services
Rechtsspezialistin: Maria Leon Maimone
Titelbild (Titelseite): © Ralf Hiemisch/fstop/Getty Images.
Druck und Bindung: CPI Group, UK

Um dieses Produkt zu bestellen, verwenden Sie die ISBN: 9781284325027

6048

Druck bei CPI Group (UK) Ltd Croydon, CRO 4YY

30 29 28 27 26   10 9 8 7 6 5 4 3 2 1

Kurzer Inhalt

Inhalt

Danksagungen

Pädiatrische Notfallversorgung, Vierte Auflage

Deutsche Übersetzer

Matthias Klausmeier
Notfallsanitäter
Nationaler Koordinator
EPC Deutschland

Arthur Schröder
Facharzt für Pädiatrie
Assistenzarzt für Anästhesiologie
Medizinischer Direktor
EPC Deutschland

NAEMT-Ausschuss für pädiatrische Notfallversorgung

Katherine Remick, MD, FAAP, FACEP, FAEMS
NAEMT EPC-Ausschuss Medizinischer Direktor
Außerordentlicher Professor, Abteilungen für Pädiatrie und Chirurgie
Assoziierter Lehrstuhl für Qualität, Innovation und Öffentlichkeitsarbeit
Ko-Direktor, Nationales Zentrum für Innovation und Verbesserung von EMS für Kinder
Medizinischer Direktor, San Marcos/Hays County EMS System
Dell Medical School, Universität von Texas in Austin

Mark X. Cicero, MD, FAAP
Außerordentlicher Professor für Pädiatrie
Direktor, Pädiatrische Katastrophenvorsorge
Ko-Leiterin des Bildungsausschusses des pädiatrischen Pandemienetzwerks
Sektion für Pädiatrische Notfallmedizin
Abteilung für Pädiatrie
Medizinische Fakultät der Universität Yale

Ann M. Dietrich, MD, FAAP, FACEP
Abteilungsleiter Pädiatrische Notfallmedizin
PRISMA
Professor für Kinderheilkunde und Notfallmedizin
Universität von South Carolina College of Medicine

Emily Nichols, MD
Stellvertretender medizinischer Direktor, New Orleans EMS
Arzt, Ochsner Medical Center

Sylvia Owusu-Ansah, MD, MPH
Assistenzprofessorin für Kinderheilkunde und Notfallmedizin
Stellvertretende Vorsitzende für Diversität, Gleichberechtigung und Eingliederung
Medizinischer Direktor für den Bereich Prähospital-EMS (Medizinischer Führungsarzt MD-22)
UPMC-Kinderkrankenhaus von Pittsburgh
Assistenzprofessorin an der Fakultät für Gesundheit und Rehabilitation der Universität Pittsburgh
Pädiatrische Liaison, Abteilung für EMS, Abteilung für Notfallmedizin

Sabine Sagner, MBA, RN, CCNRP
St. Louis Kinderkrankenhaus

Jeremy Sidlauskas, MPA, CFO, EFO, NREMT-P
Stellvertretender Feuerwehrchef, Pasco County (FL) Fire Rescue
Außerordentlicher Professor, Eastern Oregon University

Shannon Watson, MHA
NREMT-P, Intensivpflege, Gemeinde-Sanitäter
Stellvertretender Leiter, Christian Hospital EMS

Jonathan Willoughby, DET, BSN, NRP, RN
NAEMT-Ausbildungskoordinator für den Bundesstaat Iowa
Krankenschwester, Notaufnahme
Mercy Hospital

Redaktioneller Berater der NAEMT für das Kurshandbuch zur pädiatrischen Notfallversorgung, vierte Ausgabe

Wm. Travis Engel, DO, MSc, Rettungssanitäter, FP-C, CCP-C
Pädiatrische Intensivmedizin Fellow
Children's Mercy Hospital

Nationaler Verband der Rettungssanitäter 2021 Vorstand

KAPITEL 1

Pädiatrische Entwicklung und Beurteilung

ZIELE DER LEKTION

- Erklären Sie die entwicklungsbedingten und physiologischen Unterschiede bei pädiatrischen Patienten in Abhängigkeit von ihrem Alter.
- Verstehen Sie das pädiatrische Beurteilungsdreieck (PAT).
- Erklären Sie das Zusammenspiel von Aussehen, Atmung und Kreislauf des Kindes.
- Demonstrieren Sie die pädiatrische Beurteilung.
- Verstehen Sie die Anwendung der familienzentrierten Pflege.

Einführung

Notrufe mit kranken oder verletzten Kindern sind in den Vereinigten Staaten ein seltenes Ereignis im Rahmen der medizinischen Notdienste (EMS). Es wird geschätzt, dass 10 % der Notrufe einen pädiatrischen Patienten betreffen, und von diesen Anrufen betreffen deutlich weniger einen Patienten mit einem kritischen Krankheits- oder Verletzungsgrad. Die Zahl der pädiatrischen Patienten, die in allgemeinen Notaufnahmen eingeliefert werden, sei es mit einem Privatfahrzeug oder einem Krankenwagen, ist ähnlich gering. Dies führt zu Situationen, die zwar selten sind, aber ein hohes Risiko darstellen.

Ziel des NAEMT-Kurses Emergency Pediatric Care (EPC) ist es, den Lernenden die notwendigen Fähigkeiten und das Selbstvertrauen zu vermitteln, um das Risiko dieser seltenen Ereignisse zu verringern.

Meilensteine der Entwicklung

Die Kenntnis der Entwicklungsstufen ist für das prähospital tätige Personal wichtig, da es ihnen ermöglicht, ihre Vorgehensweise bei der Beurteilung und Behandlung von Patienten an das Alter des Patienten anzupassen. Die Entwicklung im motorischen und kognitiven Bereich verläuft in den ersten 6 Lebensjahren schnell. Mit dem Eintritt in die Adoleszenz ist die Entwicklung im sozialen und emotionalen Bereich am stärksten ausgeprägt, während die motorische Entwicklung weitgehend abgeschlossen ist.

Die Kenntnis der altersgemäßen Meilensteine kann dem Rettungsdienstpersonal auch dabei helfen, zu beurteilen, ob das Bewusstsein Hinweise für eine Störung bietet oder ungestört ist. Wenn ein Kind nicht altersgemäß entwickelt zu sein scheint, kann es hilfreich sein, die Betreuungsperson zu fragen, ob sie glaubt, dass sich das Kind normal verhält, oder ob die Krankheit oder Verletzung sein Verhalten beeinflusst hat (**Abbildung 1-1**). Beachten Sie **Tabelle 1-1**, um sich mit den wichtigsten Meilensteinen für verschiedene Altersgruppen vertraut zu machen.

SPÄTENTWICKLER...

Das Wachstum und die Entwicklung von Kindern ist ein kontinuierlicher Prozess. Obwohl die Meilensteine traditionell in einzelne Altersstufen eingeteilt werden, kann man davon ausgehen, dass einige Kinder bestimmte Meilensteine früher als erwartet erreichen, während andere die Meilensteine später als andere Kinder in ihrer Altersgruppe erreichen können.

Tabelle 1-1 Meilensteine der Entwicklung

Alter	Motorische Fertigkeiten	Sprachliche Entwicklung	Soziale/emotionale Entwicklung	Kommentare/Rote Flaggen
0-2 Monate	▪ Vollständige Kopfneigung beim Wechsel aus der Rückenlage in die aufrechte Position ▪ In der Lage, den Kopf in Bauchlage kurzzeitig anzuheben ▪ Keine visuelle Verfolgung von Objekten	▪ Weinen ist primäre Kommunikation	▪ Schläft oft ▪ Der Höhepunkt der Aufgeregtheit wird im Alter von 6 Wochen erreicht	▪ Weniger als 6 nasse Windeln in 24 Stunden sind ein Hinweis auf Dehydrierung. ▪ Erste Anzeichen einer Krankheit sind oft Lethargie, verminderte Nahrungsaufnahme und weniger nasse Windeln. ▪ Fieber in dieser Altersgruppe (38°C oder höher rektal gemessen) ist ein Notfall.
2-4 Monate	▪ Visuelle Verfolgung vorhanden	▪ Gurren (Vokallaute) vorhanden	▪ Soziales Lächeln ist vorhanden	▪ Fehlende visuelle Verfolgung ist ein Hinweis auf eine neurologische Verletzung oder ein Defizit.
4-6 Monate	▪ Keine Kopfverschiebung beim Wechsel aus der Rückenlage in die aufrechte Position ▪ Beginnt sich zu drehen ▪ Verbesserte Kontrolle über Kopf und Hals		▪ Vermehrtes soziales Lächeln und Lachen ▪ Sucht die Aufmerksamkeit mit anderen Handlungen als Weinen ▪ Fängt an, die Nacht durchzuschlafen	▪ Verletzungen, die durch Sturz von Möbeln vor dem Alter von 4 Monaten entstehen, sollten verdächtig sein.
6-8 Monate	▪ Beginnt, ohne fremde Hilfe zu sitzen ▪ Erst drehen, dann krabbeln	▪ Aus dem Gurren wird ein Lallen	▪ Fremdeln	▪ Es kann hilfreich sein, die Untersuchung des Kindes gemeinsam mit den Eltern durchzuführen.
8-12 Monate	▪ Mobilität steigt ▪ Kann vom Sitzen zum Stehen wechseln ▪ Hangeln an Möbeln entlang	▪ Kann Mama, Papa und andere einfache Wörter sagen	▪ Die Wutanfälle beginnen ▪ Die Neugierde steigt ▪ Spielt Guck-Guck (Objektpermanenz) ▪ Winken ▪ Zeigt oder teilt ein Spielzeug mit einem Erwachsenen, wenn er dazu aufgefordert wird	▪ Mit zunehmender Mobilität und Neugierde nehmen Verletzungen durch Stürze, das Herabziehen von Gegenständen von erhöhten Flächen und das Verschlucken von giftigen Substanzen deutlich zu.

12-18 Monate	▪ Stehen ohne fremde Hilfe ▪ Gehen schreitet voran ▪ Können Kritzeln	▪ Versteht Ein-Schritt-Befehle ▪ 3- bis 6-Worte-Wortschatz	▪ Trennungsangst	
18-24 Monate	▪ Laufen schreitet voran	▪ 25- bis 50-Wörter-Wortschatz	▪ Paralleles Spiel entwickelt sich	
2-4 Jahre	▪ Zeichnet einen Kreis und dann ein Kreuz	▪ 50- bis 100-Wörter-Wortschatz ▪ 50% der Sprache sollte verständlich sein ▪ 3-Wort-Sätze	▪ Kooperatives Spielen entwickelt sich ▪ Das Toilettentraining ist in der Regel im Alter von 4 Jahren nahezu abgeschlossen	
4-6 Jahre	▪ Kann auf einem Fuß balancieren und hüpfen, ohne sich abzustützen ▪ Fähig zum Überspringen (eher mit 6 Jahren) ▪ Benutzt eine Gabel und einen Löffel ▪ Zieht sich selbst an ▪ Entwickelt schrittweise die Fähigkeit, ein Quadrat, dann ein Dreieck und dann eine Raute zu zeichnen.	▪ 4+-Wort-Sätze ▪ 100% der Sprache sollte verständlich sein	▪ Die Fähigkeit, Fantasie und Realität zu unterscheiden, entwickelt sich ▪ Kann Spiele mit Regeln spielen, die für 6jährige geeignet sind ▪ Assoziation von Handlungen und Konsequenzen	▪ Magisches Denken kann dazu führen, dass Kinder sich selbst die Schuld geben, wenn sie krank oder verletzt sind. ▪ Die Gewissheit, dass es keine Strafe ist, krank oder verletzt zu sein, ist wichtig.

(*fortsetzen*)

Tabelle 1-1 Meilensteine der Entwicklung *(fortgesetzt)*

Alter	Motorische Fertigkeiten	Sprachliche Entwicklung	Soziale/emotionale Entwicklung	Kommentare/Rote Flaggen
6-12 Jahre	▪ Schnürsenkel binden		▪ Unabhängigkeit von den Eltern genießen ▪ Zurückziehen bei Stress ist üblich	▪ Anzeichen der Pubertät können bereits im Alter von 10 Jahren auftreten. ▪ Rettungsdienstpersonal sollte Verfahren, insbesondere schmerzhafte Verfahren, vor der Durchführung vollständig beschreiben. ▪ Erlauben dem Kind, ihren eigenen Schmerz oder ihr Unbehagen zu lindern, indem sie tief durchatmen, stillhalten oder die Hand einer anderen Person drücken.
12-17 Jahre			▪ Im Allgemeinen eher besorgt über die Möglichkeit einer Entstellung oder dauerhaften Verletzung ▪ Wünscht sich mehr Privatsphäre während der Anamnese und der Untersuchung, mehr Sinn für Bescheidenheit ▪ Risikobereitschaft nimmt zu ▪ Sozialer Druck und Gruppendruck spielen eine größere Rolle bei Verhalten und der Entscheidungsfindung	▪ Die Vitalparameter nähern sich allmählich den Standardwerten für Erwachsene an ▪ Lassen Sie diese Patienten nach Möglichkeit an der Entscheidungsfindung teilhaben. ▪ Die Untersuchung von Patienten in diesem Alter muss unter Umständen unter vier Augen erfolgen, und ein einzelner sollte nicht mit den Jugendlichen allein sein.

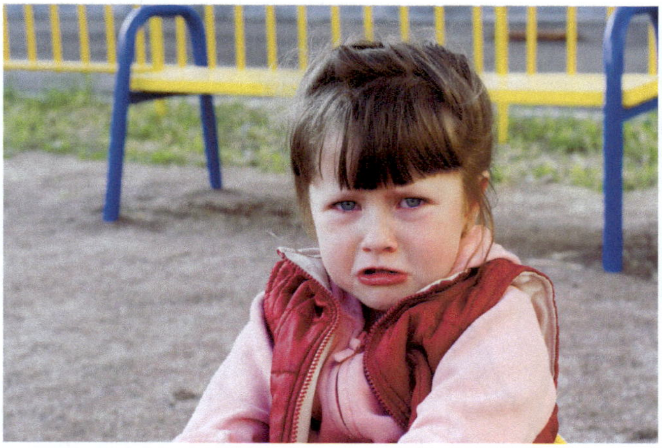

Abbildung 1-1 Bei einem 3-Jährigen ist zu erwarten, dass er nach einem Sturz auf dem Spielplatz Schmerzen deutlich zeigt.

Pädiatrische Vitalparameter

Der erwartete Normalbereich für Vitalparameter bei pädiatrischen Patienten variiert stark mit dem Alter (Tabelle 1-2). Säuglinge und Kinder haben im Ruhezustand schnellere Puls- und Atemfrequenzen und der durchschnittliche Blutdruck ist niedriger. Geringere Herzschlagvolumina und Atemzugvolumina bei Kindern bedeuten, dass der Puls und die Atemfrequenz zu Beginn erhöht werden müssen, um eine angemessene Perfusion und Ventilation aufrechtzuerhalten.

Es ist nicht nur wichtig, pathologische Vitalzeichen zu erkennen, sondern sie auch im Zusammenhang mit dem gesamten Patientenbild zu betrachten. Gelegentlich sind bei bestimmten Patienten Vitalzeichen zu erwarten, die außerhalb des Normalbereichs liegen. Hypotonie und Hypoxie bei einem Asthmapatienten sind äußerst besorgniserregend, wohingegen ein verminderter Blutdruck und eine niedrigere Sauerstoffsättigung bei einem Kind mit einem nicht behandelten angeborenen Herzfehler vorliegen können. Es ist wichtig, dass Sie bei der Beurteilung eines jeden Patienten die Familienmitglieder und Betreuer mit einbeziehen und sich über sie einen Gesamteindruck verschaffen.

Die Besorgnis von Betreuungspersonen oder Familienmitgliedern über den Zustand des Kindes sollte immer respektiert werden und zu weiteren Untersuchungen und Beurteilungen führen.

Tabelle 1-2 Vitalparameter für pädiatrische Patienten

Alter	Puls	Atemwege	Systolischer Blutdruck
0-6 Monate	100-190	30-60	>60
6-12 Monate	100-160	30-60	>60
1-3 Jahre	90-150	20-30	80-100
3-5 Jahre	80-140	20-25	80-100
6-12 Jahre	70-120	15-20	80-110
13-17 Jahre	60-100	12-20	90-110

FALLBEISPIEL

Sie untersuchen einen Patienten im Vorschulalter (3 Jahre alt), der über Schmerzen im linken Arm klagt, nachdem er auf dem Spielplatz gestürzt ist.

Fragen zum Fall

- Was sind die Unterschiede zwischen der Beurteilung von Erwachsenen und Kindern in Bezug auf die folgenden Punkte?
  - Szenario-Analyse
  - Ersteindruck des Patienten
  - Primary Survey und Behandlung
- Secondary Survey und Behandlung

Szene, Sicherheit und Situation (3S-Matrix)

Die anfänglichen Aufgaben der Untersuchung des Unfallortes und der Gewährleistung der Sicherheit am Unfallort sind unabhängig vom Alter des Patienten weitgehend identisch. Das Rettungsdienstersonal sollte immer ein erhöhtes Bewusstsein für potenzielle Gefahren und Sicherheitsbedenken haben, wenn es einen Einsatzort betritt. Neben der Suche nach potenziellen Sicherheitsrisiken ist es wichtig, die spezifischen Probleme von pädiatrischen Patienten zu erkennen. Sichtbar schmutzige oder verschmutzte Wohnumgebungen sowie Patienten, die über einen längeren Zeitraum nicht gebadet worden zu sein scheinen, sollten Anlass zur Sorge über mögliche Vernachlässigung geben. Achten Sie beim Absuchen der Umgebung besonders auf Reinigungsmittel, Medikamente, Drogenutensilien oder andere Substanzen, die der Patient möglicherweise verschluckt haben könnte. Handelt es sich bei dem Einsatz um einen verletzten Patienten, untersuchen Sie die Umgebung und prüfen Sie, ob der gemeldete Verletzungsmechanismus mit dem Verletzungsmuster und der Schwere der Verletzung des Patienten übereinstimmt. Wenn der Verdacht besteht, dass die Situation nicht sicher ist oder dass es zu Missbrauch oder Vernachlässigung gekommen sein könnte, sollte gemäß den örtlichen Protokollen die Polizei zur Unterstützung hinzugezogen werden.

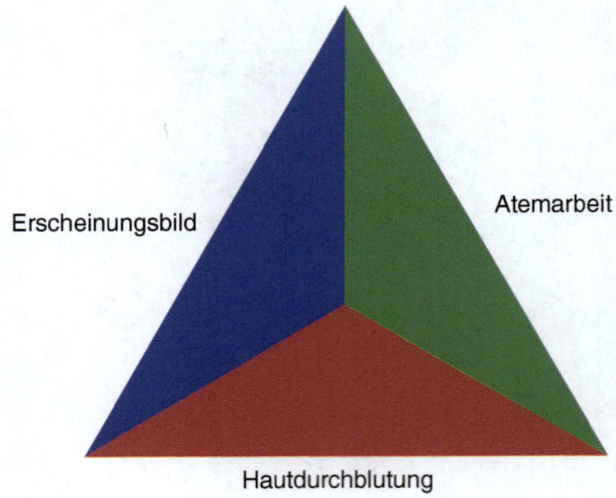

Abbildung 1-2 Das pädiatrische Beurteilungsdreieck ist ein nützliches Instrument, um sich einen allgemeinen Eindruck von pädiatrischen Patienten zu verschaffen.

Verwendet mit Genehmigung der American Academy of Pediatrics, Pediatric Education for Prehospital Professionals, © American Academy of Pediatrics, 2000.

Ersteindruck des Patienten

Der erste Schritt besteht darin, sich auf der Grundlage einer schnellen visuellen Beurteilung, die aus der Distanz vorgenommen werden kann, einen allgemeinen Eindruck zu verschaffen, noch bevor das rettungsdienstpersonal mit dem Kind in Kontakt kommt. Mit zunehmender Erfahrung im Umgang mit pädiatrischen Patienten wird diese Beurteilung "auf der anderen Seite des Raumes" zur zweiten Natur und kann in Sekundenschnelle durchgeführt werden. Der Hauptzweck dieser Beurteilung besteht darin, festzustellen, ob lebensrettende Sofortmaßnahmen erforderlich sind oder ob noch Zeit für weitere Untersuchungen und Beurteilungen bleibt. Dieser Gesamteindruck kann auch dabei helfen, festzustellen, ob ein schnelles Eingreifen und ein Transport erforderlich sind oder ob noch Zeit bleibt, vor dem Transport weitere Maßnahmen durchzuführen Ein nützliches Instrument, das die Elemente beschreibt, die für einen allgemeinen Eindruck erforderlich sind, ist das Pädiatrische Beurteilungsdreieck (PAT).

Das pädiatrische Beurteilungsdreieck

Das pädiatrische Beurteilungsdreieck konzentriert sich auf die Beobachtung von drei verschiedenen Kategorien: Außeres **Erscheinungsbild**, **Atemarbeit** und **Kreislauf** (**Abbildung 1-2**).

Bei der Verwendung des pädiatrischen Beurteilungsdreiecks wird jedes Element einzeln beurteilt, anschließend wird durch Kombination der Beurteilungsergebnisse ein Gesamteindruck gewonnen (**Tabelle 1-3**).

Wenn alle Seiten des pädiatrischen Beurteilungsdreiecks unauffällig sind und beim Ersteindruck keine pathologischen Befunde vorliegen, kompensiert der Patient wahrscheinlich angemessen und die Wahrscheinlichkeit, dass eine lebensbedrohliche Krankheit oder Verletzung vorliegt, ist sehr gering. Dies gibt dem Behandelden mehr Zeit, die Erstuntersuchung durchzuführen, die Vitalparameter zu messen, eine Anamnese zu erheben und sich auf die Betreuung der Familie zu konzentrieren. Kinder mit einem unauffälligen Erscheinungsbild aber pathologischen Befunden in den Kategorien Atmung oder Kreislauf kompensieren wahrscheinlich angemessen, erfordern aber eine weitere Untersuchung und Behandlung ihrer Krankheit oder Verletzung, um eine Dekompensation zu verhindern.

Patienten mit einem unauffälligen Erscheinungsbild aber Anzeichen von Kreislauf- und Atemstörungen sind Kinder, die kurz vor einer Dekompensation stehen. Bei diesen Patienten ist ein sofortiges Eingreifen erforderlich, um eine lebensbedrohliche kardiopulmonale Dekompensation zu verhindern.

Patienten mit einem pathologischen Erscheinungsbild und Anzeichen eines Kreislauf- und Atemwegsproblems sind am schwersten erkrankt oder verletzt. Sie befinden sich bereits in einem kardiopulmonalen Dekompensation, da sie Kompensationsfähigkeiten erschöpft haben. Wenn nicht sofort eingegriffen wird, kommt es wahrscheinlich zum Herz-Kreislauf-Stillstand. Obwohl es sich um ein seltenes Ereignis handelt, sinkt bei einem pädiatrischen Herz-Kreislauf-Stillstand die Wahrscheinlichkeit des Überlebens ohne neurologische Beeinträchtigung deutlich.

Äußeres Erscheinungsbild

Die Beurteilung des äußeren Erscheinungsbildes ist das erste Kriterium zur Beurteilung eines pädiatrischen

Tabelle 1-3 Allgemeiner Ersteindruck auf der Grundlage der Befunde des pädiatrischen Beurteilungsdreiecks

Äußeres Erscheinungsbild	Atmung	Zirkulation	Eindrücke
Unauffällig	Unauffällig	Unauffällig	Der Patient ist vollständig unauffällig und es besteht eine geringe Wahrscheinlichkeit, dass eine lebensbedrohliche Krankheit oder Verletzung vorliegt.
Unauffällig	Unauffällig	Auffällig	Der Patient kompensiert wahrscheinlich gut. Eine weitere Untersuchung auf einen möglichen kardiozirkulatorischen Notfall ist erforderlich.
Unauffällig	Pathologisch	Unauffällig	Der Patient kompensiert wahrscheinlich gut. Eine weitere Untersuchung auf einen möglichen respiratorischen Notfall ist erforderlich.
Unauffällig	Pathologisch	Pathologisch	Der Patient ist kompensiert, aber es besteht ein *sehr* hohes Risiko einer Dekompensation, wenn die lebensbedrohlichen Zustände nicht rasch behandelt werden.
Pathologisch	Unauffällig	Pathologisch	Der Patient hat einen eindeutige Kreislaufinsuffizienz und dekompensiert.
Pathologisch	Pathologisch	Unauffällig	Der Patient hat eine deutliche Beeinträchtigung der Atmung und dekompensiert.
Pathologisch	Pathologisch	Pathologisch	Der Patient hat einen vollständige kardiopulmonale Insuffizienz und es besteht eine hohe Wahrscheinlichkeit eines drohenden Herz-Kreislaufstillstands.

Grün hervorgehobene Kategorien stellen unauffällige Befunde dar, die wenig Anlass zur Sorge geben. Rot hervorgehobene Bereiche stellen pathologische Befunde dar, bei denen eine akute vitale Gefärdung besteht und ein sofortiges Eingreifen erforderlich ist. Gelb hervorgehobene Bereiche, deren Erscheinungsbild normal ist, bei denen jedoch Bedenken hinsichtlich der Atmung oder des Kreislaufs bestehen, erfordern eine individuelle Überprüfung, um festzustellen, ob die sofortige Einleitung einer Stabilisierung und Behandlung mit zeitnahem Transport in die Klinik indiziert ist.

Patienten (**Abbildung 1-3**). Anhand des äußeren Erscheinungsbildes lässt sich feststellen, wie das Kind seine Krankheit oder Verletzung insgesamt toleriert und ob es anscheinend angemessen kompensiert. Die TICLS-Merkhilfe (think "tickles") ist nützlich für die Beurteilung des äußeren Erscheinungsbildes und wird von der American Academy of Pediatrics (AAP; **Tabelle 1-4**) präferiert.

Wenn es irgendwelche Abnormalitäten oder auffällige Befunde im äußeren Erscheinungsbild des pädiatrischen Patienten gibt, ist dies ein Hinweis darauf, dass er nicht kompensiert. Eine rasche Untersuchung auf Kreislauf- oder Atmungsstörungen ist unerlässlich.

Atmung und Atemarbeit

Die genaue Beurteilung der Atemarbeit ist bei pädiatrischen Patienten besonders wichtig (**Abbildung 1-4**). Die Mehrzahl der pädiatrischen Herz-Kreislauf-Stillstände wird durch eine Beeinträchtigung der Atmung und einen Atemstillstand ausgelöst. Einer der ersten Kompensationsmechanismen, die pädiatrische Patienten bei Atemnot zeigen, ist der Einsatz der Atemhilfsmuskulatur durch Innervation akzessorischer Muskeln sowie die Positionierung mit aufrechtem Oberkörper, um das eingeatmete Tidalvolumen zu maximieren.

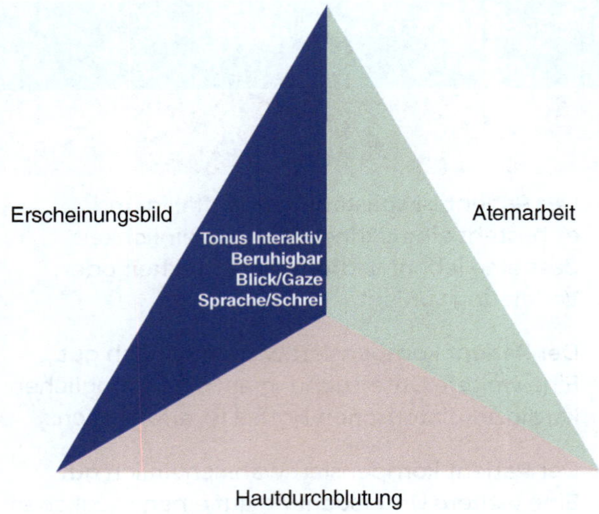

Abbildung 1-3 Das äußere Erscheinungsbild ist die erste zu beurteilende Seite des pädiatrischen Beurteilungsdreiecks.

Das Kind scheint einen guten Tonus zu haben und interagiert mit Ihnen, indem es Augenkontakt aufnimmt, wenn Sie sich ihm nähern. Es wirkt ängstlich, weint aber nicht. Sie stützt ihren linken Arm.

Fragen zum Fall

- Ist das äußere Erscheinungsbild des Patienten unauffällig oder pathologisch?
  - Dieses Kind hat einen guten Tonus und ist angemessen interaktiv. sie ist verängstigt, was angesichts der Situation angemessen ist. Sie scheint sich bewusst zu sein, dass sie verletzt ist und sie reagiert angemessen auf den Schmerz.

Das äußere Erscheinungsbild dieses Kindes ist unauffällig.

Eine nützliche Gedächtnisstütze, um sich an die Elemente zu erinnern, die bei der Bewertung der Atemarbeit zu beachten sind, ist FRAP (**Tabelle 1-5**).

Nasenflügeln (Flaring)

Die Nasenlöcher sind der Bereich mit dem höchsten Widerstand in den oberen Atemwegen von Kindern. Bei dem Versuch den Widerstand in den oberen Atemwegen zu verringern und das inspiratorische Tidalvolumen zu maximieren wir deshalb häufig das Nasenflügeln feststellt. Gleichzeitig verringern sie die Atemarbeit. Das Nasenflügeln bei Säuglingen und Neugeborenen ist ein bedrohliches Zeichen für Atemnot oder respiratorische Insuffizienz. Das

Tabelle 1-4 Die TICLS-Mnemonik zur Beurteilung des äußeren Erscheinungsbildes

Tonus (Tonus)	Bewegt sich das Kind ? Wehrt sich das Kind, wenn Sie es untersuchen? Ist das Kind apathisch und schlaff?
Interaktion (Interactivness)	Interagiert das Kind in angemessener Weise mit Ihnen oder den Betreuungspersonen? Reagiert das Kind auf Geräusche, Bewegungen oder auf Berührungen während der Untersuchung? Greift das Kind nach einem Lieblingsspielzeug oder klammert es sich an die Bezugspersonen?
Tröstlichkeit (Consolibility)	Ist der Grad der Unruhe oder Erregung des Kindes der Situation angemessen? Kann die Eltern oder die Betreuungspersonen das Kind beruhigen oder besänftigen? Ist das Ausmaß der Fremden- und Trennungsangst entwicklungsgemäß für das Alter des Kindes?
Blickverhalten (Look)	Ist der Blick des Kindes gezielt und fokussierend oder kann es sich nicht konzentrieren? Scheint das Kind interessiert zu sein um zu sehen, was passiert? Wird das Kind einem beleuchteten Gegenstand betrachten oder ihm folgen?
Sprache (Speech)	Ist das Kind in der Lage zu sprechen oder Laute zu erzeugen, die dem Alter entsprechen? Bei Kindern, die sich verbal äußern: Ergibt der Inhalt der Sprache des Kindes einen Sinn oder wirkt es verwirrt und aufgeregt?

Nasenflügeln kann sehr subtil sein, insbesondere bei Neugeborenen, und erfordert eine sorgfältige und bewusste Beobachtung, um es bei der Untersuchung zu erkennen.

Verstärkte Atemarbeit (Retractions)

Das Einatmen ist ein aktiver Prozess, bei dem hauptsächlich das Zwerchfell zum Einsatz kommt. Wenn die Atemnot fortschreitet und die Atemarbeit zunimmt, setzen pädiatrische Patienten die Atemhilfsmuskulatur zur Unterstützung der Atmung ein. Um den Einsatz der akzessorischen Muskeln zu beobachten, beginnen Sie am Hals und arbeiten sich nach unten vor. Beobachten Sie zunächst die suprasternale Kerbe und achten Sie auf ein eventuell vorhandenes Einziehen der Luftröhre. Schauen Sie dann seitlich zu den Schlüsselbeinen und achten Sie auf supraklavikuläre Einziehungen (**Abbildung 1-5**). Lassen Sie den Helfer als nächstes das Hemd des Patienten anheben und den Brustkorb und den Unterleib direkt betrachten. Sichtbare Einziehungen zwischen den Rippen deuten darauf hin, dass der Patient die Interkostalmuskeln einsetzt, um das eingeatmete Tidalvolumen zu erhöhen. Beobachten Sie schließlich den subkostalen Bereich und den Bauch. Subkostale Einziehungen und paradoxe Bauchbewegungen bei der Ein- und Ausatmung (Schaukelatmung) deuten auf ein hohes Maß an Atemnot und den Einsatz akzessorischer Muskeln hin.

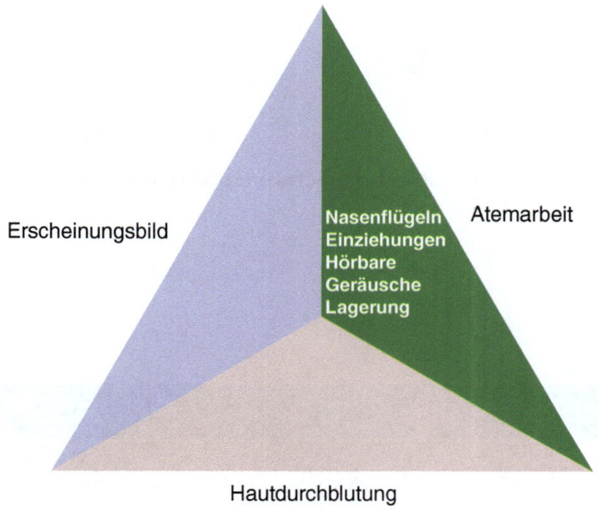

Abbildung 1-4 Die Atemarbeit eines pädiatrischen Patienten kann ein Indikator für eine Atemnot oder respiratorische Insuffizienz sein.

Hörbare Atemgeräusche

Hörbare Atemgeräusche sind solche, die ohne die Hilfe eines Stethoskops gehört werden können; sie werden normalerweise gehört, während man sich dem Patienten nähert. Diese Geräusche können als inspiratorisch, exspiratorisch oder biphasisch (sowohl inspiratorisch als auch exspiratorisch; **Tabelle 1-6**) kategorisiert werden.

Das häufigste inspiratorische Atemgeräusch bei pädiatrischen Patienten ist der Stridor. Stridor ist ein hoher, blecherner Ton, der durch eine Verengung der oberen Atemwege verursacht wird. Inspiratorischer Stridor legt den Verdacht auf eine Obstruktion

Tabelle 1-5 FRAP-Beurteilung der Atemarbeit

Nasenflügeln (Flaring)	Pädiatrische Patienten blähen ihre Nasenlöcher auf, um den Widerstand der oberen Atemwege zu verringern und den inspiratorischen Luftstrom zu maximieren. Nasenflügeln ist ein untrügliches Zeichen, insbesondere bei Neugeborenen und Säuglingen.
Verstärkte Atemarbeit (Retractions)	Der Einsatz der akzessorischen Muskeln nimmt mit zunehmender Schwere der Atemnot von oben nach unten zu. Das Vorhandensein von subkostalen Einziehungen und Bauchatmung weist auf eine schwere Beeinträchtigung der Atmung hin.
Hörbare Atemgeräusche (Audible breath sounds)	Alle Atemgeräusche, die ohne Stethoskop hörbar sind, weisen auf eine Atemnot hin.
Positionierung (Positioning)	Pädiatrische Patienten nehmen häufig eine Kutschersitzposition ein, um die Anstrengung bei Inspiration zu verringern, wenn sie ihre akzessorischen Muskeln maximal eingesetzen. Das ist ein Zeichen für drohende Ermüdung mit dem Risiko einer Hypoventilation und eines Atemstillstands.

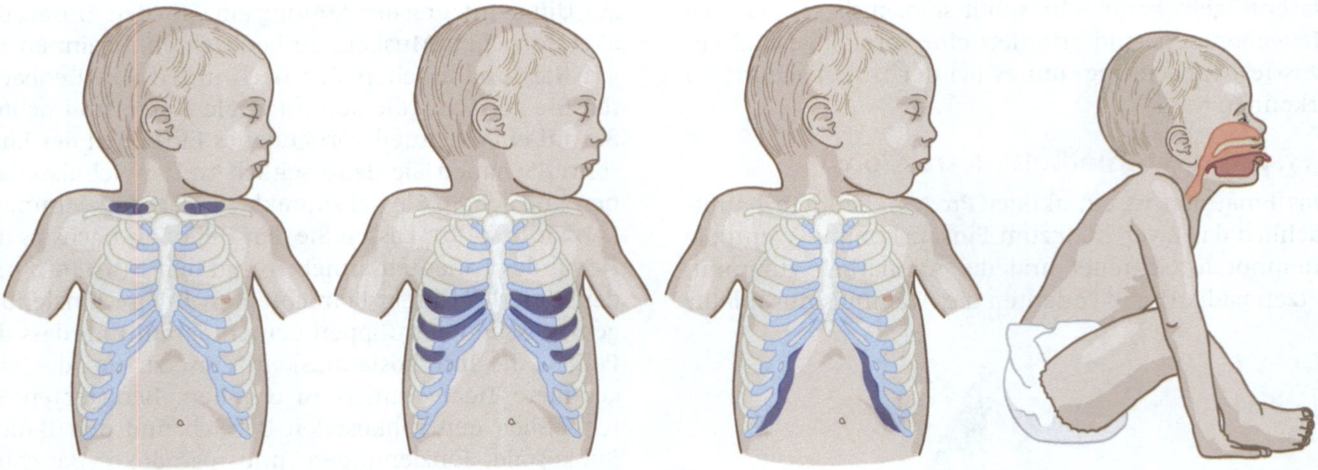

Abbildung 1-5 Wenn der Einsatz der akzessorischen Muskeln nach unten geht, nimmt der Schweregrad der Atemnot wahrscheinlich zu.

Tabelle 1-6 Hörbare Atemgeräusche

Ton	Beschreibung	Ort der Pathologie	Häufige Ursachen
Stridor	Hoher Ton, blechern, "Robbenbellen"	Obere Atemwege	▪ Weist auf eine Pathologie der oberen Atemwege hin ▪ Häufige Ursachen sind: ▪ Stenoisierende Laryngotracheobronchitis (LTB) ▪ Epiglottitis ▪ Fremdkörperobstruktion ▪ Anaphylaxie
Stertor (inspiratorisches Geräusch im Schlaf)	Schnarchen oder Schnäuzen	Obere Atemwege	▪ Zeigt eine Obstruktion durch Gewebe in den oberen Atemwegen an ▪ Eine Neupositionierung der Atemwege ist oft von Vorteil
Grunzen	Brummendes Geräusch am Ende der Ausatmung	Untere Atemwege	▪ Zeigt an, dass der Patient versucht, einen positiven endexspiratorischen Druck zu erzeugen, um die unteren Atemwege zu erweitern ▪ Häufige Ursachen sind: • Vorübergehende Tachypnoe des Neugeborenen • Reaktive Atemwegserkrankung • Bronchiolitis

Ton	Beschreibung	Ort der Pathologie	Häufige Ursachen
Keuchen	Fein, hoch gestimmt, in manchen Fällen musikalisch	Untere Atemwege	▪ Zeigt eine Obstruktion der unteren Atemwege aufgrund einer Bronchokonstriktion an ▪ Häufige Ursachen sind: ▪ Asthma ▪ Anaphylaxie
Rhonchi (Brummen)	Rasselnd, gurgelnd, tief gestimmt	Große Atemwege der unteren Atmungsorgane	▪ Zeigt eine Verstopfung und ein Ödem der großen Atemwege in den unteren Atemwegen an ▪ Häufige Ursachen sind: ▪ Schwere Lungenentzündung (Pneumonie) ▪ Bronchiolitis ▪ Chronische Bronchitis ▪ Pulmonale Dysplasie ▪ Mukoviszidose ▪ Chronisch obstruktive Lungenerkrankung

der oberen Atemwege. Stridor kann in manchen Fällen auch beim Ausatmen zu hören sein, insbesondere wenn der Patient eine erhebliche Ausatmungskraft erzeugt, z. B. beim Husten, Weinen oder Niesen. Biphasischer Stridor deutet auf eine erhebliche Verengung der oberen Atemwege hin und ist häufig bei schweren obstruktiven Erkrankungen der oberen Atemwege zu hören.

Zu den Ausatmungsgeräuschen gehören häufig Keuchen, Knistern und Rhonchi. Keuchen ist zu hören, wenn eine Verengung der unteren Atemwege vorliegt, die zu einem turbulenten Luftstrom führt, häufig am Ende der Ausatmung. Mit zunehmender Verengung der unteren Atemwege kann sich das Keuchen auf die gesamte Ausatmungsphase ausdehnen und bei schwerer Obstruktion der unteren Atemwege sowohl bei der Einatmung als auch bei der Ausatmung auftreten (biphasisch). Knistern stehen meist im Zusammenhang mit Flüssigkeit oder Stauungen in den unteren Atemwegen und kann auf eine Lungenentzündung oder Herzinsuffizienz hinweisen. Rhonchien ähneln dem Knistern insofern, als sie durch Stauung und Flüssigkeit verursacht werden; im Gegensatz zu Knistern, das eher bei Erkrankungen der kleinen Atemwege zu hören ist, werden sie jedoch häufiger mit den großen Atemwegen in Verbindung gebracht. Rhonchi können bei schwerer Lungenentzündung, zystischer Fibrose und Anaphylaxie zu hören sein, wenn in den großen Atemwegen erhebliche Ödeme und Stauungen vorhanden sind.

Grunzen ist ein spezifisches Ausatmungsgeräusch, das häufig bei Neugeborenen und Säuglingen zu hören ist. Es ist am Ende der Ausatmung zu hören und zeigt den versuch des Patienten einen positiven endexspiratorischen Druck (PEEP) zu erzeugen, um seine unteren Atemwege zu erweitern. Grunzen mit transienter Tachypnoe des Neugeborenen (TTN), bei Säuglingen mit Bronchiolitis oder reaktiver Atemwegserkrankung sowie bei allen anderen Erkrankungen, bei denen die unteren Atemwege am Ende der Ausatmung kollabieren, zu hören sein. Grunzen ist ein deutliches Anzeichen für schwere Atemnot und eine Beeinträchtigung der Atmung und deutet auf Patienten hin, die wahrscheinlich kurz vor dem Ende ihrer Kompensationsfähigkeit stehen.

Es ist wichtig zu wissen, dass selten ein einzelnes Atemgeräusch zu hören ist. Patienten mit schweren Atemwegserkrankungen zeigen oft eine Kombination hörbaren Atemgeräuschen. Die Kombination der Anamnese mit einer gründlichen körperlichen Untersuchung hilft bei der Bestimmung der primären Atemwegserkrankung.

Das Kind sitzt in einer normalen Position und scheint sich wohl zu fühlen. Es ist kein Nasenflügeln zu erkennen. Sie bitten die Mutter, das Hemd des Patienten anzuheben, damit Sie die Brust des Patienten beobachten können. Es gibt keine Anzeichen für den Einsatz akzessorischer Muskeln. Sie können keine hörbaren Atemgeräusche feststellen.

Fragen zum Fall

- Gibt es bei diesem Patienten Anzeichen für eine erhöhte Atemarbeit?
  - Unter Verwendung der FRAP-Merkhilfe können die folgenden Beobachtungen gemacht werden:
    - Es ist kein Nasenflügeln vorhanden.
    - Beim Anheben des Hemdes des Patienten wurden keine Einziehungen beobachtet.
    - Es waren keine hörbaren Atemgeräusche zu vernehmen
    - Der Patient scheint in einer bequemen Position zu sitzen und nicht im Kutschersitz.

Bei diesem Patienten ist die Atemarbeit nicht beeinträchtigt, und es besteht offenbar keine Gefahr einer Atemnot.

Positionierung

Wenn der Einsatz der akzessorischen Muskeln maximiert wurde nehmen die Patienten oft eine Kutschersitzposition ein, indem sie sich nach vorne lehnen und sich auf ihre ausgestreckten Arme stützen. Dadurch wird die Brusthöhle angehoben und der Unterdruck, der während der Einatmung erzeugt werden muss, verringert, was darauf hindeutet, dass der Patient Atemnot hat und alle verfügbaren Kompensationsmechanismen einsetzt. Die Patienten strecken oft ihren Hals und positionieren ihre oberen Atemwege, um den inspiratorischen Luftstrom zu maximieren.

Zirkulation

Eine rasche Beurteilung des Kreislaufstatus bei pädiatrischen Patienten ist entscheidend (**Abbildung 1-6**). Eine erfolgreiche Therapie ist wahrscheinlicher, wenn die notwendigen Interventionen bei hämodynamische Insuffizienz mit minimaler Verzögerung eingeleitet wird. Die wichtigste Methode zur Beurteilung des Kreislaufstatus bei pädiatrischen Patienten ist ein "schneller Blick" auf die Haut des Patienten, um die Farbe zu beurteilen. Suchen Sie schnell nach Zyanose, Blässe und Fleckenbildung.

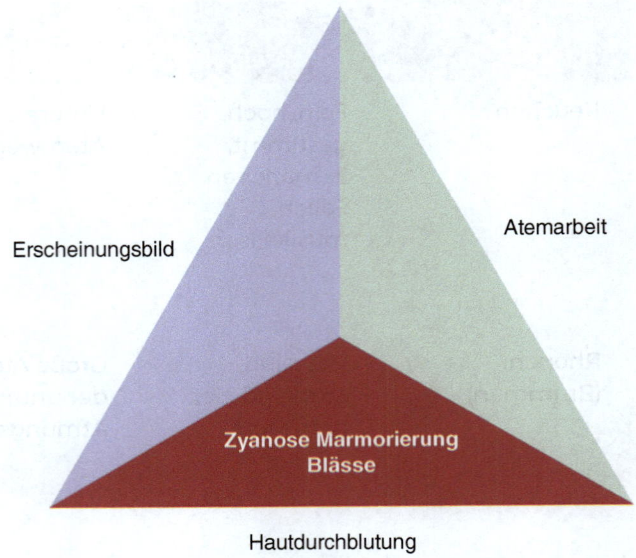

Abbildung 1-6 Der Kreislaufstatus eines pädiatrischen Patienten lässt sich durch einen schnellen Blick auf die Hautfarbe und den Zustand des Kindes (z. B. Fleckenbildung, Blässe, Zyanose) beurteilen.

Blässe wird als blass erscheinende Haut beobachtet. Sie ist ein Anzeichen dafür, dass die peripherin Gefäße vasokonstriktieren, um den Blutfluss zu den lebenswichtigen Organen zu fördern. Blässe kann auch bei Patienten auftreten, die anämisch sind (niedrige Hämoglobinkonzentration). Die Beurteilung der Blässe kann in manchen Fällen schwierig sein. Einige Patienten können zu Beginn der Behandlung sehr hellhäutig sein. Es ist wichtig, das Pflegepersonal zu fragen, ob sie den Eindruck haben, dass der Patient blass ist. Die Blässe kann bei allen Patienten anhand des Gesamterscheinungsbildes der Haut beurteilt werden. Die Untersuchung der Konjunktiven, der Schleimhäute und der Nagelbetten kann besonders hilfreich sein, um die Blässe bei Patienten mit dunklerer Hautfarbe zu beurteilen.

Wenn der Körper weiterhin die peripheren Blutgefäße verengt, um die Durchblutung der lebenswichtigen Organe sicherzustellen, geht die Blässe in eine Fleckenbildung über. Mottling zeigt sich als fleckiges, netzartiges Muster auf der Haut (**Abbildung 1-7**). Mottling kann an den distalen Extremitäten beginnen und sich zum Körperkern hin ausbreiten. Die Fleckenbildung ist ein besorgniserregender Befund und weist auf eine schwere Beeinträchtigung der peripheren Durchblutung hin. Wenn die periphere Durchblutung derart beeinträchtigt ist, ist die Wahrscheinlichkeit einer schlechten Durchblutung der lebenswichtigen Organe hoch. Mottling kann auch bei älteren Kindern beobachtet werden, wenn sie frieren und versuchen, die Körperwärme zu erhalten. Wenn Mottling bei einem

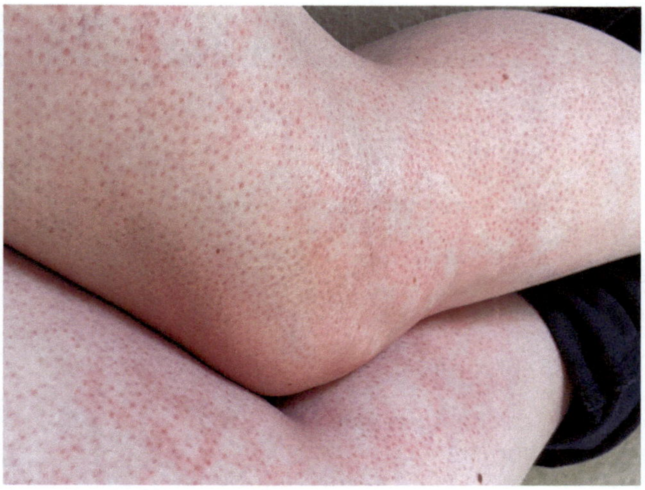

Abbildung 1-7 Mottling erscheint als fleckiges, netzartiges Muster auf der Haut und weist auf eine schwere Beeinträchtigung der peripheren Durchblutung des Patienten hin.

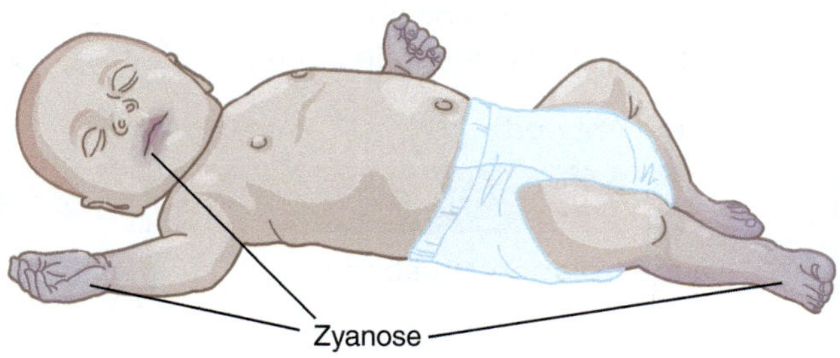

Abbildung 1-8 Eine Zyanose tritt am häufigsten an den Lippen, Nagelbetten, Händen und Füßen auf. Sie ist ein Anzeichen für eine Beeinträchtigung der Atmung oder des Kreislaufs.

Säugling oder Neugeborenen auftritt, sollte immer ein erhöhter Verdacht auf eine Kreislaufinsuffizienz und einen Schock bestehen.

Wenn die Kreislauffunktion so weit reduziert ist, dass die Herzleistung nicht mehr ausreicht, um das periphere Gewebe mit sauerstoffreichem Blut zu versorgen, ist häufig ein fahlgraues oder blaues Aussehen von Geweben feststellen, die normalerweise reichlich durchblutet sind. Zu den Geweben, an denen eine Zyanose am häufigsten auftritt, gehören die Lippen, Nagelbetten, Hände und Füße (**Abbildung 1-8**). Mit zunehmender Schwere der Zyanose verlagert sich diese allmählich in den Körperstamm. Eine Zyanose kann bei einer Beeinträchtigung der Atmung oder des Kreislaufs auftreten. Wenn eine Zyanose ohne Anzeichen einer Beeinträchtigung der Atmung auftritt, ist es sehr wahrscheinlich, dass der Patient eine Kreislaufinsuffizienz hat und die peripheren Gewebe nicht mehr ausreichend durchblutet werden können.

Bei der Beobachtung des Kindes stellen Sie fest, dass die Hautfarbe normal erscheint. Es gibt keine Anzeichen von Blässe, Fleckenbildung oder Zyanose.

Fragen zum Fall

- Weist der Patient Anzeichen einer Kreislaufinsuffizienz auf?
  - Es ist keine Blässe, Fleckenbildung oder Zyanose festzustellen. Der Patient weist keine Anzeichen einer Kreislaufinsuffizienz auf.

Das äußere Erscheinungsbild des Patienten, das bereits zuvor beobachtet wurde, ist ebenfalls nicht pathologisch und deutet auf eine suffiziente Kreislauffunktion hin.

Die pädiatrische Glasgow-Koma-Skala (PGCS)

Ein weiteres Hilfsmittel zur Ermittlung des Gesamteindrucks ist der Wert der pädiatrischen Glasgow-Koma-Skala (PGCS) (**Tabelle 1-7**). Die pädiatrische Glasgow-Koma-Skala bewertet dieselben drei Bereiche wie die Standard-Glasgow-Koma-Skala (Augenöffnung, motorische Reaktion, verbale Reaktion), enthält

Ihre Patientin öffnet spontan die Augen und schaut sich neugierig nach dem Rettungsdienstpersonal um. Als die Mutter sie bittet, die Rettungskräfte zu begrüßen, winkt sie mit der rechten Hand und sagt laut "Hallo".

Fragen zum Fall

- Welchen pädiatrischen Glasgow Coma Score würden Sie diesem Patienten zuordnen?
  - Diese Patientin ist über 1 Jahr alt und öffnet ihre Augen spontan. Sie erhält 4 für Punkte für das Öffnen der Augen.
  - Diese Patientin ist älter als 1 Jahr und hat sie auf Aufforderung gegrüßt (gehorcht den Befehlen). Sie erhält 6 Punkte für die motorische Reaktion.
  - Diese Patientin ist zwischen 2 und 5 Jahre alt und verwendet angemessene Wörter und Sätze. Sie erhält 5 Punkte für die verbale Reaktion.

Dieser Patient erhält insgesamt 15 Punkte auf der PGCS.

Tabelle 1-7 Pädiatrische Glasgow-Koma-Skala

	>1 Jahr		<1 Jahr	Ergebnis
ÖFFNEN DER AUGEN	Spontan		Spontan	4
	Auf Aufforderung		Auf Ansprache / lautes Rufen	3
	Auf Schmerzreiz		Auf Schmerzreiz	2
	Keine Reaktion		Keine Reaktion	1
MOTORISCHE ANTWORT	Befolgt Anweisungen		Spontan	6
	Gezielte Abwehr auf Schmerzreiz		Gezielte Abwehr auf Schmerzreiz	5
	Auf Stimulation		Ungezielte Abwehr auf Schmerzreiz	4
	Abnorme Beugeabwehr (Flexion) (dekortikale Rigidität)		Abnorme Beugeabwehr (Flexion) (dekortikale Rigidität)	3
	Abnorme Streckabwehr (Extension) (dezerebrale Starre)		Abnorme Streckabwehr (Extension) (dezerebrale Starre)	2
	Keine Antwort		Keine Antwort	1
	>5 Jahre	**2-5 Jahre**	**0-23 Monate**	
VERBALE ANTWORT	Orientiert	Angemessene Wörter/Sätze	Lächelt/plappert/brabbelt	5
	Desorientiert/verwirrt	Unangemessene Worte	weint und ist untröstlich	4
	Unangemessene Worte	Anhaltendes Weinen und Schreien	Anhaltendes, unangemessenes Weinen und/oder Schreien	3
	Unverständliche Laute	Grunzen	Grunzen, aufgeregt und unruhig	2
	Keine Antwort	Keine Antwort	Keine Antwort	1
			PÄDIATRISCHER GESAMT-GLASGOW-KOMA-SCORE (3-15):	

Mit freundlicher Genehmigung von BoneAndSpine.com.

jedoch in jedem Bereich altersgemäße Modifikationen. Der höchstmögliche PGCS-Wert ist 15. Der niedrigste mögliche Wert ist 3, was bedeutet, dass der Patient in allen drei Bereichen nicht kommunikationsfähig ist und wahrscheinlich eine schwere Krankheit oder Verletzung hat. Ein PGCS-Wert von weniger als 8 sollte bei jedem Patienten als kritisch angesehen werden und erfordert in der Regel eine schnelle Stabilisierung und Transport.

Das pädiatrische Managementdiagramm

Das pädiatrische Managementdiagramm (PMD) soll einen allgemeinen Überblick über die Versorgung und das Management des pädiatrischen Patienten geben (**Abbildung 1-9**). Der Ersteindruck, der sich durch die Verwendung des pädiatrischen Beurteilungsdreiecks ergibt, ist der Ausgangspunkt für das PMD und bestimmt den geeigneten Weg, den das Rettungsdienstpersonal einschlagen muss.

Ein zu beachtendes Schlüsselelement ist die Fähigkeit kranker Kinder über lange Zeiträume zu kompensieren und in Gegensatz zu Erwachsenen phasenweise zu dekompensieren. Bei pädiatrischen Patienten kommt es eher zu einer plötzlichen Verschlechterung, nachdem sie ihre Fähigkeit zur Kompensation von Atem- oder Kreislaufproblemen erschöpft haben. Das frühzeitige Erkennen von lebensbedrohlichen Zuständen und dem Risiko einer drohenenden Dekompensation sind die wichtigsten Prädiktoren für eine erfolgreiche Therapie bei kranken und verletzten Kindern.

Wägen Sie immer das Risiko einer Verzögerung des Transports zur Durchführung einer stabilisierenden Behandlung gegen den Nutzen ab, den diese Behandlung für den Patienten haben kann. Überlegen Sie, welche Therapie während des Transports sicher durchgeführt werden können.

Der "schnelle" Patient

Wenn der Gesamteindruck des Kindes kritisch ist und die Gefahr einer kardialen oder respiratorischen Beeinträchtigung besteht, sollte der das präklinische Personal den "schnellen" Weg einschlagen (**Abbildung 1-10**). Dieser Weg impliziert, dass der Patient sofortige Maßnahmen benötigt. Dies kann eine zielgerichtete Versorgung, wie z. B. einen IV-Zugang und Flüssigkeitszufuhr und einen raschen Transport beinhalten.

Sobald festgestellt wurde, dass ein Patient "schnell" ist, beginnen Sie mit der Initialbeurteilung (Primary Survey), indem Sie den Bewusstseinszustand mit der Skala 'Alert, Voice, Pain, Unresponsive" (AVPU) beurteilen und gegebenenfalls die XABCs bewerten. Alle lebensbedrohlichen Zustände, die während der Erstuntersuchung festgestellt werden, sollten sofort und wenn möglich gleichzeitig mit der Untersuchung behandelt werden. Kritische Eingriffe zur Kontrolle externer Blutungen, zur Unterstützung des Beatmungsstatus und zur Kontrolle des Kreislaufs sollten ohne Verzögerung durchgeführt werden. Der Transport sollte so schnell wie möglich eingeleitet werden, wobei der Rest der Untersuchung, einschließlich der kraniokaudalen Untersuchung von Kopf bis Fuß (oder von Zehen bis Kopf), auf dem Weg ins Krankenhaus

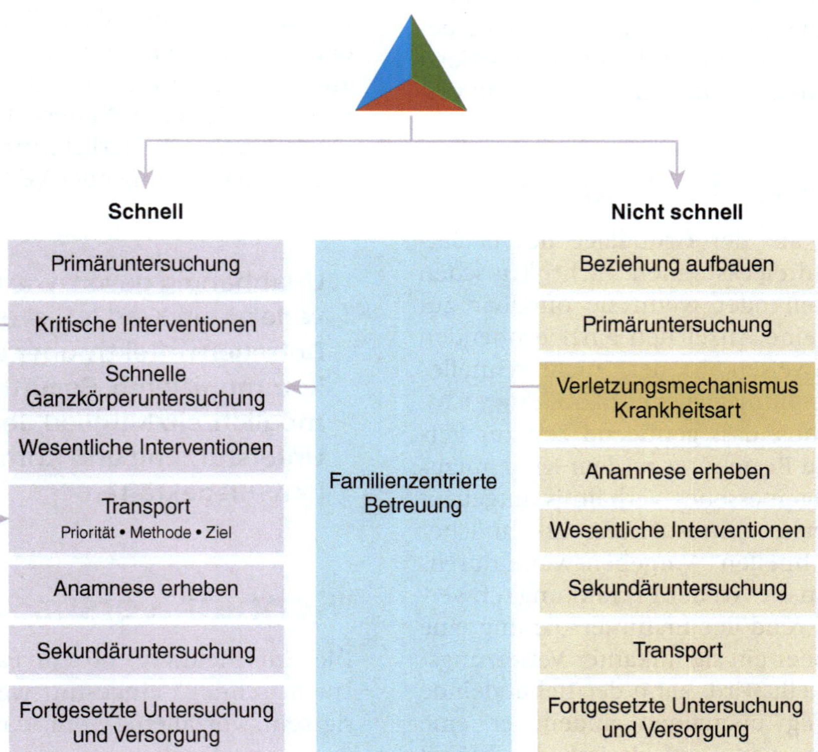

Abbildung 1-9 Das pädiatrische Managementdiagramm hilft den Behandelnden in der Präklinik bei der Entscheidungsfindung über die Versorgung und das Management von pädiatrischen Patienten.

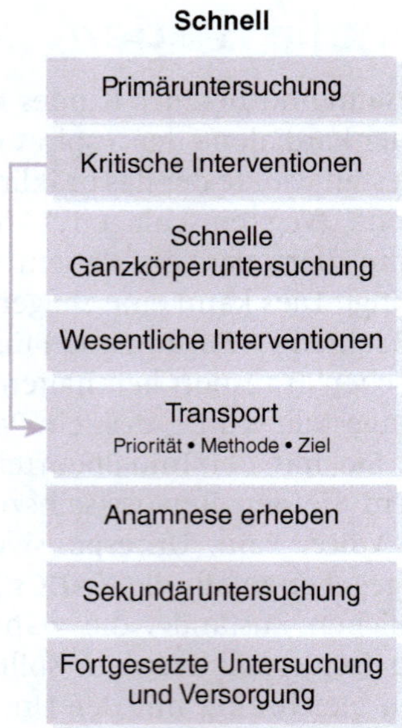

Abbildung 1-10 Kritisch kranke oder verletzte Patienten sollten auf dem "schnellen" Weg behandelt werden.

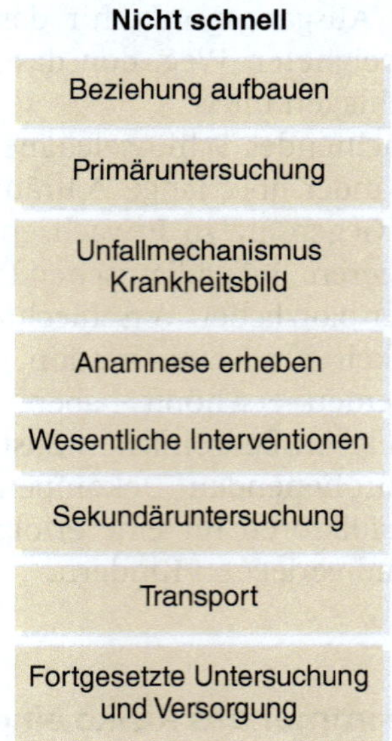

Abbildung 1-11 Die Versorgung eines pädiatrischen Patienten, der keine schwere Krankheit oder Verletzung hat, kann auf dem "nicht schnellen" Weg erfolgen.

erfolgen sollte. Wenn es die Zeit erlaubt, sollte das Rettungsdienstpersonal zusätzliche Anamnesen erheben und eine Neubeurteilung (Reassessment) durchführen. Je nach Schwere der Erkrankung oder Verletzung oder bei kurzer Transportzeit zur Klinik ist dies nicht immer möglich. Patienten, die auf dem "schnellen" Weg behandelt werden, gelten als kritisch krank oder verletzt und müssen ständig untersucht, neu beurteilt und versorgt werden.

Der "nicht schnelle" Patient

Wenn die Patienten auf der Grundlage des pädiatrischen Beurteilungsdreiecks einen nicht kritischen Gesamteindruck bieten oder wenn sie offenbar gut kompensieren und keine Anzeichen einer drohenden Dekompensation aufweisen, ist der "nicht schnelle" Weg für die Erstbehandlung geeignet (**Abbildung 1-11**). Dieser Weg setzt voraus, dass genügend Zeit zur Verfügung steht, um eine Beziehung zu dem Kind aufzubauen. Sobald ein angemessenes Verhältnis aufgebaut wurde, kann eine erste Untersuchung in ähnlicher Weise wie bei der "schnellen" Vorgehensweise durchgeführt werden. Wenn die Art der Erkrankung schwerwiegend ist oder während der Erstuntersuchung eine schwere Verletzung oder ein signifikanter Verletzungsmechanismus festgestellt wird, kann der Behandelnde zum "schnellen" Weg übergehen, indem er eine schnelle Untersuchung von Kopf bis Fuß durchführt und kritische Interventionen sowie gegebenenfalls einen schnellen Transport einleitet.

Wird bei der ersten Untersuchung keine schwere Krankheit oder Verletzung festgestellt, sollte das Rettungsdienstpersonal den "nicht schnellen" Weg einschlagen, indem er weitere Informationen zur Krankengeschichte sammelt und gegebenenfalls wichtige Maßnahmen einleitet. Dann wird eine erweiterte Beurteilung (Secondary Survey) durchgeführt und eine Transportentscheidung getroffen. Während des Transports zum Zielort sind weitere Untersuchungen - einschließlich einer Neubeurteilung der Vitalparameter - und Pflege erforderlich, um ein weiteres Fortschreiten der Erkrankung oder Verletzung zu verhindern.

Unabhängig davon, wie schwer krank oder verletzt ein Kind ist, ist es wichtig, mit den Betreuern effektiv über das Geschehen zu kommunizieren. Beauftragen Sie, wenn möglich, ein Mitglied der Besatzung mit der Unterstützung und Kommunikation mit den Pflegekräften.

"Schnell" versus "nicht schnell"

Die Entscheidung, ob ein Patient als "schnell" oder "nicht schnell" eingestuft werden soll, kann schwierig sein, vor allem, wenn das rettungsdienstpersonal nur wenig Erfahrung mit pädiatrischen Patienten hat (**Abbildung 1-12**). Wenn die Befürchtung besteht, dass sofortige kritische Interventionen notwendig sind oder eine Verzögerung des Transports sich negativ auf das Outcome des Patienten auswirken könnte, sollte

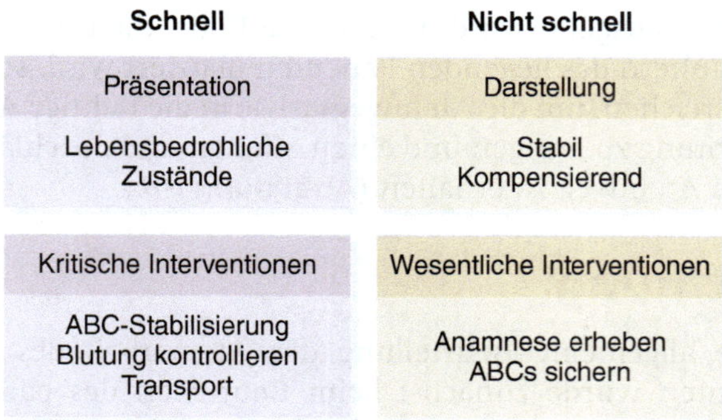

Abbildung 1-12 Die Entscheidung "schnell" oder "nicht schnell" ist ein wichtiger Aspekt der prähospitalen Versorgung von pädiatrischen Patienten.

der Patient als "schnell" eingestuft werden. Nur wenn Sie völlig sicher sind, dass der Zustand des Patienten nicht kritisch ist und keine sofortigen Maßnahmen erforderlich sind, sollten Sie ihn als "nicht schnell" einstufen.

Die Initialbeurteilung (Primary Survey)

Nachdem sich das Rettungsdienstpersonal anhand des pädiatrischen Beurteilungsdreiecks einen Ersteindruck verschafft hat, sollte er mit der Primärerhebung fortfahren (**Tabelle 1-8**). Während sich das PAT auf die Identifizierung von Patienten konzentriert, die eine schnelle Behandlung und einen Transport benötigen, ist die Initialbeurteilung (Primary Survey) eine systematische Methode, um festzustellen, welche spezifischen lebensbedrohlichen Zustände vorliegen; die Elemente der Initialbeurteilung (Primary Survey) sind als XABCDE bekannt. Bei lebensbedrohlichen Zuständen, die bei der Initialbeurteilung (Primary Survey) festgestellt werden, sollte eine sofortige Versorgung erfolgen.

Bei der Untersuchung und Beurteilung pädiatrischer Patienten, insbesondere derjenigen im Alter von 3 Jahren und jünger, kann es hilfreich sein, die Untersuchung in Kopf-an-Kopf-Richtung durchzuführen. Im Allgemeinen fühlen sich pädiatrische Patienten bei der Untersuchung von Kopf, Hals und Brust weniger wohl, bis sie Vertrauen gefasst haben. Indem man an den Füßen beginnt und sich zum Kopf vorarbeitet, kann das Kind erkennen, dass die Untersuchung nicht schmerzhaft ist, und es wird weniger beunruhigt sein, wenn der Brustkorb abgehört und der Kopf untersucht wird. Es ist auch hilfreich, mit nicht verletzten Körperteilen zu beginnen und verletzte Bereiche möglichst erst am Ende der Untersuchung zu untersuchen.

Tabelle 1-8 Elemente der Initialbeurteilung (Primary Survey)

X	**Ausbluten (Exsanguination)** ▪ Überprüfen Sie, ob lebensbedrohliche Blutungen vorliegen. ▪ Ermitteln Sie den Verdacht auf innere Blutungen anhand des Verletzungsmechanismus oder der Art der Erkrankung.
A	**Atemwege** ▪ Stellen Sie sicher, dass die Atemwege offen und frei sind. ▪ Untersuchen Sie die Nase und den Mund auf eine mögliche Obstruktion, falls dies klinisch angezeigt ist.
B	**Atmung** ▪ Beurteilen Sie die Atemfrequenz, den SpO_2 und auskultieren Sie die Lungen. ▪ Optimieren Sie die Sauerstoffzufuhr und die Beatmung so schnell wie möglich durch Sauerstoffinhalationstherapie oder Beatmung.
C	**Zirkulation** ▪ Pulse tasten ▪ Beurteilen Sie die Rekapillarisierungszeit (Rekap.-zeit) ▪ Fühlen Sie die Hauttemperatur. ▪ Blutdruck messen, falls erforderlich.
D	**Defizite in der Neurologie** ▪ Stellen Sie fest, ob das Bewusstsein durch die Krankheit oder Verletzung verändert ist.
E	**Exposition/Umwelt** ▪ Messen Sie die Temperatur mit einem Thermometer (ggf. rektal). ▪ Legen Sie den Patienten frei und untersuchen Sie alle Bereiche auf Verletzungen oder Anzeichen von Krankheiten. ▪ Achten Sie darauf, jeweils nur einen Bereich freizulegen und den Patienten wieder zuzudecken, um eine Unterkühlung zu vermeiden. ▪ Untersuchen Sie die Umgebung nach weiteren Hinweisen auf die Art der Krankheit oder den Mechanismus der Verletzung.

Ausbluten (Exsanguination)

Pädiatrische Patienten sind besonders anfällig für Hypotonie und Schock selbst bei geringeren Blutverlusten. Die Umgebung des Patienten sollte rasch auf Blutansammlungen abgesucht werden. Aktive Blutungen sollten sofort gestillt werden, bevor mit der Untersuchung fortgefahren wird.

Vergessen Sie nicht, einen hohen Verdachtsindex für innere Blutungen und andere okkulte Quellen von Blutverlusten beizubehalten, wenn die Art der Erkrankung oder der Verletzungsmechanismus dies rechtfertigen. Verletzungen des Abdomens und des Beckens können zu einem großen Volumenverlust führen. Patienten mit Epistaxis können große Mengen an Blut verlieren, die möglicherweise nicht sichtbar sind, weil die Patienten das Blut schlucken, um die Atemwege frei zu halten (**Abbildung 1-13**). Es ist wichtig, Mund und Rachen sorgfältig zu untersuchen, wenn Sie eine Blutung in den oberen Atemwegen vermuten.

Atemwege

Die Sicherstellung offener und durchlässiger Atemwege ist nach der Blutstillung die zweitwichtigste Maßnahme, wenn es um kritische Interventionen geht. Bei bewusstlosen und lethargischen pädiatrischen Patienten kann es aufgrund der Beugung des Halses zu einer lagebedingten Obstruktion der oberen Atemwege kommen. Pädiatrische Patienten haben ein größeres Hinterhaupt, wodurch das Kinn in Rückenlage näher an der Brust liegt, was zu einer Verengung der oberen Atemwege führt. Alternativ kann auch eine Überstreckung des Halses zu einer Verengung der Atemwege führen, da die Trachealringe weicher sind und eher kollabieren, wenn durch eine Überstreckung des Halses Druck ausgeübt wird. Eine kleine Rolle, die unter den Schultern des liegenden Patienten platziert wird, sollte ausreichen, um die Atemwegsachse in die richtige Ausrichtung zu bringen und einen offenen und durchlässigen Atemweg zu erhalten (**Abbildung 1-14**).

Atmung

Die allgemeine Beurteilung der Atemarbeit des Patienten wurde zunächst beim Beurteilen des pädiatrischen Beurteilungsdreiecks durchgeführt. Während der Initialbeurteilung (Primary Survey) wird eine eingehendere Beurteilung der Atmung durchgeführt. Bei pädiatrischen Patienten sollten die Atemzüge nach Möglichkeit eine ganze Minute lang gezählt werden. Verlassen Sie sich nicht auf automatische Berechnungen der Atemfrequenz von Telemetriemonitoren, solange Sie nicht durch direkte Untersuchung und Zählung der Atemzüge eine Basisatemfrequenz ermittelt haben. Achten Sie auch auf die Tiefe der Atmung. Als nächstes sollte die Auskultation der Lungen durchgeführt werden (**Abbildung 1-15**). Achten Sie genau darauf, ob Geräusche beim Einatmen, beim Ausatmen oder bei beiden vorhanden sind. Dies kann ein wichtiger Hinweis zur Lokalisation der Atemwegserkrankung sein (obere oder untere Atemwege).

Die Sauerstoffsättigung mittels Pulsoximetrie sollte untersucht werden und kann dem Rettungsdienstpersonal wichtige Informationen über die Wirksamkeit der Sauerstoffzufuhr liefern. Zusätzlicher Sauerstoff sollte immer dann verabreicht werden, wenn eine Atemnot vorliegt, wobei eine Sauerstoffsättigung von 94 % bis 99 % angestrebt wird.

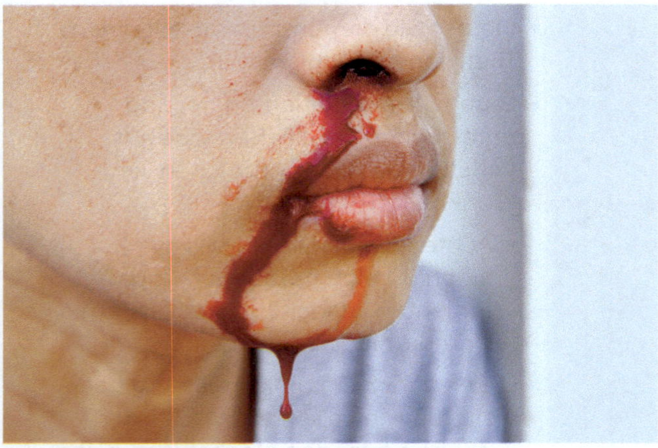

Abbildung 1-13 Auch ein Patient mit Epistaxis sollte auf großen Blutverlust untersucht werden.

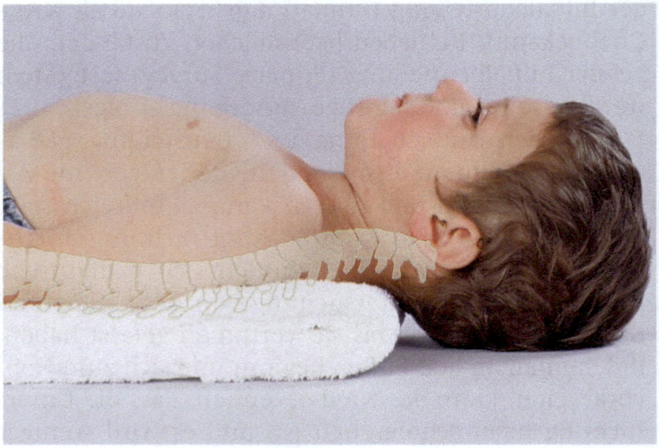

Abbildung 1-14 Sorgen Sie für eine ausreichende Polsterung unter dem Rumpf des Kindes oder verwenden Sie ein Wirbelsäulenbrett mit einer Aussparung für den Hinterkopf des Kindes.

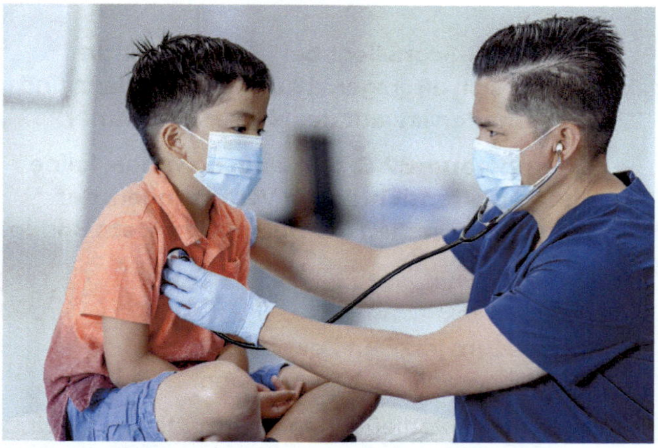

Abbildung 1-15 Die Auskultation mit einem Stethoskop kann wichtige Informationen über die Atemarbeit des Patienten liefern.

© FatCamera/E+/Getty Images

Bei einigen Patienten, insbesondere bei Patienten mit angeborenen Herzfehlern oder chronischen Lungenerkrankungen, kann die Sauerstoffsättigung zu Beginn der Untersuchung niedriger als normal sein. Es ist immer wichtig, das Pflegepersonal zu fragen, was bei einem bestimmten Patienten normal ist, und bei der Beurteilung die Krankengeschichte des Patienten zu berücksichtigen.

Zirkulation

Die Beurteilung des Kreislaufs bei pädiatrischen Patienten beginnt damit, dass eine Hand auf die Haut des Patienten gelegt wird um festzustellen, ob der Patient eine angemessene Körpertemperatur hat. Dies kann an einer der unteren Extremitäten erfolgen und der Ersthelfer kann unmittelbar danach leichten Druck ausüben, um die Haut zu blanchieren und die Rekapillarisierungszeit zu beurteilen. Die Rekapillarisierungszeit kann auch durch Druck auf die Nagelbetten ermittelt werden. Eine Rekapillarisierungszeit von mehr als 2 Sekunden gilt als verzögert und gibt Anlass für eine Kreislaufinsuffizienz. Eine schnelle Rekapillarisierungszeit, die augenblicklich ("Flash"-Rekapillariserung) und zusammen mit geröteter Haut und vermindertem Blutdruck auftritt kann Hinweis auf einen distributiven Schock geben.

Nachdem Sie die Hauttemperatur und die Rekapillarisierungszeit bestimmt haben, tasten Sie die distalen Pulse an den oberen oder unteren Extremitäten ab. Bei Säuglingen und Neugeborenen kann es notwendig sein, die brachialen oder femoralen Pulse zu palpieren, da die radialen Pulse in diesem Altersbereich möglicherweise nicht ohne weiteres tastbar sind. Beurteilen Sie die Pulse sowohl hinsichtlich der Frequenz als auch der Qualität: Liegt die Frequenz innerhalb des erwarteten Bereichs? Fühlt sich die Qualität der Pulse angemessen an? Schwache oder fadenförmige Pulse können suf eine periphere Vasokonstriktion als Folge einer Kompensation hinweisen. Kräftig tastbare Pulse deuten darauf hin, dass der Patient hyperdynamisch ist und das Kreislaufsystem wahrscheinlich belastet wird.

Die Blutdruckmessung ist zur Beurteilung der altersspezifischen Normalwerte relevant. Wenn die Blutdruckwerte außerhalb der normalen Grenzen liegen, ist zu prüfen, ob der Wert korrekt ermittelt ist, je nachdem, wie kooperativ der Patient bei der Untersuchung ist. Die Kreislaufparameter Pulsfrequenz, Kapillarfüllung und Hauttemperatur können ebenfalls auf eine mögliche Kreislaufdysregulation hinweisen. Wenn der Blutdruck des Patienten pathologisch ist und andere Anzeichen einer Kreislaufinsuffizienz vorliegen, sollte der Patient als Risikopatient für einen hämodynamischen Instabilität betrachtet und entsprechend behandelt werden.

Defizite in der Neurologie

Bei der Beurteilung neurologischer Defizite ist ein allgemeines Verständnis der pädiatrischen Meilensteine und des erwarteten Verhaltens von Patienten unterschiedlichen Alters hilfreich. Wenn Sie den Verdacht haben, dass sich ein Patient nicht altersgemäß verhält, sollten Sie eine Betreuungsperson oder jemanden, der das Kind gut kennt, fragen, ob sich das aktuelle Verhalten des Kindes von seinem sonst üblichem Verhalten unterscheidet. Wenn sich ein Kind nicht altersgemäß verhält oder sich anders verhält als sonst sollten neurologische Verletzungen und eine verminderte Perfusion oder Sauerstoffversorgung des Gehirns in Betracht gezogen werden.

Es kann schwierig sein, ein neurologisches Defizit festzustellen, wenn ein Kind durch die Aufregung in einer Notsituation verängist und agitiert ist. Dies kann durch die Krankheit oder Verletzung noch verstärkt werden. Es kann hilfreich und nötig sein, das Kind zusammen mit der Betreuungsperson in einen ruhigen Bereich zu bringen und die Untersuchung dort fortzusetzen (**Abbildung 1-16**).

Entkleideten Patienten untersuchen / Eindrücke aus der Umgebung

Der letzte Teil der initialbeurteilung (Primary Survey) besteht darin, den Patienten zu entkleiden und die

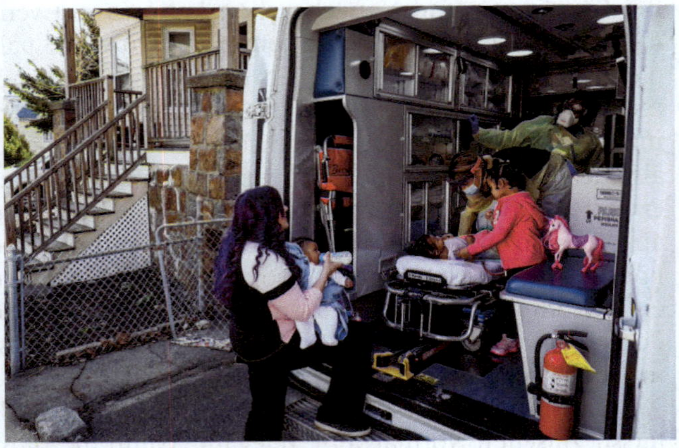

Abbildung 1-16 Wenn möglich und nötig bringen Sie das Kind in einen ruhigen Bereich, um Ihre Beurteilung fortzusetzen.

Umgebung auf weitere Hinweise zu untersuchen. Legen Sie den Patienten jeweils einen Bereich frei und achten Sie darauf, ihn wieder zuzudecken, um Unterkühlung zu vermeiden. Untersuchen Sie den Patienten auf zusätzliche Verletzungen, die möglicherweise übersehen wurden, oder auf andere Anhaltspunkte, die bei der Behandlung und Stabilisierung hilfreich sein könnten. Dies ist auch eine gute Gelegenheit, um die Temperatur des Patienten zu überprüfen. Bei Säuglingen und Neugeborenen wird die Temperatur bevorzugt rektal gemessen. Bei älteren Kindern ist die Verwendung eines oralen Thermometers angebracht, wenn sie den Anweisungen folgen können. Die Messung der Achselhöhlentemperatur ist nicht ideal, insbesondere bei Verdacht auf Fieber, kann aber je nach Situation notwendig sein.

Nehmen Sie sich einen Moment Zeit, um die Umgebung des Patienten genauer zu untersuchen. Achten Sie auf Anhaltspunkte, die Sie bei Ihrer ersten Bestandsaufnahme übersehen haben könnten. Notieren Sie sich alles, was zur Klärung des Verletzungsmechanismus beitragen könnte.

Während Sie Ihre erste Umfrage durchführen, stellen Sie folgendes fest:

X-Keine offensichtlichen Blutungen festgestellt

A-Offen

B-Atemfrequenz beträgt 24 Atemzüge/Min., Lungengeräusche sind beidseitig deutlich zu hören.

C - Die Haut ist warm, die Rekapillarisierungszeit beträgt weniger als 2 Sekunden, der brachiale Puls ist stark.

Der D-GCS-Score liegt bei 15, die Patientin verhält sich altersgemäß und ihre Vigilanz und ihr Verhalten ist laut der Mutter wie immer.

E-Temperatur: 37°C, oral eingenommen, keine anderen offensichtlichen Verletzungen, der Patient sitzt neben der Rutsche auf dem Boden.

Fragen zum Fall

- Gibt es zum jetzigen Zeitpunkt lebensbedrohliche Verletzungen?
  - Nach den vorliegenden Informationen scheint der Patient bei der ersten Befragung keine lebensbedrohlichen Verletzungen aufzuweisen.
- Welche wesentlichen Maßnahmen sollten durchgeführt werden, bevor man zur erweiterten Beurteilung (Secondary Survey) übergeht?
  - Die Behandlung sollte sich zu diesem Zeitpunkt auf die Behandlung der Armverletzung konzentrieren.
  - Es sollte eine Schienung durchgeführt werden.
  - Ablenkungstechniken zur Unterstützung der Schmerzbehandlung können hilfreich sein.
  - Legen Sie eine Kältepackung auf die Stelle.

Verabreichen Sie Schmerzmittel, wenn dies angemessen ist und in Ihrem Tätigkeitsbereich liegt.

Erweiterte beurteilung (Secondary Survey)

Bei der sekundären Beurteilung wird eine detaillierte Anamnese erhoben und mit den Befunden der körperlichen Untersuchung kombiniert, um ein vollständigeres Bild der primären Ursache der Krankheit oder Verletzung des Patienten zu erhalten. Obwohl es zum Beispiel offensichtlich ist, dass der Patient an einer Obstruktion der unteren Atemwege leidet, erfahren Sie erst nach Abschluss der sekundären Untersuchung, dass der Patient in der Vergangenheit unter schlecht kontrolliertem Asthma litt und vor kurzem seine Dauermedikamente aufgebraucht hat.

Ein Instrument zur Beurteilung eines akuten Prozesses wie Schmerz ist die OPQRST-Mnemonik (**Tabelle 1-9**).

Für die Beurteilung der Schmerzen eines Patienten stehen verschiedene altersgerechte Schmerzskalen zur Verfügung. Visuelle Schmerzskalen können

Tabelle 1-9 OPQRST Gedächtnisstütze für die Anamneseerhebung

O-Anfang	▪ Wann hat die Krankheit begonnen? ▪ Was geschah, als der Zustand zum ersten Mal bemerkt wurde?
P-Provokation/Palliation	▪ Verschlimmert oder verbessert sich der Zustand durch irgendetwas? ▪ Haben Sie Medikamente eingenommen oder eine Behandlung versucht, um die Krankheit zu lindern?
Q-Qualität	▪ Wie fühlt sich der Zustand an?
R-Radiation (Ausstrahlung)	▪ Verschiebt sich der Schmerz in eine andere Region oder an eine andere Stelle?
S-Schweregrad (Severity)	▪ Lassen Sie den Patienten eine altersgemäße Schmerzskala verwenden, um den Schmerz zu bewerten.
T-Time (zeitlicher Verlauf)	▪ Wann hat die Krankheit begonnen? ▪ Kam es plötzlich oder hat es sich im Laufe der Zeit langsam verschlechtert? ▪ Was hat sich plötzlich geändert, dass Sie akute Hilfe benötigen?

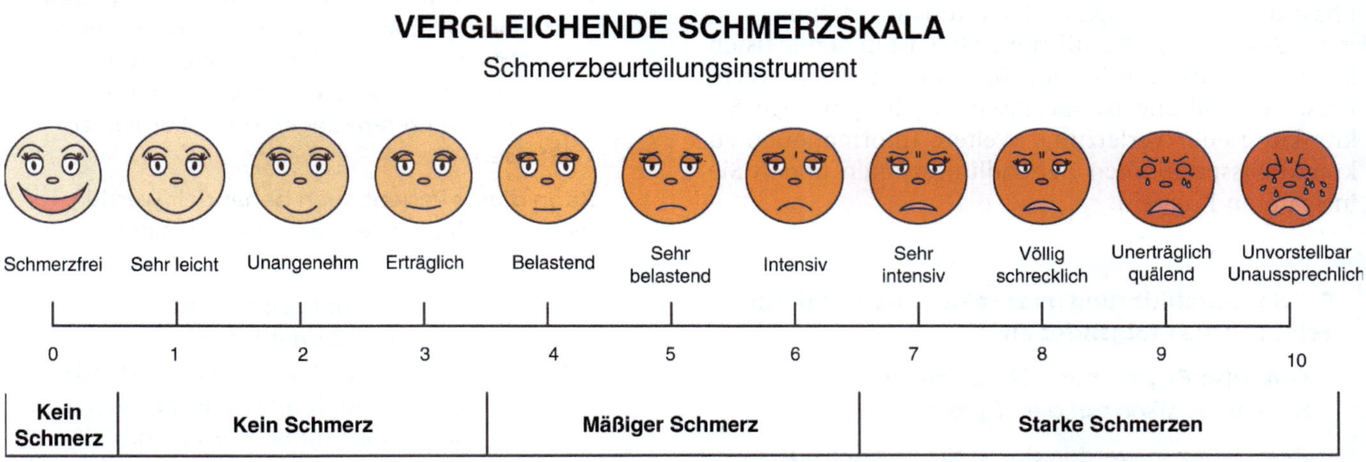

Abbildung 1-17 Visuelle Schmerzskalen sind hilfreich, wenn der Patient nicht in der Lage ist, sein Schmerzempfinden verbal zu artikulieren.

verwendet werden, um Kommunikationsbarrieren zu überwinden oder wenn Patienten zu jung sind, um ihre Schmerzen vollständig zu artikulieren (**Abbildung 1-17**).

Zusätzliche Anamnesen können mit Hilfe der SAMPLER-Mnemonik erhoben werden, die Fragen zur Krankheit oder Verletzung stellt (**Tabelle 1-10**). Nach der ausführlichen Anamnese wird die erweiterte Beurteilung (Secondary Survey) abgeschlossen, indem sowohl eine gezielte Untersuchung des betroffenen Bereichs als auch eine ausführliche Untersuchung von Kopf bis Fuß (oder Zehenspitzen) wiederholt wird, um zusätzliche Verletzungen oder medizinische Probleme zu ermitteln.

Im Falle eines Unfalls oder einer Verletzung ist es hilfreich festzustellen, ob es Zeugen (Lehrer, Betreuer) des Vorfalls gab, die dazu beitragen können, die vom Patienten angegebene Geschichte der Ereignisse zu vervollständigen. Der Patient sollte auch gefragt werden, ob er sich an den gesamten Vorfall erinnern kann. Achten Sie darauf, dass Sie sich nicht von der Hauptverletzung ablenken lassen und andere Verletzungen übersehen. Fragen Sie den Patienten, ob er an anderen Stellen zusätzliche Schmerzen hat.

Tabelle 1-10 SAMPLER Mnemonik für die Patientenvorgeschichte

S	Anzeichen und Symptome
A	Allergien
M	Medikamente
P	Medizinische Vorgeschichte
L	Letzte orale Einnahme
E	Ereignisse, die zu der Verletzung oder Krankheit geführt haben
R	Risikofaktoren

Behandlungsplan

Sobald die sekundäre Beurteilung abgeschlossen ist, kann ein vollständiger Behandlungsplan erstellt werden. Zusätzlich zu den Sofortmaßnahmen, die in der Phase des Ersteindrucks und der Initialbeurteilung (Primary Survey) durchgeführt wurden, ist in den meisten Fällen eine weiterführende Behandlung erforderlich. Diese Behandlung ist spezifisch für die jeweilige Erkrankung oder Verletzung. Weitere Informationen zu krankheitsspezifischen Behandlungsplänen finden Sie in späteren Kapiteln.

Bei der Durchführung Ihrer sekundären Umfrage zeigt OPQRST folgendes an:

O-Akuter Beginn nach Sturz von einem Schwebebalken auf dem Spielplatz

P-Schmerzen werden durch die Bewegung des Arms ausgelöst und lassen nach, wenn der Arm in einer angenehmen Position ist.

F - Der Patient beschreibt den Schmerz als pochend.

R-Der Schmerz strahlt nirgendwo hin aus.

S - Der Patient entspricht dem traurigen Gesicht, das einer Bewertung von "7" auf der FACES-Schmerzskala entspricht.

T-Die Schmerzen sind seit etwa 15 Minuten vorhanden, seit sie von der Rutsche gefallen ist.

Es wird eine SAMPLER-Historie erstellt, und die folgenden Informationen werden bereitgestellt:

S-Schmerzen im linken Arm mit Deformierung

A - Keine bekannten Allergien gegen Medikamente, Lebensmittel oder die Umwelt

M-Keine Medikamente

P-keine signifikante medizinische Vorgeschichte

L-Patient hat heute Morgen um 8.30 Uhr gefrühstückt - Pfannkuchen und Müsli.

E-Fiel beim Spielen ca. 1 Meter von der Rutsche, erinnert sich an das ganze Ereignis

R-Keiner

Fragen zum Fall

- Zu welchem Zeitpunkt sollten Sie die Familie oder die Schule in die Bewertungsfragen einbeziehen?
  - Es ist immer wichtig, zusätzliche Informationen von Umstehenden einzuholen, die den Unfall beobachtet haben oder mehr über die Krankheit wissen.
  - Eine telefonische Kontaktaufnahme mit den primären Bezugspersonen, wenn diese nicht vor Ort sind, kann helfen, alle relevanten medizinischen Daten wie Medikamente, chronische Erkrankungen und Allergien zu erfassen.
- Kann dieser Patient auch behandelt werden, wenn die Eltern oder der Vormund nicht anwesend sind?
  - Die Zustimmung zur Behandlung von Minderjährigen wird im Allgemeinen stillschweigend erteilt, wenn die Eltern oder Erziehungsberechtigten nicht in der Lage sind, eine direkte Zustimmung zu erteilen.

Schulen dürfen in der Regel die Zustimmung erteilen, wenn sich das Kind während des Schultages in ihrer Obhut befindet.

Fragen zum Fall

- Welche zusätzliche Behandlung könnte für diesen Patienten geeignet sein? Wie können diese Techniken für ältere oder jüngere Kinder modifiziert werden?
  - Es sollten physische Komfortmaßnahmen vorgesehen werden.
    - Es sollte eine Schlinge oder eine Schiene angelegt werden.

  - Zur Linderung von Schmerzen und Schwellungen können warme oder kalte Packungen verwendet werden.
  - Neugeborene profitieren von Haut-zu-Haut-Kontakt.
  - Säuglinge und Kleinkinder können gut auf Streicheln oder Reiben (weg von der Verletzungsstelle) reagieren.
- Mit Ablenkungstechniken lassen sich Schmerzen und Ängste verringern.
  - Die Verwendung eines Telefons oder Tablets zur Bereitstellung von ablenkender Musik oder Videos kann hilfreich sein.
  - Seifenblasen, beleuchtetes Spielzeug und Bücher können bei Säuglingen und Kleinkindern verwendet werden.
  - Ältere Kinder können von Videospielen, Kunst oder anderen Aktivitäten profitieren.
- Coaching
  - Geführte Atemübungen und ein kontinuierlicher Dialog können für einige Patienten von Vorteil sein.
- Analgesie
  - Die oben genannten Aktivitäten und Maßnahmen können für sich genommen nützlich sein oder mit Schmerzmitteln kombiniert werden.

Schmerzmedikamente können wirksamer sein und in geringerer Dosis verabreicht werden, wenn sie mit Maßnahmen wie Ablenkung, Coaching und physischen Komfortmaßnahmen kombiniert werden.

Pädiatrischer Transport

Bei der Einleitung des Transports eines pädiatrischen Patienten müssen mehrere Faktoren berücksichtigt werden. Die erste Überlegung ist, wann mit dem Transport begonnen werden soll. Dies wird in der Regel in der Phase des Ersteindrucks und der Initialbeurteilung (Primary Survey) geklärt, wenn der Patient kritisch krank oder verletzt ist. Wenn der Patient nicht kritisch ist, kann der Transport verzögert werden, während Maßnahmen wie intravenöse Zugänge, Schmerzbekämpfung, Verbände und Schienung vor Ort durchgeführt werden.

Auch die Art des Transports ist wichtig (**Abbildung 1-18**). In den meisten städtischen und vorstädtischen Gebieten können die Transportzeiten am Boden schnell genug sein, um einen medizinischen Lufttransport zu vermeiden. Die Verkehrsbedingungen in vielen städtischen und vorstädtischen Gebieten können die Transportzeiten am Boden erheblich verlängern und sollten berücksichtigt werden. In ländlichen Gebieten ist der Lufttransport wahrscheinlich die schnellste Methode, um den Patienten in eine geeignete medizinische Einrichtung zu bringen. Lokale Protokolle und fallspezifische Umstände spielen bei der Wahl der am besten geeigneten Transportart eine große Rolle.

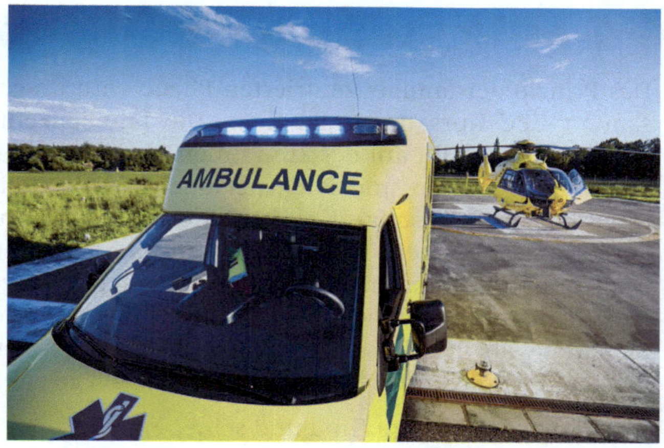

Abbildung 1-18 Überlegen Sie, ob der Patient mit dem Rettungstransporthubschrauber (RTH) oder bodengebunden transportiert werden muss.

Bei der Wahl der Zielklinik für den Transport eines pädiatrischen Patienten sollte nach Möglichkeit die nächstgelegene *geeignete* Einrichtung gewählt werden. Große pädiatrische Versorgungszentren sind in der Regel am besten ausgebildet und auf die Behandlung akut kranker und verletzter Kinder spezialisiert. Unter bestimmten Umständen, z. B. wenn ein Patient instabil ist und ein erweitertes Atemwegsmanagement nicht durchführbar ist, kann es sinnvoll sein, ihn in die nächstgelegene medizinische Einrichtung zu transportieren - auch wenn es sich dabei um ein kommunales Krankenhaus handelt, das nicht auf Kinder spezialisiert ist. Lokale Protokolle können bei diesen Entscheidungen helfen.

Während der Erstuntersuchung und -behandlung pädiatrischer Patienten sollten diese, wann immer möglich, in den Armen ihrer Bezugsperson bleiben. Sobald der Transport eingeleitet wurde, sollten alle Insassen des Rettungswagens ordnungsgemäß in ihrem eigenen Sitz gesichert werden. Die Eltern sollten darüber informiert werden, dass dies die sicherste Art des Transports ist und dass pädiatrische Patienten *niemals auf dem* Schoß einer Betreuungsperson transportiert werden sollten. Zur ordnungsgemäßen Sicherung des Patienten sollte ein Autositz in geeigneter Größe oder eine zugelassene Transportvorrichtung verwendet werden.

Familienzentrierte Pflege

Das Prinzip der familienzentrierten Pflege wird im gesamten EPC-Kurs hervorgehoben. Die familienzentrierte Pflege beruht auf der Zusammenarbeit zwischen Patienten, Familien und Pflegepersonal, Ärzten, Rettungsdienstfachpersonal, Krankenschwestern und anderen medizinischen Fachkräften (**Abbildung 1-19**). Die Planung, Durchführung und Bewertung der Pflege jedes pädiatrischen Patienten hängt von dieser Zusammenarbeit ab. Die Zusammenarbeit zwischen diesen Personen wird von den folgenden Grundsätzen geleitet:

- Respekt vor jedem Kind und seiner Familie
- Berücksichtigung der rassischen, ethnischen, kulturellen und sozioökonomischen Vielfalt, die bei der Betreuung von Kindern und ihren Familien anzutreffen ist, und Berücksichtigung der Frage, wie diese Faktoren die Wahrnehmung der Betreuung durch die Familie beeinflussen können
- Erkennen und Aufbauen auf den Stärken jedes Kindes und jeder Familie, auch in schwierigen und herausfordernden Situationen
- Unterstützung und Erleichterung der Entscheidung des Kindes und der Familie über die Art der Betreuung und Unterstützung
- Gewährleistung von Flexibilität in den Richtlinien, Verfahren und Praktiken der Organisation, damit die Dienstleistungen auf die Bedürfnisse, den Glauben und die kulturellen Werte jedes Kindes und jeder Familie zugeschnitten werden können
- Ehrliche und unvoreingenommene Informationen mit den Familien auf einer kontinuierlichen Basis und in einer Art und Weise teilen, die sie als nützlich und bestätigend empfinden
- Bereitstellung und/oder Sicherstellung formeller und informeller Unterstützung (z. B. Unterstützung von Familie zu Familie) für das Kind und die Eltern und/oder den/die Vormund(e) während Schwangerschaft, Geburt, Säuglingsalter, Kindheit, Jugend und jungem Erwachsenenalter
- Zusammenarbeit mit Familien auf allen Ebenen des Gesundheitswesens, bei der Betreuung des einzelnen Kindes und bei der professionellen Ausbildung, der Politikgestaltung und der Programmentwicklung
- Jedes Kind und jede Familie soll in die Lage versetzt werden, seine/ihre eigenen Stärken zu entdecken, Vertrauen aufzubauen und Entscheidungen über seine/ihre Gesundheit zu treffen.

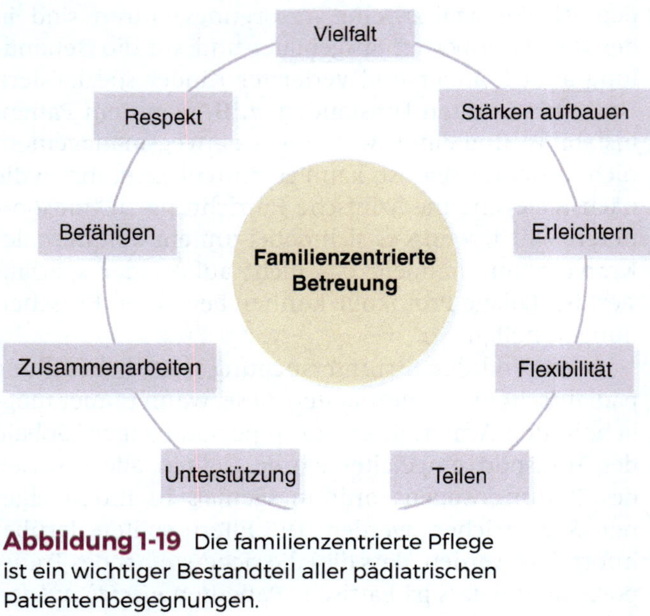

Abbildung 1-19 Die familienzentrierte Pflege ist ein wichtiger Bestandteil aller pädiatrischen Patientenbegegnungen.

Es ist wichtig, dass alle pädiatrischen Patienten im Kontext ihrer Familien betrachtet werden. Dies gilt unabhängig davon, ob es sich bei den Familienmitgliedern um Blutsverwandte oder andere gewohnte Bezugspersonen handelt. Die Familienmitglieder sollten als Teil des Gesundheitsteams betrachtet werden.

Die Familie kann auf vielfältige Weise einbezogen werden. Ein Elternteil oder eine Betreuungsperson bei der Behandlung mitwirken zu lassen, wenn es angebracht ist, ist ein sehr effektiver Ansatz, um sie in das Gesundheitsteam einzubeziehen. Die Anerkennung der Tatsache, dass Pflegepersonen häufig über den Zustand ihres Kindes Bescheid wissen und das Respektieren ihrer Meinung ist eine weitere Möglichkeit sicherzustellen, dass sich die Familienmitglieder einbezogen fühlen. Wenn möglich sollten Sie die Familie in die gemeinsame Entscheidungsfindung über die Therapie des Patienten einbeziehen.

Wenn die Familienmitglieder zur Zusammenarbeit mit dem Behandlungsteam ermutigt werden, wird verhindert, dass sie *gegen das* Behandlungsteam arbeiten. Der Aufbau von Vertrauen und Beziehungen zu den Familienmitgliedern Ihrer pädiatrischen Patienten ist der erste Schritt zur Einleitung einer wirksamen Behandlung und Stabilisierung des akut kranken oder verletzten pädiatrischen Patienten.

ZUSAMMENFASSUNG

Bei der Versorgung kranker und verletzter Kinder gibt es viele Unterschiede, die zu beachten sind. Die Versorgung kritisch kranker und verletzter pädiatrischer Patienten ist ein Ereignis mit geringer Häufigkeit, aber hoher Dringlichkeit für das Rettungsdienstfachpersonal. Machen Sie sich mit den altersbedingten Unterschieden bei den pädiatrischen Vitalzeichen und der Beurteilung vertraut.

Üben Sie bei jedem pädiatrischen Patienten, den Sie sehen, einen Gesamteindruck anhand des pädiatrischen Beurteilungsdreiecks zu gewinnen. Das pädiatrische Beurteilungsdreieck ist wahrscheinlich das wichtigste Einschätzungsinstrument, das Rettungsdienstfachpersonal in der Präklinik verwenden kann um festzustellen, ob ein Patient "schnell" oder "nicht schnell" ist. Die Fähigkeit, schnell festzustellen, ob ein pädiatrischer Patient "schnell" oder "nicht schnell" ist entscheidet maßgeblich über den weiteren Verlauf und die Prognose des Kindes. Wird der Transport eines schwerkranken oder verletzten Patienten hinausgezögert, verschlimmert dies wahrscheinlich den Schweregrad der Erkrankung oder Verletzung des Patienten. Der Schlüssel zu einer schnellen Behandlung und einem schnellen Transport ist die schnelle Erkennung.

Ehrlichkeit und offene Kommunikation sind bei der Behandlung pädiatrischer Patienten und ihrer Familien unerlässlich. Um mit allen Patienten, unabhängig vom Alter zu kommunizieren, müssen Glaubwürdigkeit und ein gutes Verhältnis aufgebaut werden. Der Aufbau einer Beziehung zu den Familienmitgliedern und die Ermutigung, sich an der gemeinsamen Entscheidungsfindung zu beteiligen, wenn dies angebracht ist, wird die Gesundheitsversorgung für alle pädiatrischen Patienten, mit denen Sie zu tun haben, verbessern.

Es gibt nur sehr wenige Situationen, in denen es unangebracht ist, ein Kind zu trösten, indem man es zum Lachen und Lächeln bringt. Das Lachen eines Kindes ist ansteckend und lässt sich in alle Sprachen übersetzen. Sie werden oft feststellen, dass das Lachen eines Kindes allen, die es hören, ein Lächeln entlockt, auch den Eltern und Ihren Teamkollegen.

Das Bedürfnis, einem Kind in Not instinktiv zu helfen, ist in allen Kulturen verbreitet. Sich um schwerkranke oder verletzte Kinder zu kümmern, ist mehr als nur eine Aufgabe für Notfallmediziner und Rettungsdienstfachpersonal, es ist eine der wichtigsten emotionalen Reaktionen, die ein Mensch von Geburt an besitzt. Ihre Ausbilder hoffen, dass Sie durch die Teilnahme am EPC-Kurs in der Lage sein werden, diesen grundlegenden menschlichen Instinkt selbstbewusst und gekonnt auszuüben - und das Leben eines schwerkranken oder verletzten Kindes zu retten.

REFERENZEN

American Academy of Pediatrics, Ausschuss für pädiatrische Notfallmedizin; American College of Emergency Physicians, Pädiatrieausschuss; Emergency Nurses Association, Pädiatrieausschuss. Gemeinsame Grundsatzerklärung: Leitlinien für die Versorgung von Kindern in der Notaufnahme. *J Emerg Nurs.* 2013;39(2):116-131.

Owusu-Ansah S, Moore B, Shah MI, et al.; Ausschuss für pädiatrische Notfallmedizin, Sektion Notfallmedizin, Unterausschuss EMS, Sektion Chirurgie. Pädiatrische Bereitschaft in medizinischen Notfallsystemen. *Pediatrics.* 2020;145(1):e20193308. doi:10.1542/peds.2019-3308

KAPITEL 2

Respiratorische Notfälle

ZIELE DER LEKTION

- Wiederholung der Anatomie und Physiologie der pädiatrischen Atemwege und Beatmung.
- Unterscheiden Sie in der Pädiatrie zwischen Atemnot und respiratorische Insuffizienz.
- Besprechen Sie das Management pädiatrischer Patienten mit respiratorischen Notfällen anhand des pädiatrischen Beurteilungsdreiecks und des XABCDE.
- Verwenden Sie die am besten geeignete pädiatrische Atemwegsmanagementmaßnahme auf der Grundlage der Beurteilungsergebnisse des Patienten.

Einführung

Respiratorische Notfälle sind die häufigsten medizinischen Notfälle bei Kindern. Wenn ein Herzstillstand vorliegt, geht ihm häufig eine Atemnot und eine respiratorische Insuffizienz voraus. Obwohl respiratorische Notfälle das ganze Jahr über vorkommen, weisen sie eine gewisse Saisonabhängigkeit auf. In der nördlichen Hemisphäre gibt es in der Regel zwischen den Monaten Oktober und März einen Höhepunkt der Atemwegsinfekte.

Das pädiatrische Atmungssystem

Das Verständnis der normalen Anatomie und Physiologie der pädiatrischen Atemwege ist für die Beurteilung und Behandlung pädiatrischer Atemwegsnotfälle erforderlich. Die Feststellung, ob der Patient eine Pathologie in den oberen oder unteren Atemwegen hat, kann dem präklinisch Tätigen bei der Wahl einer wirksamen Erstversorgung helfen. Noch wichtiger ist jedoch, dass er erkennt, welche Maßnahmen möglicherweise unwirksam sind, so dass wertvolle Zeit für wirksamere Behandlungen gewonnen werden kann.

Physiologie

Zwischen dem Atmungssystem von Erwachsenen und dem von Kindern bestehen mehrere wichtige physiologische Unterschiede. Kinder haben einen deutlich höheren metabolischen Sauerstoffbedarf als Erwachsene. Dieser Anstieg des metabolischen Bedarfs ist bei Neugeborenen am stärksten ausgeprägt und nimmt mit zunehmendem Alter bis zum Jugendalter ab, wo er sich dem Niveau von Erwachsenen anzunähern beginnt. Aufgrund dieses erhöhten metabolischen Sauerstoffbedarfs verfügen pädiatrische Patienten über geringere Sauerstoffreserven, so dass sie früher als Erwachsene auf kompensatorische Mechanismen zurückgreifen müssen.

Um den erhöhten metabolischen Sauerstoffbedarf zu decken, müssen pädiatrische Patienten ihr Atemminutenvolumen erhöhen. Das Atemminutenvolumen setzt sich zusammen aus dem Tidalvolumen und der Atemfrequenz. Da die Tidalvolumina bei Kindern niedriger sind als bei Erwachsenen, ist die Atemfrequenz der wichtigste Mechanismus zur Erhöhung des Atemminutenvolumens. Das bedeutet, dass bei Atemnot viele der normalen Kompensationsmechanismen, wie z. B. die Erhöhung der Atemtiefe und -frequenz, bereits zu Beginn eingesetzt werden und die Fähigkeit zur Kompensation über längere Zeiträume eingeschränkt ist.

Atemnot bei pädiatrischen Patienten muss schnell erkannt und behandelt werden, bevor die Kompensationsmechanismen erschöpft sind und es zur respiratorische Insuffizienz kommt.

Bis zum Alter von 6 Monaten gelten Säuglinge als obligate Nasenatmer. Dieser Begriff ist etwas irreführend, da Neugeborene und Säuglinge in der Lage sind, durch den Mund zu atmen, wenn sie in Not sind. Die Nasenatmung ist jedoch die physiologische Norm in dieser Altersgruppe, und Säuglinge unter 6 Monaten, die durch den Mund atmen, befinden sich im Allgemeinen in Atemnot.

Atemminutenventilationsgleichung

$$V_E = V_T \times RR$$

V_E: Atemminutenvolumen

V_T: Tidalvolumen

RR: Atemfrequenz

Anatomie

Die Atemwege sind in die oberen und unteren Atemwege unterteilt, die durch die Glottis getrennt sind (**Abbildung 2-1**). Diese beiden Bereiche unterscheiden sich deutlich von denen der Atemwege Erwachsener.

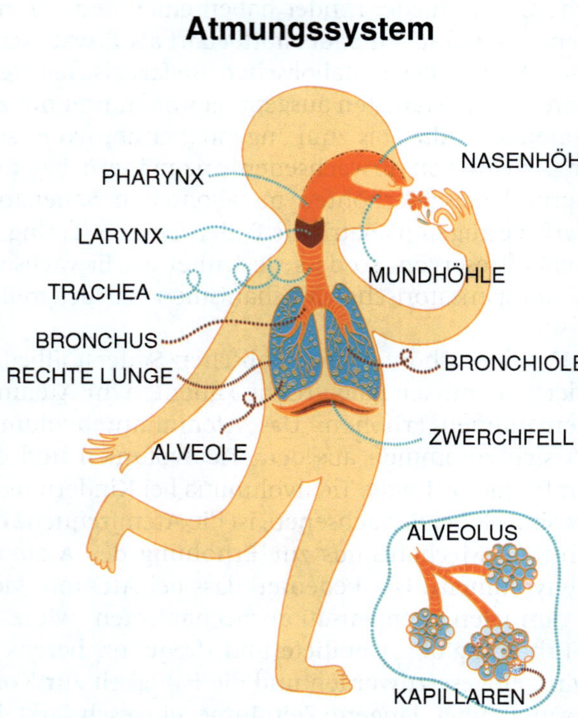

Abbildung 2-1 Das pädiatrische Atmungssystem.

Das Kaliber der oberen Atemwege ist bei pädiatrischen Patienten kleiner als bei Erwachsenen, und selbst eine geringe Verstopfung der Nase kann aufgrund des erhöhten Atemwegswiderstands zu erheblicher Atemnot führen. Eine Verkleinerung der Atemwege erhöht den Atemwegswiderstand sogar um das Vierfache. Eine nasale Verlegung kann die Atemarbeit bei pädiatrischen Patienten deutlich erhöhen.

Die akzessorischen Atemmuskeln, Atemhilfsmuskulatur des Brustkorbs sind bei der Geburt unterentwickelt. Neugeborene und Säuglinge sind bei der Atmung stark auf das Zwerchfell angewiesen und scheinen oft eine Bauchatmung zu haben. Aus diesem Grund sind subcostale Retraktionen bei dieser Patientenpopulation höchst bedenklich. Dies beeinträchtigt auch ihre Fähigkeit, die Atemwege angemessen zu frei zu halten. Mechanismen wie Husten und Niesen sind im Allgemeinen unwirksam, wenn die Brust- und Bauchmuskeln keine ausreichende Kraft erzeugen können, um zähes Sekret zu mobilisieren. Mit dem Wachstum und der Entwicklung pädiatrischer Patienten verändern sich auch ihre akzessorischen Brustmuskeln/ Atemhilfsmuskeln. Im Alter von etwa 6 Jahren ist die Muskulatur der Brustwand so weit entwickelt, dass die akzessorischen Muskeln zur Kompensation bei Atemnot eingesetzt werden können. Diese Patienten sind auch besser in der Lage, ihre Atemwege selbst zu befreien, wenn Sekret vorhanden ist.

Obere Atemwege

Die oberen Atemwege umfassen alle Strukturen oberhalb der Glottis.

Die Nasenlöcher pädiatrischer Patienten sind kleiner und anfälliger für Obstruktionen aufgrund von Verstopfungen. Auch hier erhöht sich der Widerstand erheblich, wenn der Atemwegsdurchmesser aufgrund von Verengungen oder Stauungen reduziert ist. Die Zunge ist größer und der Unterkiefer ist bei pädiatrischen Patienten kürzer, was die Positionierung und Visualisierung der Atemwege bei erweitertem Atemwegsmanagment erschwert. Daher sind pädiatrische Patienten viel anfälliger für eine lageabhängige Obstruktion. Auch die Epiglottis ist bei pädiatrischen Patienten größer und "schlaffer", was die Visualisierung kritischer Atemwegsstrukturen während des erweiterten Atemwegsmanagments und der Einführung von Atemwegshilfen weiter erschwert (**Abbildung 2-2**).

Die Knorpelringe der Luftröhre sind bei Kindern weniger starr, was zu einer Verengung führt, wenn die Atemwege überdehnt werden, ähnlich wie ein Strohhalm oder Gartenschlauch knickt, wenn er

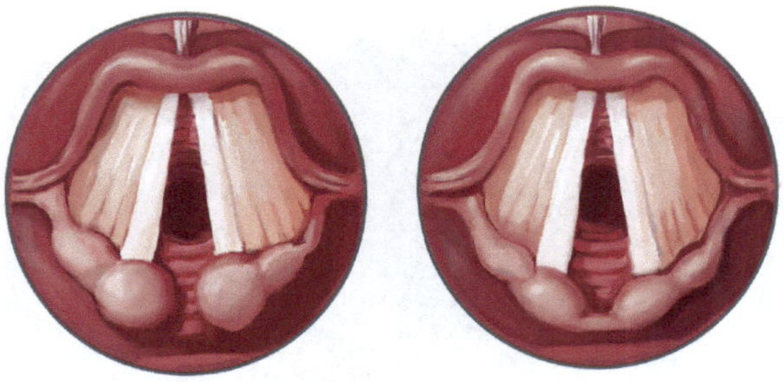

Abbildung 2-2 Vergleich von pädiatrischen und erwachsenen Stimmbändern.

gebogen wird. Diese Verengung kann so stark sein, dass sie die oberen Atemwege vollständig blockieren kann. Bei pädiatrischen Patienten ist eine sorgfältige Atemwegspositionierung unerlässlich. Außerdem ist das Krikoid bei pädiatrischen Patienten kleiner und liegt weiter oben. Dies erhöht das Risiko, dass ein aspirierter Fremdkörper eine kritische Verengung der Atemwege und eine Obstruktion oberhalb der Carina verursacht, was zu einem Ventilationsverlust in beiden Lungenflügeln führt.

Tabelle 2-1 beschreibt kritische anatomische Überlegungen für den oberen Atemweg bei Kindern.

Tabelle 2-1 Hauptunterschiede in den Strukturen der oberen Atemwege bei Kindern

Nasenhöhle	▪ Die Nasenlöcher sind kleiner (erhöhter Widerstand) ▪ Obligate Nasenatmer, wenn jünger als 6 Monate
Nasopharynx	▪ Prominente Adenoide können eine Obstruktion verursachen
Zunge	▪ Proportional größer und wahrscheinlicher, dass sie eine Verlegung verursacht ▪ Schwierigere Sicht auf die für die Intubation wichtigen Strukturen
Unterkiefer	▪ Proportional kürzer, was die Intubation erschwert
Oropharynx	▪ Große Tonsillen können eine Obstruktion verursachen ▪ Tonsillargewebe ist anfälliger für Infektionen und Abszesse
Epiglottis	▪ Eher "schlaff" und schwer zu kontrollieren während der Intubation
Stimmbänder	▪ Winkel anterior-inferior bis posterior-superior

Untere Atemwege

Zu den unteren Atemwegen gehören alle Strukturen unterhalb der Glottis. Die unteren Atemwege pädiatrischer Patienten sind im Allgemeinen kleiner, weniger starr und anfälliger für eine Obstruktion durch Sekrete als die unteren Atemwege von Erwachsenen (**Abbildung 2-3**). Aufgrund ihrer unterentwickelten akzessorischen Muskulatur müssen pädiatrische Patienten tief abgesaugt werden, wenn zähes Sekret vorhanden ist.

Der untere Atemweg bei Kindern wird trichterförmiger, wenn er sich dem Krikoidring nähert, der weiter oben liegt als bei Erwachsenen. Der Krikoidring bewirkt, dass der Eingang in die unteren Atemwege deutlich schmaler ist als bei Erwachsenen. Dies führt zu einer anatomischen Abdichtung bei der Einführung von Endotrachealtuben und ist ein Grund dafür, dass in der Vergangenheit bei der pädiatrischen Intubation Tuben ohne Cuff verwendet wurden. Die aktuellsten Leitlinien empfehlen bei der Intubation von Säuglingen und Kindern die Verwendung von Endotrachealtuben mit Cuff (bevorzugt Microcuff) (ET). Lokale Dienst- und Einrichtungsprotokolle sollten befolgt werden.

ENDOTRACHEALTUBEN MIT UND OHNE CUFF

In der Pädiatrie wurden traditionell Endotracheltuben ohne Cuff verwendet. In der aktuellen Literatur wird empfohlen, Endotrachealtuben mit Cuff bei Säuglingen und pädiatrischen Patienten zu verwenden da die Notwendigkeit eines Tubuswechsels und einer Reintubation verringert wird.

Es ist sinnvoll, bei der Intubation pädiatrischer Patienten Endotrachealtuben mit Cuff denjenigen ohne Cuff vorzuziehen. Bei der Wahl der Tuben ist auf eine entsprechende Auswahl zu achten.

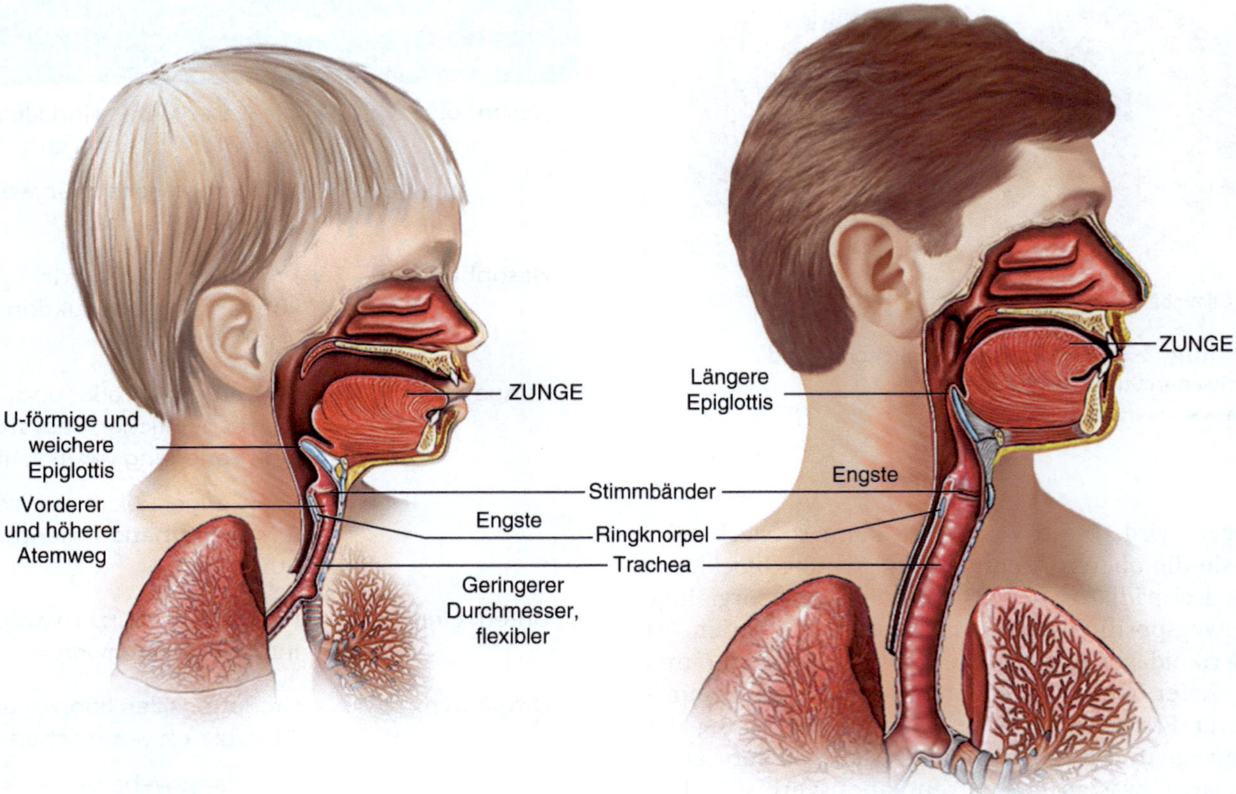

Abbildung 2-3 Vergleich der Atemwege von Kindern und Erwachsenen.

Bewertung des Schweregrads von Atemwegsnotfällen

Respiratorische Notfälle folgen einem Schweregrad, der von Atemnot bis zur respiratorischen Insuffizienz und schließlich zum Atemstillstand reicht. Es ist von entscheidender Bedeutung zu erkennen, in welchem Schweregrad sich der Patient auf diesem Kontinuum befindet, damit die richtigen Maßnahmen ergriffen und eine weitere Verschlechterung vermieden werden kann. Die korrekte Anwendung des Pädiatrischen Beurteilungsdreiecks (PBD), insbesondere der FRAP-Merkhilfe ("Flügeln" (Nasenflügeln), Retraktionen (Einziehungen), (auditive) hörbare Geräusche, Positionierung), um einen akuraten Gesamteindruck zu gewinnen, kann lebensrettend sein (**Abbildung 2-4**). Die Verschlechterung der Situation von einer Atemnot zu einer respiratorischen Insuffizienz und schließlich zu einem Atem- und Kreislaufstillstand kann schnell und unerwartet eintreten, wenn der Patient während der Untersuchung nicht richtig eingeschätzt wird.

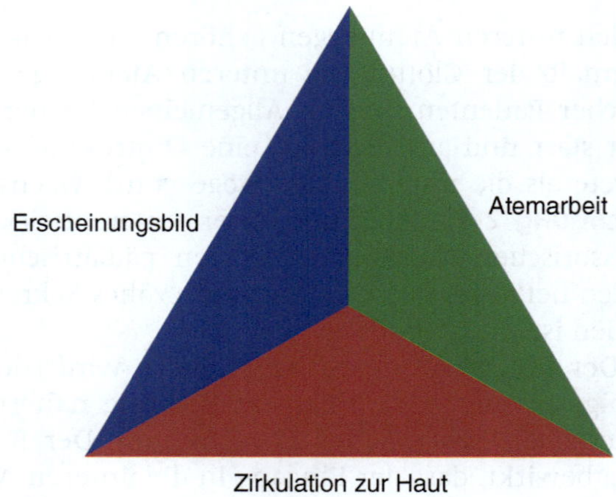

Abbildung 2-4 Pädiatrisches Beurteilungsdreieck.

Die Stadien der Verschlechterung von der Atemnot bis zur respiratorischen Insuffizienz bauen oft aufeinander auf. Das Erkennen eines Fortschreitens ist von entscheidender Bedeutung, und die Patienten sollten kontinuierlich neu beurteilt werden.

Atemnot

Atemnot ist ein kompensierter respiratorischer Notfall. Das allgemeine Erscheinungsbild des Patienten ist oft normal, und der Bewusstseinszustand ist gut, da das Gehirn noch ausreichend mit Sauerstoff versorgt wird.

Wenn Sie sich dem pädiatrischen Patienten nähern, verwenden Sie sofort die FRAP-Merkhilfe, um die Atemarbeit zu beurteilen, indem Sie auf Nasenflügeln und -einziehung schauen, auf Atemgeräusche hören und auf die (Sitz-)Position achten. Es ist wichtig, auch das PBD anzuwenden und schnell zu beurteilen, ob ein Kreislaufversagen vorliegt. Bei einigen Patienten kann eine Kreislaufstörung die Hauptursache für die Atemnot sein. Andererseits können bei einigen Patienten mit erheblicher Beeinträchtigung der Atmung die Kompensationsmechanismen des Kreislaufs überfordert sein, so dass ein repiratorischer Notfall zu einem Kreislaufstillstand führen kann.

Bei Patienten mit einer erheblichen Obstruktion der unteren Atemwege, wie z. B. bei Asthma, kann eine Überblähung auftreten. Der Patient ist in der Lage, einen ausreichenden Unterdruck zu erzeugen, um Luft in die unteren Atemwege zu saugen; die Schwellung und Verlegung in diesen Atemwegen verhindert jedoch eine vollständige Ausatmung, bevor der nächste Atemzug eingeleitet wird. Diese Überblähung kann zu einer Kompression des Herzens und der großen Gefäße im Mediastinum führen und die rechtsseitige Vorlast des Herzens verringern. Dies führt zu einer erheblichen Belastung des Herzens und kann zu einem Kreislaufstillstand führen, wenn er nicht sorgfältig behandelt wird.

Bei der ersten Untersuchung eines Patienten mit Atemnot werden in der Regel Tachypnoe, abnorme Atemgeräusche und Tachykardie festgestellt. Erfassen Sie so schnell wie möglich die Vitalwerte, einschließlich Pulsoximetrie, Blutdruck und Temperatur.

Respiratorische Insuffizienz

Bei Patienten, die ihre Kompensationsfähigkeit ausgeschöpft haben, kommt es zu einer respiratorischen Insuffizienz. Anfänglich können diese Patienten agitiert und unkooperativ sein, da sie Atemnot haben und zunehmend hypoxischer werden. Sie tolerieren möglicherweise keine Sauerstoffmaske auf oder in der Nähe ihres Gesichts. Wenn die Hypoxie nicht behoben wird, verschlechtert sich diese Unruhe zu einem reduziertem Bewusstseinszustand, und ihr allgemeines Erscheinungsbild verschlechtert sich sichtbar im pädiatrischen Beurteilungsdreieck. Bei fortschreitender respiratorischer Insuffizienz sind die Patienten oft apathisch.

Die Gesamtatemarbeit bei Patienten mit Ateminsuffizienz kann in der Frühphase des Versagens deutlich erhöht sein und verschlechtert sich rasch, wenn sie unbehandelt bleibt. Diese Patienten können bradypnoeisch werden mit verminderter Atemanstrengung, während sie sich dem Atemstillstand nähern. Abnormale Atemgeräusche sind nur dann vorhanden, wenn die Atemanstrengung ausreicht, um diese Geräusche zu erzeugen. Bei schwerem Asthma oder Verlegung der unteren Atemwege können die unteren Atemwege so stark verengt oder mit Sekret verstopft sein, dass keine Atemgeräusche auskultierbar sind obwohl der Patient versucht, Luft zu bewegen. "Silent Chest" in Verbindung mit einer deutlich erhöhten Atemarbeit ist ein bedrohliches Zeichen und deutet auf einen bevorstehenden Atemstillstand hin.

Wenn der Patient zunehmend hypoxischer wird, geht die Tachykardie in eine Bradykardie über. Die distalen Extremitäten können zyanotisch sein. Diese Zyanose breitet sich mit zunehmender Ateminsuffizienz auf den Körperkern aus. In dem Bemühen, die lebenswichtigen Organe zu durchbluten, kommt es zu einer peripheren Vasokonstriktion, und es kann zu einer Marmorierung kommen.

Atemstillstand

Zu einem Atemstillstand kommt es, wenn die Ateminsuffizienz ohne Intervention andauert. Der Atemstillstand wird durch unzureichende oder fehlende Atemanstrengungen angezeigt. Der Patient kann apnoisch sein oder eine agonale Atmung aufweisen. Die Atemarbeit ist völlig unzureichend und die Atemgeräusche bleiben aus. Der Bewusstseinszustand des Patienten geht von Bewusstlosigkeit bis hin zum Koma, da das Gehirn keinen Sauerstoff mehr erhält. Die Bradykardie geht in Herzrhythmusstörungen wie ventrikuläre Tachykardie oder Kammerflimmern und schließlich in eine Asystolie über. Kreislaufkollaps und Herzstillstand sind die Folge. Die Anzeichen für Atemnot, respiratorische Insuffizienz und Atemstillstand sind in **Tabelle 2-2** aufgeführt.

Klassifizierung von Atemwegsnotfällen nach Ätiologie

Die Klassifizierung des Atemwegsnotfalls auf der Grundlage der wahrscheinlichsten Ätiologie kann dabei helfen herauszufinden welche Maßnahmen am ehesten wirksam sind. Liegt eine Atemwegsobstruktion vor, muss das Rettungsdienstpersonal feststellen, ob sie im oberen oder unteren Atemweg liegt. Durch eine gründliche Anamnese lässt sich feststellen, ob der Patient an einer Erkrankung leidet, die das Lungengewebe

Tabelle 2-2 Atemnot, Versagen und Atemstillstand

	Atemnot	Respiratorische Insuffizienz	Atemstillstand
Atemfrequenz	Tachypnoe	Tachypnoe oder Bradypnoe	Apnoe
Atemarbeit	Unzureichende Atemanstrengung; Nasenflügeln, Einsatz von Atemhilfsmuskeln	Erhöhte oder verminderte Atemanstrengung	Keine Atemanstrengungen
Abnorme Atemgeräusche	Abnorme Atemgeräusche; Grunzen, Stridor	Abnorme Atemgeräusche; Grunzen, Stridor, Keuchen, Knistern, verminderte Ventilation	Keine Luftbewegung
Kardiovaskuläre Veränderungen	Tachykardie	Die Herzfrequenz sinkt mit zunehmender Hypoxie; Zyanose, Marmorierung	Bradykardie; Herz-Kreislauf-Stillstand
Psychischer Zustand	Normal	Verminderter Bewusstseinszustand	Komatös

direkt betrifft. In einigen Fällen kann ein Patient, der einen respiratorischen Notfall erleidet, gesundes Lungengewebe und gesunde Atemwege haben; er atmet jedoch aufgrund einer neurologischen Störung nicht normal. In Tabelle 2-3 sind die wichtigsten Klassifizierungen von respiratorischen Notfällen und deren häufige Ursachen aufgeführt.

Notfälle der oberen Atemwege

Notfälle der oberen Atemwege werden durch eine direkte Blockade oder Funktionsstörung der Atemwegsstrukturen oberhalb der Glottis verursacht. Die häufigsten Ursachen für Notfälle der oberen Atemwege sind in Tabelle 2-3 aufgeführt. Die Unterscheidung zwischen infektiösen und obstruktiven Ursachen ist von entscheidender Bedeutung, da sie unterschiedlich behandelt werden. In vielen Fällen ist die Anamnese der wichtigste Anhaltspunkt für Therapieentscheidungen.

Obstruktion der oberen Atemwege

Die Hauptursachen für eine Obstruktion der oberen Atemwege sind das Verschlucken von Fremdkörpern und die Schwellung der Atemwege aufgrund von Anaphylaxie oder Infektionen. Es ist wichtig zu wissen, welche Altersgruppen anfällig für Erstickungsanfälle sind, und die wichtigsten Anzeichen und Symptome der Anaphylaxie zu kennen. In jedem Fall kann es bei Patienten mit einer Obstruktion der oberen Atemwege schnell zu einer "can´t ventilate, can´t oxygenate" Situation kommen daher ist eine schnelle Erkennung und Behandlung unerlässlich.

Fremdkörper-Atemwegsobstruktion (FBAO)

Die Obstruktion der Atemwege aufgrund von Fremdkörpern ist nach wie vor eine der häufigsten Todesursachen bei Kindern, insbesondere im Alter zwischen 1 und 3 Jahren. Dies ist in erster Linie auf die entwicklungsbedingten Schwachstellen in dieser Altersgruppe zurückzuführen. Wenn diese Patienten beginnen, unabhängig zu werden und die Welt zu erkunden, neigen sie dazu, Gegenstände mit dem Mund zu untersuchen. Patienten, die zahnen, kauen möglicherweise auf Gegenständen, um sich zu beruhigen. Die Entwicklung der Mundmotorik und das Erlernen des sicheren Verzehrs einer größeren Vielfalt fester Nahrungsmittel stellen für Patienten in diesem Alter ebenfalls eine Erstickungsgefahr dar. Wenn die Patienten älter als 3 Jahre sind, sinkt das Risiko des Verschluckens, ist aber nicht völlig ausgeschlossen. Unbeabsichtigtes Verschlucken beim Essen oder beim Einführen von Gegenständen in den Mund stellt auch im Jugendalter noch eine Gefahr dar.

Lebensmittel wie Weintrauben, Wurst-Stücke, Nüsse und Hartbonbons haben die ideale Größe, um in die Atemwege von Kindern zu gelangen und die oberen Atemwege zu blockieren. Spielzeug stellt eine große Gefahr dar auch Luftballons können unbeabsichtigt in die Atemwege eingeatmet werden, was oft tödliche Folgen hat.

Tabelle 2-3 Häufige pädiatrische respiratorische Notfälle

Notfälle in den oberen Atemwegen	Obstruktion der oberen Atemwege	▪ Atemwegsobstruktion durch Fremdkörper ▪ Anaphylaxie (Angioödem)
	Infektion der oberen Atemwege	▪ Pseudo Krupp/stenoisierende Laryngotracheobronchitis (LTB) ▪ Epiglottitis ▪ Retropharyngealer Abszess ▪ Bakterielle Tracheitis
Notfälle der unteren Atemwege	Obstruktion der unteren Atemwege	▪ Asthma ▪ Reaktive Bronchits ▪ Anaphylaxie (Bronchokonstriktion)
	Infektion oder Erkrankung der unteren Atemwege	▪ Lungenentzündung ▪ Bronchiolitis ▪ Keuchhusten
Gestörte Kontrolle der Atmung (keine Atemwegserkrankung vorhanden)		▪ Krampfanfall ▪ Kopfverletzung ▪ Stoffwechselstörung (diabetische Ketoazidose) ▪ Toxikologischer Zwischenfall (Ingestion, Überdosierung) ▪ Übermäßige Sedierung (iatrogen)

In einigen Fällen beobachten die Eltern oder die Betreuungsperson den Beginn des Erstickungsanfalls beim Essen oder Spielen direkt und rufen sofort Hilfe herbei. Häufiger ist es jedoch, dass die Eltern dem Kind den Rücken zuwenden oder anderweitig beschäftigt sind und ein plötzliches Husten-, Würge- oder Erstickungsgeräusch des Patienten wahrnehmen. Inspiratorischer Stridor kann auch zusammen mit Atemnot, respiratorische Insuffizienz oder Atemstillstand auftreten.

Wenn der Patient zu den Risikogruppen gehört (1-3 Jahre alt), die Atemnot plötzlich auftritt und kein Fieber oder andere Anzeichen einer Infektion vorhanden sind, ist ein hoher Verdacht auf FBAO angebracht. Eine sofortige Behandlung ist erforderlich. Wenn der Patient atmen, schreien oder sprechen kann, liegt eine unvollständige Obstruktion vor. Bringen Sie den Patienten in eine bequeme Position und vermeiden Sie nach Möglichkeit Aufregung. Erregung kann dazu führen, dass der Patient den Gegenstand mobilisiert und ihn weiter in die Atemwege einatmet. Im Fall einer unvollständigen Verlegung sind keine FBAO-Manöver erforderlich, und es sollte ein schneller Transport in die nächstgelegene geeignete Einrichtung eingeleitet werden. Ideal ist ein pädiatrisches Zentrum das über einen pädiatrischen HNO-Arzt und Anästhesieunterstützung verfügt.

Bei respiratorische Insuffizienz oder Atemstillstand sind FBAO-Manöver zur Beseitigung oder teilweisen Befreiung der Obstruktion erforderlich. Bei bewusstseinsklaren pädiatrischen Patienten sind Schläge zwischen den Schulterblättern und Oberbauchkompressionen gemäß den Leitlinien des Basic Life Support (BLS) durchzuführen. Wenn der Patient bewusstlos wird, ist eine kardiopulmonale Reanimation (HLW) durchgeführt. Die einzige Änderung der HLW im Falle eines Fremdkörpers besteht darin, dass die Atemwege vor jedem Atemzug kurz visuell überprüft und *sichtbare* Fremdkörper entfernt werden sollten. Bei bewusstseinklaren Säuglingen werden abwechselnd fünf Schläge auf den Rücken zwischen den Schulterblättern und fünf Thoraxkompressionen ausgeführt, ähnlich wie bei der HLW. Wenn der Säugling bewusstlos wird, fahren Sie mit der HLW gemäß den BLS-Leitlinien fort.

Für das Rettungsdienstpersonal, die in Advanced Life Support (ALS) zertifiziert sind, kann die Visualisierung mit Laryngoskopie und die Entfernung des

Führen Sie bei Patienten, bei denen der Verdacht auf einen FBAO besteht, niemals blindes auswischen mit dem Finger durch. Dadurch wird das Objekt wahrscheinlich noch weiter in die Atemwege geschoben. Fassen sie nur dann in den Mund und versuchen Sie, ein Objekt zu entfernen, wenn Sie es direkt sehen können.

Objekts mit einer Magill-Zange angemessen sein, sofern dies nach dem lokalen Protokoll zulässig ist. Es ist darauf zu achten, dass das Gewebe der oberen Atemwege bei der Visualisierung und Entfernung eines Fremdkörpers nicht traumatisiert wird. Das Gewebe in diesem Bereich ist stark vaskularisiert, und jede Verletzung kann zu erheblichen Blutungen führen, was das Atemwegsmanagment weiter erschweren kann.

Anaphylaxie

Anaphylaxie ist ein plötzlich auftretender, systemisches Krankheitsbild, das durch die Freisetzung von Entzündungsmediatoren aus Zellen in bestimmten Körpergeweben verursacht wird. Anaphylaxie kann sich mit Symptomen in mehreren Organsystemen manifestieren, einschließlich der Atemwege, des Magen-Darm-Trakts und des Blutkreislaufs.

Anaphylaxie ist meist die Folge einer Exposition gegenüber einem bestimmten Auslöser. Zu diesen Auslösern gehören häufig Lebensmittel, Medikamente und Insektenstiche. Häufig sind Personen, die eine Anaphylaxie erleiden, dem betreffenden Auslöser zuvor ausgesetzt gewesen, ohne dass es zu systemischen Auswirkungen kam. In manchen Fällen waren sie bestimmten Auslösern bereits längere Zeit ausgesetzt, um dann ohne Vorwarnung eine schwere Reaktion zu entwickeln. Es wird geschätzt, dass 37 % bis 85 % der Anaphylaxien durch den Kontakt mit Lebensmitteln ausgelöst werden. In **Tabelle 2-4** **sind** häufige Auslöser aufgeführt.

Anaphylaxie sollte bei Patienten mit plötzlich auftretender Atemnot in der Nähe eines bekannten Auslösers vermutet werden. Wenn keine Exposition bekannt ist oder vermutet wird, sind zusätzliche Hinweise auf eine Anaphylaxie Schwellung der Lippen und der Zunge (Angioödem), Engegefühl in der Brust, inspiratorischer Stridor, Keuchen, Übelkeit, Erbrechen, Diarrhöe, Bauchschmerzen, Tachykardie und Tachypnoe.

Die Freisetzung von Entzündungsmediatoren aus Mastzellen und Basophilen kann viele Symptome hervorrufen, darunter Nesselsucht, Urtikaria, Juckreiz und Schwellungen (**Abbildung 2-5**). Dies können ebenfalls Anzeichen dafür sein, dass der Patient an einer allergischen Reaktion mit Anaphylaxie leidet.

Tabelle 2-4 Häufige Auslöser von Anaphylaxie

Lebensmittel und Lebensmittelzusatzstoffe	▪ Erdnüsse ▪ Nüsse ▪ Samen/Kerne ▪ Milch ▪ Eier ▪ Schalentiere ▪ Lebensmittelfarbstoffe
Stiche und Bisse von Insekten	▪ Ameisen ▪ Wespen ▪ Bienen
Umwelt	▪ Naturkautschuk und Latex ▪ Hautschuppen von Haustieren (Katze oder Hund)
Medikamente	▪ Antibiotika (insbesondere Sulfonamide- und Penicillinwirkstoffe) ▪ Chemotherapeutische Mittel ▪ Monoklonale Antikörper als Therapeutika

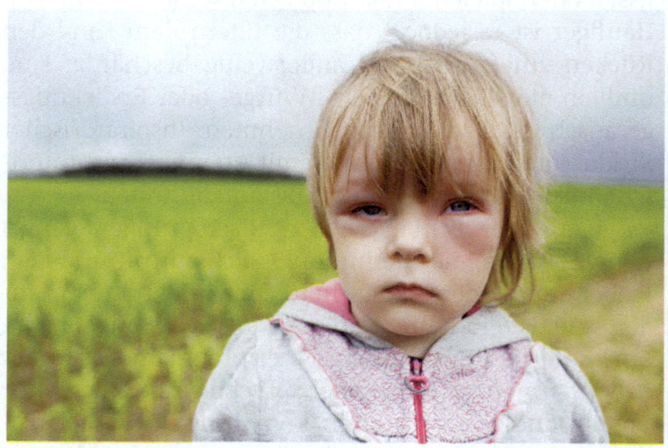

Abbildung 2-5 Ein pädiatrischer Patient, der eine allergische Reaktion zeigt.

Bleibt die Anaphylaxie unbehandelt, kann sie zu respiratorischer Insuffizienz und Atemstillstand führen. Dieselben Entzündungsmediatoren, die zu einer

Tabelle 2-5 Epinephrin-Dosierung für die Behandlung von Anaphylaxie (intramuskuläre Injektion)

Gewicht	Schnelldosierung oder Autoinjektor	Berechnete Dosierung
<10 kg (Säuglinge)	Vereinfachte Dosierung und die Verwendung von Autoinjektoren werden bei Patienten unter 10 kg nicht empfohlen	0,01 mg/kg Kg einer 1:1000 Konzentration (1mg/1ml)
10 bis 25 kg (Säuglinge und Kinder)	0,15 mg über Autoinjektor oder aufgezogen in eine Spritze	
>25 bis 50 kg	0,3 mg über Autoinjektor oder aufgezogen in eine Spritze	
>50 kg	0,5 mg über Autoinjektor oder in eine Spritze aufgezogen	Die maximale Einzeldosis beträgt 0,5 mg

- Die Epinephrin-Konzentration sollte 1 mg/ml oder 1:1.000 betragen.
- Die maximale Einzeldosis beträgt 0,5 mg
- Die Dosis kann in Abständen von 5 bis 15 Minuten wiederholt werden, wenn dies klinisch angezeigt ist.
- Autoinjektoren sind nur in 0,1 mg, 0,15 mg und 0,3 mg Fertigspritzen erhältlich. (In Deutschland auch 0,5 mg)

Beeinträchtigung der Atemwege führen, können auch einen Kreislaufkollaps verursachen und zu einem anaphylaktischen Schock, einer speziellen Form des distributiven Schocks, führen. Die Anaphylaxie wird in Lektion 4, *Schock*, näher erläutert.

Das unmittelbare Ziel bei der Behandlung von Anaphylaxie ist es, das Fortschreiten der allergischen Reaktion zu stoppen. Intramuskuläres Epinephrin sollte ohne Verzögerung verabreicht werden. Dies kann mit einem altersentsprechenden Autoinjektor verabreicht oder aus einer Ampulle in eine Spritze aufgezogen werden. Für die intravenöse Verabreichung sollte Epinephrin mit einer Konzentration von 1:1.000 verwendet werden. Dosierungsempfehlungen sind in **Tabelle 2-5** aufgeführt.

Der Musculus vastus lateralis im oberen seitlichen Oberschenkelbereich ist ideal für die intramuskuläre (IM) Verabreichung von Epinephrin. Die intramuskuläre Verabreichung gilt als schneller und sicherer als die intravenöse (IV) Verabreichung, da weniger kardiale Komplikationen auftreten können. Die intramuskuläre Verabreichung hat auch eine bessere und schnellere Verteilung als die subkutane Verabreichung.

Zusätzlich zu Epinephrin IM sollte zusätzlicher Sauerstoff verabreicht werden, wenn bei den Patienten Anzeichen einer Hypoxie vorliegen. Inhalative Beta-Agonisten wie Albuterol/Salbutamol können helfen, die Obstruktion der unteren Atemwege aufgrund von Bronchokonstriktion zu lindern. Orale oder intravenöse Kortikosteroide wie Methylprednisolon oder Prednison können verabreicht werden, um die anhaltenden entzündlichen Wirkungen zu mildern, aber es dauert 4 bis 6 Stunden, bis die volle Wirkung eintritt, und sie sollten nicht als Erstbehandlung bei Anaphylaxie mit Atemnot eingesetzt werden. Dimetinden oder ein H2-Blocker wie Ranitidin (nicht mehr empfohlen) können bei der Linderung von Nesselsucht und Juckreiz helfen; diese Mittel lindern jedoch nicht die akute Schwellung der Atemwege und sollten nicht als Erstbehandlung bei Atemnot eingesetzt werden.

Siehe **Tabelle 2-6** für eine Zusammenfassung der Anaphylaxiebehandlung.

Infektion der oberen Atemwege

Infektionen der oberen Atemwege sind bei pädiatrischen Patienten häufig. Die meisten Kinder unter 6 Jahren haben 6 bis 8 "Erkältungen" pro Jahr, die jeweils etwa 14 Tage dauern. Viele dieser Atemwegsinfektionen sind auf virale Erkrankungen zurückzuführen. Wenn Kinder älter werden, nehmen Häufigkeit und Dauer der Erkältungssymptome ab. Die meisten dieser Infektionen der oberen Atemwege führen zwar nicht zu einer ernsthaften Erkrankung, aber gelegentlich

Tabelle 2-6 Zusammenfassung der Anaphylaxiebehandlung

Wirkstoff	Auswirkungen
Epinephrin (intramuskulär)	▪ Verlangsamt oder stoppt das Fortschreiten der anaphylaktischen Reaktion ▪ Mildert Angioödeme ▪ Reduziert die Bronchokonstriktion der unteren Atemwege ▪ Verursacht eine periphere Vasokonstriktion und reduziert die distributive Hypoperfusion
Sauerstoff	▪ Mildert die Hypoxie
Inhalative Beta-Agonisten	▪ Linderung der Bronchokonstriktion in den unteren Atemwegen und Bronchodilatation
Glucocorticoide	▪ Reduziert die systemische Entzündung und mildert die von Mastzellen und Basophilen freigesetzten Entzündungsmediatoren
Histaminblocker (H_1 und H_2)	▪ Kann bei der Linderung von Juckreiz und Nesselsucht helfen

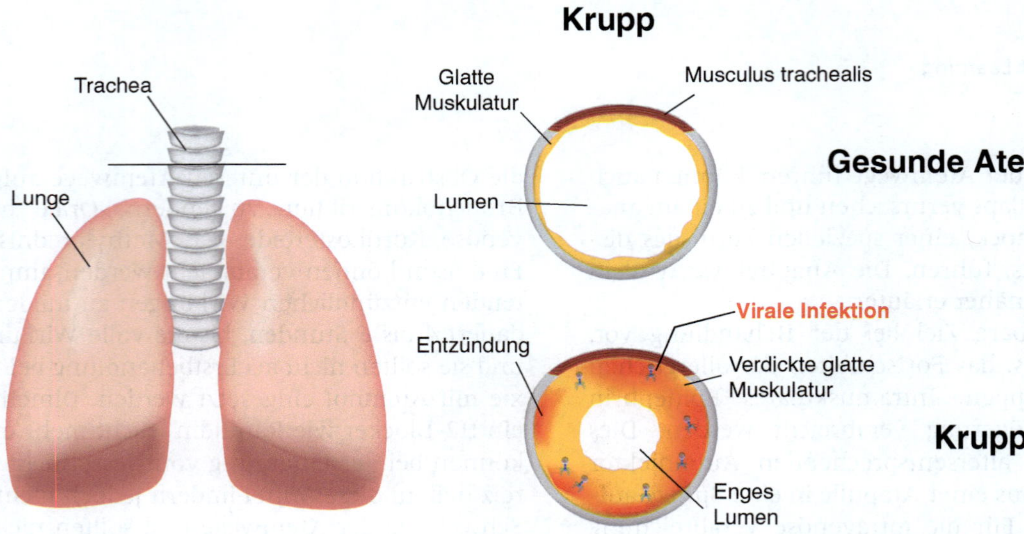

Abbildung 2-6 Die Atemwegsinfektion, die zu Krupp führt, führt zu einer erheblichen Verengung der oberen Atemwege.

sind sie so schwerwiegend, dass eine medizinische Notfalluntersuchung und -behandlung erforderlich ist.

Pseudo-Krupp/stenoisierende Laryngotracheobronchitis (LTB)

Pseudo-Krupp/LTB ist eine Verengung der oberen Atemwege, die durch eine Atemwegsinfektion verursacht wird (**Abbildung 2-6**). Sie ist die häufigste infektiöse Ursache für eine Obstruktion der oberen Atemwege bei Kindern im Alter von 6 Monaten bis 6 Jahren, und die meisten Fälle werden durch das Parainfluenzavirus verursacht. Pseudokrupp wird auch als stenoisierende Laryngotracheobronchitis (LTB) bezeichnet werden.

Das häufigste Anzeichen für Pseudo-Krupp/LTB ist ein bellender Husten ("Robbenbellen"), der von inspiratorischem Stridor und Fieber begleitet sein kann. Heiserkeit, verminderte Nahrungsaufnahme aufgrund von Halsschmerzen, Tachypnoe und Atemnot können auftreten, insbesondere wenn der Patient unruhig ist. Die Anzeichen und Symptome des Pseudo-Krupps/LTB verschlimmern sich häufig in der Nacht, nachdem der

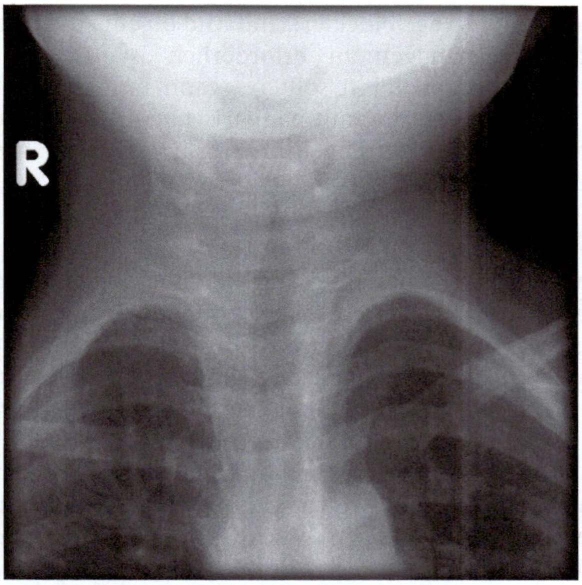

Abbildung 2-7 Eine signifikante Verengung der Atemwege bei Patienten mit Pseudo-Krupp/LTB führt zum klassischen "Kirchturmzeichen".

Mit freundlicher Genehmigung von Dr. Michael Sargent, Radiopaedia.org, rID: 6086

Patient eingeschlafen ist. In einigen Fällen können sich die Symptome bis zum Eintreffen des Rettungsdienstes oder bis zum Eintreffen des Patienten in der Notaufnahme weitgehend gebessert haben, wenn der Patient sich beruhigt hat. Eine Röntgenaufnahme des Halses ist für die Diagnose eines Pseudo-Krupps/LTB zwar nicht erforderlich, aber wenn eine solche gemacht wird, kann das klassische "Kirchturmzeichen" vorhanden sein, das auf eine erhebliche Verengung der oberen Atemwege hinweist (**Abbildung 2-7**). Pseudo-Krupp/LTB ist eine klinische Diagnose, die durch eine genaue Anamnese und eine gründliche körperliche Untersuchung gestellt werden kann. Solange keine anderen Ursachen in Frage kommen, sind keine zusätzlichen diagnostischen Tests erforderlich.

Eine genaue körperliche Untersuchung ist bei Patienten mit möglichem Krupp von entscheidender Bedeutung. Wenn ein inspiratorischer Stridor zu hören ist, ist es wichtig, daran zu denken, dass es sich wahrscheinlich um eine Verengung der oberen Atemwege handelt. Inhalative Beta-Agonisten wie Salbutamol sind für die Behandlung der Verengung der oberen Atemwege *nicht* geeignet und werden den Patienten wahrscheinlich nur noch mehr aufregen, die richtige Therapie verzögern und die Tachykardie aufgrund der sympathomimetischen Wirkung verstärken.

Die Behandlung von Pseudo-Krupp/LTB ist weitgehend unterstützend. Es gibt keine heilende Behandlung für Pseudo-Krupp/LTB, und der Zustand wird sich auflösen, sobald der Körper das Virus bekämpft und beseitigt hat. Die Erstbehandlung besteht darin, den Patienten ruhig zu halten und unnötige Unruhe zu vermeiden. Ein Gefäßzugang sollte nur dann gelegt werden, wenn dies unbedingt erforderlich ist, da er die Unruhe erheblich steigern und den Patienten von einer Atemnot in ein Atemversagen oder einen Atemstillstand treiben kann.

Die Erstbehandlung von mittelschwerem bis schwerem Pseudo-Krupp/LTB umfasst den Einsatz von vernebeltem Epinephrin als Mittel der ersten Wahl, um die Atemnot zu lindern. Vernebeltes Epinephrin verringert die Reizung, Schwellung und das Ödem im Gewebe der oberen Atemwege und reduziert so den Widerstand der oberen Atemwege. Bei Bedarf kann zusätzlicher Sauerstoff zur Aufrechterhaltung eines SpO_2-Wertes von über 94 % verabreicht werden.

Sobald die Atemnot mit vernebeltem Epinephrin und zusätzlichem Sauerstoff behandelt wurde, können intravenöse oder orale/rektale Kortikosteroide erforderlich sein, um einen Rückfall des Patienten zu verhindern. Dexamethason ist ein Steroid mit einer ungefähren Wirkdauer von 48 bis 72 Stunden. Es kann IV, IM oder oral verabreicht werden. Es wird häufig bei Pseudo-Krupp/LTB bevorzugt, da es als einmalige Gabe verabreicht werden kann und das Virus oft nach 2 oder 3 Tagen verschwunden ist. Prednisolon ist eine Alternative zu Dexamethason; es muss jedoch alle 12 Stunden oral/rektal verabreicht werden. Beide Steroide haben eine ähnliche klinische Wirksamkeit, und die Entscheidung, welches von ihnen eingesetzt werden soll, hängt weitgehend von den lokalen Protokollen ab.

VERNEBELTES EPINEPHRIN

Vernebeltes Epinephrin gibt es in zwei Formen: racemisches Epinephrin und L-Epinephrin. Racemisches Epinephrin enthält gleiche Mengen der D und L Isomere des Epinephrinmoleküls. L-Epinephrin ist eine Mischung, die ausschließlich aus dem L-Isomer besteht. Die Entscheidung, welche Mischung verwendet werden soll, richtet sich nach dem lokalen Protokoll und der Verfügbarkeit in Ihrer Einrichtung oder Ihrem Dienst. Beide Mischungen haben eine ähnliche klinische Wirksamkeit; die Dosierung variiert jedoch je nach verwendeter Form.

Pseudo-Krupp/LTB mit drohender respiratorischer Insuffizienz sollte als Atemwegsnotfall betrachtet werden, und diese Patienten können sich schnell verschlechtern. Behandeln Sie die respiratorische Insuffizienz wie gewohnt, wobei Sie sich bewusst sind, dass eine Intubation aufgrund der erheblichen Schwellung und des Ödems der Atemwege äußerst schwierig wäre. Eine Intubation sollte nach Möglichkeit vermieden werden, und der erfahrenste Arzt sollte alle erweiterten Atemwegsmanöver durchführen. Ein schneller Transport in die nächstgelegene geeignete Einrichtung sollte ohne Verzögerung erfolgen. Eine pädiatrische Einrichtung mit Anästhesie und HNO ist vorzuziehen.

Retropharyngealer Abszess

Der retropharyngeale Raum erstreckt sich von der Schädelbasis bis zum hinteren Mediastinum. Infektionen in diesem Bereich sind aus mehreren Gründen gefährlich, u. a. durch die Beeinträchtigung der Atemwege aufgrund von Schwellungen und Entzündungen sowie durch die Ausbreitung der Infektion in das Mediastinum, was zu einer weiteren kardiopulmonalen Beeinträchtigung führt. Die Lymphknoten, die den retropharyngealen Raum drainieren, sind bei pädiatrischen Patienten stärker ausgeprägt und beginnen zur Pubertät zu atrophieren.

Ein retropharyngealer Abszess wird in den meisten Fällen durch eine bakterielle Infektion der oberen Atemwege verursacht, die zu einer eitrigen Adenitis eines oder mehrerer retropharyngealer Lymphknoten geführt hat. Auch zahnärztliche Eingriffe und traumatische Intubationsversuche können zu einer Infektion des retropharyngealen Raums führen.

Patienten mit einem retropharyngealen Abszess haben typischerweise ein krankes oder infektiöses Aussehen mit Fieber. Häufig kommt es zu Speichelfluss, da das Schlucken sehr schmerzhaft sein kann, und die Kinder können ihre Sekrete aus den oberen Atemwegen schlecht kontrollieren. Aufgrund der Entzündung und Schwellung der tiefen Halsbereiche wollen die Patienten ihren Hals oft nicht bewegen. Beim Abtasten des Halses kann ein Bereich mit erheblicher Schmerzempfindlichkeit festgestellt werden. Aufgrund der Schmerzen und der Schwellung der oberen Atemwege kann eine kloßige Stimme wie eine "heiße Kartoffel" zu hören sein. Brustschmerzen können auftreten, wenn sich die Infektion in das Mediastinum ausbreitet.

Die Behandlung eines retropharyngealen Abszesses in der prähospitalen Umgebung erfordert eine genaue Überwachung der Atemwege und die Vermeidung unnötiger Eingriffe, die zu Unruhe führen könnten. Antipyretika zur Fiebersenkung und Schmerzlinderung können hilfreich sein, wenn der Patient bereit ist zu schlucken. Die endgültige Behandlung umfasst eine systemische Antibiotikatherapie. Bei diesen Patienten besteht ein hohes Risiko für eine Sepsis; wenn möglich, sollten vor Beginn der Antibiotikagabe Blutkulturen angelegt werden. Eine Bildgebung des Halses sollte durchgeführt werden, um festzustellen, ob die Atemwege blockiert sind und ob ein zusätzliches Atemwegsmanagement erforderlich ist. Erweitertes Atemwegsmanagment sollten, wann immer möglich, in einer Einrichtung mit pädiatrischer Anästhesie und HNO-Heilkunde durchgeführt werden, da diese Atemwege kritisch sind.

Epiglottitis

Epiglottitis ist eine Infektion der oberen Atemwege, insbesondere des Kehldeckels und der umliegenden Strukturen. Diese Infektion führt zu schweren Ödemen und Schwellungen des Kehldeckelgewebes und kann unbehandelt zu einer lebensbedrohlichen Obstruktion der oberen Atemwege führen.

Die Anzeichen und Symptome einer Epiglottitis ähneln denen eines retropharyngealen Abszesses und umfassen Atemnot, Schluckbeschwerden, Sabbern, Stridor, verminderte Nahrungsaufnahme, Fieber und krankes Aussehen. Die Patienten nehmen häufig eine Dreibein- oder Schnüffelposition mit gestrecktem Hals ein, um den Druck von der Epiglottis zu nehmen und die Schmerzen im Hals zu verringern. Dadurch wird auch der Durchmesser der oberen Atemwege vergrößert und der Einatmungswiderstand verringert. Die "drei Ds" der Epiglottitis werden allgemein als Dysphagie, Speicheln (drooling) und Ängstlichkeit/Atemnot (distress) beschrieben. Diese Kinder haben oft ein toxisches/krankes Erscheinungsbild.

Die Unterscheidung zwischen Epiglottitis und retropharyngealem Abszess ist ohne Bildgebung schwierig und in der prähospitalen Situation oft nicht von klinischer Bedeutung, da bei beiden dieselbe Erstbehandlung sicher durchgeführt werden kann. Die Anzeichen und Symptome eines retropharyngealen Abszesses schreiten in der Regel langsamer voran als die einer Epiglottitis. Eine Anamnese, die eine fehlende oder unvollständige Impfung oder einen unbekannten Impfstatus erkennen lässt, sollte den Verdacht auf Epiglottitis wecken, insbesondere bei Patienten unter 6 Jahren, bei denen die Prävalenz am höchsten ist. Weitere Risikofaktoren sind Patienten mit geschwächtem Immunsystem. Patienten mit Asplenie oder Sichelzellkrankheit haben ein höheres Risiko für eine Infektion mit verkapselten Bakterien, einschließlich Hib (Hämophilus Influenza B).

Die primäre Behandlung der Epiglottitis besteht darin, die Unruhe zu verringern und den Patienten ruhig zu halten, um die Reizung der Atemwege nicht zu verstärken. Ein intravenöser Zugang sollte nur bei Bedarf gelegt werden, und die Patienten sollten so oft wie möglich von einer Pflegeperson betreut werden. Vernebeltes Epinephrin kann dazu beitragen, die Schwellung der oberen Atemwegsstrukturen zu reduzieren und den Atemwegswiderstand zu verringern, sofern der Patient dies toleriert. Kommt es bei diesen Patienten zu einer raschen Verschlechterung des respiratorischen Zustands, ist das Atemwegsmanagement aufgrund der Schwellung und des Ödems in den oberen Atemwegsstrukturen schwierig. Ein schneller Transport in ein pädiatrisches Zentrum mit pädiatrischer Anästhesie und HNO wird empfohlen.

Bakterielle Tracheitis

Die bakterielle Tracheitis ist eine exsudative Infektion des Trachealgewebes. In einigen Fällen kann es zu einer Ausbreitung auf die Strukturen des Kehlkopfs und der Hauptbronchien kommen. Ihr geht häufig eine Virusinfektion voraus, die das Gewebe der Luftröhre anfällig für eine invasive Infektion durch die normale Flora der oberen Atemwege macht. Eine bakterielle Tracheitis kann auch bei Patienten auftreten, die eine Trachealkanüle haben oder die über einen längeren Zeitraum ohne angemessene Lungentherapie intubiert waren. Sie tritt am häufigsten in den ersten 6 Lebensjahren auf; sie kann jedoch auch bei älteren Kindern auftreten, wenn prädisponierende Faktoren wie einliegende Atemwegshilfen oder eine Immunschwäche vorliegen.

Die Anzeichen und Symptome der bakteriellen Tracheitis ähneln denen anderer durch Infektionen verursachter obstruktiver Pathologien der oberen Atemwege. Zu diesen Anzeichen gehören Fieber, Stridor, Atemnot, Husten mit exsudativen Sekreten und Heiserkeit. Im Gegensatz zu anderen besprochenen Infektionen der oberen Atemwege ist Speicheln bei bakterieller Tracheitis seltener zu beobachten, da das am Schlucken beteiligte Gewebe im Allgemeinen nicht infiziert ist und die orale Aufnahme kaum Beschwerden verursacht.

Die prähospitale Behandlung ist weitgehend unterstützender Natur. Sauerstoff und Atemunterstützung sollten für den Komfort bereitgestellt werden, wenn der Patient diese Maßnahmen toleriert. Es sollte geprüft werden, ob ein erweitertes Atemwegsmanagement erforderlich ist. Wie bei allen Obstruktionen der oberen Atemwege ist das Management der Atemwege wahrscheinlich schwierig und sollte, wenn möglich, einem Spezialisten überlassen werden. Die Langzeitbehandlung einer bakteriellen Tracheitis umfasst eine Antibiotikatherapie.

Notfälle der unteren Atemwege

Liegt eine Obstruktion, Infektion oder Funktionsstörung unterhalb der Glottis vor, hat der Patient einen Notfall der unteren Atemwege. Eine effektive Beurteilung der Atemarbeit und der Atemgeräusche in Verbindung mit einer gründlichen Anamnese kann dem Rettungsdienstpersonal dabei helfen, die Ursache des respiratorischen Notfalls in den unteren Atemwegen zu lokalisieren. Eine genaue Lokalisierung der Problematik ist wichtig, da es Medikamente und Therapien gibt, die in den oberen Atemwegen gut wirken, während dieselben Therapien in den unteren Atemwegen wenig Wirkung zeigen und umgekehrt.

Obstruktion der unteren Atemwege

Eine Obstruktion der unteren Atemwege wird durch eine körperliche oder anatomische Blockade der unteren Atemwege verursacht. Die häufigsten Ursachen für eine Obstruktion der unteren Atemwege sind Entzündungen und eine durch Asthma verursachte Bronchokonstriktion. Andere mögliche Ursachen für eine Obstruktion der unteren Atemwege sind in Tabelle 2-3 aufgeführt.

Eine Obstruktion der unteren Atemwege wird in den meisten Fällen mit Mitteln und Medikamenten behandelt, die die Bronchokonstriktion lindern und die Entzündung reduzieren. Wenn die Ursache eine physikalische Obstruktion der unteren Atemwege durch einen eingeatmeten Fremdkörper ist, sollte der Schwerpunkt auf der Optimierung der Atemwege und dem schnellen Transport liegen, da die prähospitalen Interventionen in diesen Szenarien begrenzt sind.

Asthma

Asthma ist eine der häufigsten Erkrankungen im Kindesalter, die eine Notfallversorgung erfordern. Es ist die häufigste chronische Erkrankung bei pädiatrischen Patienten. Schätzungen zufolge wird bei 7,5 % der pädiatrischen Patienten Asthma diagnostiziert, wobei die größte Krankheitslast bei Patienten im Alter von 12 bis 17 Jahren zu verzeichnen ist. Während Jugendliche den höchsten Prozentsatz der pädiatrischen Patienten mit Asthma ausmachen, ist die Sterblichkeit bei männlichen Schwarzen im Alter zwischen 5 und 11 Jahren am höchsten. Der sozioökonomische Status und der Zugang zu angemessenen Gesundheitsfürsorge-Ressourcen tragen wesentlich zum Grad der Asthmakontrolle bei.

Die Pathophysiologie von Asthma ist komplex. Die Obstruktion der unteren Atemwege wird durch Entzündung und Bronchokonstriktion verursacht, die beide durch Entzündungsmediatoren vermittelt werden, die von Körperzellen als Reaktion auf einen Auslöser freigesetzt werden. Auslöser sind häufig Umwelteinflüsse, aber auch andere Bedingungen wie Viruserkrankungen, körperliche Anstrengung und Stress können zu der systemischen Reaktion führen, die einen Asthmaanfall auslöst.

Sobald der Körper getriggert wurde, entzünden sich die unteren Atemwege und es kann zu einer erhöhten Schleimproduktion kommen. Außerdem verengt sich die glatte Muskulatur um die Bronchiolen in einem Prozess, der als Bronchokonstriktion bezeichnet wird.

Dies führt zu einer fortschreitenden Überblähung, da Luft in die Lunge gesaugt wird, die Ausatmung jedoch aufgrund der durch die Bronchokonstriktion und Entzündung verursachten Obstruktion der unteren Atemwege erschwert ist. Als Reaktion darauf erhöhen die Patienten ihre Atemfrequenz, um eine angemessene Minutenventilation aufrechtzuerhalten, wodurch sich die Exspirationszeit weiter verkürzt und der Zustand des Airtrappings verschlimmert wird. Hyperkapnie und Hypoxie sind die Folge.

Die frühzeitige Beurteilung von Patienten mit einer Asthmaexazerbation zeigt häufig die klassischen Elemente einer Atemnot, die im pädiatrischen Beurteilungsdreieck beschrieben sind. Tachypnoe, ein ausgeprägter Einsatz der akzessorischen Muskeln, Dreifußstellung und ein veränderter Bewusstseinszustand können vorhanden sein. Die Auskultation der Lungenfelder kann zu Beginn des Krankheitsverlaufs ein exspiratorisches Giemen zeigen; im weiteren Verlauf der Erkrankung kann der Stridor jedoch biphasisch sein (beim Ein- und Ausatmen vorhanden) oder sogar fehlen (silent chest/stille Brust (keine auskultierbaren Atemgeräusche)). Wenn die Obstruktion der unteren Atemwege so weit fortgeschritten ist, dass der Patient auf die anfänglichen Therapien nicht mehr anspricht und ein Atemversagen eingetreten ist, hat der Patient einen akuten *schweren* Asthmaanfall, der auch als Status asthmaticus bezeichnet wird.

Das Erkennen einer Asthmaexazerbation ist ein entscheidender Schritt bei der Behandlung. Die Suche nach einer falschen Alternativdiagnose kann für den Patienten tödlich enden, wenn die richtige Behandlung verzögert wird. Der Patient sollte sofort einen inhalativen Bronchodilatator wie Salbutamol erhalten, wenn der Verdacht auf eine Obstruktion der unteren Atemwege infolge einer Asthmaexazerbation besteht. Bronchodilatatoren können mit inhalativen anticholinergen Medikamenten wie Ipratropium gemischt werden, um die Bronchokonstriktion zu lindern und die Verstopfung der unteren Atemwege zu reduzieren. Epinephrin kann bei schweren Exazerbationen auch intramuskulär injiziert werden. Magnesiumsulfat, ein Mittel zur Entspannung der glatten Muskulatur, kann nachweislich die Bronchokonstriktion beim Status asthmaticus lindern. Intravenöse Kortikosteroide sollten früh im Krankheitsverlauf verabreicht werden; sie wirken jedoch nicht schnell und helfen erst etwa 4 bis 6 Stunden nach der Verabreichung, die Entzündung zu verringern. Die frühzeitige Verabreichung von Kortikosteroiden ist wichtig, um eine refraktäre Erkrankung zu behandeln; das Rettungsdienstpersonal sollten sich jedoch bewusst sein, dass sie nicht zur Behandlung eines akuten Bronchospasmus geeignet sind.

Patienten, die hypoxisch sind, sollten bei Bedarf zusätzlichen Sauerstoff erhalten, um eine angemessene Sauerstoffsättigung aufrechtzuerhalten. Nichtinvasive Atemunterstützung wie CPAP, BPAP und High-Flow-Nasenkanüle (HFNC) kann in geeigneten Situationen zur Unterstützung der Atemarbeit eingesetzt werden. Anwender sollten sich darüber im Klaren sein, dass die Anwendung von positivem Atemwegsdruck bei akut dekompensierendem Asthmatiker den obstruktiven Prozess verschlimmern und die Krankheit verschlimmern kann, wenn die Bronchokonstriktion nicht angemessen behandelt wurde.

Reaktive Atemwegserkrankung

Die reaktive/obstruktive Bronchitis ist eine häufige Ursache für eine Obstruktion der unteren Atemwege bei pädiatrischen Patienten. Die Pathophysiologie ist mit der von Asthma identisch, und der Begriff *reaktive/obstruktive Bronchitis* wird häufig verwendet, um den Zustand des Patienten zu beschreiben, wenn bei ihm noch kein Asthma diagnostiziert wurde, wie z. B. bei kleinen Kindern, oder wenn es sich um die erste oder zweite Episode der Obstruktion des Patienten handelt. Die reaktive/obstruktive Bronchitis sollte ähnlich wie Asthma behandelt werden, und der Hauptzweck, sie in diesem Text als eigenständigen Krankheitsprozess zu bezeichnen, besteht darin, dem Leser zu helfen, sich mit der Terminologie vertraut zu machen, falls er ihr in Zukunft klinisch begegnen sollte. Wenn die Eltern bei der Anamnese beschreiben, dass der Patient in der Vergangenheit wegen einer reaktiven/ obstruktiven Bronchitis behandelt wurde, sollten Sie dies im gleichen klinischen Kontext wie Asthma betrachten und entsprechend handeln.

Infektion der unteren Atemwege

Infektionen, die in den unteren Atemwegen auftreten, sind eine wichtige Ursache für Atemnot bei pädiatrischen Patienten. Auch wenn die endgültige Behandlung und Genesung von der Infektion kurativ ist, benötigen diese Patienten oft Unterstützung bei der Atmung, während sie sich von der erworbenen Infektion erholen. Die Entzündung der Atemwege, die Verstopfung und in einigen Fällen die Verengung, die durch die Infektion verursacht werden, sind die Hauptursachen für die Atemnot. Wenn diese ursächlichen Faktoren gemildert werden, löst sich die Atemnot des Patienten oft auf und die Infektion kann angemessen behandelt werden.

Bronchiolitis

Bronchiolitis ist eine Erkrankung bei Säuglingen und Kindern, bei der es zu einer Entzündung und Verstopfung der kleinen unteren Atemwege (Bronchiolen) kommt, typischerweise als Reaktion auf eine virale Atemwegserkrankung. Die am häufigsten von diesem

Krankheitsprozess betroffene Altersgruppe sind Kinder unter 24 Monaten. Typischerweise haben Kinder mit Bronchiolitis anfangs virale Symptome der oberen Atemwege, einschließlich verstopfter Nase, Husten, Schnupfen und Fieber. Der virale Prozess erreicht in der Regel an oder um den 3. bis 5. Tag seinen Höhepunkt, und in dieser Zeit kann eine Beteiligung der unteren Atemwege festgestellt werden. Schweregrad, Prognose und Genesungszeit hängen eng mit dem Alter zum Zeitpunkt des Ausbruchs zusammen. Bei Säuglingen, die jünger als 6 Monate sind, verläuft die Krankheit in der Regel schwerer und der Verlauf ist im Allgemeinen langwieriger.

Die Liste der Viren, die eine Bronchiolitis verursachen können, ist lang; das Respiratorische Synzytialvirus ist jedoch der häufigste Erreger, der mit diesem Krankheitsprozess in Verbindung gebracht wird. Weitere häufige Ursachen sind Rhinovirus, Parainfluenza, humanes Metapneumovirus, Influenza und Adenovirus.

Patienten, die sich mit einem der oben genannten Atemwegsviren infizieren, haben zunächst Symptome der oberen Atemwege. Mit dem Fortschreiten der Krankheit werden die Epithelzellen der unteren Atemwege befallen, und es kommt zu einer erheblichen Entzündung und Verstopfung der unteren Atemwege. Bei Kindern, die älter als 2 Jahre sind, führen Mechanismen zur Reinigung der Atemwege wie Husten und Niesen in Verbindung mit anatomisch größeren Atemwegen aufgrund des normalen Wachstums und der normalen Entwicklung zu einem Zustand, der im Allgemeinen selbstlimitierend ist und keine medizinische Intervention erfordert. Kinder, die jünger als 2 Jahre sind, haben kleinere Atemwege, die anfälliger für eine Obstruktion durch Verstopfung sind. Bei Kindern unter 2 Jahren können die Atemwege in der Regel schlecht freigehalten werden, und bei Bronchiolitis treten häufig zähe Sekrete auf, so dass es zu einer erheblichen Atemnot kommen kann. Säuglinge sind oft nicht in der Lage, Nahrung zu sich zu nehmen, weil die Nase stark verstopft ist und sie nicht durch die Nase atmen können, um den Zyklus Saugen, Schlucken, Atmen zu koordinieren. Aufgrund der geringen oralen Aufnahme und der erhöhten unmerklichen Verluste durch Tachypnoe und Fieber können sie dehydrieren.

Die Behandlung der Bronchiolitis besteht hauptsächlich aus einer unterstützenden Behandlung. Häufig ist ein aggressives Absaugen der oberen Atemwege erforderlich, um die Nasenlöcher freizumachen und die Atmung durch die Nase zu ermöglichen. Einige Tropfen Kochsalzlösung, die vor dem Absaugen in die Nasenlöcher geträufelt werden, können dabei helfen, dickflüssiges Sekret aufzulockern, so dass es sich leichter entfernen lässt. Auch wenn die Absaugung mit einem Orosaueger effektiv sein kann, kann die Absaugung mit einem mechanischen Gerät erforderlich sein. Bei Bedarf sollte Sauerstoff bereitgestellt werden, um eine angemessene Sauerstoffsättigung aufrechtzuerhalten. Wenn möglich, sollte der Sauerstoff befeuchtet werden, da nicht befeuchteter Sauerstoff das Sekret oft austrocknet und es dadurch dicker und schwieriger zu entfernen ist. Die routinemäßige Verwendung von hypertoner Kochsalzlösung zur Verneblung außerhalb des Krankenhauses wird nicht empfohlen und kann zu Bronchospasmen führen. Die Verwendung von inhalativen Bronchodilatatoren ist bei Patienten mit Bronchiolitis im Allgemeinen nicht wirksam. In Situationen, in denen der Anwender nicht sicher ist, ob es sich bei dem Patienten um eine akute Exazerbation von Asthma, eine reaktive Atemwegserkrankung mit einem viralen Auslöser oder eine Bronchiolitis handelt, ist ein Versuch mit inhalativen Bronchodilatatoren wie Salbutamol nicht unvernünftig, während andere Maßnahmen wie nasales Absaugen und Atemunterstützung synchron eingeleitet werden. Wenn Patienten sehr gut auf eine bronchienerweiternde Therapie ansprechen und nach der Verabreichung eine deutliche Besserung zeigen, ist es wahrscheinlich, dass es sich nicht um eine Bronchiolitis, sondern um eine akute Exazerbation von Asthma oder einer reaktiven Atemwegserkrankung handelt. Es ist jedoch zu beachten, dass der routinemäßige Einsatz von Bronchodilatatoren bei Patienten mit bekannter Bronchiolitis oder in Fällen, in denen kein Verdacht auf akuten Bronchospasmus besteht, nicht empfohlen wird.

Die Verwendung von High-Flow-Nasenkanülen, manchmal abgekürzt als HFNC oder HHBNC (heated, humidified blended nasal cannula), hat in den letzten Jahren als Zusatzbehandlung zur Unterstützung der Atmung und zur Verringerung der Atemarbeit bei der Genesung von Patienten mit Bronchiolitis an Popularität gewonnen. Diese Geräte verwenden ein modifiziertes Nasenkanülensystem, das einen titrierbaren Fluss und eine Sauerstoffkonzentration liefert, die an die individuellen Bedürfnisse des Patienten angepasst werden können. Die zugeführte Luft wird erwärmt und befeuchtet, was dazu beiträgt, eine Verstopfung durch zähe, trockene Sekrete zu verhindern. Durch eine Erhöhung des Flow kann den Patienten ein Teil der Atemarbeit abgenommen werden. Die Flussraten werden im Allgemeinen zwischen 1 und 2 l/kg Körpergewicht eingestellt, und der Anteil des eingeatmeten Sauerstoffs ($_{FiO2}$) wird nach Bedarf angepasst, um die gewünschte Sauerstoffsättigung zu erhalten. Die maximale Flussrate, die je nach Gerät und Hersteller variiert, liegt im Allgemeinen bei 40 l/min. Diese Geräte werden zunehmend in der prähospitalen Umgebung eingesetzt und können je nach Ausstattung und Möglichkeiten der örtlichen Rettungsdienste verfügbar sein. Wenn die Patienten einen Flow von 2 L/kg oder

60 % $_{FiO2}$ überschreiten, muss auf eine aggressivere nichtinvasive Beatmungsmethode wie CPAP oder BiPAP umgestellt werden. Patienten, bei denen die nichtinvasive Unterstützung versagt, müssen mit invasiven Methoden wie der Intubation behandelt werden.

Lungenentzündung

Wenn die Infektion über die Atemwege hinausgeht und das eigentliche Lungengewebe (Parenchym) betrifft, spricht man von einer Lungenentzündung (**Abbildung 2-8**). Eine Lungenentzündung kann viraler oder bakterieller Natur sein. Lungenentzündung ist die häufigste Todesursache bei pädiatrischen Patienten unter 5 Jahren, wobei die meisten Todesfälle in Entwicklungsländern auftreten.

Patienten mit Lungenentzündung leiden häufig unter erheblicher Atemnot und Hypoxie. Da die Lungenentzündung durch einen infektiösen Erreger verursacht wird, liegt häufig Fieber vor, und das klinische Fortschreiten der Krankheit hat sich wahrscheinlich in den letzten 24 bis 72 Stunden entwickelt, bevor der Patient eine Notfallversorgung benötigt. Zusätzlich zu den erwarteten Anzeichen von Atemnot können die Patienten auch Brustschmerzen und eine deutliche Tachykardie beschreiben. Bei der körperlichen Untersuchung können insbesondere bei bakterieller Lungenentzündung Knistergeräusche über den betroffenen Lungenflügeln auskultiert werden. Virale Lungenentzündungen sind oft diffuser, und Knistern oder grobe Lungengeräusche können im gesamten Brustkorb zu hören sein.

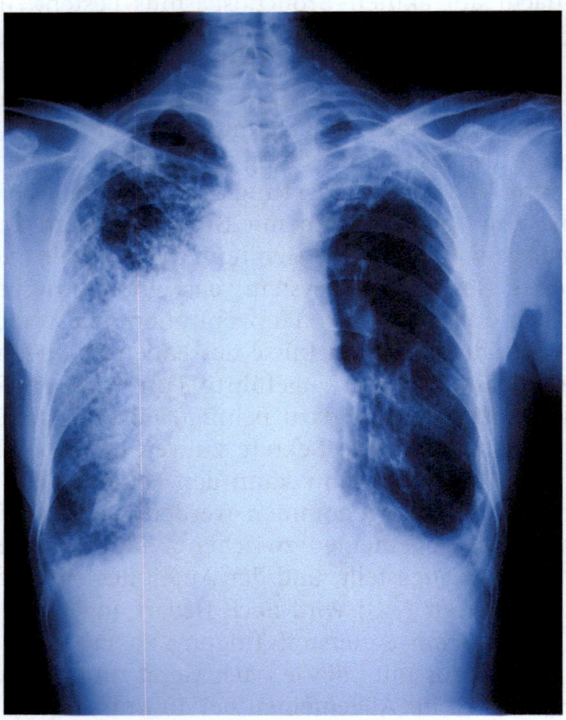

Abbildung 2-8 Röntgenaufnahme des Brustkorbs mit Lungeninfiltraten in der rechten Lunge eines Patienten mit Lungenentzündung.

Die Behandlung einer Lungenentzündung ist in der prähospitalen Umgebung weitgehend unterstützend. Es sollte zusätzlicher Sauerstoff verabreicht werden, um eine angemessene Sauerstoffsättigung (94 % oder mehr) aufrechtzuerhalten. Eine Absaugung der oberen Atemwege ist angebracht, wenn eine nasale Verstopfung vorhanden ist. Fiebersenkende Mittel wie Paracetamol oder Ibuprofen können die Tachykardie und Tachypnoe durch Senkung des Fiebers verbessern. Patienten mit Lungenentzündung haben aufgrund der Tachypnoe und des Fiebers einen erhöhten Flüssigkeitsverlust, und oft ist ihre orale Aufnahme reduziert. Die intravenöse Verabreichung von Flüssigkeit ist oft von Vorteil, und bei Anzeichen von Dehydratation können diese Patienten Flüssigkeitsbolusgaben benötigen.

Die endgültige Behandlung einer Lungenentzündung erfordert Antibiotika, wenn die Ursache bakteriell ist. Virale Lungenentzündungen erfordern eine unterstützende Behandlung, während der Patient das Virus ausscheidet.

Keuchhusten

Keuchhusten ist eine Infektion der unteren Atemwege, die durch das Bakterium *Bordatella pertussis* verursacht wird. Es gibt viele Bakterien in der Pertussis-Familie, aber *Bordatella* ist dasjenige, das am häufigsten mit einer erheblichen Krankheitslast in Verbindung gebracht wird und die Krankheit verursacht, die gemeinhin als Keuchhusten oder "100-Tage-Husten" bekannt ist. Der Erreger überlebt in den Sekreten der Atemwege und wird durch Tröpfchenübertragung verbreitet. Die Gesamthäufigkeit von Keuchhusten ist in der Ära nach der Impfung (seit den 1940er Jahren) um über 75 % zurückgegangen; seit den 1980er Jahren ist jedoch ein deutlicher Anstieg der gemeldeten Fälle zu verzeichnen. Mögliche Ursachen für diesen Anstieg sind: erhöhte Sensibilisierung, verbesserte Diagnosemöglichkeiten, genauere Berichterstattung und nachlassende Immunität aufgrund einer Reihe von Faktoren. Außerdem entwickeln sich Keuchhustenbakterien, wie alle Bakterien, auf molekularer Ebene ständig weiter. Pertussis erreicht in regelmäßigen Abständen - etwa alle 3 bis 5 Jahre - einen Höchststand. Das letzte Spitzenjahr war 2012 mit 48.277 gemeldeten Fällen. Die letzten verfügbaren Daten aus dem Jahr 2018 zeigen, dass in diesem Jahr über 15.000 Fälle gemeldet wurden.

Die klinische Erkrankung durch Keuchhustenbakterien verläuft in drei vorhersehbaren Stadien (**Tabelle 2-7**). Das katarrhalische Stadium ist das erste. Häufig haben die Patienten kein oder nur leichtes Fieber, Schnupfen (entzündete Nasenschleimhäute)

Tabelle 2-7 Verlauf und Anzeichen von Keuchhusten

Bühne	Klinische Merkmale
Stufe 1: Katarrhale (1-2 Wochen)	▪ Schnupfen ▪ Fehlendes oder leichtes Fieber ▪ Leichter, gelegentlicher Husten, aber keine ausgewachsenen Anfälle ▪ Die Anamnese kann darauf hinweisen, dass der Husten allmählich schwerer wird
Stufe 2: Convulsivum (3-5 Wochen)	▪ Husten entwickelt sich zu paroxysmalen Anfällen ▪ Hustenanfälle treten in der Regel nachts auf ▪ Auf dem Höhepunkt des Krankheitsverlaufs kann es zu durchschnittlich 15 Anfällen in 24 Stunden kommen ▪ Dickflüssiger Schleim ist vorhanden ▪ Pfeifender inspiratorischer Stridor (Keuchen) kann am Ende von Hustenanfällen auftreten ▪ Zyanose und Apnoeanfälle können vorhanden sein ▪ Posttussives Erbrechen ▪ Erschöpfung und verminderte Bewusstseinslage in Verbindung mit schweren Hustenanfällen
Stufe 3: Decrementi (2-3 Wochen)	▪ Die Häufigkeit der Anfälle nimmt ab ▪ Allmähliche Erholung wird festgestellt

und einen leichten Husten, der sich allmählich verstärkt. Das katarrhalische Stadium geht nach etwa 1 bis 2 Wochen in das convulsive Stadium über. Im convulsivem Stadium wird der Husten schwerer und tritt in Schüben auf. Die Hustenanfälle treten schnell auf und werden oft von einem erheblichen inspiratorischen Stridor oder einem "keuchenden" Geräusch begleitet. Das Sekret ist dickflüssig und schwer abzusondern, vor allem bei Säuglingen. Zyanose und Erschöpfung folgen oft auf die Hustenanfälle, ebenso wie posttussives Erbrechen. Die Anfälle werden häufiger und schwerer, erreichen etwa 2 Wochen nach dem convulsivem Stadium ihren Höhepunkt und dauern 2 bis 3 Wochen an, bevor sie allmählich abklingen.

Sobald die Hustenanfälle abklingen, befindet sich der Patient in der Genesungsphase. Es kommt zu einer allmählichen Erholung, und die Hustenanfälle werden immer seltener. Diese Phase dauert im Durchschnitt etwa 3 Wochen. Der Patient scheint sich vollständig erholt zu haben, obwohl die Hustenanfälle bei nachfolgenden Atemwegsinfektionen wieder auftreten können, da die Atemwege in den folgenden Monaten weiterhin hochreaktiv sind.

Der klinische Verlauf von Keuchhusten ist bei geimpften Patienten im Allgemeinen weniger schwer. Kinder von Müttern, die eine Keuchhusten-Auffrischungsimpfung erhalten haben, sind durch die plazentare Übertragung von Antikörpern in gewissem Maße immun und können weniger schwer erkranken, wenn sie sich infizieren, bevor sie vollständig immunisiert sind.

Die schwerwiegendsten Krankheitskomplikationen treten im Allgemeinen bei Kindern unter 12 Monaten auf. Bei Säuglingen mit Keuchhusten kommt es aufgrund der Atemwegsinfektion häufig zu erheblichen Atemstillständen. Eine sekundäre bakterielle Lungenentzündung ist nach einer Pertussis-Infektion aufgrund des geschädigten Lungenparenchyms wahrscheinlicher. In schweren Fällen können die Kinder so starke Hustenanfälle haben, dass es zu einem Rektumprolaps kommt. Auch Pneumothorax, subdurale Hämatome und refraktärer Lungenhochdruck wurden schon beobachtet. Eine Infektion bei Patienten mit vorbestehenden kardialen oder pulmonalen Funktionsstörungen stellt ein erhebliches zusätzliches Risiko für einen ohnehin schon anfälligen Patienten dar.

Die wirksamste Behandlung für Keuchhusten ist die Vorbeugung durch Impfung. Manche Patienten sind aufgrund ihres Alters oder der elterlichen Entscheidung nur unvollständig geimpft. Andere Patienten, die vollständig geimpft sind, können aufgrund von Wirtsfaktoren und einer unvollständigen Immunreaktion auf den Impfstoff immer noch anfällig für eine Ansteckung mit der Krankheit sein. Die prähospitale Behandlung von Keuchhusten umfasst aggressive Maßnahmen zur Unterstützung der Atmung wie zusätzlichen Sauerstoff und Absaugen. Gegebenenfalls sind fiebersenkende Mittel zu verabreichen. das Rettungsdienstpersonal sollte darauf vorbereitet sein, Patienten mit Atemstillständen zu unterstützen. Patienten mit schwerer Atemnot können von einer Beatmung in Bauchlage profitieren. Die endgültige Behandlung umfasst die Verabreichung von Antibiotika, insbesondere eines Makrolids wie Azithromycin. Antibiotika sind am wirksamsten, wenn sie innerhalb von 3 Wochen nach Beginn der Infektion verabreicht werden. Eine Postexpositionsprophylaxe für enge Haushaltskontakte wird häufig empfohlen und kann auch für Angehörige des Gesundheitswesens gelten, wenn eine Hochrisikoexposition vorlag.

FALLSTUDIE

Fall 1

Einsatzmeldung

Sie und Ihr Partner werden zu einem 11 Monate alten Jungen mit Fieber und Atembeschwerden gerufen (**Abbildung 2-9**). Es ist ein kalter Winterabend. Die Außentemperatur beträgt 20°F (-6,7°C).

Fragen zum Fall

- Was sind Ihre ersten Gedanken?
  - Die erste Sorge bei diesem Patienten ist Atemnot mit Fieber, was auf eine mögliche Infektion hinweist.
- Wie lautet die mögliche Differenzialdiagnose für diesen Patienten auf der Grundlage der Einsatzinformationen?
  - Auf der Grundlage der Einsatzinformationen (Fieber und Atemnot bei einem Kind unter 1 Jahr) und der Jahreszeit (Winter mit kalter Außentemperatur) kann der Anwender mit der Erstellung einer Differenzialdiagnose für diesen Patienten beginnen, die Folgendes umfassen sollte:
    - Pseudo-Krupp/LTB
    - Bronchiolitis
    - Keuchhusten
    - Epiglottitis
    - Tracheitis
    - Lungenentzündung

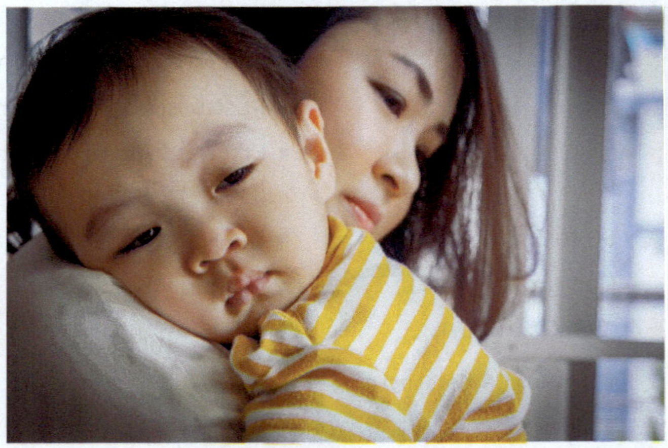

A

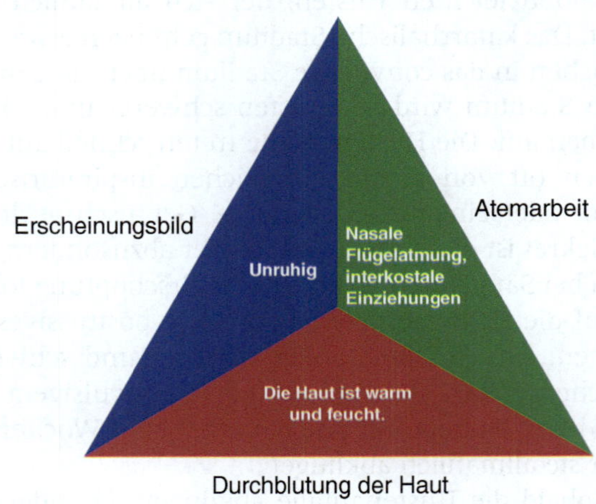

B

Abbildung 2-9 Bei dem Patienten handelt es sich um einen 11 Monate alten Jungen mit Fieber und Atembeschwerden.

Die Bewertung des Einsatzorts sollte allgemeine Beobachtungen zur Sicherheit beinhalten. Neben der Sicherheit am Einsatzort sollte das Haus auch auf mögliche Umgebungsfaktoren untersucht werden, die die Situation verschlimmern könnten. Riecht es in der

Wohnung nach Zigarettenrauch? Gibt es eine übermäßige Menge an Staub? Gibt es Haustiere, die eine Allergie verursachen könnten? Ist die Wohnung mit Teppichboden ausgelegt oder besteht der Boden aus einer festen Oberfläche, die nicht so viele Allergene enthält? Sehen Sie Geräte oder Medikamente, die darauf hinweisen, dass der Patient eine Atemwegserkrankung hat, z. B. Sauerstoff, Vernebelungsgeräte oder Inhalatoren?

Die Beobachtungen, die Sie bei der Untersuchung des Einsatzorts machen, können bei der Anamneseerhebung helfen und die Differentialdiagnose eingrenzen.

Erste Beobachtungen

Als Sie am Haupteingang des Hauses ankommen, werden Sie von der Mutter empfangen, die sehr besorgt wirkt.

- Pädiatrisches Beurteilungsdreieck
  - Erscheinungsbild
    - Agitiert
  - Atemarbeit
    - **N**asenflügeln
    - **E**inziehungen der Zwischenrippenmuskeln festgestellt.
    - **D**ie oberen Atemwege sind hörbar verlegt, es ist kein Stridor oder Keuchen zu hören.
    - **D**ie Positionierung scheint bequem auf dem Schoß der Mutter zu sein.
  - Zirkulation zur Haut
    - Die Haut erscheint warm und feucht.
    - Es liegt keine Zyanose vor.

Die Mutter teilt Ihnen mit, dass sie vor 3 Tagen beim Kinderarzt war und der Patient positiv auf Respiratory Syncytial Virus (RSV) getestet wurde. Sie erhielt die folgende vorausschauende Beratung:

- Fieber mit fiebersenkenden Mitteln behandeln.
- Saugen Sie die Nase häufig ab.
- Rufen Sie 911 an, wenn der Patient Atemprobleme entwickelt.

Fragen zum Fall

- Welche zusätzlichen Vorsichtsmaßnahmen sind auf der Grundlage dieser ersten Beobachtungen möglicherweise gerechtfertigt?
  - Zusätzlich zu den Standard-Vorsichtsmaßnahmen sollte das medizinische Personal vor Ort persönliche Schutzausrüstung tragen, um Infektionen zu vermeiden.
  - Fieber führt häufig zu Tachykardie Fieber verursacht durch hyperdynamen Stoffwechsel einen Anstieg der Herzfrequenz. Der Patient zeigt zusätzlich eine Atemnot mit Einsatz der Atemhilfsmuskulatur und Nasenflügeln. In jedem Fall kann der Einsatz von Antipyretika zur Fiebersenkung den zusätzlichen Vorteil haben, die mit der erhöhten Temperatur verbundene Atemfrequenz zu senken. (erneut, FALSCH, Herzfrequenz ist erhöht, Atemfrequenz nicht)
  - Die durch RSV verursachte Bronchiolitis erreicht häufig an den Tagen 3 bis 5 der Erkrankung ihren Höhepunkt. Das hier geschilderte Szenario ist recht häufig - die Patienten werden positiv getestet und haben am ersten Tag relativ milde Symptome. Zwischen dem dritten und fünften Tag kommt es dann zu erheblicher Atemnot, die eine Krankenhauseinweisung erforderlich macht, obwohl sie zu Hause zielgerichtet und angemessen behandelt wurden. Den Eltern sollte versichert werden, dass sie nichts falsch gemacht haben, indem sie zu Hause geblieben sind, und dass es die richtige Entscheidung war, den Notruf zu wählen, als sie Atemnot bemerkten. Es ist angebracht, ihnen zu sagen, dass sich dieser Zustand oft verschlimmert, bevor er sich bessert, und dass einige Patienten eine aggressivere Behandlung benötigen, selbst wenn der Kinderarzt und die Eltern zu Hause geeignete Maßnahmen ergriffen haben.
- Ist dieser Patient nach Ihrem ersten Eindruck "Kritisch" oder "nicht kritisch"?
  - Dieser Patient ist "Kritisch".
  - Der Ersteindruck weist auf eine erhebliche Atemnot hin. Der Patient hat Nasenflügeln und benutzt Atemhilfsmuskeln. Obwohl es keine Anzeichen dafür gibt, dass der Patient derzeit Kreislaufeinschränkungen hat, ist er unruhig, was ebenfalls auf eine Atemnot hinweist. Er scheint zu kompensieren, und es gibt keine Anzeichen dafür, dass der Kreislauf zu diesem Zeitpunkt beeinträchtigt ist.
- Haben Sie Atemnot, respiratorische Insuffizienz oder Atemstillstand festgestellt?
  - Der Patient scheint zu diesem Zeitpunkt keine Bewusstseinsveränderung

oder -minderung zu haben, und der Kreislauf ist nicht beeinträchtigt. Die Kompensationsmechanismen scheinen intakt zu sein, und der Patient ist am ehesten als Patient mit Atemnot einzustufen.

Primary Survey

Der Primary Survey für diesen Patienten ergab Folgendes:

- **X**-Keine Blutung festgestellt.
- **A**-Offen, verringerte Durchgängigkeit durch reichlich klares Nasensekret.
- **B**-Atmemfrequenz ist schnell. Es wird Nasenflügeln und ein Einsatz der Zwischenrippenmuskeln festgestellt. Exspiratorische Giemen wird auskultiert.
- **C**-Brachialpulse werden getastet und als stark und regelmäßig empfunden. Die Kapillarfüllung ist prompt. Die Haut ist warm und der Patient schwitzt.
- **D-Der** Patient ist wach und adäquat. Er scheint unruhig zu sein. Der Wert der Glasgow-Koma-Skala (GCS) beträgt 15 (E4, V5, M6).
- **E**-Kein Hinweis auf eine Verletzung oder zusätzliche A fälligkeiten bei der Entkleidung.

Fragen zum Fall

- Welche primären Maßnahmen und Behandlungen würden Sie auf der Grundlage der im Primary Survey gewonnenen Erkenntnisse ergreifen?
  - Die Behandlung sollte sich auf eine supportive Therapie konzentrieren, die die Atemarbeit verbessert.
  - Es wurde festgestellt, dass dieser Patient mit RSV infiziert ist (positiver Test beim Primärversorger [PCP]). Die wahrscheinlichste Diagnose zum jetzigen Zeitpunkt ist eine Bronchiolitis als Folge der RSV-Infektion. Die Ursache für die Atemnot des Patienten ist eine Kombination aus einer Obstruktion der oberen Atemwege aufgrund von reichlich Nasensekret und einer Entzündung und Verstopfung der unteren Atemwege als Folge der Virusinfektion.
  - Dieser Patient sollte abgesaugt werden, um die oberen Atemwege von Verstopfungen zu befreien. Sauerstoff kann angewendet werden, um den $_{FIO2}$ zu erhöhen und die Hypoxie zu behandeln; wird dies jedoch ohne Absaugen durchgeführt, ist es weniger effektiv, da die oberen Atemwege des Patienten mit Sekreten verstopft sind.
- Wurde in diesem Fall eine Lebensbedrohung festgestellt?
  - Zu den lebensbedrohlichen Zuständen gehören Tachypnoe, Nasenflügeln und interkostale Retraktionen.

Bei pädiatrischen Atemnotfällen ist es von größter Bedeutung, die Atemnot zu erkennen und die Ursache zu beheben, bevor es zum Atemversagen und schließlich zum Atemstillstand kommt. Ein Kreislaufkollaps wird bei dieser Patientenpopulation am häufigsten dadurch verursacht, dass das Versagen der Atmung und der Atemstillstand nicht behandelt werden.

Absaugung

Wann sollten Sie Ihren Patienten absaugen?

- Immer dann, wenn eine Atemnot aufgrund einer Obstruktion der Nasenlöcher oder der oberen Atemwege durch Sekrete festgestellt wird, ist ein Absaugen im Allgemeinen angebracht.

Wie hilft das absaugen der Nase bei Kleinkindern?

- Das Absaugen der Nase trägt dazu bei, die Atemnot dieser Patienten zu lindern, indem es die Durchlässigkeit der Nasengänge erhöht. Erinnern Sie sich daran, dass eine Verringerung des Atemwegsdurchmessers den Widerstand um das Vierfache erhöht, so dass selbst eine bescheidene Vergrößerung des Atemwegsdurchmessers zu einer erheblichen Verringerung des Widerstands und einer Verbesserung der Atemarbeit führen kann.
- Säuglinge, die jünger als 6 Monate sind, sind besonders anfällig für Atembeschwerden aufgrund verstopfter Nasenlöcher. Es sei daran erinnert, dass Säuglinge vor dem Alter von 6 Monaten im Allgemeinen als obligate Nasenatmer gelten. Eine Obstruktion der Nase erhöht die Atemarbeit und verringert die Fähigkeit des Säuglings, die Nahrungsaufnahme zu koordinieren. Durch die Nasenatmung wird die einströmende Luft außerdem befeuchtet und erwärmt. Wenn Patienten durch den Mund atmen, werden die Sekrete oft zäher, da die Luft von den Nasenmuscheln nicht ausreichend erwärmt und befeuchtet wird.

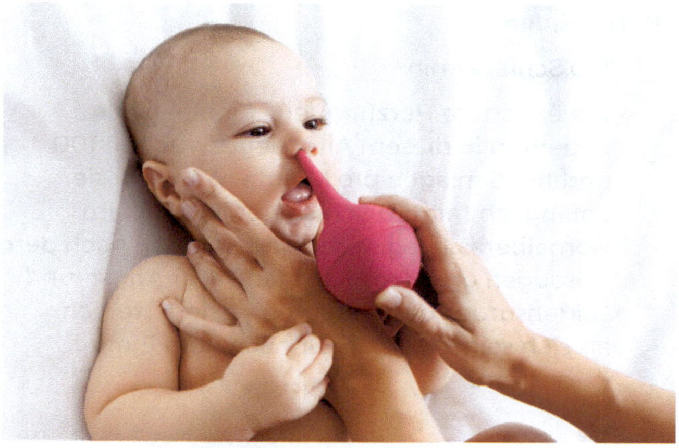

Abbildung 2-10 Für eine effektive Nasenabsaugung können ein Nasensauger und normale Kochsalzlösung verwendet werden.

Welche Hilfsmittel werden für eine effektive nasale Absaugung benötigt?

- In der Regel sind für das Nasensaugen nur eine Spritze oder ein Nasensauger, normale Kochsalzlösung und ein Handtuch oder Taschentuch erforderlich (**Abbildung 2-10**).
- Je nach den örtlichen Vorschriften kann die Absaugung auch mit einer mechanischen Absaugvorrichtung durchgeführt werden. In diesem Fall ist neben steriler Kochsalzlösung für die Spülung ein flexibler Absaugkatheter in der richtigen Größe für den Patienten erforderlich.

Wie wird eine nasale Absaugung durchgeführt?

- Der Patient sollte in Rückenlage auf eine flache Unterlage gelegt werden. Die Patienten sind in der Regel nicht kooperativ, daher ist es wichtig, dass genügend Hilfe zur Verfügung steht, um das Verfahren angemessen und sicher durchzuführen. Erlauben Sie den Eltern oder dem Pflegepersonal, wenn möglich, zu helfen.
- Die Arme des Patienten über den Kopf zu legen und sie an die Seiten des Kopfes zu drücken, kann helfen, die Kontrolle über Arme und Kopf gleichzeitig zu behalten und den Kopf für den Eingriff mittig zu positionieren.
- Geben Sie zunächst 3 bis 4 Tropfen Kochsalzlösung in den Nasengang, den Sie absaugen möchten. Warten Sie 30 bis 60 Sekunden, damit die Kochsalzlösung das Nasensekret verdünnen kann.
- Lassen Sie die Luft aus der Ballonspritze ab und führen Sie die Spitze in die Nasenhöhle ein. Lassen Sie den Ballon los und lassen Sie ihn in seine aufgepumpte Position zurückkehren, wobei er Luft und Sekret aus dem Nasenloch absaugt. Entfernen Sie die Spitze aus dem Nasenloch und entleeren Sie den abgesaugten Inhalt nach jedem Absaugversuch auf ein Handtuch oder Gewebe.
- Es können mehrere Saugvorgänge mit der Ballonspritze erforderlich sein, um den Nasenraum zu reinigen.
- Führen Sie das gleiche Verfahren an dem gegenüberliegenden Nasenloch durch, sobald das erste Nasenloch gereinigt ist.

Wie oft sollten Sie absaugen?

- Saugen Sie die Nasenlöcher ab, bis die Atemwege ausreichend frei sind und die Nasenlöcher befreit sind.
- Bei mehreren aggressiven Absaugversuchen ist Vorsicht geboten, da es zu einer erneuten Entzündung des Gewebes und Blutungen der Nasenschleimhaut kommen kann.

Detaillierte Bewertung

Patientenhistorie erheben

Nachdem Sie die ersten Maßnahmen wie das Absaugen der Nase und die Anwendung von Sauerstoff durchgeführt haben, beginnen Sie mit der Anamneseerhebung, aus der folgende Informationen hervorgehen:

OPQRST:

- **B**eginn - schrittweise, in den letzten 3 Tagen
- **P**rovokation/Palliation - Keine
- **Q**ualität-N/A
- **A**usstrahlung - keine
- **S**chweregrad - unbekannt
- **Z**eitlicher Verlauf - 3 Tage

Pädiatrische Patienten sollten während der gesamten Untersuchung ständig neu bewertet werden. Sie können schnell und ohne Vorwarnung dekompensieren.

Es ist hilfreich, wenn die Eltern oder die Betreuungsperson das Kind so oft wie möglich halten und trösten können, um die Durchführung der Untersuchung und Behandlung zu unterstützen. Spielzeug und ablenkende Geräte wie Telefone oder Tabellet-PCs können ebenfalls hilfreich sein.

SAMPLER:

- **A**nzeichen/Symptome: Atembeschwerden, Nasenflügeln, Einsatz der akzessorischen Muskeln, reichlich Nasensekret, Fieber.
- **A**llergien - Keine bekannten Allergien gegen Medikamente, Lebensmittel oder Umweltallergene.

- **M**edikamente-Acetaminophen (Paracetamol) gegen Fieber, zuletzt vor etwa 5 Stunden verabreicht.
- **A**namnese - RSV-Bronchiolitis wurde vor 3 Tagen in der Praxis des Hausarztes diagnostiziert.
- **L**etzte orale Aufnahme - ein paar Bissen Müsli heute Nachmittag. Er wurde unruhig, als er vor einer Stunde Milch aus der Flasche trank, und konnte in den letzten 24 Stunden nicht gut essen und trinken.
- **E**reignisse, die zu dem Notfall führten - In den letzten 3 Tagen hat sich die Atmung zunehmend verschlechtert. Die Mutter kontaktierte den Kinderarzt und wurde angewiesen, den Rettungsdienst zu rufen, wenn sich die Atmung verschlechtert. Die Absaugung zu Hause hat nicht geholfen. Die Mutter wusste nicht, dass sie Nasentropfen (Kochsalz) verwenden kann, um das Nasensekret zu lösen.
- **R**isikofaktoren - Vorgeschichte von RSV - Diagnose Bronchiolitis vor 3 Tagen, Alter 11 Monate, reichlich Nasensekret.

Vitalparameter

Während Sie die Anamnese besprachen, wurde der Patient an den Monitor angeschlossen und die folgenden Vitalparameter wurden ermittelt (**Abbildung 2-11**):

Herzfrequenz:

- 150 Schläge/min
- Die erwartete Herzfrequenz für einen Patienten in diesem Alter liegt zwischen 100 und 160 Schlägen pro Minute. Während sie anfänglich mit 150 Schlägen/Min. noch im Nomalbereich lag, verbesserte sie sich nach dem Absaugen und dem Sauerstoff. Der Angst- und Leidensdruck des Patienten verringerte sich, als sich seine Atemarbeit nach dem Eingriff verbesserte.

SpO_2:

- 92% bei Raumluft
- Der Patient ist anfänglich hypoxisch, was sich jedoch mit nasalem Absaugen und zusätzlichem Sauerstoff verbessert. Die Zielsauerstoffsättigung sollte bei allen pädiatrischen Patienten bei 94 % oder darüber liegen. Dies kann in bestimmten Fällen anders sein, z. B. bei Patienten mit Herzfehlern oder chronischen Lungenerkrankungen. Die Mutter des Patienten gab nicht an, dass er eine kongestive Herzerkrankung oder eine chronische Lungenerkrankung in der Vorgeschichte hatte, daher ist es in diesem Fall angemessen, eine Sättigung von mehr als 94 % anzustreben.

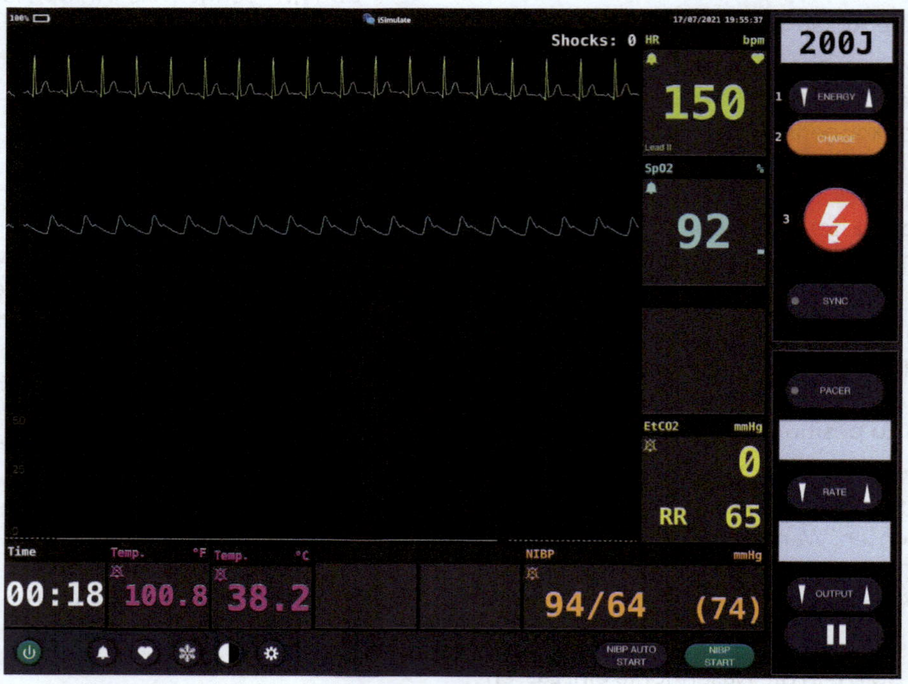

Abbildung 2-11 Monitorbildschirm mit den Vitaldaten des Patienten.

Endtidales Kohlendioxid ($ETCO_2$):

- Nicht möglich bei mangelnder Compliance

Atemfrequenz:

- 65 Atemzüge/min
- Der Patient war anfangs tachypnoeisch mit einer Atemfrequenz von 65 Atemzügen/Minute; die Frequenz verbesserte sich jedoch mit Absaugung und Sauerstoff. Die erwartete Atemfrequenz bei diesem Patienten liegt bei 30 bis 60 Atemzügen/ Minute, und die Tachypnoe deutet auf ein erhebliches Maß an Atemnot hin.

Blutdruck:

- 94/64 mm Hg
- Der systolische Mindestblutdruck des Patienten sollte über 60 mm Hg liegen, was auch der Fall ist. Der Blutdruck dieses Patienten bestätigt, was beim Ersteindruck festgestellt wurde - er ist derzeit nicht kreislaufgefährdet.

Temperatur:

- 100.8°F (38.2°C)
- Der Patient ist fiebrig, was bei einer Viruserkrankung zu erwarten ist.

Blutzucker:

- 116 mg/dL
- Bei diesem Patienten wurde ein Glukosetest am Finger durchgeführt, der 116 mg/dL ergab, was im Normalbereich liegt. Bei Säuglingen mit deutlich erhöhter Atemarbeit kommt es häufig zu einer verminderten oralen Aufnahme und möglicherweise zu Dehydrierung und Hypoglykämie. Es ist wichtig, bei diesen Patienten einen Blutzuckerspiegel zu bestimmen.

Die anfänglichen Vitalzeichen dieses Patienten deuten darauf hin, dass er sich in einer schweren Atemnot mit Tachypnoe und Hypoxie befindet. Obwohl es nicht möglich war, einen $ETCO_2$-Wert bei diesem Patienten zu ermitteln, ist der $ETCO_2$-Wert nicht notwendig, um den Schweregrad der Atemnot zu erkennen.

Obwohl die wahrscheinlichste Diagnose für diesen Patienten eine Bronchiolitis als Folge einer RSV-Infektion ist, kann die Möglichkeit einer überlagernden bakteriellen Lungenentzündung ohne weitere Untersuchungen nicht ausgeschlossen werden. Das Abhören auf fokale Lungengeräusche wie Knistern oder Rhonchi, die auf einen bestimmten Lungenflügel beschränkt sind, kann helfen festzustellen, ob eine Lungenentzündung in dieser Situation wahrscheinlicher oder weniger wahrscheinlich ist.

Ausführliche Prüfung

Je nach Ausmaß des Krankheitszustands kann bei diesem Patienten in Anbetracht seines Alters eine Untersuchung von den Zehen bis zum Kopf sinnvoller sein. In vielen Fällen richten sich die Reihenfolge und der Ablauf der körperlichen Untersuchung danach, was der Patient toleriert (**Abbildung 2-12**).

Kopf und Hals:

- **K**opf: Unauffällig
- **A**ugen: Pupillen gleichgroß, rund und lichtempfindlich; keine Bindehautentzündung oder Ausfluss festgestellt
- **O**hren: Unauffällig
- **N**ase: Reichlich klares Nasensekret, Nasenflügeln
- **R**achen: Klar, kein Exsudat

Brustkorb, Herz und Lunge:

- Pulse: Brachialpuls leicht tastbar
- Auskultation des Herzens: Regelmäßige Frequenz und Rhythmus ohne Reiben, Galopp oder Herzgeräusch
- Auskultation der Lunge: Geräusche in den oberen Atemwegen, die auf eine erhebliche nasale Verstopfung hindeuten; diffuse Rhonchi auskultiert; exspiratorische Giemen
- Untersuchung des Brustkorbs: Supraklavikuläre, intercostale und subcostale Einziehungen vorhanden

Neurologisch:

- Neurovaskulärer Status intakt; leicht erregbar

Abdomen und Becken:

- Bauch ist weich und unempfindlich; Darmgeräusche normal

Gliedmaßen:

- Obere und untere Extremitäten unauffällig

Rücken:

- Unauffällig

Behandlung

Zu den grundlegenden lebenserhaltenden Maßnahmen bei diesem Patienten gehören die engmaschige Überwachung der Atemwege, das Absaugen der Nasenlöcher, um das Sekret abzusaugen, zusätzlicher Sauerstoff (wenn möglich befeuchtet) und die Lagerung des Patienten in einer bequemen Position. Maßnahmen zur Verringerung von Angst und Unruhe, indem der Patient so oft wie möglich bei der Pflegeperson bleibt, sind ebenfalls hilfreich.

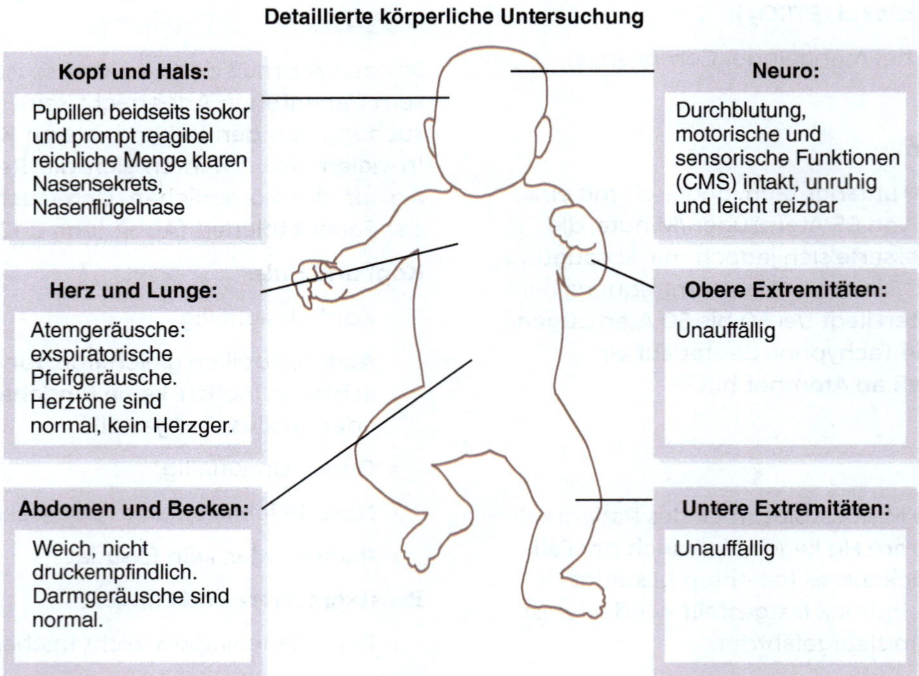

Abbildung 2-12 Detaillierte Untersuchung des Patienten.

Die erweiterte lebenserhaltende Versorgung sollte die zuvor genannten Maßnahmen sowie die Verabreichung geeigneter Medikamente, z. B. fiebersenkende Mittel, umfassen.

Fortgeschrittenere Formen der Atemunterstützung wie HFNC (Highflow über Nasale Kanüle) oder HHBNC (??) könnten eingesetzt werden, wenn sie verfügbar und nach den örtlichen Protokollen zulässig sind. Der Anwender sollte stets auf die Möglichkeit einer plötzlichen Verschlechterung und die Notwendigkeit einer pharmakologisch unterstützten Intubation vorbereitet sein, falls dies erforderlich und nach den lokalen Protokollen zulässig ist.

Die Erstbehandlung dieses Patienten sollte keine bronchienerweiternden Mittel umfassen. Dieser Patient leidet an einer Stauung, die zu einer Blockade der unteren Atemwege führt, und die Untersuchung zeigt keinen Hinweis auf eine Bronchokonstriktion. Bronchodilatatoren werden das Stauungselement des Krankheitsprozesses dieses Patienten nicht behandeln, und sie werden wahrscheinlich Unruhe, Angst und Herzfrequenz erhöhen. Auch Steroide und vernebeltes Epinephrin sind in dieser Situation nicht angezeigt.

In einigen Einrichtungen kann hypertone Kochsalzlösung vernebelt werden; eine routinemäßige Anwendung außerhalb des Krankenhauses wird jedoch aufgrund der begrenzten Wirksamkeitsnachweise und des Risikos einer Bronchokonstriktion nicht empfohlen.

Managment im Verlauf

Patienten mit Bronchiolitis müssen oft wiederholt abgesaugt werden, da sich zwischen den Absaugversuchen immer wieder Sekret ansammelt. Bei diesem Patienten besteht ein hohes Risiko einer Verschlechterung, und im Rahmen des laufenden Managements sollten Überdruckbeatmungsgeräte und Intubationsmaterial bereitgehalten werden, falls der Patient zu dekompensieren beginnt.

Fragen zum Fall

- Welches ist das am besten geeignete Transportziel und warum?
  - Das Transportziel für diesen Patienten hängt weitgehend davon ab, wie er auf die Erstbehandlung anspricht und welche Ressourcen innerhalb der Transportreichweite des örtlichen Rettungsdienstes verfügbar sind. Dieser Patient wird wahrscheinlich in ein Krankenhaus eingewiesen und dort beobachtet werden müssen, um sich von der Virusinfektion zu erholen. Wenn eine drohende respiratorische Insuffizienz und ein Atemstillstand festgestellt werden, sollte der Patient in die nächstgelegene Notaufnahme transportiert werden, um zusätzliches

Personal und Ressourcen nutzen zu können. Erscheint der Patient stabil genug für einen Weitertransport, ist es angebracht, die Einrichtungen zu umgehen und stattdessen ein pädiatrisches Zentrum aufzusuchen, wo der Patient aufgenommen und von spezialisierten Kinderärzten behandelt werden kann. Diese Entscheidung wird auch von den Fähigkeiten des Transportdienstes und der Sicherheit des Transportierenden beeinflusst, zusätzlich zu den lokalen Protokollen und dem Input des Telenotarztes bzw. der Leitstelle.

- Können Sie diesen Patienten sicher in Ihrem Rettungswagen transportieren?
  - Für den sicheren Transport dieses Patienten kann ein handelsübliches Rückhaltesystem verwendet werden, das an der Trage des Krankenwagens befestigt wird. Eine andere Möglichkeit wäre die Verwendung des eigenen Kindersitzes des Patienten und dessen Befestigung auf dem Sitz im Transportraum. Es ist niemals angebracht, einen pädiatrischen Patienten auf dem Schoß einer Betreuungsperson oder unsachgemäß auf der Krankentrage befestigt zu transportieren.
- Dürfen Mutter und Vater im Krankenwagen mitfahren?
  - Eltern und Betreuer sollten im Rettungswagen mitfahren dürfen, wenn es sicher ist. Je nach den örtlichen Richtlinien und Protokollen kann ein Familienmitglied, das im Transportraum mitfahren darf, an der Patientenversorgung teilnehmen und den Patienten beruhigen. In einigen Fällen kann der sicherste Platz für den Elternteil vorne sein, abhängig von der Konfiguration des Rettungswagens. Erlauben Sie der Betreuungsperson nach Möglichkeit, mit dem Patienten zu sprechen. Dies kann dazu beitragen, ihn zu beruhigen.

Nach dem Absaugen des Patienten wurde befeuchteter Sauerstoff verabreicht, und der Patient wurde deutlich ruhiger und entspannter. Der Puls des Patienten sank auf 130 Schläge/Min. und die Atmung ging auf 30 Atemzüge/Min. zurück, wobei eine deutliche Verbesserung der Atemarbeit festgestellt wurde. Es wurde eine angemessene Dosis Paracetamol verabreicht, und der Patient schien sich wohler zu fühlen.

Der Vater stellte Ihnen den Kindersitz des Patienten zur Verfügung, der für den Transport ordnungsgemäß im Patientenraum gesichert wird. Die Mutter konnte mit ins Krankenhaus fahren und sprach während des gesamten Transports mit dem Patienten, um seine Unruhe zu verringern und ihn zu beruhigen.

Der Patient war während des Transports weiterhin stabil und benötigte keine weiteren Maßnahmen. Die 15 Minuten entfernte allgemeine Notaufnahme wurde zugunsten des 25 Minuten entfernten großen akademischen Kinderkrankenhauses umgangen, da der Patient stabil war und offenbar gut auf Absaugen, befeuchteten Sauerstoff und Paracetamol ansprach. Der Telenotarzt wurde kontaktiert, stimmte dem Transportziel zu und gab keine weiteren Empfehlungen für Maßnahmen.

NACHBEREITUNG DES FALLS

Diagnose: RSV-Bronchiolitis

Im Krankenhaus wurde eine Röntgenaufnahme des Brustkorbs angefertigt, die vermehrte interstitielle Lungenzeichnung und eine überblähte Lunge zeigte. Der Patient wurde weiterhin mit befeuchtetem Sauerstoff versorgt und musste zusätzlich abgesaugt werden. Es wurde ein IV-Zugang gelegt und ein Bolus von 20 ml/kg normaler Kochsalzlösung verabreicht. Der Patient wurde zur weiteren unterstützenden Behandlung aufgenommen und nach vollständiger Genesung nach etwa 7 Tagen entlassen.

LERNAUSSAGEN AUS DEM FALL

RSV ist die häufigste Ursache einer viralen Bronchiolitis in der Pädiatrie. Parainfluenza, Influenza und Adenovirus sind weitere häufige virale Ursachen, die oft mit einer weniger schweren Erkrankung einhergehen. Bronchiolitis betrifft häufig Patienten, die jünger als 2 Jahre sind, und verursacht mit größerer Wahrscheinlichkeit eine schwere Erkrankung bei Patienten, die jünger als 6 Monate sind und eine Frühgeburt, eine chronische Lungenerkrankung oder eine kardiale Pathologie aufweisen. Die Behandlung der Bronchiolitis ist unterstützend und umfasst Absaugen, Sauerstoff nach Bedarf und Unterstützung der Atmung.

FALL

Fall 2

Einsatzmeldung

Sie und Ihr Partner werden in einer örtlichen Schule zu einer 12-jährigen Schülerin mit Atemnot gerufen. Es ist ein warmer Frühlingsnachmittag. Die Lufttemperatur beträgt 22,2°C (72°F).

Fragen zum Fall

- Was sind Ihre ersten Bedenken?
  - In diesem Fall geht es zunächst um ein 12-jähriges Mädchen, das unter Atemnot leidet. Es ist ein Frühlingsnachmittag, d. h. es ist außerhalb der typischen viralen Atemwegssaison. Ursprünglich wurde kein Fieber gemeldet; dies sollte jedoch durch eine körperliche Untersuchung bestätigt werden.
- Wie lautet die mögliche Differenzialdiagnose für diesen Patienten auf der Grundlage der Einsatzinformationen?
  - Zu den Differentialdiagnosen für Atemnot in dieser Altersgruppe gehören:
    - Asthma
    - Hyperventilation (Angst oder Panikattacken)
    - Fremdkörperaspiration
    - Mukoviszidose
    - Lungenentzündung
    - Anaphylaxie
    - Gestörte Atemkontrolle als Folge eines Krampfanfalls oder einer anderen neurologischen Störung

Zu den szenenspezifischen Überlegungen für diesen Fall gehört die Tatsache, dass der Patient in der Schule ist und die Eltern wahrscheinlich nicht anwesend sind. Höchstwahrscheinlich ist eine Schulkrankenschwester anwesend, die möglicherweise bei der Anamnese des Patienten behilflich sein kann. Der Patient hat möglicherweise Medikamente, wie z. B. einen Notfallinhalator oder EpiPen, in der Schulklinik zur Verfügung.

Ersteindruck

Als Sie am Haupteingang der Schule ankommen, werden Sie von einem Verwaltungsassistenten in das

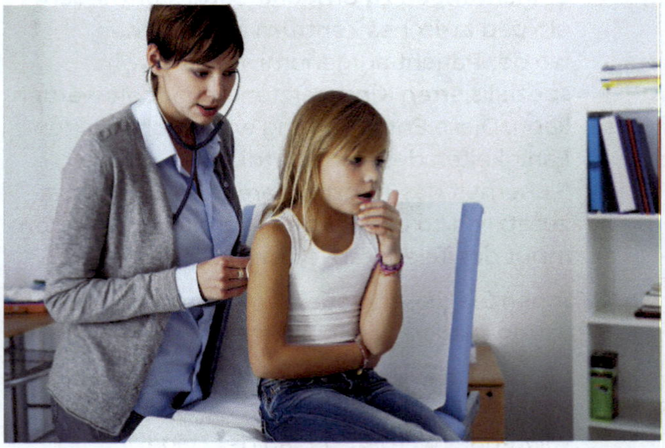

A

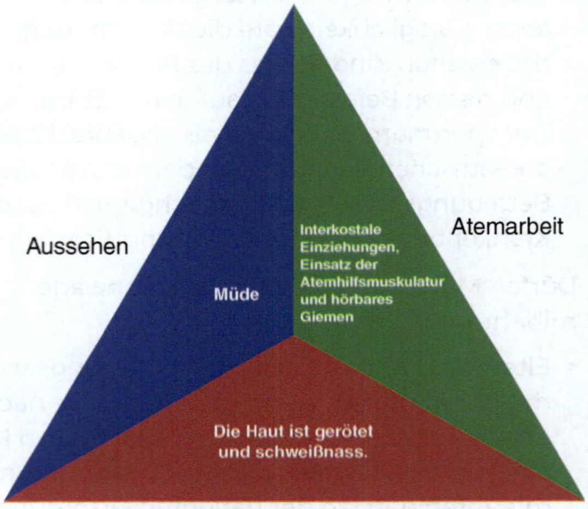

B

Abbildung 2-13 Bei der Patientin handelt es sich um ein 12-jähriges Mädchen mit Atembeschwerden.

A. © Image Point Fr/Shutterstock; B. Verwendet mit Genehmigung der American Academy of Pediatrics, Pediatric Education for Prehospital Professionals, © American Academy of Pediatrics, 2000.

Büro der Krankenschwester geführt, wo der Patient auf einer Untersuchungsliege sitzt (**Abbildung 2-13**).

- Pädiatrisches Beurteilungsdreieck
  - Aussehen
    - Ermüdet
    - Angemessener Interaktion mit dem Notfallpersonal
  - Atemarbeit
    - Nasenflügeln
    - Einziehungen der Interkostalmuskeln zusammen mit erheblichem Einsatz der Atemhilfsmuskeln festgestellt.

  - **E**s ist ein hörbarer exspiratorischer Stridor zu hören.
  - **P**ositionierung - der Patient befindet sich in einer Dreibeinposition/Kutschersitz.
- Zirkulation zur Haut
  - Die Haut ist gerötet und verschwitzt.

Nach Angaben der Krankenschwester kam die Patientin nach der Pause aufgrund von Atemnot in die Praxis. Sie hat viermal ihren Notfallinhalator benutzt, ohne dass es ihr geholfen hat.

Die Krankenschwester hat die Krankenakte der Patientin vorliegen und teilt Ihnen mit, dass bei der Patientin im Alter von 3 Jahren Asthma diagnostiziert wurde. Sie hat in der Vergangenheit aufgrund von Asthmaexazerbationen mehrere Tage in der Schule gefehlt und war mehr als einmal im Krankenhaus. Vor allem im Frühjahr muss sie regelmäßig in das Büro der Krankenschwester kommen, um ihren Inhalator zu holen. Die Patientin spricht normalerweise gut auf die Verwendung ihres Inhalators an; die Krankenschwester war jedoch besorgt, als sie nach der Verabreichung von Salbutamol keine Besserung feststellte, woraufhin sie den Notruf wählte.

Der Schulleiter kommt ins Büro und teilt allen mit, dass die Mutter kontaktiert wurde und bereits auf dem Weg ist, um ihre Tochter zur Notaufnahme zu bringen.

Fragen zum Fall

- Ist dieser Patient nach Ihrem ersten Eindruck "kritisch" oder "nicht kritisch"?
  - Dieser Patient ist "Kritisch".
  - Ausgehend von der Anamnese, die von der Schulkrankenschwester geliefert wurde, scheint diese Patientin schlecht kontrolliertes, schweres, anhaltendes Asthma zu haben. Diese Feststellung wurde auf der Grundlage getroffen, dass sie regelmäßig ihren Notfallinhalator benutzen muss, mehrere Schultage aufgrund von Asthmaexazerbationen verpasst und bereits früher ins Krankenhaus eingeliefert wurde. Die Patientin spricht nicht wie üblich auf ihr Notfallinhaliergerät an, was bedeutet, dass sie sich möglicherweise in einem Status asthmaticus befindet. Dies ist ein medizinischer Notfall mit einem erheblichen Risiko für Dekompensation und Atemstillstand.
- Haben Sie Atemnot, respiratorische Insuffizienz oder Atemstillstand festgestellt?
  - Die Patientin befindet sich derzeit in Atemnot. Ihr Bewusstseinszustand ist nicht verändert, und ihr Kreislauf ist stabil. Sie kompensiert gut, es ist jedoch ein schnelles Eingreifen erforderlich, um ein Fortschreiten des einer respiratorischen Insuffizienz zu verhindern, da sie bei der Erstuntersuchung bereits einen erschöpften Eindruck macht.

Primary Survey

Die Primärerhebung für diesen Patienten ergab Folgendes:

- **X**-Keine Blutung festgestellt.
- **A**-Offen und durchgängig.
- **B**-Atemzüge sind schnell und flach, wobei interkostale Einziehungen und der Einsatz von Atemhilfsmuskeln festgestellt werden. Es besteht ein hörbarer Stridor. Die Patientin ist nicht in der Lage, einen vollständigen Satz zu sagen, ohne eine Pause zum Luftholen einzulegen.
- **C**-Radialpulse werden getastet und als stark und regelmäßig empfunden. Die Kapillarfüllung ist prompt. Die Haut ist gerötet und der Patient schwitzt.
- **D**-Die Patientin ist wach und aufmerksam. Sie scheint müde zu sein. Der GCS beträgt 15 (E4, V5, M6).
- **E**-kein Hinweis auf eine Verletzung oder zusätzliche Auffälligkeiten bei Entkleidung. Sie sitzt in einer Dreifußposition/Kutschersitz auf der Untersuchungsliege.

Fragen zum Fall

- Wurden lebensbedrohliche Zustände festgestellt?
  - Dieser Patient weist bei der Erstuntersuchung Anzeichen einer schweren Atemnot auf. Das müde Erscheinungsbild, die Tachypnoe, der signifikante Einsatz der akzessorischen Muskeln, der hörbare Stridor und die Unfähigkeit, einen vollständigen Satz zu bilden, sind äußerst besorgniserregende Befunde.
- Welche Maßnahmen und Behandlungen würden Sie auf der Grundlage der gewonnenen Erkenntnisse ergreifen?
  - Die Erstbehandlung dieses Patienten sollte sich auf die Therapie des Bronchospasmus und der Bronchokonstriktion konzentrieren

und gegebenenfalls zusätzlichen Sauerstoff und Atemunterstützung bereitstellen.

- Eine kombinierte Vernebler-Behandlung, die Salbutamol und Ipratropiumbromid enthält, wäre die am besten geeignete pharmakologische Maßnahme der ersten Wahl. Diese kann unter Verwendung von zusätzlichem Sauerstoff vernebelt werden, um eine Hypoxie zu behandeln.
- Bei diesem Patienten sollte ein IV-Zugang gelegt werden, um die Verabreichung von IV-Medikamenten vorzubereiten, falls erforderlich. Ein Flüssigkeitsbolus ist angezeigt, wenn der Patient Anzeichen einer Dehydrierung aufweist.

Bestimmung des Schweregrads von Asthma

Tabelle 2-8 beschreibt die verschiedenen Schweregrade von Asthma, die in der prähospitalen Umgebung auftreten können. Der Schweregrad von Asthma kann bei unzureichender Behandlung schnell von leicht auf schwer ansteigen. Ein aggressives Management ist notwendig, um zu verhindern, dass die Schwere des Asthmas zunimmt.

Obwohl die vorhandenen Anzeichen und Symptome gute erste Indikatoren für den Schweregrad sind, sind sie subjektiv und können von Arzt zu Arzt unterschiedlich beschrieben werden. Zu den objektiven Messmethoden für den Schweregrad von Asthma gehören die Kapnographie, die Überwachung der Sauerstoffsättigung und die Auswertung der Blutgase.

Tabelle 2-8 Asthma-Schweregrad

	Anzeichen und Symptome	Behandlung
Mild	▪ Schwierigkeiten beim Atmen während der Aktivität, gut kontrolliert	▪ Üblicherweise zu Hause behandelt ▪ Schnelle Linderung durch kurzwirksame Beta-Agonisten ▪ Kann orale Kortikosteroide erhalten
Mäßig	▪ Atembeschwerden, die Aktivitäten unterbrechen oder einschränken ▪ Die Symptome können 1-2 Tage nach Beginn der Behandlung anhalten	▪ Erfordert häufig eine Behandlung in der Notaufnahme ▪ Erzielt Erleichterung durch mehrfache Dosen von kurz wirksamen Beta-Agonisten ▪ Erhält orale Kortikosteroide
Schwere	▪ Atembeschwerden im Ruhezustand ▪ Schwierigkeiten beim Sprechen ▪ Symptome können >3 Tage nach Behandlungsbeginn anhalten	▪ Erfordert häufig eine Behandlung in der Notaufnahme mit möglichem Krankenhausaufenthalt ▪ Teilweise Erleichterung durch mehrfache Gaben von kurz wirksamen Beta-Agonisten ▪ Erhält orale Kortikosteroide ▪ Ergänzende Therapien sind nützlich
Lebensbedrohlich	▪ Unfähig zu sprechen aufgrund von schweren Atembeschwerden ▪ Schwitzend	▪ Erfordert Behandlung in der Notaufnahme mit Krankenhausaufenthalt ▪ Mögliche Einweisung auf die Intensivstation ▪ Geringe bis keine Linderung durch mehrfache Gaben von kurz wirksamen Beta-Agonisten ▪ Erhält IV-Kortikosteroide ▪ Ergänzende Therapien sind nützlich

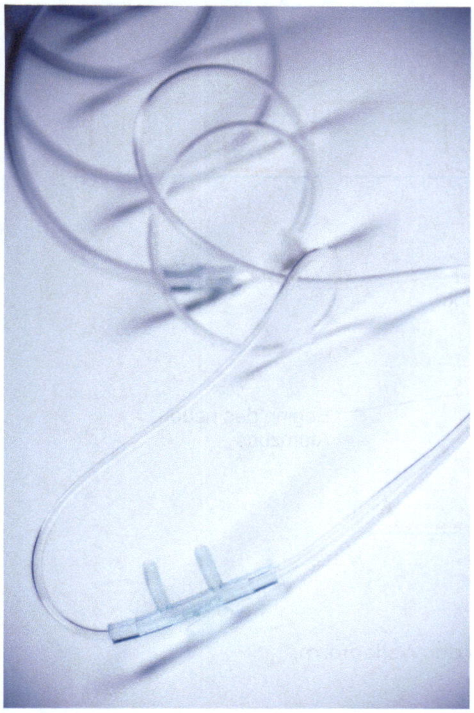

Abbildung 2-14 Die Nasenkanüle kann mit einem ETCO-Monitor$_2$ verbunden werden, um das ausgeatmete CO_2 zu messen

End-Tidal-CO_2

Die Verwendung von $ETCO_2$ (auch bekannt als Wellenformkapnographie, quantitative Wellenformkapnographie) zur Bestimmung der Merkmale des Gasaustauschs bei verschiedenen Atemwegserkrankungen ist in der prähospitalen Umgebung weit verbreitet.

Zur Messung des ausgeatmeten CO_2 werden mehrere Geräte verwendet. Bei Patienten, bei denen kein erweitertes Atemwegsmanagment vorhanden ist, wird am häufigsten ein $ETCO_2$-Monitor verwendet, der in eine Nasenkanüle integriert ist (**Abbildung 2-14**).

Kapnographie-Auswertung

Neben der Auswertung der Atemfrequenz zeigt der Kapnograph auch den Partialdruck des ausgeatmeten Kohlendioxids ($ETCO_2$) an. Der berechnete Normalwert für $ETCO_2$ liegt bei 38 mm Hg, und 35 bis 45 mm Hg gelten als physiologischer Normalbereich. Die Fähigkeit des Körpers, Kohlendioxid über das Atmungssystem abzutransportieren, ist abhängig von Kreislauf dem Atemminutenvolumen. Bei intaktem Kreislauf wird die Fähigkeit des Körpers, Kohlendioxid abzutransportieren, in erster Linie vom Atemminutenvolumen bestimmt. Änderungen des Tidalvolumens und der Atemfrequenz haben eine dramatische und sofortige Auswirkung auf das ausgeatmete Kohlendioxid, das durch den $ETCO_2$-Detektor erfasst wird.

Unter Bedingungen, bei denen das Atemminutenvolumen verringert ist (Apnoe, Bradypnoe, Atemwegsobstruktion, Bronchokonstriktion), ist die Fähigkeit, Kohlendioxid abzuatmen, verringert. Infolgedessen sammelt sich Kohlendioxid in der Lunge an, was sich in steigenden $ETCO_2$-Werten widerspiegelt. Umgekehrt ist unter Bedingungen, in denen die Minutenventilation erhöht ist, die Menge an Kohlendioxid, die von den Lungen "abgeatmet" wird, ebenfalls erhöht und spiegelt sich in niedrigeren $ETCO_2$-Werten wider, die von der $ETCO_2$-Sonde erfasst werden.

Ein Asthmapatient mit steigendem $ETCO_2$ wird hyperkapnisch. Das Vorhandensein von Hyperkapnie und Hypoxie ist ein Zeichen dafür, dass sich der Asthmapatient in einer respiratorischen Insuffizienz befindet und das Risiko eines drohenden Atemstillstands besteht.

Die Beurteilung der Kapnographie wäre unvollständig, wenn wir nicht sowohl den Partialdruck des Kohlendioxids (siehe oben) als auch die Interpretation der $ETCO_2$-Wellenform selbst (**Abbildung 2-15**) behandeln würden.

Die $ETCO_2$-Wellenform hat vier Phasen. In Abbildung 2-15B sind die vier Phasen detaillierter dargestellt.

- Phase 1:
  - Punkte A bis B.
  - Ende der Inhalation des Patienten.
  - Kein $ETCO_2$ festgestellt, da die Luft, die den $ETCO_2$-Detektor passiert (eingeatmete atmosphärische Luft), keine nachweisbare Menge an Kohlendioxid enthält.
- Phase 2:
  - Punkte B bis C.
  - Beginn der Ausatmung.
  - Der von der $ETCO_2$-Sonde erfasste Kohlendioxidgehalt steigt sprunghaft an, da ein Luftstrom mit nachweisbarem Kohlendioxid am Sensor vorbeiströmt.
  - Punkt C stellt den Alphawinkel dar. Der Innenwinkel dieser Ecke der Wellenform sollte bei Patienten ohne signifikante Atemwegsdysfunktion nahe bei 90 Grad liegen.
  - Mit zunehmender Obstruktion und einem Missverhältnis zwischen Ventilation und

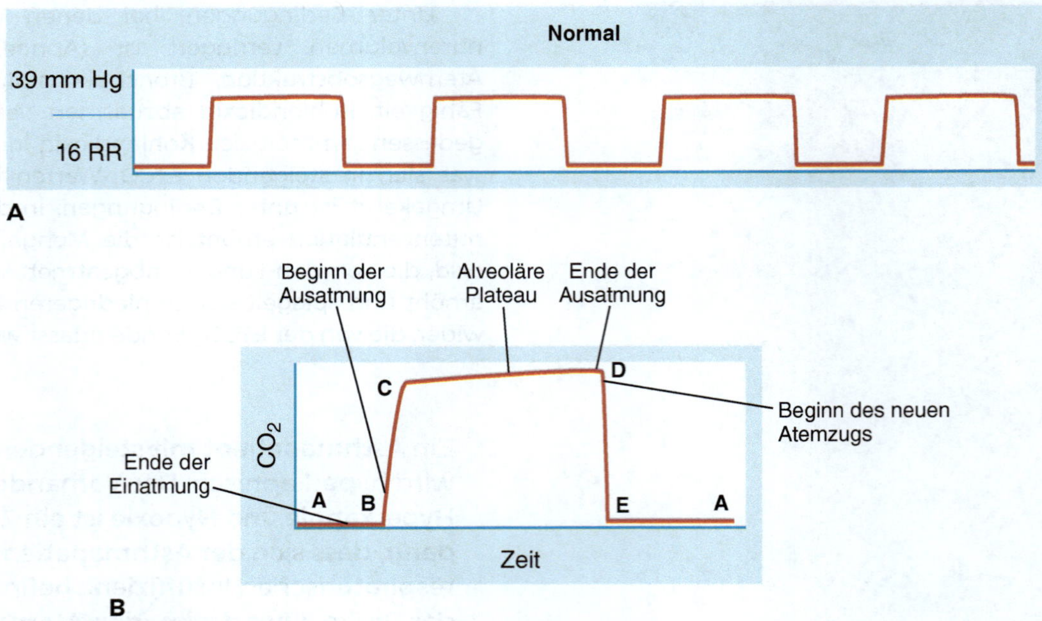

Abbildung 2-15 **A.** Normale Wellenform. **B.** Die vier Phasen der Wellenform.

Perfusion in verschiedenen Bereichen der Lunge nimmt auch der Alphawinkel zu, was zu einer ansteigenden Phase 2 bis 3 führt, die einer Haifischflosse ähnelt.

- Phase 3:
  - Punkte C bis D.
  - Alveolares Plateau.
  - Wenn die Ventilation und Perfusion der Alveolen gleichmäßig sind und keine Obstruktion oder andere Funktionsstörung vorliegt, sollte dies im Wesentlichen ein flaches "Plateau" sein, das eine gleichmäßige und stabile Ausatmung von Kohlendioxid während der gesamten Exspirationsphase darstellt.
  - Eine Obstruktion der unteren Atemwege führt zu einem "Verlust des Plateaus", wodurch Phase 2 und 3 zu einer aufwärts geneigten Kurve verschmelzen, die wie eine Haifischflosse aussieht.
- Phase 4:
  - Punkte D bis E.
  - Initiierung der Inspiration.
  - Es gibt einen plötzlichen Abfall des nachweisbaren Kohlendioxids, da die am Detektor vorbeiströmende Luft (atmosphärische Luft) kein nachweisbares Kohlendioxid enthält.
  - In Situationen, in denen eine geringere Atemwegsobstruktion vorliegt, kann der Winkel an Punkt D stumpfer werden, was das Haifischflossenerscheinungsbild der Kurvenform noch verstärkt und auf eine stärkere Atemwegsobstruktion hinweist.

Wellenform-Kapnographie und Asthma

Es gibt einige Kapnographie-Wellenform-Befunde, die spezifisch für eine Obstruktion der unteren Atemwege sind. Das Rettungsdienstpersonal sollte mit diesen Befunden vertraut sein, da sie auf ein Atemversagen und einen Atemstillstand hindeuten können.

Bei einem leichten Asthmaanfall ist der Patient tachypnoeisch, aber die Obstruktion der unteren Atemwege ist nicht schwerwiegend genug, um das Tidalvolumen spürbar zu beeinflussen, und das Atemsystem zur Steuerung des ausgeatmeten Kohlendioxids bleibt intakt. Dies äußert sich in einem verminderten $ETCO_2$-Partialdruck (Hypokapnie) mit Tachypnoe. Die Phasen 2 und 3 der Wellenform beginnen miteinander zu verschmelzen, und in Phase 3 kann es zu einem deutlichen Verlust des Plateaus kommen. Das charakteristische Aussehen einer Haifischflosse beginnt sich zu entwickeln (**Abbildung 2-16**).

Bleibt der Anfall unbehandelt, entwickelt er sich zu einem mittelschweren Anfall. Das Aussehen einer Haifischflosse wird mit zunehmender Obstruktion der unteren Atemwege immer ausgeprägter (**Abbildung 2-17**). Der $ETCO_2$-Wert beginnt zu steigen,

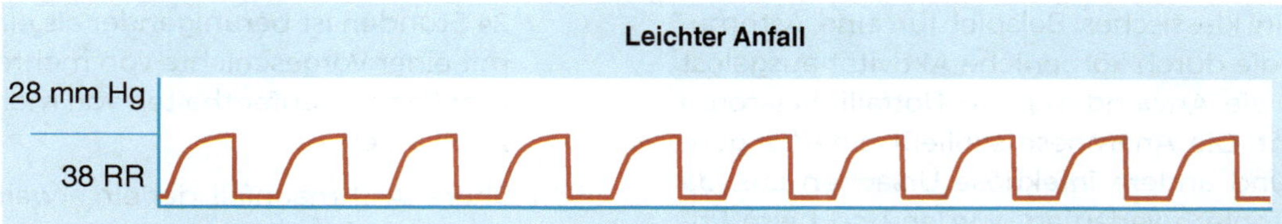

Abbildung 2-16 Bei einem leichten Asthmaanfall ist die Obstruktion der unteren Atemwege nicht stark genug, um das Atemzugvolumen merklich zu beeinflussen.

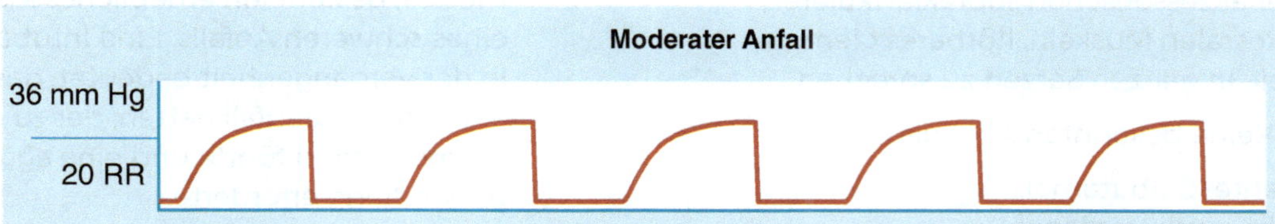

Abbildung 2-17 Bei einem mittelschweren Asthmaanfall wird das Haifischflossenerscheinungsbild aufgrund der zunehmenden Obstruktion in den unteren Atemwegen immer ausgeprägter.

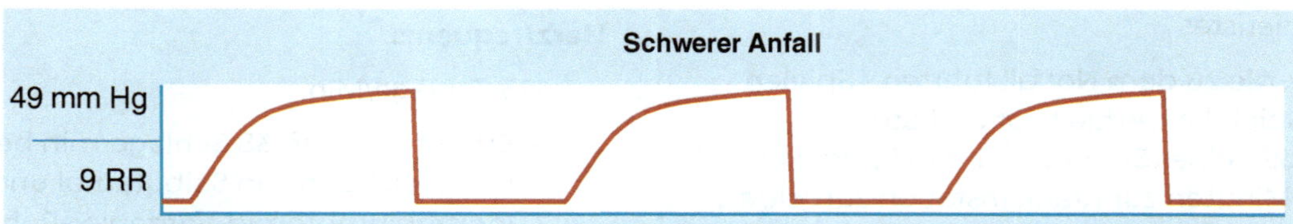

Abbildung 2-18 Ein schwerer Asthmaanfall wird durch einen Anstieg des $ETCO_2$ bei gleichzeitiger Tachypnoe angezeigt.

und die Minutenventilation nimmt aufgrund der zunehmenden Obstruktion der unteren Atemwege ab. Anfänglich können diese Patienten sehr tachypnoisch sein. Steigender $ETCO_2$ bei Tachypnoe ist ein Zeichen dafür, dass der Patient von einem mittelschweren zu einem schweren Anfall fortschreitet. Eine Hyperkapnie mit Tachypnoe deutet auf eine respiratorische Insuffizienz hin und kann, wenn sie unbehandelt bleibt, rasch zu einem Atemstillstand führen.

Hyperkapnie mit Tachypnoe ist Ausdruck einer respiratorischen Insuffizienz.

Hyperkapnie mit abnehmender Atemfrequenz bedeutet respiratorische Insuffizienz bis hin zum Atemstillstand.

Wenn der Zustand unbehandelt bleibt oder der Anfall so schwer wird, dass er in einen Atemstillstand übergeht, sinkt die Atemfrequenz, während der $ETCO_{2\text{-Wert}}$ hoch bleibt. Das Haifischflossenmuster der Kurvenform wird noch stärker ausgeprägt (**Abbildung 2-18**). Die Atemfrequenz nimmt weiter ab, bis es zum Atemstillstand kommt.

Detaillierte Bewertung

Patientenhistorie erfassen

Während Ihr Partner eine Verneblerbehandlung mit Salbutamol und Ipratropiumbromid für den Patienten vorbereitet, erkundigen Sie sich nach der Krankengeschichte:

OPQRST:

- **B**eginn - Plötzlich auftretende Atemnot beim rennen auf dem Spielplatz.
- **P**rovokation/Palliation - Körperliche Aktivität hat den Anfall ausgelöst, ihre Atemnot ist im Liegen schlimmer.
- **Q**ualität - Sie hat mäßiges Unbehagen.
- **A**usstrahlung - keine.
- **S**chweregrad - Keine Schmerzen.
- **Z**eitlicher Verlauf - Etwa 30 Minuten.

Dies ist ein klassisches Beispiel für eine Asthmaexazerbation, die durch körperliche Aktivität ausgelöst wird und auf die Anwendung von Notfallinhalatoren nicht anspricht. Die Anamnese schließt eine Lungenentzündung und andere infektiöse Ursachen aus, da diese eher chronisch verlaufen würden und beim Primary Survey kein Fieber festgestellt wurde.

SAMPLER:

- **A**nzeichen/Symptome - Atembeschwerden, Einsatz der akzessorischen supraklavikulären und interkostalen Muskeln, hörbares giemen, Unfähigkeit, in ganzen Sätzen zu sprechen
- **A**llergien-Keine bekannten Allergien
- **M**edikamente- Salbutamol, Beclomethasondipropionat
- **M**edizinische Vorgeschichte - Asthma und Bronchitis
- **L**etzte orale Nahrungsaufnahme - Mittagessen in der Cafeteria etwa 90 Minuten vor Ankunft des Rettungsdienstes
- **E**reignisse, die zu dem Notfall führten - Spielen auf dem Spielplatz; erhielt vor ca. 1 Stunde 4 Sprühstöße eines Salbutamol-Inhalators; kehrte vor ca. 30 Minuten zur Krankenstation zurück, als das Atmen schwieriger wurde
- **R**isikofaktoren - Vorgeschichte von Asthma

Es gibt einige entscheidende Elemente, die in einer pädiatrischen Asthmaanamnese erhoben werden sollten. Diese Elemente können Aufschluss über den Schweregrad des Asthmas, den Grad der Kontrolle und das Risiko einer Dekompensation geben. Zu den Elementen gehören die folgenden:

- Häufigkeit des Einsatzes von Notfall-Inhalatoren (erhöhter Einsatz bedeutet schlechte Asthmakontrolle)
- Auswirkungen auf die Aktivitäten des täglichen Lebens
  - Kinder, die aufgrund von Asthma häufig die Schule versäumen, haben ihr Asthma schlecht unter Kontrolle und sind einem erhöhten Risiko für schwere Anfälle ausgesetzt.
- Frühere Krankenhausaufenthalte wegen Asthma
  - Kinder mit einem früheren Krankenhausaufenthalt wegen Asthma haben nachweislich ein schlecht kontrolliertes schweres Asthma.
  - Versuchen Sie, die Dauer des Krankenhausaufenthalts zu bestimmen. Eine Beobachtungszeit von weniger als 24 Stunden ist beruhigender als ein Patient mit einer Vorgeschichte von mehreren Krankenhausaufenthalten von mehr als 24 Stunden.
- Früherer Asthmaanfall, der ein erweitertes Atemwegsmanagment erforderte
  - Bei Patienten, bei denen zur Behandlung ihres Asthmas bereits erweitertes Atemwegsmanagment durchgeführt werden musste, besteht ein erhebliches Risiko eines schweren Anfalls. Eine Intubation in der Vergangenheit bedeutet, dass sie einen Asthmaanfall hatten, der zu einem Atemstillstand führte und eine aggressive Behandlung erforderte.

Vitalparameter

Während Sie die Anamnese besprachen, wurde der Patient an den Monitor angeschlossen und die folgenden Vitalparameter wurden ermittelt (**Abbildung 2-19**):

Herzfrequenz:

- 123 Schläge/Min.
  - Erhöht sich auf 138 Schläge/min bei Verabreichung von Salbutamol und Ipratropiumbromid-Vernebler-Behandlung
- Die erwartete Herzfrequenz für einen Patienten in diesem Alter liegt zwischen 70 und 120 Schlägen pro Minute. Der Anstieg der Herzfrequenz zeigt, dass sie hypoxisch, unruhig und Atemnot hat.
- Der Anstieg der Herzfrequenz bei Verabreichung der Vernebler-Behandlung spiegelt nicht unbedingt eine Verschlechterung des klinischen Zustands wider. Bei der Verabreichung von inhalativen Beta-Agonisten sollte ein Anstieg der Herzfrequenz als Wirkung der Beta-Rezeptor-Stimulation erwartet werden. Wenn sich der respiratorische Status zu verbessern scheint, ist der Anstieg der Herzfrequenz wahrscheinlich auf die Beta-Stimulation zurückzuführen.
- Wenn die Herzfrequenz bei Anzeichen einer schlechten Durchblutung und einer Verschlechterung des Atemstatus ansteigt, ist dies ein schlechtes Zeichen und bedeutet, dass die Therapie eskaliert werden muss.

SpO_2:

- 89% Raumluft.
  - Steigt auf 94 % mit vernebeltem Salbutamol und Ipratropiumbromid und Sauerstoffverabreichung.

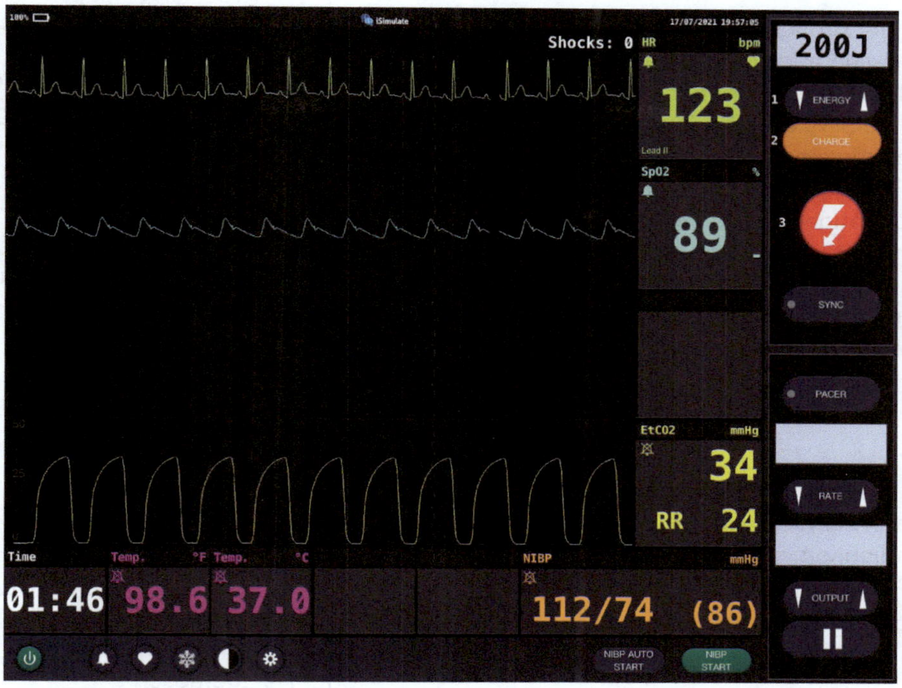

Abbildung 2-19 Vitalparameter-Monitor.

Mit freundlicher Genehmigung von iSimulate.

- Diese Patientin ist anfänglich hypoxisch. Sie scheint gut auf den Vernebler und die Sauerstoffgabe mit einem Anstieg des SpO_2 zu reagieren.
- In einigen Fällen *nimmt der* hörbare Stridor nach der Verabreichung von Bronchodilatatoren zu. Dies liegt daran, dass sich nach Aufhebung der Bronchokonstriktion mehr Luft durch die unteren Atemwege bewegt, und mehr Luftbewegung führt zu verstärkten Geräuschen in den unteren Atemwegen. In einigen Fällen ist das vermehrte Giemen bei besserer Ventilation ein Beweis dafür, dass die Behandlung wirksam ist.

$ETCO_2$:

- 34 mm Hg.
- Dieser Patient ist tachypnoeisch mit einem leicht unter dem Normalwert liegenden $ETCO_2$-Wert. Dies deutet darauf hin, dass die unteren Atemwege noch gut genug belüftet sind, um Kohlendioxid "abzuatmen". Es ist wichtig zu prüfen, ob die Höhe des ausgeatmeten Kohlendioxids für die Atemfrequenz des Patienten angemessen ist.
- Die Wellenform zeigt einen "Plateauverlust" zwischen den Phasen 2 und 3, was darauf hinweist, dass eine Obstruktion der unteren Atemwege vorliegt.

Atemfrequenz:

- 24 Atemzüge/min.
- Die Atemfrequenz verbessert sich nach Verabreichung des Verneblers auf 20 Atemzüge/min.
- Die Patientin ist für ihr Alter tachypnoisch, obwohl die Tachypnoe nicht schwerwiegend zu sein scheint.

Blutdruck:

- 112/74 mm Hg
- Der zu erwartende systolische Blutdruck sollte bei diesem Patienten 80 bis 110 mm Hg betragen.
- Dieser Patient scheint einen leichten Bluthochdruck zu haben. Dies könnte auf Angst und Stress zurückzuführen sein.
- Basierend auf der Herzfrequenz und dem Blutdruck gibt es keine Anzeichen für eine hämodynamische Beeinträchtigung.
- Der Blutdruck kann bei der Verabreichung von inhalativen Beta-Agonisten geringfügig ansteigen.
- Es ist wichtig, den Blutdruck im Auge zu behalten, wenn Sie die Asthma-Behandlung eskalieren. Bei schwerem Status asthmaticus kann Magnesiumsulfat (ein Mittel zur Entspannung der glatten Muskulatur) eingesetzt werden, um

die Verengung der Bronchiolen zu lindern. Dieses Medikament bewirkt auch eine Entspannung der glatten Muskulatur der peripheren Blutgefäße und kann zu einer Senkung des Blutdrucks führen. Hypotonie ist häufig eine Kontraindikation für die Verabreichung von Magnesiumsulfat, und die Patienten benötigen vor der Verabreichung dieses Medikaments in Notfallsituationen möglicherweise einen intravenösen Flüssigkeitsbolus zur Erhöhung des Blutdrucks und der kardialen Vorlast.

Temperatur:

- 98.6°F (37.0°C).
- Der Patient ist fieberfrei. Wie bereits erwähnt, ist dies ein relevanter negativer Befund, der die Wahrscheinlichkeit verringert, dass die Atemnot des Patienten auf eine Lungeninfektion zurückzuführen ist.

Blutzucker:

- 104 mg/dL.
- Bei diesem Patienten wurde ein Glukosetest am Finger durchgeführt, der 104 mg/dL ergab, was im Normalbereich liegt.
- Bestimmte Asthmatherapien führen zu einem Anstieg des Blutzuckerspiegels. Salbutamol ist ein Beta-Agonist und kann bei sehr hohen Konzentrationen theoretisch die Serum-Blutglukosekonzentration erhöhen. Auch intravenös verabreichte Steroide wie Methylprednisolon und Dexamethason können einen vorübergehenden Anstieg des Blutzuckerspiegels verursachen.

Die Vitalzeichen und die körperliche Untersuchung deuten darauf hin, dass dieser Patient einen mittelschweren Asthmaanfall hat. Aufgrund des Ausmaßes der vorhandenen Tachypnoe ist der erwartete $ETCO_2$ niedriger als der beobachtete Wert, was darauf hinweist, dass die Obstruktion der unteren Atemwege schwer genug ist, um trotz Tachypnoe eine verringertes Atemminutenvolumen zu verursachen. Der Patient ist außerdem hypoxisch, was darauf hindeutet, dass die Obstruktion der unteren Atemwege den alveolären Gasaustausch so weit verringert, dass die Sauerstoffkonzentration im Blut sinkt. Darüber hinaus zeigt die körperliche Untersuchung einen erheblichen Einsatz der akzessorischen Muskulatur, die Unfähigkeit, in ganzen Sätzen zu sprechen, und ein diffuses, hörbares Giemen. Bleibt der Patient unbehandelt, kann es rasch zu einem schweren Anfall und Atemstillstand kommen.

Ausführliche Untersuchung

Während Ihr Partner mit der Verneblerbehandlung fortfährt und einen IV-Zugang legt, beginnen Sie mit der Untersuchung (**Abbildung 2-20**).

Kopf und Hals:

- **K**opf: Unauffällig
- **Augen**: Pupillen gleichgroß, rund und lichtempfindlich; keine Bindehautentzündung oder Ausfluss festgestellt
- **Ohren**: Unauffällig
- **Nase**: Unauffällig
- **R**achen: Frei, kein Exsudat

Brustkorb, Herz und Lunge:

- Pulse: Radialpuls gut tastbar
- Auskultation des Herzens: Tachykardie und regelmäßiger Rhythmus ohne Reiben, Galopp oder Herzgeräusch
- Auskultation der Lunge: Tachypnoe mit diffusen exspiratorischen giemen festgestellt
- Untersuchung des Brustkorbs: Einsatz der akzessorischen supraklavikulären und interkostalen Muskeln festgestellt

Neurologisch:

- Neurovaskulärer Status intakt; kein Hinweis auf reduziertes Bewusstsein

Abdomen und Becken:

- Bauch ist weich und unempfindlich; Darmgeräusche normal

Extremitäten:

- Obere und untere Extremitäten unauffällig

Rücken:

- Unauffällig

Behandlung

Die Behandlungsziele für diesen Patienten sollten sich darauf konzentrieren, die Bronchokonstriktion umzukehren und die Hypoxie zu korrigieren. Zu den grundlegenden lebenserhaltenden Maßnahmen gehören die Verabreichung von Sauerstoff und vernebeltem Salbutamol und Ipratropiumbromid, sofern dies nach dem lokalen Protokoll zulässig ist. Es ist auch hilfreich, den Patienten in eine bequeme Position zu bringen, um seine Angst zu lindern.

Zusätzlich zu den Basis-Maßnahmen sollte bei diesem Patienten ein IV-Zugang gelegt werden. Erhöhte

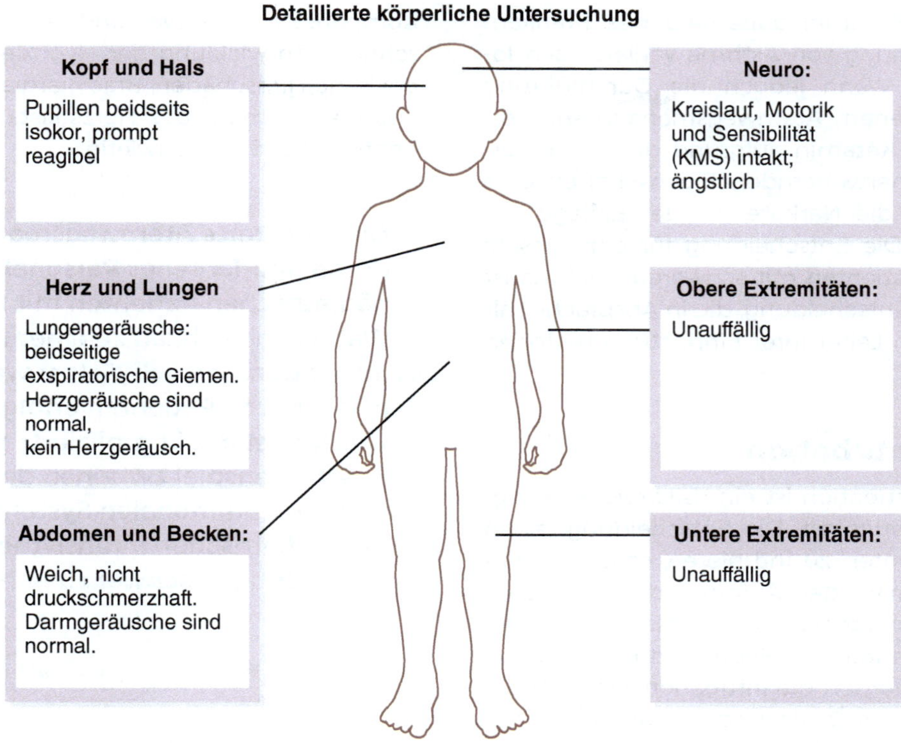

Abbildung 2-20 Detaillierte Untersuchung des Patienten.

unempfindliche Verluste durch eine erhöhte Atemfrequenz können zu einer Dehydrierung führen, und ein IV-Flüssigkeitsbolus könnte erforderlich sein. Ein IV-Zugang ist auch für die Verabreichung von Medikamenten erforderlich. Bei refraktärem Status asthmaticus (der nicht auf eine erste inhalative Bronchodilatationstherapie anspricht) ist häufig die Verabreichung von Magnesiumsulfat erforderlich, um die Entspannung der glatten Muskulatur um die Bronchiolen herum zu unterstützen. Es hat sich gezeigt, dass intravenöse Kortikosteroide wie Methylprednisolon oder Dexamethason die Dauer des Krankenhausaufenthalts und den Gesamtschweregrad der Erkrankung verringern, allerdings handelt es sich dabei nicht um schnell wirkende Maßnahmen. Die Wirkung von intravenös verabreichten Steroiden bei Asthma tritt oft erst 4 bis 6 Stunden nach der Verabreichung ein. Obwohl die frühzeitige Verabreichung von intravenösen Steroiden wichtig ist, sollte sie nicht die Verabreichung von Medikamenten oder Maßnahmen verzögern, die schneller wirken und eine unmittelbarere Linderung bringen. Bei schweren Asthmaexazerbationen kann auch die Verabreichung von intramuskulärem Epinephrin in Betracht gezogen werden.

Bei Patienten, die auf die ersten Maßnahmen nicht ansprechen, kann eine eskalierendes Atemwegsmanagement erforderlich sein. Eine BiPAP- oder CPAP-Unterstützung kann dazu beitragen, die Atemarbeit zu verringern und gleichzeitig den medikamentösen Maßnahmen Zeit zu geben, zu wirken. Diese Maßnahmen müssen jedoch vom Patienten, toleriert werden. In einigen Fällen kann der Patient durch das Gefühl des positiven Atemwegsdrucks auf seinem Gesicht so gestresst sein, dass er nicht in der Lage ist, mit dem Beatmungsgerät zurechtzukommen, so dass die Intervention das Risiko birgt, ihn von einer schweren Atemnot in eine respiratorische Insuffizienz zu treiben. Es ist auch zu beachten, dass Asthma eine Erkrankung der unteren Atemwege ist, die zu Schwierigkeiten bei der Ausatmung führt. Methoden der nichtinvasiven Beatmungsunterstützung mit positivem Druck verstärken häufig die anfänglichen Ausatmungsschwierigkeiten, was den Schweregrad der Atemnot erhöhen kann. Bei richtiger Anwendung durch erfahrene Anwender ist die nichtinvasive Beatmungsunterstützung eine wertvolle Zusatzbehandlung bei der Asthmabehandlung, die die Notwendigkeit eines erweiterten Atemwegsmanagement hinauszögern oder ganz aufheben kann.

Ketamin wurde in der Literatur mit gemischten Ergebnissen diskutiert. Die pharmakologischen Eigenschaften von Ketamin führen bei der Verabreichung zu einer Freisetzung von Katecholamin, was zu einer Bronchodilatation führt. Die routinemäßige

Verwendung von Ketamin außerhalb des Krankenhauses zur Behandlung von Asthma variiert nach lokalen Protokollen. Wenn jedoch die Durchführung eines fortgeschrittenen Atemwegsmanagments erforderlich wird, ist Ketamin aufgrund der bereits erwähnten bronchienerweiternden Eigenschaften eine sinnvolle Wahl für die Narkose vor der Einlage des Atemwegsdevices. Die Entscheidung für den Einsatz von Ketamin bei Patienten mit schwerem Asthma ist eine differenzierte Entscheidung, die in Absprache mit dem medizinischen Leiter Ihrer Einrichtung getroffen werden sollte.

Pädiatrische Intubation

Die pädiatrische Intubation ist ein risikoreiches Ereignis mit geringer Häufigkeit. Die Entscheidung, einen pädiatrischen Patienten zu intubieren, sollte niemals leichtfertig getroffen werden. Aufgrund des komplexen Zusammenspiels von Tachypnoe, Überblähung mit verringerten Tidalvolumina und Hypoxie in Kombination mit Hyperkapnie erfordert die Intubation von Asthmapatienten ein präzises Beatmungsmanagement, das durch die Beatmung mittels Beutel-Masken-Ventilation oder mit den meisten prehospitalen Transportbeatmungsgeräten nicht erreicht werden kann. Darüber hinaus weisen chronisch überblähte Patienten veränderte hämodynamische Parameter auf, die sich auf die Drücke im rechten und linken Herzen auswirken. Der plötzliche Übergang von der Unterdruckbeatmung und der damit verbundenen kardiopulmonalen Situation zur Überdruckbeatmung und deren bekannten Auswirkungen auf die Herzfunktion erhöht das Risiko einer plötzlichen Kreislaufdekompensation während und nach der invasiven Beatmung. Einige dieser Faktoren bestehen auch bei der Anwendung nichtinvasiver Überdruckbeatmungstechniken, insbesondere wenn höhere Drücke als normal verwendet werden. Aus all diesen Gründen sollte die Intubation pädiatrischer Patienten, insbesondere wenn Asthma die Ursache für das Atemversagen ist, wenn irgend möglich vermieden werden, bis der Patient an einem endgültigen Behandlungsort mit zusätzlichen Ressourcen wie Beatmungstherapie, Beatmungsgeräten und in der pädiatrischen Intensivtherapie erfahrenen Ärzten ist.

Es ist zu beachten, dass die Intubation allein die Beatmung von Asthmapatienten nicht erleichtert, sondern lediglich einen direkten Weg für den Luftzutritt in die Luftröhre schafft. Die Bronchokonstriktion und die Obstruktion der unteren Atemwege bleiben auch nach der Intubation bestehen, wenn sie nicht behandelt werden.

Pädiatrische Patienten, die zu Beginn der fortgeschrittenen Beatmung hypoxisch und hyperkapnisch sind, haben eine drastisch verringerte Kompensationsreserve und sind anfällig für eine schnelle Entwicklung der Hypoxie und mögliche hypoxische Hirnschäden, Bradykardie und Herzstillstand. Das Management des Herzstillstands bei Asthmapatienten ist äußerst schwierig.

Die erweiterte Atemwegsmanagement durch unerfahrenes Personal führt bei pädiatrischen Patienten mit hoher Wahrscheinlichkeit zu einem gescheiterten Intubationsversuch. Selbst wenn pädiatrische Patienten erfolgreich intubiert werden, ist das komplizierte physiologische Zusammenspiel zwischen dem kardialen und dem pulmonalen System außerhalb der pädiatrischen Intensivtherapeutischen Einrichtungen schwer zu handhaben.

Überlegungen zur pädiatrischen Intubation

Bei jüngeren pädiatrischen Patienten wird häufig eine Handtuchrolle unter den Schulterblättern platziert, um die Sicht auf die Luftröhre zu verbessern. Auch das Anheben des Kopfteils des Bettes kann die Visualisierung erleichtern.

Der Kehlkopf der pädiatrischen Atemwege liegt weiter oben und anterior. Dies erschwert ebenfalls die Visualisierung. In einigen Fällen kann es vorkommen, dass während des Visualisierungsversuchs unbeabsichtigt die gesamte Luftröhre mit dem distalen Ende des Laryngoskops angehoben wird, so dass nur der Ösophagus zu sehen ist. Wenn keine trachealen Strukturen sichtbar sind, kann es sinnvoll sein, sich mit dem distalen Ende des Laryngoskopspatels zurückzuziehen und darauf zu achten, dass die Luftröhre sichtbar wird, sobald der Spatel weit genug zurückgezogen wurde.

Eine zu tiefe Einführung des Endotrachealtubus, die zu einer Intubation des rechten Hauptstamms führt, kommt bei pädiatrischen Patienten häufig vor, selbst bei erfahrenen Ärzten. Solange die Platzierung des Tubus nicht röntgenologisch beurteilt werden kann, sollten die Lungengeräusche häufig überprüft werden, und jede Abnahme oder Asymmetrie der Brustwandbewegung sollte sorgfältig auf die Möglichkeit einer Hauptstammintubation hin untersucht werden. Ein vorsichtiges Zurückziehen des Tubus mit sanftem Zug kann ausreichen, um den Endotrachealtubus richtig zu positionieren. Das Risiko eines Barotraumas durch eine Hauptstammintubation ist hoch.

Die Bestätigung der Platzierung des Endotrachealtubus sollte durch direkte Visualisierung des Tubus, der die Stimmbänder passiert, und den Nachweis des $ETCO_2$ auf der quantitativen Kapnographie erfolgen. In der medizinischen Versorgung sollte eine Röntgenaufnahme angefertigt werden, um sicherzustellen, dass die Tubustiefe angemessen ist und keine Hauptstammintubation stattgefunden hat.

Stellen Sie sicher, dass pädiatrische Patienten mit einer altersgerechten Beatmungsrate beatmet werden und vermeiden Sie Hypo- oder Hyperventilation. Insbesondere bei Asthmapatienten kann eine verlängerte Exspirationszeit erforderlich sein, um eine vollständige Ausatmung der überblähten Lungen zu ermöglichen. Achten Sie darauf, Auto-PEEP und Airtrapping zu erkennen und zu vermeiden, insbesondere bei der Verwendung von unterstützenden Beatmungsmodi.

Weiteres Managment

Ein intravenöser Zugang wurde gelegt, und der Patient erhielt Methylprednisolon. Während des Transports wurde eine zusätzliche Behandlung mit einem Salbutamol-Vernebler durchgeführt. Die Atemnot des Patienten besserte sich, allerdings war weiterhin ein diffuses Giemen zu hören. Die Hypoxie verbesserte sich durch die Verabreichung von Sauerstoff und die Behandlung mit dem Vernebler. Der Telenotarzt wurde kontaktiert und es wurde beschlossen, den Patienten in die 15 Minuten entfernte Universitätskinderklinik zu transportieren. Die Mutter wurde kontaktiert und über den Zustand des Patienten informiert. Während des Transports wurde keine weitere Verschlechterung festgestellt.

Fragen zum Fall

- Welches ist das am besten geeignete Behandlungsziel und warum?
  - Die Entscheidung, diesen Patienten in ein pädiatrisches Zentrum zu bringen, wurde aufgrund des möglichen Atemstillstands getroffen. Die Verfügbarkeit von Ärzten, die in pädiatrischer Notfallmedizin und Intensivtherapie ausgebildet sind, ist eine Überlegung wert, da sie über das Wissen und die Fähigkeiten verfügen, den dekompensierenden pädiatrischen Asthmapatienten am besten zu behandeln.
- Können Sie diesen Patienten sicher in Ihrem Rettungswagen transportieren?
- Der Patient wurde sicher auf der Trage fixiert.

NACHBEREITUNG DES FALLS

Diagnose: Asthma-Exazerbation

Im Krankenhaus litt der Patient weiterhin an diffusem Giemen. Es wurden zusätzliche Vernebler-Behandlungen und IV-Methyl-Prednison verabreicht. Die Atemfrequenz und die Sauerstoffwerte der Patientin verbesserten sich in der Notaufnahme. Sie wurde mit der Anweisung entlassen, sich an ihren Hausarzt zu wenden, der sie an einen Pulmologen überwies. Die Patientin wurde von einem pädiatrischen Pulmologen untersucht, und ihre Asthmamedikamente für zu Hause wurden angepasst, um ihr Asthma besser in den Griff zu bekommen und hoffentlich zukünftige Exazerbationen zu vermeiden.

NACHRICHT ZUM MITNEHMEN

Asthma ist eine der am häufigsten auftretenden chronischen Erkrankungen in der Pädiatrie. Es ist die dritthäufigste Ursache für pädiatrische Krankenhausaufenthalte in den Vereinigten Staaten. Die Verschlimmerung von Asthma ist der Hauptgrund dafür, dass viele pädiatrische Patienten einen Notdienst aufsuchen. Ein schnelles Eingreifen der Rettungskräfte vor dem Krankenhausaufenthalt kann den Verlauf des Krankenhausaufenthalts drastisch verändern und die Aufenthaltsdauer verkürzen. Die Einleitung einer wirksamen Therapie mit minimaler Verzögerung kann eine unnötige und unsichere Intubation von pädiatrischen Asthmapatienten vor Ort vermeiden. Die Maßnahmen, die von prähospitalem medizinischem Personal ergriffen werden, haben einen großen Einfluss auf die langfristige Asthmabehandlung, die Mortalität und Morbidität.

ZUSAMMENFASSUNG

Respiratorische Notfälle sind nach wie vor der häufigste Grund für Eltern, ihre Kinder in der Notaufnahme behandeln zu lassen. Obwohl die meisten respiratorischen Notfälle leicht sind, gut auf unterstützende Behandlung und vorausschauendes Handeln ansprechen, sind einige lebensbedrohlich und erfordern ein aggressives Eingreifen und Atemwegsmanagement. Respiratorische Notfälle sind für alle Beteiligten, einschließlich des Patienten, der Familie und des medizinischen Personals, beängstigend. Die Konzentration auf eine familienorientierte Pflege und ein souveränes Management des Notfalls tragen wesentlich dazu bei, die Angst und den Stress zu verringern.

Die Fähigkeit, zwischen Atemnot, respiratorische Insuffizienz und Atemstillstand zu unterscheiden, ist lebenswichtig und beginnt, sobald Sie Sichtkontakt mit dem Patienten haben. Das rechtzeitige Erkennen und Eingreifen bei respiratorischen Notfällen kann über Leben und Tod entscheiden.

REFERENZEN

American Heart Association. Teil 4: Pädiatrische Basis- und erweiterte Lebenshilfe. 2020 American Heart Association Guidelines for cardiopulmonary resuscitation and emergency cardiovascular care. https://cpr.heart.org/en/resuscitation-science/cpr-and-ecc-guidelines/pediatric-basic-and-advanced-life-support

Asmar BI. Bakteriologie des retropharyngealen Abszesses bei Kindern. *Pediatr Infect Dis J.* 1990 Aug;9(8):595-597.

Campbell RL, Kelso JM. Anaphylaxie: Notfallmanagement. UpToDate. https://www.uptodate.com/contents/anaphylaxis-emergency-treatment?search=anaphylaxis&topicRef=106778&source=see_link#H26

Zentren für Krankheitskontrolle und Prävention. Neueste nationale Asthma-Daten. Zuletzt geprüft am 30. März 2021. Abgerufen am 7. Oktober 2021. https://www.cdc.gov/asthma/most_recent_national_asthma_data.htm

Centers for Disease Control and Prevention. Pertussis (Keuchhusten). Zuletzt geprüft am 18. November 2019. Abgerufen am 5. Dezember 2020. https://www.cdc.gov/pertussis/index.html

Zentren für Krankheitskontrolle und Prävention. Tabelle 1: Empfohlener Impfplan für Kinder und Jugendliche im Alter von 18 Jahren und jünger, Vereinigte Staaten, 2021. Zuletzt überprüft am 2. Februar 2021. Abgerufen am 7. Oktober 2021. https://www.cdc.gov/vaccines/schedules/hcp/imz/child-adolescent.html

Choi J, Lee GL. Häufige pädiatrische respiratorische Notfälle. *Emerg Med Clin North America.* 2012;30(2):529-563.

Cutrera R, Baraldi E, Indinnimeo L, et al. Management of acute respiratory diseases in the pediatric population: the role of oral corticosteroids. *Ital J Pediatr.* 2017;43(1):31. doi:10.1186/s13052-017-0348-x

Dinakar C. Anaphylaxie bei Kindern: aktuelle Erkenntnisse und wichtige Fragen zu Diagnose und Behandlung. *Curr Allergy Asthma Rep.* 2012;12(6):641-649. doi:10.1007/s11882-012-0284-1

Dodson H, Cook J. Atemwegsobstruktion durch Fremdkörper. In: StatPearls [Internet]. Treasure Island, FL: StatPearls Publishing; 2021. Aktualisiert am 26. Juli 2021. https://www.ncbi.nlm.nih.gov/books/NBK553186/

Ebeledike C, Ahmad T. Pädiatrische Lungenentzündung. In: StatPearls [Internet]. Treasure Island, FL: StatPearls Publishing; 2021. Aktualisiert am 12. August 2021. https://www.ncbi.nlm.nih.gov/books/NBK536940/

Erickson EN, Bhakta RT, Mendez MD. Pädiatrische Bronchiolitis. In: StatPearls [Internet]. Treasure Island, FL: StatPearls Publishing; 2021. Aktualisiert am 22. Juli 2021. https://www.ncbi.nlm.nih.gov/books/NBK519506/

Goldstein NA, Hammersclag MR. Peritonsilläre, retropharyngeale und parapharyngeale Abszesse. In: Feigin RD, Cherry JD, Demmler-Harrison GJ, Kaplan SL, eds. *Lehrbuch der pädiatrischen Infektionskrankheiten.* 6th ed. Philadelphia, PA: Saunders, 2009: 177.

Hansen M, Meckler G, Lambert W, Dickinson C, Dickinson K, Guise JM. Beurteilung und Behandlung der Obstruktion der oberen Atemwege bei pädiatrischen Patienten durch Sanitäter: eine explorative Analyse der Children's Safety Initiative-Emergency Medical Services. *Am J Emerg Med.* 2016;34(3):599-601. doi:10.1016/j.ajem.2015.12.082

Harless J, Ramaiah R, Bhananker SM. Pediatric airway management. *Int J Crit Illn Inj Sci.* 2014;4(1):65-70. doi:10.4103/2229-5151.128015

Heikkinen T, Järvinen A. Die Erkältung. *Lancet.* 2003 Jan 4;361(9351):51-59. doi:10.1016/S0140-6736(03)12162-9

McClay JE, Murray AD, Booth T. Intravenöse Antibiotikatherapie bei tiefen Halsabszessen, die durch Computertomographie definiert wurden. *Arch Otolaryngol Head Neck Surg.* 2003 Nov;129(11):1207-12. doi:10.1001/archotol.129.11.1207

McDermott KW (IBM Watson Health), Stocks C (AHRQ), Freeman WJ (AHRQ). Überblick über pädiatrische Besuche in der Notaufnahme, 2015. HCUP Statistical Brief #242. August 2018. Rockville, MD: Agency for Healthcare Research and Quality. https://www.hcup-us.ahrq.gov/reports/statbriefs/sb242-Pediatric-ED-Visits2015.pdf

Milési C, Boubal M, Jacquot A, et al. High-Flow-Nasenkanüle: Empfehlungen für die tägliche Praxis in der Pädiatrie. *Ann Intensive Care.* 2014;4:29. doi:10.1186/s13613-014-0029-5

Page NC, Bauer EM, Lieu JE. Klinische Merkmale und Behandlung von retropharyngealen Abszessen bei Kindern. *Otolaryngol Head Neck Surg.* 2008 Mar;138(3):300-306. doi:10.1016/j.otohns.2007.11.033

Pappas DE, Hendley JO, Hayden FG, Winther B. Symptom-Profil von Erkältungen bei Kindern im Schulalter. *Pediatr Infect Dis J.* 2008 Jan;27(1):8-11. doi:10.1097/INF.0b013e31814847d9

Ralston SL, Lieberthal AS, Meissner HC, et al.; American Academy of Pediatrics. Leitfaden für die klinische Praxis: Diagnose, Behandlung und Prävention der Bronchiolitis. *Pediatrics.* 2014 Nov;134(5):e1474-502. doi:10.1542/peds.2014-2742

Richards AM. Pädiatrische respiratorische Notfälle. *Emerg Med Clin North Am.* 2016 Feb;34(1):77-96. doi:10.1016/j.emc.2015.08.006

Sicherer SH, Simons ER, Sektion für Allergie und Immunologie. Epinephrin für die Erste-Hilfe-Behandlung von Anaphylaxie. *Pediatrics.* 2017 March;13(3):e20164006. doi:10.1542/peds.2016-4006

Tebruegge M, Curtis N. Infektionen im Zusammenhang mit den oberen und mittleren Atemwegen. In: Long SS, Pickering LK, Prober CG, eds. *Principles and Practice of Pediatric Infectious Diseases.* 3rd ed. New York: Elsevier Saunders; 2012:205.

Thompson M, Vodicka TA, Blair PS, et al.; TARGET-Programmteam. Dauer der Symptome von Atemwegsinfektionen bei Kindern: systematische Überprüfung. *BMJ.* 2013 Dec 11;347:f7027. doi:10.1136/bmj.f7027. Erratum in: *BMJ.* 2014;347:f7575.

Turner TL, Kopp BT, Paul G, Landgrave LC, Hayes D Jr, Thompson R. Respiratory syncytial virus: current and emerging treatment options. *Clinicoecon Outcomes Res.* 2014;6:217-225. doi:10.2147/CEOR.S60710

Ungkanont K, Yellon RF, Weissman JL, Casselbrant ML, González-Valdepeña H, Bluestone CD. Infektionen im Kopf-Hals-Bereich bei Säuglingen und Kindern. *Otolaryngol Head Neck Surg.* 1995 Mar;112(3):375-382. doi:10.1016/s0194-5998(95)70270-9

Wald ER. Retropharyngeale Infektionen bei Kindern. UpToDate. Überarbeitet im September 2021. https://www.uptodate.com/contents/retropharyngeal-infections-in-children

Weltgesundheitsorganisation. Pertussis-Impfstoffe: WHO position paper-August 2015. *Wkly Epidemiol Rec.* 2015 August 28;35(90):433-460.

KAPITEL 3

Trauma

ZIELE DER LEKTION

- Erörtern der Kinematik des kindlichen Trauma.
- Überprüfen Sie die letale Trias des Traumas.
- Erkennen Sie die häufigsten Verletzungen und deren Behandlung.
- Diskutieren Sie die Behandlung von pädiatrischen Traumapatienten unter Verwendung des pädiatrischen Beurteilungsdreiecks und des XABCDE-Ansatzes.

Einführung

Akzidentielle Verletzungen sind nach wie vor eine der häufigsten Todesursachen bei pädiatrischen Patienten, die älter als 1 Jahr sind. Obwohl es unzählige Arten von akzidentielle Verletzungen gibt, gehören Ertrinken, Autounfälle, Verbrennungen und Tötungsdelikte seit Jahren zu den häufigsten Todesursachen bei pädiatrischen Patienten. Die Wahrscheinlichkeit, an einer akzidentiellen Verletzung zu sterben, ist bei männlichen Kindern fast doppelt so hoch wie bei weiblichen.

Schätzungen zufolge suchen jährlich 9,2 Millionen Kinder die Notaufnahme wegen akzidentieller Verletzungen auf (**Abbildung 3-1**). Sturzverletzungen waren die häufigste Ursache für nicht tödliche Verletzungen in der Pädiatrie. Die Raten nicht tödlicher Verletzungen aufgrund von Verbrennungen oder Stürzen waren bei Kindern im Alter von 4 Jahren und jünger am höchsten, während Verletzungen durch Verkehrsunfälle und Vergiftungen bei Jugendlichen am häufigsten vorkamen (**Abbildung 3-2**).

Viele akzidentielle Verletzungen lassen sich vermeiden. Trotz der Fortschritte in der Traumaversorgung ist die Prävention unbeabsichtigter Verletzungen nach wie vor die beste Methode zur Verringerung von Mortalität und Morbidität. Rettungsdienste, Feuerwehren und First-Responder-Organisationen sind gemeinsam in einer besonderen Position eine aktive Rolle bei der Verletzungsprävention und Aufklärung; zu übernehmen. Wie bereits erwähnt, wurden anhand retrospektiver Daten die Hauptursachen für unbeabsichtigte Verletzungen und Todesfälle bei pädiatrischen Patienten ermittelt. Dies ermöglicht es den Organisationen für öffentliche Sicherheit Gemeinschaftsinitiativen zu starten um die Bürger über die wichtigsten Todesursachen und deren Vermeidung aufzuklären. Zu den spezifischen Bereichen, auf die sich lokale Organisationen für öffentliche Sicherheit konzentrieren sollten, gehören folgende:

- Bewusstsein für Wassersicherheit und Schwimmunterricht
- Die Gefahren des Co-Sleepings und die Bedeutung angemessener sicherer Schlafpraktiken bei Neugeborenen und Kleinkindern
- Die ordnungsgemäße Verwendung von Rückhaltesystemen in Fahrzeugen und der ordnungsgemäße Einbau von Kindersitzen, die der Größe, dem Gewicht und dem Alter des Kindes entsprechen
- Brandschutzerziehung
- Bewusstsein und Prävention von Selbstmord

Auch wenn es unwahrscheinlich ist, dass akzidentielle Verletzungen gänzlich vermieden werden können, so ist es doch möglich, die Sterblichkeit und Morbidität aufgrund von Traumata und unbeabsichtigten

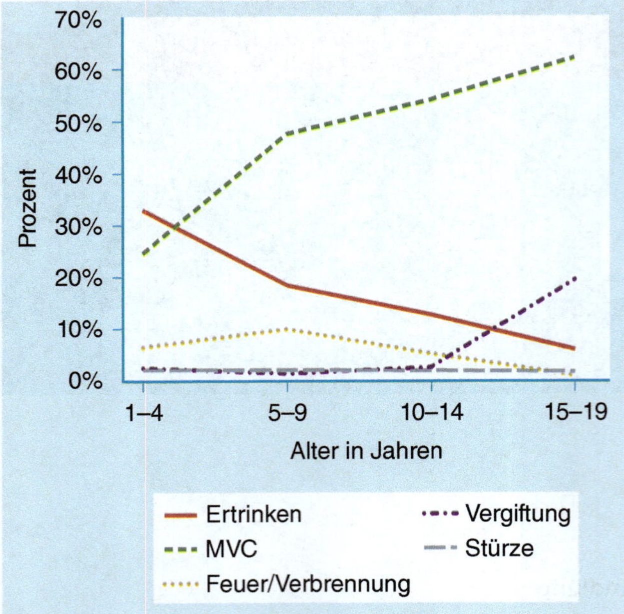

Abbildung 3-1 Ausgewählte Ursachen als prozentualer Anteil an den gesamten Todesfällen durch akzidentielle Verletzungen bei Kindern im Alter von 1 bis 19 Jahren, 2019.

Daten von den Centers for Disease Control and Prevention. Berichte über die häufigsten Todesursachen, 2000-2019. WISQARS. https://wisqars.cdc.gov/fatal-leading.

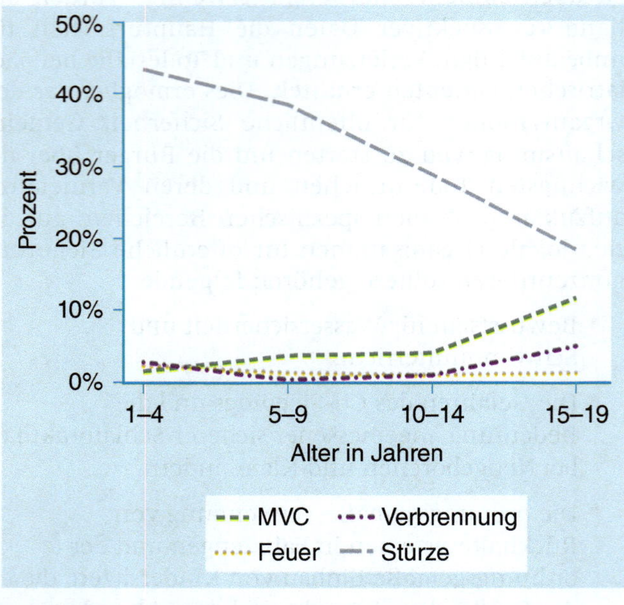

Abbildung 3-2 Ausgewählte Ursachen in Prozent der gesamten akzidentiellen nicht tödlichen Verletzungen bei Kindern im Alter von 1 bis 19 Jahren, 2019.

Daten von den Centers for Disease Control and Prevention. Führende Ursachen für nicht tödliche Verletzungen, 2000-2019. WISQARS. https://wisqars.cdc.gov/nonfatal-leading.

Verletzungen zu verringern. Die Verantwortung dafür liegt bei den lokalen Organisationen für öffentliche Sicherheit und der Gemeinschaft.

Kinematik bei pädiatrischen Traumata

Pädiatrische Patienten erleben traumatische Kräfte auf andere Weise als Erwachsene. Das liegt daran, dass sie anatomisch andere Proportionen haben und psychisch anders reagieren können als Erwachsene, wenn sie eine traumatische Verletzung erleiden.

Der kleinere Körper führt zu einer geringeren Fläche, über die sich die traumatischen Kräfte verteilen können, und die Kräfte, die bei traumatischen Stößen auftreten, konzentrieren sich auf einen viel kleineren Bereich. Pädiatrische Patienten haben auch weniger Muskelmasse und Fettgewebe als Erwachsene, und ihr Skelett bietet den inneren Organen weniger Schutz als das vollständig verknöcherte Skelett eines Erwachsenen. Dies führt zu schwereren inneren Organ- und Gewebeschäden als bei Erwachsenen, wobei diese von außen nicht so deutlich erkennbar sind wie bei Erwachsenen.

Sicherheitsgurte und Kraftfahrzeugunfälle

Man schätzt, dass 59 % der Kindersitze in den Vereinigten Staaten unsachgemäß eingebaut werden. In einer anderen Studie wurde festgestellt, dass nur 5 % der Eltern in der Lage waren, die Kindersitze korrekt und fehlerfrei einzubauen. Wenn Kinder bei Autounfällen tödliche Verletzungen erleiden, waren bis zu 43 % von ihnen unsachgemäß angeschnallt. In Staaten mit strengeren Gesetzen für Sicherheitsgurte und deren Durchsetzung ist die Zahl der Todesopfer bei Verkehrsunfällen im Allgemeinen niedriger. Wenn Sicherheitsgurte oder Kinderrückhaltesysteme wie Autositze oder Sitzerhöhungen unsachgemäß verwendet werden, erhöht sich das Risiko eines Multisystemtraumas. Verletzungen des Kopfes, des Halses, des Gesichts, der Brust, des Bauches und der unteren Wirbelsäule können durch die unsachgemäße Verwendung von Sicherheitsrückhaltesystemen verschlimmert werden.

Kindersicherheitsrückhaltesysteme sind am wirksamsten, wenn sie richtig verwendet und korrekt eingebaut werden. Eine unsachgemäße Verwendung kann zu zusätzlichen oder schwereren Verletzungen führen.

Stürze

Sturzverletzungen bei Kindern können sich von den typischen Mustern bei Erwachsenen unterscheiden. Im Vergleich zu Erwachsenen haben pädiatrische Patienten einen größeren Kopf im Verhältnis zu ihrem Körper. Dadurch haben sie einen höheren Schwerpunkt und stürzen viel häufiger mit dem Kopf voran. Die Wahrscheinlichkeit von Stürzen auf den Kopf nimmt mit dem Alter ab da sich die Proportionen im Jugendalter anpassen. Stürze aus geringer Höhe, d. h. aus einer Höhe, die geringer ist als die Körpergröße des Patienten, führen in der Regel zu Verletzungen der oberen Extremitäten oder des Gesichts und Halses. Dies ist darauf zurückzuführen, dass der Patient versucht, sich mit ausgestreckten Armen abzustützen oder mit dem Kopf gegen Gegenstände stößt. Stürze aus mittlerer Höhe können zu schwereren Kopf- und Halsverletzungen sowie zu Verletzungen der unteren Extremitäten führen. Bei großer Höhe ist ein Multisystemtrauma wahrscheinlicher. Es ist wahrscheinlich, dass Kopf, Hals, obere und untere Extremitäten sowie das Becken verletzt werden. Innere Organschäden durch den sekundären Aufprall von Organen auf knöcherne Strukturen kommen ebenfalls vor.

Verletzungen bei Fahrradunfällen

Eine Umfrage aus dem Jahr 2019, in der Eltern gefragt wurden, wie oft ihre Kinder beim Fahrradfahren eine geeignete Schutzausrüstung tragen, ergab, dass fast 20 % der Kinder in dieser Gruppe beim Fahrradfahren nie einen Helm trugen. Die Statistiken für das Tragen von Helmen beim Skateboard-, Roller- oder Rollschuhfahren waren ähnlich niedrig. Und das, obwohl es deutliche Hinweise darauf gibt, dass Verletzungen verhindert oder drastisch reduziert werden können, wenn beim Fahren mit Fahrrädern, Rollern, Rollschuhen und anderen Spielzeugen auf Rädern Schutzausrüstung verwendet wird.

Wenn Kinder keine angemessene Schutzausrüstung tragen, sind nach einem Fahrradunfall Verletzungen an Kopf, Hals, Gesicht und den oberen Extremitäten wahrscheinlich. Wenn die richtige Schutzausrüstung verwendet wird, kann es immer noch zu Verletzungen an Kopf, Hals und Gesicht kommen, die aber wahrscheinlich weniger schwerwiegend sind. Wenn beim Spielen mit fahrbarem Spielzeug wie Dreiräder oder Kinderfahrräder Schutzausrüstung wie z.B. ein Helm getragen wird, sind Verletzungen der oberen Extremitäten wahrscheinlich.

Frontalzusammenstöße mit Fahrrädern sind oft mit einem bestimmten Verletzungsmuster verbunden. Verletzungen im Bauchraum, insbesondere der Milz und der Leber, sind häufig die Folge des Aufpralls des Unterleibs auf den Lenker bei einem Frontalzusammenstoß mit dem Fahrrad. Verletzungen des Dammes und der Genitalien können zu erheblichen Verletzungen führen. Schamlippenrisse, Hodenrupturen und Verletzungen des Penisschafts sind möglich, wenn die bei perinealem Trauma auftretenden Kräfte erheblich sind. Bei Verdacht auf ein "Aufreittrauma" (straddle injury) (stumpfes Trauma des Perineums) wird eine vollständige Untersuchung empfohlen, die auch das Urogenitalsystem einschließt.

Die letale Trias des Traumas

Die jahrzehntelange Traumaforschung hat immer wieder gezeigt, dass die Sterblichkeit und Morbidität infolge traumatischer Verletzungen verringert werden kann, wenn drei Elementen besondere Aufmerksamkeit geschenkt wird, die zusammen als "Letale Trias des Traumas" bezeichnet werden (**Abbildung 3-3**):

- Hypothermie
- Azidose
- Koagulopathie

Die Ergebnisse für die Patienten werden verbessert, wenn diese drei Prozesse reduziert werden. Die Patienten haben eine schlechtere Prognose, eine höhere Sterblichkeit und Morbidität sowie eine längere Verweildauer im Krankenhaus, wenn diese drei Elemente nicht wirksam behandelt werden.

Hypothermie

Unbeabsichtigte Hypothermie bei Traumapatienten kann durch eine Reihe von Faktoren verursacht werden. Die Exposition des Patienten bei der Beurteilung und Behandlung von Verletzungen, das Versäumnis, den Patienten nach der Exposition für die Untersuchung zuzudecken, und die Verabreichung großer Mengen nicht erwärmter Infusionen tragen alle zu einer niedrigeren Körpertemperatur bei. Auch die

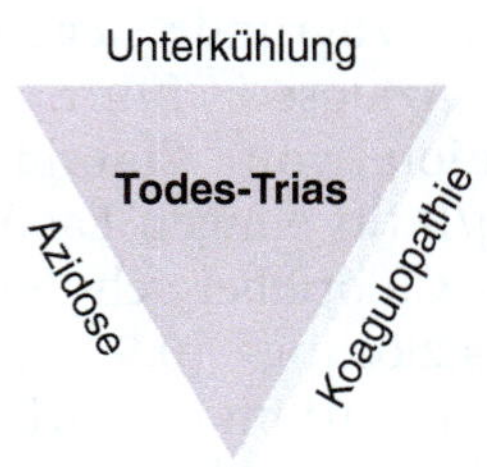

Abbildung 3-3 Die letale Traumatrias.

Umgebung, in der das Trauma auftritt, kann zur Unterkühlung beitragen.

Niedrige Temperaturen wirken sich direkt auf die Aktivität der Blutplättchen und die Enzymreaktionen aus, die für eine wirksame Blutgerinnung erforderlich sind. Je stärker die Unterkühlung ist, desto weniger wirksam sind die Gerinnungsmechanismen des Körpers. Darüber hinaus erhöht das Zittern zur Erzeugung von Körperwärme den Stoffwechsel und kann die Azidose aufgrund der anaeroben Energieproduktion, die bei der Hypoperfusion von Traumaopfern auftritt, verschlimmern. Diese Kombination kann die Koagulopathie weiter verschlimmern.

Kinder sind besonders anfällig für übermäßigen Wärmeverlust und Unterkühlung, da ihre Körperoberfläche im Verhältnis zu ihrem Gewicht größer ist als bei Erwachsenen.

Azidose

Die Stoffwechsel- und Enzymreaktionen, die der menschliche Körper zur Aufrechterhaltung der Homoösthase durchführt, erfordern ein streng kontrolliertes biologisches Umfeld. Der pH-Wert des inneren Milieus ist ein entscheidender Faktor für den Ablauf dieser Reaktionen. Wenn auf Ebene des Gewebes eine Hypoperfusion auftritt, beginnen die Zellen, auf anaeroben Stoffwechsel umzuschalten. Diese Methode der Energiegewinnung ist weniger effektiv und erzeugt Laktat als Nebenprodukt. Durch die Ansammlung von Laktat wird das Puffersystem des Körpers überlastet, was zu einer metabolischen Azidose führt. Die sauren Bedingungen sind nicht optimal für den Ablauf enzymatischer Reaktionen, und die Fähigkeit zur effektiven Blutgerinnung wird erheblich beeinträchtigt. Es kommt zur Koagulopathie.

Die Azidose kann auch durch eine übermäßige Verabreichung von chloridhaltigen isotonischen Kristalloiden verschlimmert werden, was zu einer hyperchlorämischen metabolischen Azidose zusätzlich zu der bereits zugrunde liegenden ischämisch-metabolischen Azidose führt. Die normale Plasmakonzentration von Chlorid liegt zwischen 96 und 106 mEq/L (in einigen Labors kann der festgelegte normale Chloridbereich leicht abweichen). Normale Kochsalzlösung (0,9 % NaCl) enthält 154 mEq/L sowohl Natrium als auch Chlorid. Obwohl die Lösung isotonisch ist, enthält sie eine Konzentration von Natrium und Chlorid, die über den normalen Serumwerten liegt. Eine erhebliche Erhöhung der Serumchloridkonzentration ist möglich, wenn Patienten große Mengen an Flüssigkeit erhalten. Die Wahl des als Volumen verwendeten isotonischen Kristalloids sollte sorgfältig überlegt werden.

Koagulopathie

Die Koagulopathie ist die letzte gemeinsame Endstrecke für die zuvor genannten Elemente der Letalen Trias. Wenn Patienten stark azidotisch und hypotherm sind, wird die zugrundeliegende Koagulopathie erheblich verschlimmert. Traumapatienten sind aufgrund des Verbrauchs von Gerinnungsfaktoren als Reaktion auf Blutungen und des Verlusts von Gerinnungsfaktoren bei Blutverlust bereits anfällig für Koagulopathie. Darüber hinaus kann eine aggressive Flüssigkeitstherapie mit isotonischen kristalloiden Flüssigkeiten die verbleibenden Gerinnungsfaktoren weiter verdünnen und zu einer schlechten Gerinnung beitragen. Endothelschäden als unmittelbare Folge eines Traumas sind ebenfalls ein wichtiger Faktor.

Wenn möglich, ist eine Volumenstrategie, die ein Gleichgewicht zwischen der Verabreichung isotoner kristalloider Flüssigkeiten und der aggressiven Verabreichung aufeinander abgestimmter Mengen von Blutprodukten (Erythrozytenkonzentrate [EK], gefrorenes Frischplasma [GFP] und Thrombozyten herstellt, der alleinigen Verabreichung isotoner kristalloider Flüssigkeiten zur Volumentherapie vorzuziehen. Bei der Anwendung dieser Strategien sollten die Richtlinien der jeweiligen Einrichtung berücksichtigt werden. Örtliche Rettungsdienste sollten mit regionalen Traumazentren zusammenarbeiten und sich ein Bild davon machen, welche Massentransfusionsprotokolle und Flüssigkeitsstrategien in der Notaufnahme verwendet werden, damit die Protokolle der Rettungsdienste in die Erstversorgung im Krankenhaus integriert werden können.

Die Reduktion der Auswirkungen von Hypothermie und Azidose trägt dazu bei, die bei Traumapatienten auftretende Gerinnungsstörung zu kontrollieren.

Management der Letalen Trias

Aggressive Blutstillung und das Management von Atemwegen, Atmung und Kreislauf (XABC) sind allesamt Schlüsselfaktoren bei der Reduktion der letalen Traumatrias. Die Kontrolle der Blutung verringert den Verlust und den Verbrauch von Gerinnungsfaktoren - dies ist der Grund, warum die Behandlung der starken äußeren Blutung vor der Behandlung von Atemwegen, Atmung und Kreislauf erfolgt. Außerdem wird dadurch die Flüssigkeitsmenge verringert, die für eine angemessene Volumentherapie erforderlich ist.

Die Beherrschung der Hypothermie verbessert die Gerinnung und hilft bei der Kontrolle von Blutungen und mikrovaskulären Komplikationen. Der Patient sollte nicht länger als für die Beurteilung, Untersuchung und Behandlung eines Bereichs erforderlich ist entkleidet bleiben. Wann immer möglich, sollten warme Infusionen verabreicht werden. Die Verwendung von Wärmedecken und anderen wärmesparenden Vorrichtungen wie zirkulierender warmer Luft oder warme Flüssigkeitsmatten ist ebenfalls hilfreich, um die Normothermie zu erhalten.

Die Normalisierung der Azidose erhöht die Wirksamkeit der für die Gerinnung erforderlichen enzymatischen Reaktionen. Es ist wichtig sicherzustellen, dass die Patienten bei Bedarf zusätzlichen Sauerstoff erhalten. Ein angemessenes Atemwegsmanagement sowohl mit einfachen als auch mit fortgeschrittenen Techniken ist ein weiterer wichtiger Bestandteil der Vermeidung einer Hypoxie, die zu einer Azidose führen kann. Bei Patienten mit erweitertem Atemsmanagment sollte besonders auf die Atemfrequenz geachtet werden, um eine Hypo- oder Hyperventilation zu vermeiden. Besondere Aufmerksamkeit sollte der Wahl der Flüssigkeit für die Volumengabe gewidmet werden, eine iatrogene Azidose sollte vermieden werden.

Bei der Damage Control Strategie (DCR) handelt es sich um ein Gesamtkonzept und nicht um eine einzelne spezifische Maßnahme. Ziel ist es, den Patienten am Leben zu erhalten, indem alle drei Aspekte der letalen Traumatrias behandelt werden.

TRANEXAMSÄURE (TXA)

TXA ist ein Medikament, das den natürlichen Prozess der Gerinnselauflösung (Fibrinolyse) im Körper hemmt. Obwohl dieses Medikament nicht für die Behandlung von Blutungen im Zusammenhang mit einem Trauma zugelassen ist, wird der Off-Label-Einsatz von TXA zur Behandlung und Prävention von Blutungen im Zusammenhang mit einem Trauma immer häufiger.

Es ist wichtig zu beachten, dass TXA die Gerinnungsbildung nicht fördert und keines der drei Elemente der Trauma-Trias direkt anspricht. Während die Koagulopathie durch die Verabreichung von TXA in geringem Maße indirekt beeinflusst werden kann, wird sie in Ermangelung der für die Gerinnungsbildung erforderlichen Gerinnungsfaktoren trotz der Verabreichung von TXA wahrscheinlich fortbestehen. Die Verabreichung von TXA ist in der Pädiatrie derzeit umstritten, da nur wenige Daten über ihre Verwendung vorliegen.

Bei pädiatrischen Traumapatienten mit schwerem Trauma, hämodynamischer Instabilität oder signifikantem Risiko eines anhaltenden schweren Blutverlustes sollte die Verabreichung von TXA in Betracht gezogen und nach lokalen Protokollen oder in Absprache mit der medizinischen Leitung durchgeführt werden.

Verletzungsarten

Bei pädiatrischen Patienten kann es zu Mehrfachverletzungen kommen. Es kann sich um ein isoliertes Trauma (nur ein verletzter Bereich) oder um ein Multisystemtrauma (mehrere unterschiedliche Verletzungen an mehreren verschiedenen Systemen) handeln. In jedem Fall ist es wichtig, den Verletzungsmechanismus (Mechanism of Injury MOI), die Kinematik und die vom Patienten geschilderten Beschwerden zu berücksichtigen, um einen klinischen Verdacht auf die Art der Verletzungen zu äußern. Obwohl viele Verletzungen offensichtlich sein können, ist zu bedenken, dass einige traumatische Verletzungen subtil sein können (z. B. Gurtspuren, Lenkerspuren usw.), und die Auswirkungen dieser Verletzungen werden möglicherweise erst dann erkannt, wenn das Kind eine erhebliche Morbidität oder Mortalität aufweist.

Hämorrhagie

Blutungen können in zwei Arten unterteilt werden: innere und äußere Blutungen. Äußere Blutungen können leicht erkannt werden, obwohl sie in manchen Fällen erst bei einer gründlichen körperlichen Untersuchung entdeckt werden. Innere Blutungen sind schwieriger zu diagnostizieren und erfordern in der Regel ein hohes Maß an Antizipation, eine genaue Anamnese und eine sorgfältige körperliche Untersuchung. Die Kenntnis des Verletzungsmechanismus und anderer Details trägt ebenfalls dazu bei, zu bestimmen, wie groß die Sorge um innere Blutungen sein sollte.

Äußere Blutung

Äußere Blutungen können in drei Untertypen unterteilt werden (**Abbildung 3-4**):

- Kapillär
- Venös
- Arteriell

Kapillarblutungen treten auf, wenn die Verletzung oberflächlich ist. Die Blutung ist langsam und leicht zu kontrollieren. Diese Art von Blutung spricht gut auf direkten Druck an und hört oft spontan auf wenn das Blut gerinnt. Bei großflächigen Verletzungen (z. B. bei großflächigem Hautabschürfungen) ist manchmal ein einfacher Wundverband erforderlich, um Kapillarblutungen zu kontrollieren.

Venöse Blutungen treten auf, wenn die Verletzung eine Schädigung der venösen Strukturen unterhalb der Dermis verursacht. Venen sind Niederdruckgefäße, und eine Blutstillung kann oft durch direkten Druck und Wundverbände erreicht werden. Der Blutfluss ist oft gleichmäßig, und das Blut kann dunkler sein, wenn Venen betroffen sind. Der Blutfluss in Venen ist passiv; ein spritzender oder pulsierender Fluss ist bei venösen Blutungen nicht zu beobachten.

Arterielle Blutungen sind am schwierigsten zu kontrollieren. Das Blut ist in der Regel hellrot und fließt pulsierend oder spritzend. Der Druck in den Arterien ist hoch und das Blut kann viele Meter weit geschleudert werden. Diese Art von Blutung ist am schwierigsten zu kontrollieren und erfordert oft direkten Druck.

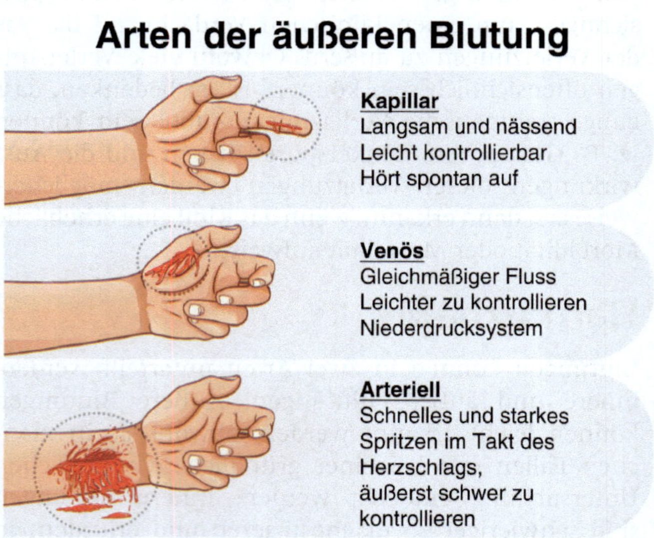

Abbildung 3-4 Die drei Arten von äußeren Blutungen sind kapillär, venös und arteriell.

In manchen Fällen ist das Trauma so schwer oder befindet sich an einer Stelle, an der es nicht möglich ist, die Blutung mit direktem Druck oder einem Tourniquet zu stoppen. Dies wird als "junktionale" Blutung bezeichnet und tritt an Stellen auf, an denen die Extremitäten mit dem Rumpf verbunden sind. Diese Verletzungen stehen häufig im Zusammenhang mit Explosionen, Sprengungen und Unfällen mit schweren Maschinen. Die auftretenden Kräfte sind beträchtlich und das Trauma betrifft oft mehrere Systeme. Die Blutstillung an den Verbindungsstellen ist äußerst schwierig, und diese Verletzungen sind mit einer hohen Mortalitäts- und Morbiditätsrate verbunden. Es gibt speziell entwickelte Tourniquets für den Einsatz an Stellen mit Junktionsblutungen (Junktionstourniquets). Vor dem Einsatz dieser Produkte ist eine zusätzliche Schulung und Einweisung erforderlich. Besprechen Sie dies mit der Leitung Ihrer Organisation und befolgen Sie die lokalen Richtlinien und Protokolle für das Management von Junktionsblutungen.

Tourniquets

Tourniquets werden häufig mit der Kontrolle von arteriellen Blutungen in Verbindung gebracht. Es ist wichtig, darauf hinzuweisen, dass die Anwendung von Tourniquets in jeder Situation angebracht ist, in der die Blutung mit der ersten Intervention von direktem Druck nicht kontrolliert werden kann, unabhängig von der vermuteten Quelle (kapillar, venös oder arteriell). Der frühzeitige Einsatz von Tourniquets zur Blutstillung im zivilen Rettungsdienst hat sich in den letzten 10 Jahren immer mehr durchgesetzt. Obwohl das Anlegen von Tourniquets keinen signifikanten Unterschied in der Sterblichkeit zeigte, wenn man den Verletzungsschweregrad berücksichtigt, benötigten Kinder mit Amputationen der unteren Extremitäten, die mit Tourniquets behandelt wurden, deutlich weniger intravenöse Flüssigkeiten und Blutprodukte (geringeres Risiko von Komplikationen im Zusammenhang mit Transfusionen). Das Committee on Tactical Emergency Casualty Care (C-TECC) veröffentlichte die Empfehlung für das Anlegen eines Tourniquets als erste medizinische Maßnahme bei pädiatrischen Patienten, wenn die Versorgung unter direkter Bedrohung für Team und Patient erfolgt.

Befolgen Sie die örtlichen Protokolle für die Verwendung von Tourniquets zur Blutstillung.

Hämostatische Verbände

Die U.S. Food and Drug Administration hat mehrere Formen von Gaze zugelassen, die mit hämostatischen Wirkstoffen imprägniert sind, um die Blutstillung zu unterstützen (**Abbildung 3-5**). Für diese Verbände muss die Wunde gestopft/gepackt werden, was in vielen Ländern nach den Vorgaben nicht erlaubt ist. Es ist

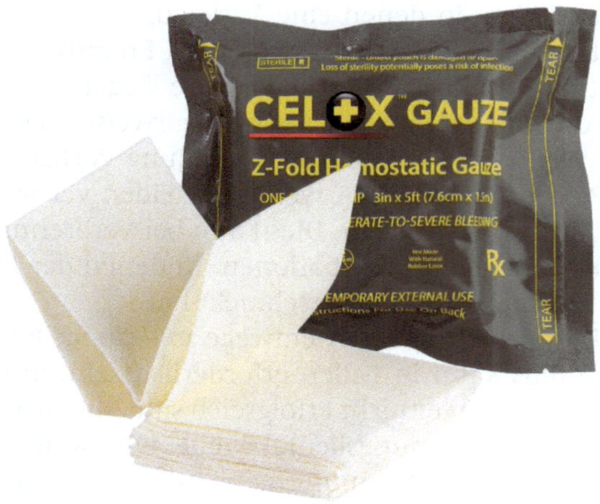

Abbildung 3-5 Hämostatische Mullbinden können bei der Blutstillung helfen.

wichtig, dass Sie die Anweisungen für die ordnungsgemäße Verwendung dieser Verbände lesen und verstehen, bevor Sie sie im Realfall einsetzen.

Innere Blutungen

Innere Blutungen sind bei der visuellen Untersuchung des Patienten nicht ohne weiteres erkennbar. Das Rettungspersonal muss auf der Grundlage der Anamnese, der Untersuchung und des Verletzungsmechanismus einen Verdacht auf innere Blutungen haben. Pädiatrische Patienten sind besonders anfällig für innere Organschäden (aufgrund der anatomischen Lage der Organe und des geringeren Fettgewebes) und für Blutungen, da ihre Knochen elastischer sind.

Bei jedem Patienten mit Anzeichen einer hämodynamischen Beeinträchtigung im Zusammenhang mit einem Trauma sollte bis zum Beweis des Gegenteils davon ausgegangen werden, dass er innere Blutungen hat. Anzeichen für das Vorliegen innerer Blutungen sind Tachykardie, Tachypnoe, verzögerte Kapillarfüllung, Hypotonie und veränderter Bewusstseinsstatus. Hypotonie ist ein Spätbefund und signalisiert, dass sich der Patient in extremis befindet. Bei hypotensiven Patienten versagt der Kreislauf und es besteht ein hohes Risiko für einen Herzstillstand.

Innere Blutungen werden nicht vor Ort behandelt. Die primären Ziele der prähospitalen Behandlung innerer Blutungen ist das rasche Erkennen, dass der Patient möglicherweise innere Blutungen hat, die unverzügliche Einleitung des Transports und die Optimierung der Sauerstoffzufuhr und Perfusion auf dem Weg zu einem Zielort mit angemessener chirurgischer Versorgung zur endgültigen Versorgung des Patienten. Innere Blutungen erfordern eine aggressive Unterstützung und möglicherweise einen chirurgischen Eingriff durch Ärzte mit einer speziellen Ausbildung in pädiatrischer Trauma- und Intensivmedizin. Berücksichtigen Sie dies bei der Entscheidung, wie und wohin Sie einen pädiatrischen Traumapatienten mit Verdacht auf innere Blutungen transportieren.

Die Blutstillung ist eine wesentliche Aufgabe bei der Traumabehandlung. Äußere Blutungen sollten sofort gestillt werden, wenn sie auftreten. Innere Blutungen können subtil sein und können vor Ort nicht kontrolliert werden. Diese Art von Blutungen erfordert einen raschen Transport in ein Krankenhaus, das über das nötige Fachpersonal und die erforderlichen Dienste verfügt, um die chirurgische Erstversorgung und medizinische Stabilisierung dieser Patienten zu gewährleisten.

Verletzungen der Atemwege

Die Behandlung von Verletzungen der Atemwege ist entscheidend für die Gewährleistung einer angemessenen Beatmung und Sauerstoffversorgung des pädiatrischen Patienten. Ein direktes Trauma des vorderen Halses, das bei pädiatrischen Patienten selten ist, kann zu einer Obstruktion der Atemwege führen.

Kinder, die mit Gegenständen im Mund rennen, können fallen und das Gewebe im Retropharyngealraum verletzen. Dieses Szenario tritt bei Gegenständen wie Eisstielen, Kugelschreibern oder Bleistiften und anderen Spielzeugen oder langen Gegenständen mit einer starren Spitze auf. Wenn der Patient nach vorne fällt, wird der Gegenstand in den hinteren Teil des Rachens gedrückt, während das vordere Ende auf eine harte Oberfläche trifft. Dies führt zu Gewebeschäden und Blutungen. Blutungen in diesem Bereich können zu einer weiteren Beeinträchtigung der Atemwege führen.

Eine gründliche Anamnese der Traumata in den Stunden und Tagen vor der Einlieferung des Patienten in die Notaufnahme ist wichtig, eine graduelle Zunahme der Symptome kann über einen langen Zeitraum erfolgt sein. Ein direktes Trauma am Hals oder im Inneren der Mundhöhle kann zu einer Atemwegsobstruktion führen. Ein frühzeitiges Eingreifen bei einer Atemwegsobstruktion ist unerlässlich, um die Sauerstoffversorgung und Beatmung des Kindes sicherzustellen.

Verletzungen, bei denen ein Kabel oder ein anderer dünner und starrer Gegenstand mit großer Wucht auf das Gesicht oder den Hals trifft, die so genannten "Wäscheleinen"-Verletzungen, können mit einem Abriss der Luftröhre oder der Speiseröhre einhergehen.

Eine innere Enthauptung ist ebenfalls möglich, wenn die auf den Hals einwirkenden Kräfte ausreichend sind. Dies wurde bei Kindern beobachtet, die mit hoher Geschwindigkeit vorne sitzend (vor dem Fahrer) auf Motorrädern oder Quads fuhren und von Kabeln erfasst wurden, die zwischen Telefonmasten hängen oder durch gespannte Wäscheleinen.

Verbrennungsverletzungen der oberen Atemwege sind besonders schwerwiegend und können schnell zu respiratorische Insuffizienz und Atemstillstand führen. Bei jedem Patienten, der im Zusammenhang mit einem Feuer oder Rauch verletzt wurde und eine versengte Nasen- oder Mundschleimhaut aufweist, sollte davon ausgegangen werden, dass eine Verbrennung der oberen Atemwege vorliegt. Die frühzeitige Erkennung bei wachen und aufmerksamen Patienten und die Verlegung in ein pädiatrisches Verbrennungszentrum sind unerlässlich. Bei Patienten mit erheblicher Beeinträchtigung der Atemwege kann eine Video-/Direktlaryngoskopie zur Platzierung eines Endotrachealtubus erforderlich sein, was je nach Ausmaß des Ödems eine Herausforderung darstellen kann.

Bei den meisten Verletzungen der Atemwege kommt es auf eine frühzeitige Erkennung an. Wenn bei dem Kind aufgrund des Verletzungsmechanismus oder der Untersuchungsergebnisse ein Risiko für eine Wirbelsäulenverletzung besteht, sollte bei der Behandlung der Atemwege eine Bewegungseinschränkung der Wirbelsäule vorgenommen werden. Bei leichten Verletzungen der Atemwege können minimalinvasive Behandlungen wie Lagerung, Absaugen und das Anlegen einer einfachen Atemwegshilfe (oropharyngealer Atemweg [Guedeltubus]/nasopharyngealer Atemweg [Wendltubus]) ausreichen, um eine angemessene Sauerstoffversorgung und Beatmung aufrechtzuerhalten.

In Fällen, in denen die Verletzung schwerwiegender ist, kann ein fortgeschrittenes Atemwegsmanagment mit einer supraglottischen Atemwegshilfe (SGA) erforderlich sein. Supraglottische Atemwegshilfen haben den Vorteil, dass sie blind eingeführt werden können und schnell einen offenen Atemweg schaffen. SGA oder eine Beutel-Maseken-Ventilation (BMV) sind bei der Mehrzahl der Kinder, die eine effektive Sauerstoffzufuhr und Beatmung benötigen, wirksam.

In Fällen, in denen eine Verletzung zu einer Obstruktion der Atemwege durch einen Fremdkörper geführt hat (durch Zähne oder andere Gegenstände), ist die Verwendung einer SGA möglicherweise nicht möglich. Wenn eine erhebliche Schwellung vorliegt, kann die Platzierung der SGA weitere Schäden verursachen oder nicht richtig sitzen. Dies kann bei Verbrennungen der Fall sein oder in Situationen, in denen der Patient eine ätzende Substanz verschluckt hat.

Die Sicherung der Atemwege mit einem Endotrachealtubus kann in Fällen erforderlich sein, in denen einfache Manöver nicht erfolgreich sind, die Beatmung mit einem Beatmungsbeutel keine wirksame Sauerstoffzufuhr und Beatmung gewährleisten kann, eine SGA nicht geeignet ist und bei dem Patienten das Risiko eines Atemstillstands besteht. Berücksichtigen Sie die Art der Verletzung und untersuchen Sie den Patienten auf Anzeichen für eine Blockierung/Verengung der Atemwege (Asymmetrie der Luftröhre, subkutanes Emphysem, Schwellung am Hals). Seien Sie auf Blut und Fremdkörper (z. B. Zähne) in den Atemwegen vorbereitet. Stellen Sie sich darauf ein, dass die Anatomie verändert sein kann und Orientierungspunkte, die zur Visualisierung der Atemwege dienen, verschoben oder blockiert sein können. Das Atemwegsmanagement

ATEMWEGSMANAGEMENT

Die Sicherung der Atemwege bei einem schweren Trauma ist schwierig und die Situation ist wahrscheinlich chaotisch. Es ist sinnvoll, ein "Timeout" (besser 10 for 10) einzulegen, damit sich das Team fokussieren kann, sowie das Verfahren kurz zu besprechen, bevor es weitergeht. Alle Teammitglieder sollten sich darüber im Klaren sein, welche Maßnahmen während des Verfahrens zu ergreifen sind und welche Maßnahmen ergriffen werden, wenn der Versuch fehlschlägt. Grundlegende Atemwegsmanöver sind bei den meisten Patienten wirksam. Die Immobilisierung der Wirbelsäule sollte bei allen Kindern beibehalten werden, bei denen die Gefahr einer begleitenden Wirbelsäulenverletzung besteht. Bei den meisten Kindern mit unzureichender Oxygenierung und Ventilation ist eine Beutel-Masken-Ventilation wirksam. Wenn dies nicht der Fall ist, ist ein SGA oder eine endotracheale Intubation erforderlich.

sollte an die erfahrenste Person am Unfallort delegiert werden, und wenn verfügbar, sollten Hilfsmittel wie Videolaryngoskopie oder fiberoptische Visualisierung eingesetzt werden. Halten Sie einen Ersatzplan, z. B. einen chirurgischen Atemweg, bereit und besprechen Sie den Ablauf der Intubation.

Wenn eine fortgeschrittene Atemwegssicherung fehlgeschlagen ist, sollten die Ärzte mit ihrem "Crash-Airway"-Algorithmus für eine fehlgeschlagene oder unmögliche Intubation vertraut sein. Dieser Algorithmus sollte auch chirurgische Atemwegsoptionen wie die Nadel- oder chirurgische Krikothyreotomie umfassen. Die Besprechung darüber, was zu tun ist, wenn eine Atemwegssicherung unmöglich ist, sollte vor dem Versuch des erweiterten Atemwegsmanagments stattfinden, und es sollten entsprechende Vorbereitungen getroffen werden. Falls erforderlich, sollte der Telenotarzt/ bzw. Weitere Experten kontaktiert werden.

Verletzungen des Brustkorbs

Brustkorbverletzungen umfassen sowohl knöcherne Verletzungen als auch innere Verletzungen. Bei Kindern kann ein Pneumothorax, Hämothorax oder eine innere Lungenverletzung vorliegen, auch ohne Anzeichen eines äußeren Traumas wie Rippenfrakturen oder einem instabilen Segment.

Das Verständnis der Unterdruckphysiologie bei der Atmung ist wichtig für die Behandlung eines Pneumothorax oder eines Spannungspneumothorax. Normalerweise befindet sich der Druck im Pleuraspalt im Gleichgewicht mit dem Druck in der Atmosphäre. Wenn der Patient zu atmen beginnt, entsteht im Brustkorb ein Unterdruck, und Luft aus der Atmosphäre füllt die Lungen, wodurch die Drücke wieder ins Gleichgewicht gebracht werden. Der Unterdruck im Brustkorb während der Inspiration führt auch zu einem verstärkten rechtsseitigen venösen Rückfluss zum Herzen und erhöht kurzzeitig die Vorlast. Wenn die Pleura des Brustkorbs zerrissen ist, strömt die Luft in den Brustkorb und verdrängt die Lunge (Pneumothorax). Dadurch wird die Lunge auf der betroffenen Seite komprimiert, wenn der Druck zunimmt werden die mediastinalen Strukturen wie die großen Gefäße und das Herz zunehmend komprimiert. Der bei der Inspiration entstehende Unterdruck führt dazu, dass mehr Luft aus der Lunge in den Pleuraspalt austritt, wodurch die Thorax- und Mediastinalstrukturen weiter komprimiert werden. Die rechtsseitige Vorlast, die normalerweise während der Inspiration erzeugt wird, wird eliminiert und die passive Vorlast des Herzens, die durch den venösen Rückfluss erzeugt wird, wird reduziert. Dies führt zu einer isolierten rechtsseitigen Herzinsuffizienz, die unbehandelt schnell zu einer linksseitigen Herzinsuffizienz fortschreitet.

Der Schlüssel zur Behandlung eines Pneumothorax, der die Atmung und den Kreislauf beeinträchtigt, besteht darin, den Druck zwischen der äußeren Atmosphäre und der Brusthöhle wieder anzugleichen. Dies wird zunächst durch eine rasche Nadeldekompression erreicht. Die endgültige Behandlung erfordert eine Minithorakotomie und Platzierung einer Thoraxdrainage.

Geschlossener Pneumothorax

Ein geschlossener Pneumothorax tritt auf, wenn das Lungenparenchym und das Lungenfell zerrissen sind, so dass Luft in die Brusthöhle entweichen kann. Die häufigsten Ursachen für einen traumatischen geschlossenen Pneumothorax sind in **Tabelle 3-1** aufgeführt. Diese Art von Verletzung kann spontan (ohne erkennbare Verletzung oder Ursache) oder traumatisch auftreten. Bei einem Thoraxtrauma kann eine stumpfe Gewalteinwirkung mit ausreichender Energie irgendwo am Brustkorb einen Pneumothorax

Tabelle 3-1 Häufige traumatische Ursachen für einen geschlossenen Pneumothorax

Unfall mit einem Kraftfahrzeug

- Seitenaufprall
- Frontalaufprall mit Aufprall der Brust auf das Lenkrad
- Herausschleudern aus dem Fahrzeug
- Unsachgemäß in einem Autositz angeschnallt

Verletzungen durch Autofahrer und Fußgänger

Sportverletzungen

- Sich schnell bewegende Gegenstände wie Baseballs oder Hockey-Pucks in die Brust
- Stumpfes Trauma durch Baseballschläger oder Hockeyschläger
- Aufprall von Spielern gegeneinader bei Fußball, Lacrosse oder Hockey
- Stürze aus großer Höhe, wie sie beim Turnen vorkommen können

Körperverletzung mit stumpfer Gewalteinwirkung

verursachen. Auch gebrochene Rippen können das Gewebe im Inneren zerstören und zu einem geschlossenen Pneumothorax führen. Ein wichtiger Risikofaktor für diese Erkrankung ist das Rauchen (herkömmliche und elektronische Zigaretten).

Bei Patienten mit geschlossenem Pneumothorax können die Symptome unmittelbar nach der Verletzung auftreten oder sich im Verlauf von Minuten bis Stunden nach der Verletzung zunehmend verschlimmern. Zu den häufigsten Symptomen gehören Dyspnoe, niedrige Sauerstoffsättigung, Brustschmerzen und Tachykardie. Zu den Untersuchungsergebnissen gehören verminderte Atemgeräusche auf der betroffenen Seite und eine Trachealdeviation (Spätbefund). Wenn der Pneumothorax fortschreitet und die Strukturen des Brustkorbs zusammendrückt (Spannungspneumothorax), kommt es zu einer Stauung der Jugularvenen, verminderter Perfusion, Hypotonie und verändertem Bewusstsein. Dies sind Spätbefunde.

Die Behandlung eines geschlossenen Spannungspneumothorax umfasst eine sofortige Nadeldekompression der betroffenen Seite. Dies erfolgt in der Regel mit einer großkalibrigen Nadel, die an der empfohlenen Stelle im 4. oder 5. Interkostalraum in der vorderen/mittleren Axillarlinie eingeführt wird. (Der 2. Interkostalraum, Medioclavikularlinie, bleibt eine optionale Stelle für pädiatrische Patienten; der Anwender sollte jedoch die Stelle wählen, mit der er am besten vertraut ist). Möglicherweise ist sofort ein Luftzug zu hören, der signalisiert, dass Sie sich am richtigen Ort befinden. Der Patient sollte sofort Besserung verspüren. Am Ende des Katheters sollte ein Dreiwegehahn oder ein Heimlichventil angebracht werden, um eine intermittierende Entlüftung des Brustkorbs zu ermöglichen, da sich aufgrund der zugrunde liegenden Verletzung weiterhin Luft ansammeln wird. Die Patienten sollten über eine Sauerstoffmaske mit hohem flow insuffliert werden, oder ihre Atmung sollte gegebenenfalls unterstützt werden. Seien Sie vorsichtig und vermeiden Sie eine Überinflation oder hohe Atemwegsdrücke während der Beatmung, da dies die zugrunde liegende Verletzung verschlimmern kann.

Bei der Nadeldekompression ist es wichtig, die Nadel über die Oberseite der unteren Rippe und nicht unter die Unterseite der oberen Rippe zu führen. Jede Rippe hat ein neurovaskuläres Bündel, das entlang der unteren Seite des Knochens verläuft und durch eine kleine Aussparung geschützt ist. Wenn eine Nadel unter die Rippe eingeführt wird, besteht ein erhöhtes Risiko, dass dieses neurovaskuläre Bündel verletzt wird.

Offener Pneumothorax

Wenn ein penetrierendes Trauma des Brustkorbs das Brustfell zerreißt, kann Luft aus der Atmosphäre in die Brusthöhle strömen, da während der Inspiration ein Unterdruck im Brustkorb entsteht. Die Ausatmung in der Lunge ist unter normalen physiologischen Bedingungen fast vollständig passiv und beruht in erster Linie auf dem elastischen Rückstellkräften des Lungengewebes. Dadurch kann sich bei jedem Atemzug Luft im Pleuraraum ansammeln. Aktives Ausatmen ist in diesen Fällen nicht effektiv, da die Luft bei nachfolgenden Einatmungen einfach wieder durch die Öffnung eingesaugt wird. Wenn sich die Luft ansammelt, beginnt sie, Druck auf die mediastinalen Strukturen auszuüben, einschließlich des Herzens, der Luftröhre und der großen Gefäße. Dies führt zu einer verminderten Vorlast und einem verringerten enddiastolischen Volumen im linken Ventrikel. Das Endergebnis dieser Faktoren ist ein obstruktiver Schock und ein hämodynamischer Kreislaufstillstand.

Zur sofortigen Behandlung eines offenen Pneumothorax gehört das Anlegen eines Okklusivverbands auf die Wunde. Es ist wichtig zu beachten, dass der Okklusivverband nur an drei Seiten verschlossen werden sollte. Die vierte Seite sollte offen bleiben, damit die Luft entweichen kann. Die offene Seite des Okklusivverbands sollte flach auf der Haut aufliegen, damit bei aktiver Ausatmung Luft entweichen kann und bei Einatmung der Brustkorb abgedichtet wird und keine Luft eindringen kann.

SPANNUNGSPNEUMOTHORAX

Ein offener oder geschlossener Pneumothorax kann zu einem Spannungspneumothorax werden, bei dem sich die mediastinalen Strukturen im Brustkorb verschieben. Wenn diese Strukturen verschoben werden, werden ihre Befestigungspunkte in der Brusthöhle zusammengezogen. Dies führt zu einem erhöhten Druck auf diese Strukturen und Zug auf die Befestigungen in der Brusthöhle. Wenn dieser Druck im Zusammenhang mit einem Pneumothorax auftritt, entwickelt sich ein obstruktiver Schock. Sobald Anzeichen eines obstruktiven Schocks und einer hämodynamischen Kreislaufinstabilität vorhanden sind, wird der Begriff *Spannungspneumothorax* zur

Beschreibung der Verletzung verwendet. Die rasche Erkennung dieses Zustands und die angemessene Verwendung dieses Begriffs bei der Übermittlung eines Patientenberichts machen das Personal bei der Aufnahme auf den Ernst der Lage aufmerksam und ermöglichen es ihm, sich auf einen Patienten vorzubereiten, der infolge seiner Verletzung wahrscheinlich einen Schock hat.

Hämatopneumothorax

In bestimmten Fällen eines stumpfen oder penetrierenden Traumas kann sich im Pleuraraum neben Luft auch Blut ansammeln. Dies geschieht, wenn Blutgefäße im Brustkorb verletzt werden und es zu erheblichen Blutungen kommt. Das Ergebnis wird als Hämatopneumothorax bezeichnet. Das klinische Bild des Hämatopneumothorax ähnelt dem des Pneumothorax. Kurzatmigkeit, Atemnot, verringerte Sauerstoffsättigung und Anzeichen eines obstruktiven Schocks können vorhanden sein. Bei der körperlichen Untersuchung des Brustkorbs kann bei Perkussion ein dumpfer Ton festgestellt werden, im Gegensatz zu einem normalen Pneumothorax, der bei Perkussion ein tympanisches Geräusch zeigt.

Die Behandlung dieses Zustands ist ähnlich wie bei einem Pneumothorax. Wenn in der Notaufnahme eine Dekompression durchgeführt wird, kann es neben Luft auch zu einer starken Blutung kommen. Wenn große Mengen Blut vorhanden sind, ist es wichtig zu bedenken, dass ein hypovolämischer Schock aufgrund eines erheblichen Blutverlustes entstehen/vorliegen kann.

Eine Alternative zur Nadeldekompression ist die Fingerthorakostomie. Bei diesem Verfahren kann der Anwender den Pleuraraum und das Lungenparenchym abtasten, während er den Brustkorb dekomprimiert. Anhand dieses taktilen Feedbacks kann auch beurteilt werden, wie effektiv der Dekompressionsversuch war. Es ist zu beachten, dass diese Technik per definitionem einen offenen Pneumothorax verursacht, und der Anwender sollte darauf vorbereitet sein, diesen entsprechend zu behandeln (Okklusivverband). In einigen Fällen kann diese Technik wirksamer sein als die Nadeldekompression. Lokale Richtlinien und Protokolle sollten immer befolgt werden, und die Durchführung dieses Verfahrens erfordert eine umfassende zusätzliche Ausbildung und Schulung.

Kopfverletzungen

Traumatische Schädel-Hirn-Traumata (SHT) sind die Hauptursache für Mortalität und Morbidität bei pädiatrischen Traumata. Kinder haben bis zum Alter von etwa 6 Jahren einen proportional größeren Kopf im Verhältnis zum Rest des Körpers. Der Schädel von Kindern ist relativ dünn und nicht vollständig verknöchert, so dass er bei einem Schädel-Hirn-Trauma nur unzureichend geschützt ist.

Die häufigsten Ursachen für Kopfverletzungen bei pädiatrischen Patienten lassen sich in drei Kategorien einteilen: Stürze, Autounfälle und nichtakzidentelle Traumata (NAT; Verletzungen durch Missbrauch). Patienten, die jünger als 2 Jahre sind, sind besonders anfällig für Kopfverletzungen infolge von Kindesmisshandlung.

Gehirnerschütterung

Der Begriff Gehirnerschütterung wird häufig verwendet, um die Diagnose eines leichten Schädel-Hirn-Traumas zu beschreiben. Es ist jedoch zielführender, den Begriff *Gehirnerschütterung zu* verwenden, um die klinischen Symptome zu beschreiben, die nach einem leichten Schädel-Hirn-Trauma auftreten.

Eine Gehirnerschütterung kann durch jede Aktivität verursacht werden, bei der ein direkter Schlag auf den Kopf, das Gesicht oder den Nacken erfolgt ist. Eine Gehirnerschütterung kann auch durch jede Aktivität mit hoher Aufprallwirkung verursacht werden, die Schläge auf andere Körperteile verursacht, die dann auf den Kopf übertragen werden. Für Kinder und Jugendliche, die Kontaktsportarten wie Fußball, Lacrosse, Hockey und/oder Ringen betreiben, besteht ein erhöhtes Risiko, eine Gehirnerschütterung zu erleiden. Auch Stürze und andere Unfälle, die nichts mit Sport zu tun haben, können eine Gehirnerschütterung verursachen.

Schätzungsweise 1,1 bis 1,9 Millionen sportbedingte Gehirnerschütterungen ereignen sich jedes Jahr bei Personen unter 18 Jahren in den Vereinigten Staaten. Die Meldequote für Gehirnerschütterungen ist in den letzten zwei Jahrzehnten gestiegen, da die Initiativen zur besseren Erkennung und Behandlung von Gehirnerschütterungen zugenommen haben. Die meisten

Sportprogramme müssen Richtlinien für die Wiederaufnahme des Spielbetriebs bei Sportlern mit einer leichten Gehirnerschütterung erstellen. Diese Richtlinien können vorsehen, dass Sportler mit bestimmten Symptomen wie Bewusstseinsverlust, Amnesie oder veränderter Bewusstseinslage zur weiteren Untersuchung in ein Krankenhaus gebracht werden müssen.

Die Ursache für eine Gehirnerschütterung sind Scherkräfte, die auf die neuronalen Strukturen des Gehirns wirken. Diese Kräfte treten am ehesten bei Verletzungen auf, die mit Rotationskräften verbunden sind; allerdings kann jeder Schlag auf den Kopf zu einer Scherung der neuronalen Strukturen führen.

Besorgniserregende Anzeichen bei Patienten mit Gehirnerschütterung sind Krampfanfälle oder Bewusstlosigkeit zum Zeitpunkt des Aufpralls, Amnesie, wiederholte Fragen, Übelkeit, Erbrechen, veränderter neurologischer Status oder ein signifikanter Verletzungsmechanismus.

Die Behandlung einer Gehirnerschütterung erfordert ein langfristiges, interdisziplinäres Vorgehen, wobei die schrittweise Wiederaufnahme der Aktivität von einem auf Gehirnerschütterungen spezialisierten Arzt verordnet wird. Die Behandlung in der prähospitalen Umgebung umfasst eine gründliche Beurteilung und Untersuchung auf zusätzliche Verletzungen, das Freihalten der Atemwege, Aufrechterhaltung der Atmung und des Kreislaufs sowie eine häufige Neubewertung des neurologischen Status, um eine Veränderung des schnell zu erkennen. Wichtig ist auch der schnelle Transport in ein Krankenhaus, das in der Lage ist, pädiatrische Patienten mit SHT zu behandeln.

Intrakranielle Hämorrhagie

Es gibt vier Hauptarten von intrakraniellen Blutungen (**Abbildung 3-6**). Die Verletzungen werden nach dem Ort benannt, an dem die Blutung auftritt:

- Epidurales Hämatom
  - Die Blutung tritt zwischen der Dura und dem Schädel auf (epi-"auf oder über", Dura - die äußerste Auskleidung des Gehirns). Diese Blutung kann bei einem relativ leichten Trauma des Kopfes auftreten. Durch dieses Trauma werden die Blutgefäße (hauptsächlich Arterien), die unter dem Schädel verlaufen, unterbrochen, und das Blut sammelt sich schnell zwischen Schädel und Dura an.
  - Epidurale Hämatomverletzungen können nach der Verletzung zu einem kurzen Bewusstseinsverlust führen. Nach dem Bewusstseinsverlust kann es zu einem "luziden Intervall" kommen, in dem der Patient scheinbar zum neurologischen Ausgangszustand zurückkehrt. Dieses "luzide v" ist unterschiedlich

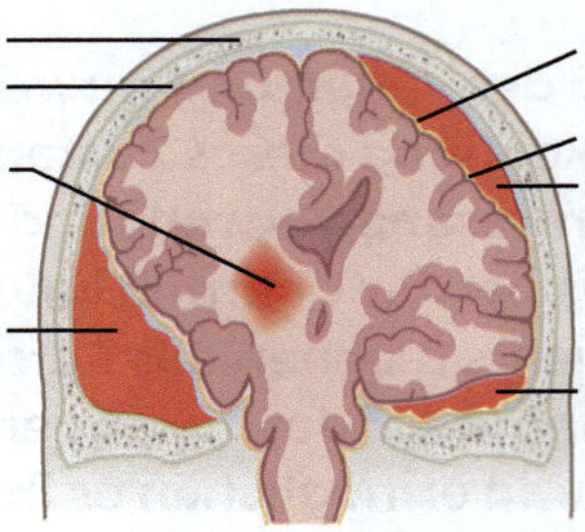

Abbildung 3-6 Die vier Haupttypen von intrakraniellen Blutungen: intrazerebrale Blutung, epidurales Hämatom, subdurales Hämatom und Subarachnoidalblutung.

lang, wird jedoch im weiteren Verlauf der Verletzung von einer akuten Verschlechterung des neurologischen Status abgelöst.

- Subdurales Hämatom
  - Die Blutung tritt unterhalb der Dura und oberhalb der Arachnoidea auf (sub unter, dural - die äußerste Auskleidung des Gehirns). Diese Art von Blutung entsteht häufig durch eine rasante Beschleunigung und Verlangsamung des Gehirns. Diese rasche Bewegung führt zu einer Abscherung der Brückenvenen mit diffusen Blutungen in den Subduralraum. Die Intensität dieser Blutung ist unterschiedlich. Das kindliche Gehirn nimmt fast das gesamte Volumen des Schädels ein (im Gegensatz zu älteren Patienten, die eine Hirnatrophie aufweisen), und selbst geringe Blutmengen im Subduralraum können einen erhöhten intrakraniellen Druck (ICP) verursachen.
  - Diese Verletzung ist pathognomonisch für Missbrauch, wenn sie bei Kindern unter 2 Jahren ohne einen erklärbaren Mechanismus (Autounfall, Sturz aus der Höhe usw.) oder eine bekannte Blutungsstörung auftritt.
  - Vorgewölbte Fontanellen, Erbrechen und mangelnde Tröstbarkeit sind Anzeichen dafür, dass eine subdurale Blutung vorhanden sein könnte.
- Subarachnoidalblutung
  - Die Blutung tritt unterhalb der Arachnoidea, aber außerhalb des eigentlichen Hirngewebes (Parenchym) auf.
  - Eine Subarachnoidalblutung kann bei missbräuchlichen und unfallbedingten Kopftraumata auftreten. Auch medizinische Grunderkrankungen (Aneurysmen) können zu einer spontanen Subarachnoidalblutung führen.

- Wenn die Blutung spontan aufgrund eines gerissenen Aneurysmas auftritt, kann ein Vernichtungs-Kopfschmerz bzw. der "schlimmste Kopfschmerz meines Lebens" beschrieben werden. Diese Kopfschmerzen sind oft mit Schmerzen verbunden, die in keinem Verhältnis zur klinischen Untersuchung stehen und den Patienten völlig entkräften. Anzeichen von Meningismus (steifer Nacken, Photophobie, Phonophobie) können vorhanden sein.
- Der wichtigste Risikofaktor für eine spontane (nicht traumatische) Subarachnoidalblutung ist eine familiäre Vorbelastung. Auch Bindegewebsstörungen wie Ehlers-Danlos, erhöhter Blutdruck, der Konsum von Sympathomimetika und Zigarettenrauch erhöhen bekanntermaßen das Risiko einer spontanen Subarachnoidalblutung.

- Intrazerebrale Blutung
  - Diese Blutungen treten innerhalb des eigentlichen Hirngewebes (Parenchym) auf. Manchmal werden diese Blutungen auch als intraparenchymale Blutungen bezeichnet. Diese Art von Verletzung kann durch ein schweres Schädel-Hirn-Trauma, aber auch durch zahlreiche Grunderkrankungen und nicht traumatische Ursachen verursacht werden.
  - Diese Verletzung kann kleinere Gefäße im Inneren des Gehirns betreffen und verläuft langsam und schleichend, ähnlich wie ein Schlaganfall bei Erwachsenen.

Einklemmung und Cushing-Reflex

Wenn ein Schädelhirntrauma zu einem deutlich erhöhten ICP führt, ist eine Herniation des Gehirns durch das Foramen magnum möglich. Wenn der Druck im Schädel steigt, wird das Hirngewebe so weit komprimiert, dass es durch die große Öffnung an der Schädelbasis gedrückt wird.

Kopfschmerzen und Sehstörungen können frühe Anzeichen eines erhöhten ICP sein. Der VI. Hirnnerv (Abducens) ist sehr anfällig für Kompression und eine Lähmung des VI. Hirnnerven kann bei fortschreitender Herniation auftreten (**Abbildung 3-7**).

Wenn der ICP ansteigt, kann eine Trias von Symptomen auftreten, die als Cushing-Reflex bekannt ist. Die verminderte zerebrale Perfusion führt zu einer peripheren Vasokonstriktion und einem Anstieg des Blutdrucks. Dieser dramatische Blutdruckanstieg wird von Barozeptoren in den Karotisbulbi wahrgenommen, und es kommt zu einer reflexartigen Bradykardie, um den Bluthochdruck zu mindern. Mit fortschreitender

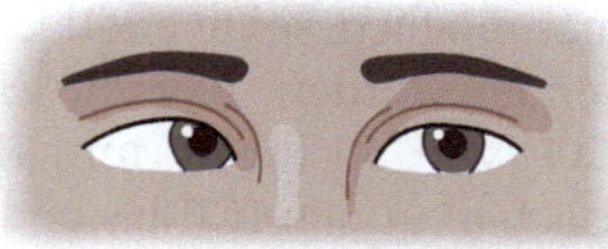

Abbildung 3-7 Linke Abducens-Lähmung. Man beachte, dass das linke Auge des Patienten nicht nach lateral blicken kann (abduziert), weil die Signalübertragung des Abducens an den lateralen Rectusmuskel ausfällt. Das rechte Auge ist in der Lage, nach medial (in Richtung Nasenrücken) zu blicken, da der mediale Rectusmuskel vom III. Hirnnerv kontrolliert wird, der bei Herniationssyndromen bis zu einem späteren Zeitpunkt intakt bleibt.

Herniation werden die Atemzentren im Gehirn komprimiert, was zu veränderten Atemmustern führt.

Der Cushing-Reflex besteht aus drei Befunden:

- **Erhöhter Blutdruck**
- **Bradykardie**
- **Veränderte Atemmuster**

Es handelt sich um einen Spätbefund einer Einklemmung und es sollten sofort Maßnahmen zur Senkung des ICP ergriffen werden.

Behandlung

Die Versorgung bei einem Schädel-Hirn-Trauma sollte sich auf die Optimierung von Beatmung, Oxygenierung und Perfusion konzentrieren, um weitere Hirnverletzungen zu minimieren und sekundäre Hirnschäden zu verhindern. Hypotonie wird allgemein mit schlechterem Outcome in Verbindung gebracht.

Erhöhter ICP kann mit osmotischen Diuretika wie Mannitol behandelt werden. Hypertone Kochsalzlösung (3 %) wird ebenfalls häufig bei der akuten Behandlung eines erhöhten ICP eingesetzt.

Bei Anzeichen einer drohenden Einklemmung kann eine kontrollierte Hyperventilation erforderlich sein. Zu diesen Anzeichen gehören die folgenden:

- Anisokorie oder starre und geweitete Pupillen
- Strecksynergismen Dezerebration
- Akute neurologische Verschlechterung (Rückgang des Glasgow Coma Scale [GCS]-Scores um 2 oder mehr Punkte bei einem Ausgangswert von <8)

Wann immer möglich, sollte endtidale Kapnographie ($ETCO_2$) verwendet werden. Gezielte Hyperventilation, um einen $ETCO_2$ von 30 bis 35 mm Hg zu erreichen, senkt nachweislich akut den ICP, bis endgültigere Therapien wie osmotische Diurese, Verabreichung hypertoner Kochsalzlösung oder eine Operation eingeleitet werden.

Das Erkennen, dass ein Schädel-Hirn-Trauma vorliegen könnte, ist für die Behandlung entscheidend. Der Transport in ein pädiatrisches Traumazentrum mit in Neurochirurgie und Trauma geschulten Ärzten ist von entscheidender Bedeutung für die Senkung der Mortalität und Morbidität dieser Patienten.

Brüche/Frakturen

Frakturen machen etwa 20 % der traumatischen Verletzungen bei Kindern aus. Vor dem Ende der Pubertät bleiben die pädiatrischen Wachstumsfugen offen und bilden eine Schwachstelle, die bei Krafteinwirkung anfällig für Frakturen ist. Außerdem sind die Sehnen in der Regel stärker als die Knochen, so dass Frakturen wahrscheinlicher sind als Verstauchungen oder Zerrungen im Vergleich zu ähnlichen Verletzungsmechanismen bei erwachsenen Patienten.

Zu den häufigsten pädiatrischen Frakturen gehören:

- Distaler Unterarm
  - Die Fraktur des distalen Unterarms macht etwa 25 % aller Frakturen aus. Diese Frakturen treten auf, wenn der Patient vorwärts oder rückwärts auf den ausgestreckten Arm fällt. Die distalen Enden von Speiche und Elle sind anfällig für Verletzungen. Bei Patienten mit verminderter Griffkraft, Schmerzen beim Zusammendrücken, Blutergüssen, Druckempfindlichkeit oder Schmerzen bei Pronation/Supination im Zusammenhang mit einem kürzlichen Sturz oder Trauma kann eine distale Unterarmfraktur vorliegen.
- Schlüsselbein
  - Der Schultergürtel wird an der Vorderseite von den Schlüsselbeinen gestützt. Diese Knochen sind relativ dünn und haben die Form eines "S" mit schmalen medialen und lateralen Enden, was sie anfällig für Verletzungen macht. Kontaktsportarten, Stürze und Verkehrsunfälle sind häufige Ursachen für Schlüsselbeinfrakturen. Anzeichen für einen Schlüsselbeinbruch sind u. a. Schmerzempfindlichkeit beim Abtasten, eine offensichtliche Abwinkelung oder Verformung, ein Absinken der Schulter oder vom Patienten angegebene Schmerzen. Diese Verletzung macht etwa 11 % der pädiatrischen Frakturen aus.
- Distaler Oberarmknochen
  - Frakturen an dieser Stelle machen etwa 5 % der Frakturen aus. Diese Verletzung tritt auf, wenn der Patient auf den Ellenbogen oder einen ausgestreckten Arm zurückfällt und dabei so viel Kraft aufwendet, dass der Oberarmknochen oberhalb des Kondylus bricht, was zu einer suprakondylären Fraktur führt. Dieser Bereich ist besonders bruchgefährdet, da es sich um einen der schmalsten Abschnitte des Oberarmknochens handelt. Die Patienten meiden es den Arm zu bewegen. Der hintere Teil des Ellenbogens kann stark geschwollen und schmerzempfindlich beim Abtasten sein. Diese Art von Fraktur kann eine chirurgische Fixierung erfordern.

Der Verdacht auf eine Fraktur kann nicht allein aus dem Verletzungsmechanismus abgeleitet werden. Obwohl ein ausgeprägter Verletzungsmechanismus die Wahrscheinlichkeit einer Fraktur erhöhen kann, sind pädiatrische Patienten anfällig für Frakturen, selbst wenn die einwirkenden Kräfte minimal sind. In einigen Fällen trägt die Art und Weise der Krafteinwirkung mehr zur Entstehung einer Fraktur bei als die Kraft selbst. Eine offensichtliche Abwinkelung oder Verformung in Verbindung mit einem kürzlichen Trauma deutet darauf hin, dass die Extremität gebrochen ist. Zu den subtileren Hinweisen gehören die Schonhaltung (Halten des Arms oder Weigerung den Arm zu belasten), Empfindlichkeit beim Abtasten, Blutergüsse oder Verfärbungen, Krepitationen und Schwellungen. Trotz des Fehlens all dieser Anzeichen können Frakturen vorliegen, und jede Besorgnis rechtfertigt eine Untersuchung durch einen Arzt und gegebenenfalls eine Bildgebung.

Die primäre präklinische Behandlung einer frakturierten Extremität besteht in der Schmerzbekämpfung und Schienung. Eine kontinuierliche Neubewertung der neurovaskulären Funktion und der Empfindung distal der Frakturstelle (pDMS) ist notwendig, um sicherzustellen, dass die Durchblutung und Sensibilität intakt bleibt. Für die endgültige Behandlung ist der Transport in eine Einrichtung mit spezialisierten pädiatrischen orthopädisch-chirurgischen Fähigkeiten wichtig.

Verbrennungen

Etwa 25 % aller Brandverletzungen treten bei Kindern unter 16 Jahren auf. Die meisten dieser Verletzungen treten bei pädiatrischen Patienten auf, die jünger als 5 Jahre sind. Kindesmissbrauch, verbrühende Flüssigkeiten und Hausbrände sind häufige Ursachen für Verbrennungen bei pädiatrischen Patienten.

Elektrische Verletzungen und die Einwirkung von Chemikalien können zu schweren Verbrennungen/ Verätzungen führen, die sich nicht auf die übliche oder erwartete Weise zeigen.

Oberflächliche Verbrennungen Grad I

Oberflächliche Verbrennungen betreffen nur die Epidermis (**Abbildung 3-8**). Sie sind rot und in der Regel sehr schmerzhaft, da die Nervenfasern nicht beschädigt sind und die sensorische Funktion intakt ist. Kurzzeitiger Kontakt mit einer heißen Oberfläche oder ein leichter Sonnenbrand sind häufige Ursachen für oberflächliche Verbrennungen.

Verbrennungen mittlerer Tiefe Grad II

Diese Verbrennungsverletzungen betreffen die Epidermis und Teile der darunter liegenden Dermis (**Abbildung 3-9**). In der Regel kommt es zu Blasenbildung, Nässen und Schälen der Haut. Schwere Sonnenbrände, kurzzeitige Verbrühungen durch kurzes Untertauchen oder verschüttete heiße Flüssigkeiten und längerer Kontakt mit heißen Oberflächen sind häufige Ursachen für Verbrennungen von mittlerer Tiefe.

Tiefe und subdermale Verbrennungen Grad III

Wenn der Kontakt mit einer heißen Oberfläche länger andauert, z. B. weil ein Patient beispielsweise unter einem heißen Gegenstand oder neben einer Wärmequelle eingeklemmt ist, kann sich die Verbrennung bis in die tiefsten Schichten der Lederhaut ausbreiten und zu einer Verbrennung der gesamten Körperoberfläche führen (**Abbildung 3-10** und **Abbildung 3-11**). Wenn die Wärmequelle nicht entfernt wird und die Verbrennung fortschreitet können Gewebeschichten unterhalb der Dermis, wie z. B. Muskeln, Fett und Faszien, betroffen sein - dies wird als subdermale Verbrennung bezeichnet (**Abbildung 3-12**). Ursachen für diese schweren Verbrennungen sind u. a. längerer Kontakt mit einer in einem geschlossenen Raum, Verletzungen durch offene Flammen oder brennbare Flüssigkeiten sowie längeres Eintauchen in heiße Flüssigkeiten.

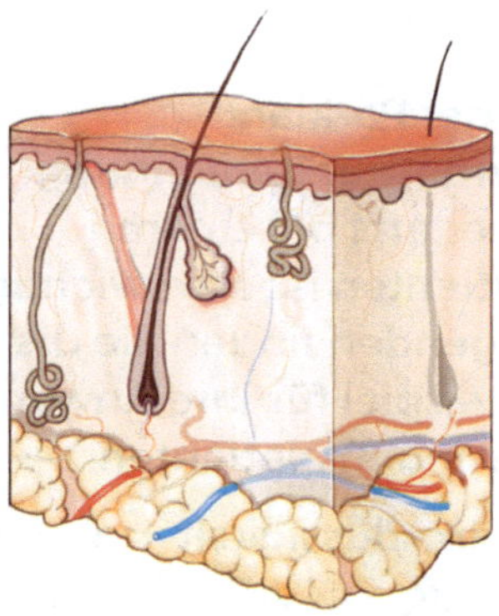

Abbildung 3-8 Bei einer oberflächlichen Verbrennung ist nur die Epidermis betroffen. Ein leichter Sonnenbrand ist ein Beispiel für eine oberflächliche Verbrennung.

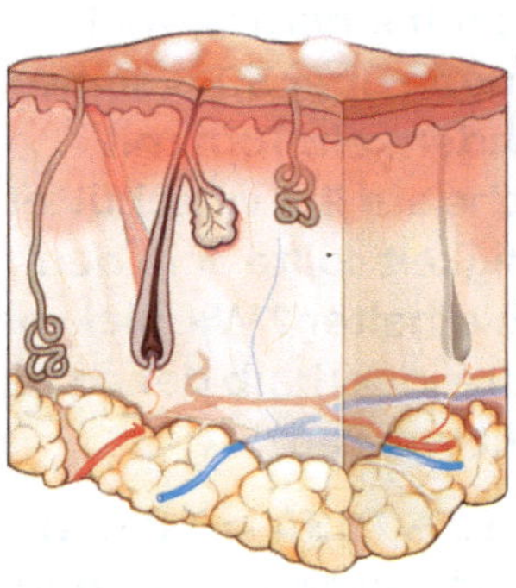

Abbildung 3-9 Eine Verbrennung von mittlerer Tiefe reicht über die Epidermis hinaus bis in Teile der darunter liegenden Dermis. Eine Verbrühungsverletzung ist eine häufige Ursache für eine oberflächliche Verbrennung.

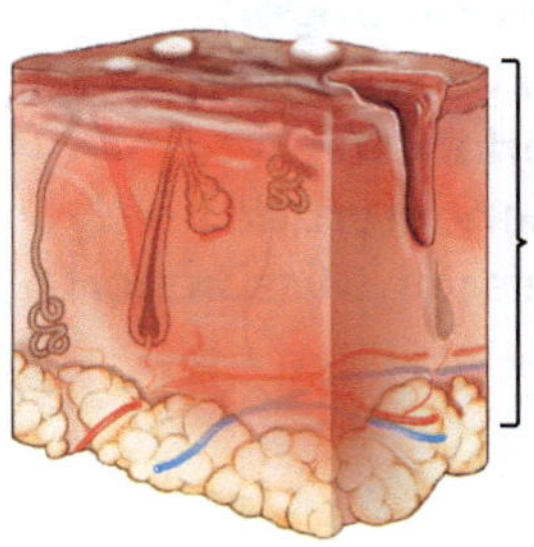

Abbildung 3-10 Verbrennung Grad III.

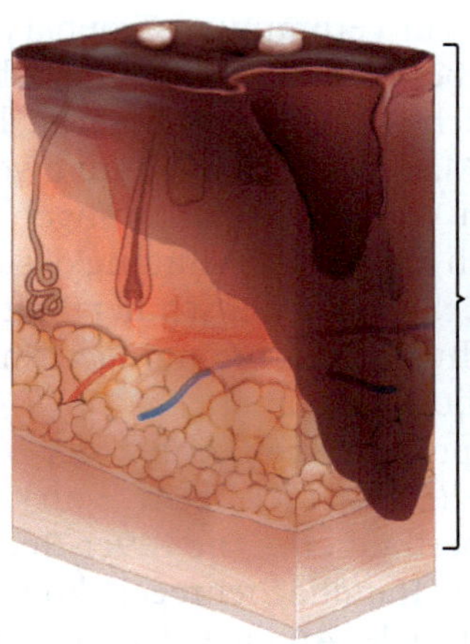

Abbildung 3-11 Verbrennung vierten Grades.

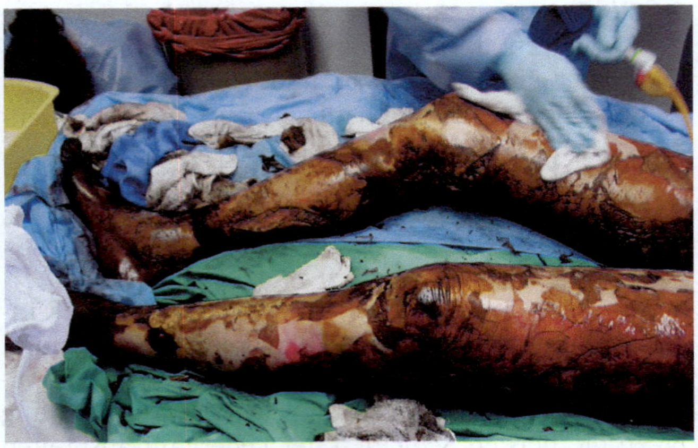

Abbildung 3-12 Beispiel einer tiefen, vollflächigen Verbrennung mit Verkohlung der Haut und sichtbarer Thrombose der Blutgefäße.

Mit freundlicher Genehmigung von Dr. Jeffrey Guy.

Kinder können an den Griffen von Töpfen oder Pfannen ziehen, so dass heiße Flüssigkeiten auf sie überschwappt. Diese Exposition unterscheidet sich vom Eintauchen, obwohl beide Verletzungsarten schwerwiegend sein können. Das Verschütten von heißen Getränken kann auch zu Verbrühungen führen. Es ist wichtig, so viel wie möglich über die Vorgeschichte zu erfahren und die Befunde zu dokumentieren, da Verbrennungen das Ergebnis von Missbrauch sein können.

Bewertung von Verbrennungen

Die Beurteilung der Atemwege eines Verbrennungspatienten ist entscheidend. Versengte Nasenhaare, schwarzer Auswurf oder ein verbrannter Oropharynx deuten darauf hin, dass bei dem Patienten ein hohes Risiko für eine Beeinträchtigung der Atemwege besteht. Ein aggressives Management der Atemwege hat in diesen Situationen Vorrang. Verbrennungen im Brust- und Rückenbereich können die Atmung des Patienten ebenfalls beeinträchtigen, da es schmerzhaft ist tief zu atmen, und bei schweren Verbrennungen kann es zu Kompression des Thorax kommen.

Es ist wichtig, den prozentualen Anteil der verletzten Körperoberfläche (BSA) für jede Art von Verbrennung genau zu bestimmen. Die "9er-Regel" (**Abbildung 3-13**) und die "Handflächenregel" können dabei helfen. Der prozentuale Anteil jeder Verbrennungsart an der Körperoberfläche sollte separat angegeben werden (**Abbildung 3-14**).

Behandlung

Die Sicherheit am Unfallort und der Transport des Patienten in einen sicheren Bereich zur Behandlung sind die ersten Prioritäten bei Brandverletzungen. Stoppen Sie den Verbrennungsprozess, indem Sie die Wärmequelle entfernen oder ausschalten. Die Kleidung sollte entfernt werden, bevor sie am Patienten festklebt. Entfernen Sie vorsichtig Schmuck (er kann sich noch heiß anfühlen), bevor der Patient durch die Schwellung Gefahr läuft, sich an einer Extremität zu strangulieren. Verwenden Sie nicht haftende, trockene, sterile Verbände und decken Sie den Patienten mit einem Verbrennungstuch ab, falls verfügbar. Verbrennungspatienten haben Probleme mit der Thermoregulation und sind stark unterkühlungsgefährdet. Kontrollieren Sie die Umgebungstemperatur und verwenden Sie zusätzlich Decken

BERECHNUNG DES FLÜSSIGKEITSBEDARFS NACH DER PARKLAND-FORMEL

Die Anwendung der Parkland-Verbrennungsformel zur Berechnung des Flüssigkeitsbedarfs bei einem Verbrennungspatienten ist eine wichtige Fähigkeit. Im Folgenden finden Sie die Formel und ein Beispiel für ihre Anwendung bei einem Verbrennungspatienten:

24-Stunden-Gesamtflüssigkeit = 4 mL/kg × Körpergewicht in kg × %VKOF II° verbrannt

Die Hälfte der 24-Stunden-Flüssigkeitsmenge sollte in den ersten 8 Stunden verabreicht werden.

Beispiel:

Ein 8-jähriger Patient mit einem Gewicht von 32 kg hat Verbrennungen über 30 % seines Körpers erlitten, nachdem ein Topf mit heißem Öl in der Küche auf ihn verschüttet wurde. Wie viel Flüssigkeit sollte er in den nächsten 24 Stunden erhalten? Wie viel von dieser Flüssigkeit sollte innerhalb der ersten 8 Stunden verabreicht werden?

4 ml/kg × 32 kg × 30% TBSA = 3.840 ml Flüssigkeit in den nächsten 24 Stunden

3.840 mL / 2 = 1.920 mL in den ersten 8 Stunden nach der Verletzung zu verabreichen

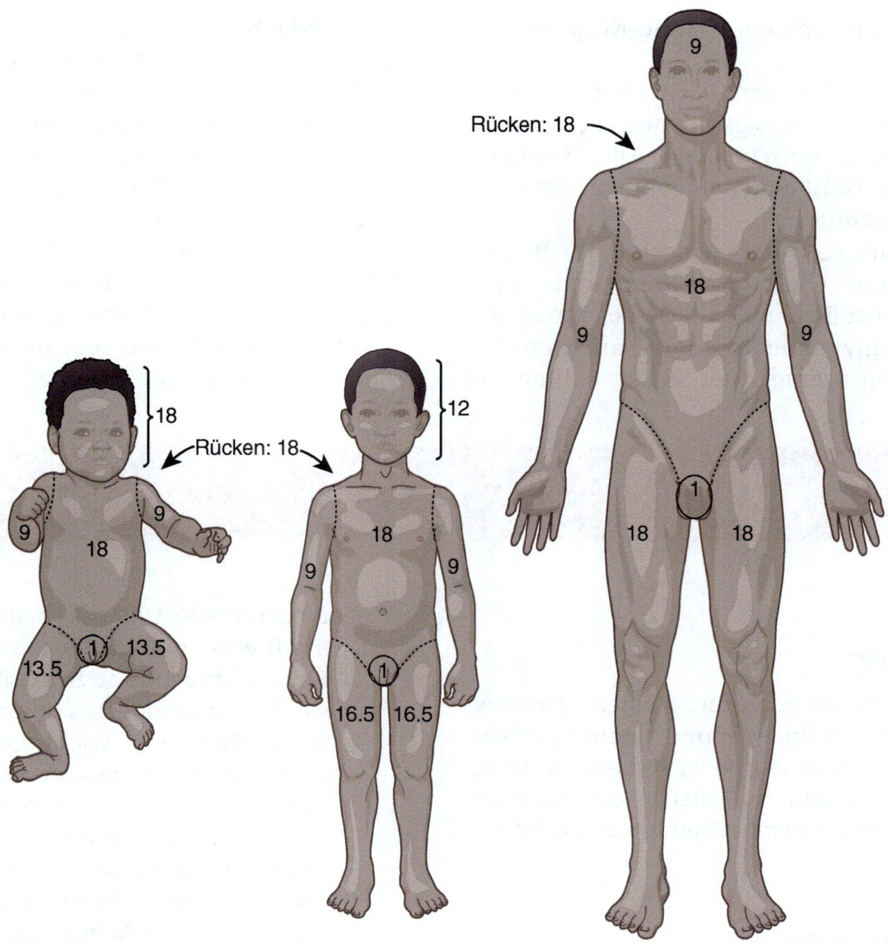

Abbildung 3-13 Neuner-Regel.

Region	%
Kopf	
Nacken	
Vorderer Stamm	
Hinterer Rumpf	
Rechter Arm	
linker Arm	
Gesäß	
Genitalien	
Right leg	
Linkes Bein	
Gesamtverbrennung	

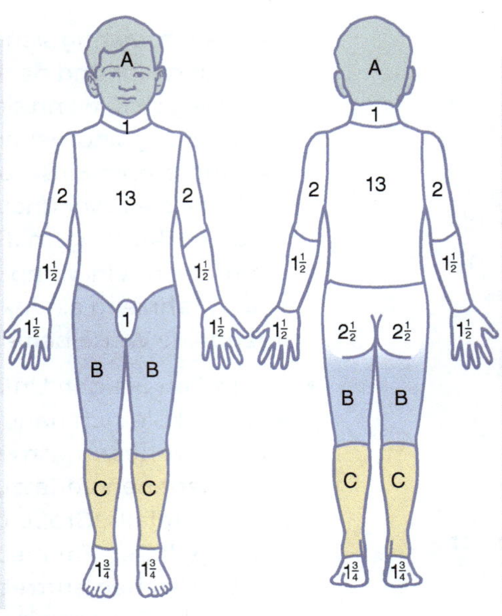

Relative Prozentanteile der vom Wachstum betroffenen Körperoberfläche

Alter (Jahre)	A (1/2 des Kopfes)	B (1/2 eines Oberschenkels)	C (1/2 eines Beins)
0	$9\frac{1}{2}$	$2\frac{3}{4}$	$2\frac{1}{2}$
1	$8\frac{1}{2}$	$3\frac{1}{4}$	$2\frac{1}{2}$
5	$6\frac{1}{2}$	4	$2\frac{3}{4}$
10	$5\frac{1}{2}$	$4\frac{1}{4}$	3
15	$4\frac{1}{2}$	$4\frac{1}{2}$	$3\frac{1}{4}$
Erwachsener	$3\frac{1}{2}$	$4\frac{3}{4}$	3

Abbildung 3-14 Das Lund-Browder-Diagramm ist nützlich, um die gesamte verbrannte Körperoberfläche (TBSA) abzuschätzen.

Daten von Lund, C. C., und Browder, N. C. Surg. Gynecol. Obstet. 1944; 79:352-358.

auf dem Verbrennungsverband, um die Körperwärme zu erhalten.

In den ersten 24 Stunden nach einer Verbrennungsverletzung ist eine Flüssigkeitsgabe zur Deckung der erhöhten Verluste entscheidend. Die Parkland-Verbrennungsformel ist ist eine Berechnungsformel für die erste Flüssigkeitszufuhr.

Pädiatrische Patienten haben nach einer Brandverletzung geringere Glukosereserven und einen erhöhten Stoffwechselbedarf, so dass bei ihnen das Risiko einer Hypoglykämie besteht. Patienten mit einem Gewicht von weniger als 20 kg sollten bei Hypoglykämie 5 % Glukose in balancierter Ringerlösung als Flüssigkeit erhalten. Balancierte Vollelektrolytlösung ist normaler Kochsalzlösung vorzuziehen, da sie die Auswirkungen einer hyperchlorämischen metabolischen Azidose abmildern kann, die bei der Verabreichung großer Mengen 0,9 %iger normaler Kochsalzlösung auftritt.

Bei der Behandlung von Brandverletzungen ist die Schmerzbehandlung entscheidend. Fentanyl ist eine gute Option für die Schmerzkontrolle. Morphin kann ebenfalls eingesetzt werden, wenn der Blutdruck und die Atemfrequenz des Patienten ausreichend sind.

FALLSTUDIE

Fall 1

Einsatzmeldung

Sie werden mit Ihrem Teampartner zu einem Verkehrsunfall zwischen einem Fußgänger und einem Kraftfahrzeug. Ein 10-jähriger Junge wurde von einem Fahrzeug angefahren, als er mit seinem Roller in der Nachbarschaft fuhr. Die Außentemperatur beträgt 28,9°C (84°F).

Fragen zum Fall

- Welche Überlegungen können auf dem Weg zum Einsatzort auf der Grundlage der Einsatzinformationen besprochen werden?
  - Sobald durch den Notruf bekannt ist, dass es sich um einen pädiatrischen Patienten handelt, sollten die Einsatzkräfte damit beginnen, über geeignete Transportziele für pädiatrische Multisystemtraumata nachzudenken. Besprechen Sie geeignete Kliniken mit Ihrem Partner. Berücksichtigen Sie dabei die Entfernung und die Transportzeiten zu diesen Zielen unter Berücksichtigung des Verkehrsaufkommens und anderer Faktoren. Denken Sie daran, dass das Transportziel, die Transportmethode und die Entscheidung, einen schnellen Transport einzuleiten, frühzeitig und mit minimaler Verzögerung getroffen werden sollten.
- Was sind Ihre ersten Überlegungen bezüglich der Sicherheit am Einsatzort?
  - In diesem Fall geht es in erster Linie um die Sicherheit am Einsatzort und um weitere Einsatzkräfte. Die Verkehrsregelung wird ein Thema sein. Achten Sie darauf, die Einsatzfahrzeuge so zu positionieren, dass sie den Einsatzkräften bei ihrer Arbeit Schutz bieten. Es ist auch wichtig, die RTWs so zu positionieren, dass sie den Einsatzort leicht verlassen können und nicht blockiert werden. In einigen Fällen, in denen Autos Fußgänger, insbesondere Kinder, angefahren haben, kann es zu einer Menschenansammlung kommen, die in Aufruhr geraten kann. Die Unterstützung durch die Polizei ist hilfreich, um die Umstehenden unter Kontrolle zu halten und den Einsatzkräften zu ermöglichen, mit minimaler Ablenkung oder Unterbrechung zu arbeiten.
  - Es ist auch wichtig sicherzustellen, dass ggf. die Feuerwehr und der Rettungsdienst auf dem Weg sind, wenn sie nicht Teil der ersten Alarmierung sind. Feuerwehren können Rettungsdienst-Einsätze gut abschirmen und die Unfallstelle vor unaufmerksamen Fahrern schützen. Rettungsmaßnahmen können erforderlich sein, wenn der Patient unter einem Fahrzeug eingeklemmt ist oder auf irgendeine Weise befreit werden muss.
  - Beurteilen Sie den Unfallort sorgfältig, während Sie sich nähern, und ermitteln Sie den Verletzungsmechanismus und die verschiedenen Verletzungsmuster, die je nach Art des Unfalls, Größe und Geschwindigkeit der beteiligten Fahrzeuge und Kontaktflächen auftreten können. Notieren Sie, ob der Patient eine Schutzausrüstung getragen hat.

- Welche persönliche Schutzausrüstung (PSA) und Geräte sollten bei diesem Anruf verwendet werden?
  - Die PSA für diesen Fall sollte mindestens Handschuhe und schutzbrille umfassen. Die grundlegende Trauma-Ausrüstung, einschließlich Blutstillungsdevices, Schienen, einfache und fortgeschrittene Beatmungsgeräte und Material zur Ruhigstellung der Wirbelsäule, sollten zu dem Patienten gebracht werden.

Erster Eindruck

Als Sie am Unfallort eintreffen, stellen Sie fest, dass es sich um eine ruhige Wohnstraße mit wenig Verkehr handelt. Sie positionieren den Rettungswagen, um den Einsatzort zu sichern. Während Sie und Ihr Partner die Ausrüstung zusammensuchen, kommen der Vater des Patienten und der Fahrer des Fahrzeugs zum Krankenwagen geeilt. Sie sehen panisch aus und wiederholen immer wieder: "Er blutet so stark! Er verliert eine Menge Blut!" Sie nähern sich dem Patienten und sehen einen 10-jährigen Jungen, der in Rückenlage auf dem Boden liegt, laut weint und eine große Blutlache um sein rechtes Bein hat (**Abbildung 3-15**).

- Pädiatrisches Beurteilungsdreieck
  - Aussehen
    - Wach und unruhig
  - Atemarbeit
    - Der Patient hat eine schnelle, flache und gleichmäßige Atmung.
    - **N**asenflügeln nicht vorhanden
    - **K**eine Einziehungen
    - **H**örbare Atemwegsgeräusche - bei der Erstbeurteilung wurden keine abnormen Geräusche festgestellt
    - **P**ositionierung - der Patient nimmt keine atemerleichternde Haltung ein
  - Zirkulation
    - Haut blass und schweißig

Fragen zum Fall

- Ist dieser Patient nach Ihrem ersten Eindruck "kritisch" oder "nicht kritisch"?
  - Dieser Patient ist "Kritisch".
  - Die blasse und schweißnasse Haut deutet darauf hin, dass der Patient eine gewisse Hypoperfusion hat, die er zu kompensieren versucht. Vor dem Hintergrund eines großen Blutverlustes aus dem rechten Bein ist das Bild überzeugend für einen sich entwickelnden hypovolämischen Schock.
  - Die schnelle, flache Atmung ist ein Hinweis darauf, dass der Patient den Blutverlust und die verringerte Sauerstoffzufuhr zu den peripheren Geweben durch eine Erhöhung der Atemfrequenz kompensiert.
- Haben Sie mögliche Warnsignale erkannt?
  - Die wichtigsten Warnsignale in diesem Fall sind der offensichtliche Blutverlust und die schlechte Durchblutung.

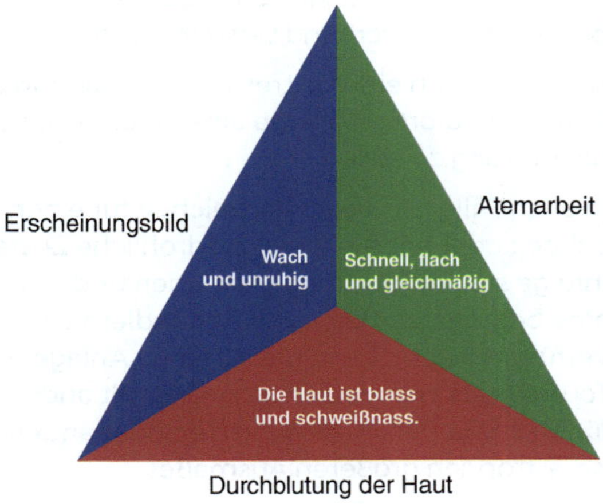

A

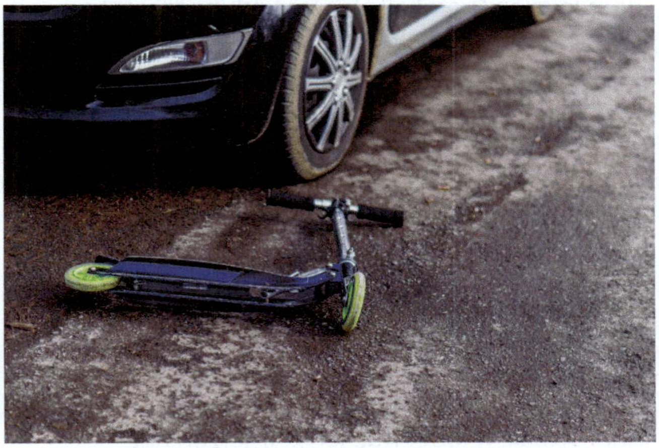

B

Abbildung 3-15 Der Patient ist ein 10-jähriger Junge, der von einem Kraftfahrzeug angefahren wurde.

A. Verwendet mit Genehmigung der American Academy of Pediatrics, Pediatric Education for Prehospital Professionals, © American Academy of Pediatrics, 2000; **B.** © Animaflora PicsStock/Shutterstock

Primary Survey

Der Primary Survey für diesen Patienten ergab Folgendes:

X-Pulsierende Blutung aus einer offenen Oberschenkelfraktur rechts.

A-Offen, schreiend vor Schmerz.

B-Die Atemfrequenz wird auf etwa 30 Atemzüge pro Minute geschätzt, wobei die Atmung schnell und flach ist.

C-Radialpulse sind schwach und unregelmäßig. Die Rekapillarisierungszeit ist verzögert. Die Haut des Patienten ist blass, schweißnass und kühl.

D-Wach und unruhig; GCS-Wert ist 15 (E4, V5, M6).

E-Der Patient liegt in Rückenlage auf dem Bürgersteig. Am Bauch werden Hämatome festgestellt. Es gibt mehrere Schürfwunden und Risswunden

Fragen zum Fall

- Welche ersten Maßnahmen und Behandlungen würden Sie auf der Grundlage der in der ersten Untersuchung gewonnenen Erkenntnisse ergreifen?
  - Die Behandlung sollte sich darauf konzentrieren, unmittelbar lebensbedrohliche Zustände zu erkennen und zu therapieren.
  - Die Blutstillung sollte die erste Priorität sein. Die Atemnot des Patienten ist eine Folge der Hypoperfusion aufgrund des Blutverlustes. Die Entscheidung, wie diese Blutung am besten kontrolliert werden kann, hängt von den verfügbaren Ressourcen und dem lokalen Protokoll ab. Das Verbinden einer Wunde über einer offenen Fraktur ist schmerzhaft und möglicherweise ineffektiv. Medikamente zur Schmerzbekämpfung kommen möglicherweise nicht in Frage, wenn der Blutdruck des Patienten niedrig ist. Ein Tourniquet ist möglicherweise die beste Option für eine zuverlässige und schnelle Blutstillung.
  - Aufgrund des Verletzungsmechanismus ist bei diesem Patienten eine Immobilisation der Wirbelsäule erforderlich. Er wird sich nicht zuverlässig artikulieren können, wenn er aufgrund der ablenkenden Beinverletzung Kopf-, Nacken- oder Rückenschmerzen hat.
  - Die Behandlung des Schocks sollte, wenn möglich, gleichzeitig mit der Blutstillung eingeleitet werden. Dazu gehört, dass der Patient über eine Sauerstoffmaske mit hohem Fluss beatmet wird, oder dass die Beatmung unterstützt wird, wenn die Atemanstrengung unzureichend ist.
  - Als IV-Zugang sollten nach Möglichkeit zwei großkalibrigen Zugänge gelegt werden. Es sollten isotonische, kristalloide Flüssigkeitsbolusinfusionen verabreicht werden. Ein pädiatrischer Flüssigkeitsbolus beträgt 20 mL/kg. Der Patient benötigt möglicherweise mehrere Boli, um eine ausreichende Perfusion aufrechtzuerhalten. Wenn ein Patient mehr als 40 bis 60 ml/kg benötigt, sollte das aufnehmende Krankenhaus informiert werden, da möglicherweise Blutprodukte benötigt werden.
  - Jede zusätzliche Beurteilung oder Behandlung von nicht lebensbedrohlichen Verletzungen sollte erfolgen, sobald die unmittelbar lebensbedrohlichen Verletzungen behandelt wurden.

Tourniquet-Verwendung

Wann sollte ein Tourniquet angelegt werden?

- Bei jeder arteriellen oder schweren venösen Blutung, die nicht durch Anlegen eines Druckverbandes gestillt werden kann, ist das Anlegen eines Tourniquets angebracht. Wenn das Anlegen eines Druckverbands nicht praktikabel ist oder die Blutung so stark ist, dass eine sofortige und zuverlässige Kontrolle erforderlich ist, um den Verlust von Leben oder Gliedmaßen zu verhindern, ist es sinnvoll, direkt ein Tourniquet anzulegen, bevor ein Druckverband versucht wird.
- Amputationen einer Extremität erfordern in der Regel die sofortige Anlage eines Tourniquets, um die Blutung zu stillen.
- In allen Fällen, in denen Anzeichen für einen Schock oder andere lebensbedrohliche Zustände infolge starker Blutungen vorliegen und nur eine begrenzte Anzahl von Behandlern zur Verfügung steht, kann die sofortige Anlage eines Tourniquets erforderlich sein. Dies gilt auch für Massenanfälle von Verletzten oder andere Katastrophen größeren Ausmaßes.

Wann sollte ein Tourniquet nicht verwendet werden?

- Wenn die Blutung geringfügig ist und mit Druckverbänden oder anderen leicht verfügbaren

Mitteln gestillt werden kann, ist das Anlegen eines Tourniquets nicht erforderlich.

- Bei Verletzungen am Hals, in den Achselhöhlen oder in der Leistengegend kann es vorkommen, dass ein Tourniquet nicht angelegt werden kann. In diesen Situationen kann ein Packing/Stopfen oder eine direkte Blutstillung durchgeführt werden. Für Traumata an diesen Stellen sind speziell entwickelte Tourniquets erhältlich, die in einigen Rettungsdiensten verfügbar sein können.

Welche zusätzlichen Überlegungen gibt es bei der Verwendung von Tourniquets?

- Tourniquets mit Knebel müssen vor dem Anziehen des Knebels fest angezogen werden (**Abbildung 3-16**).

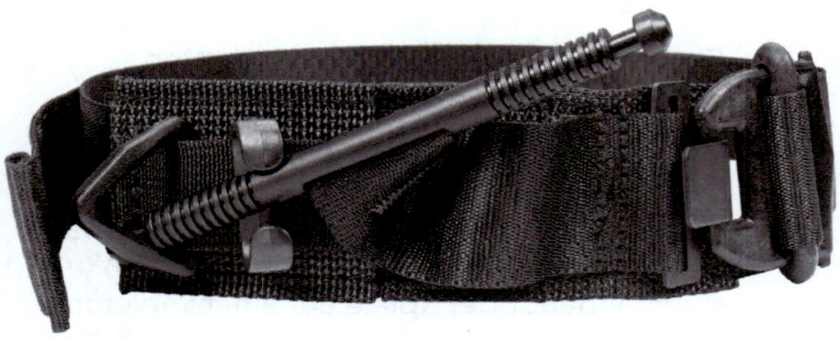

A

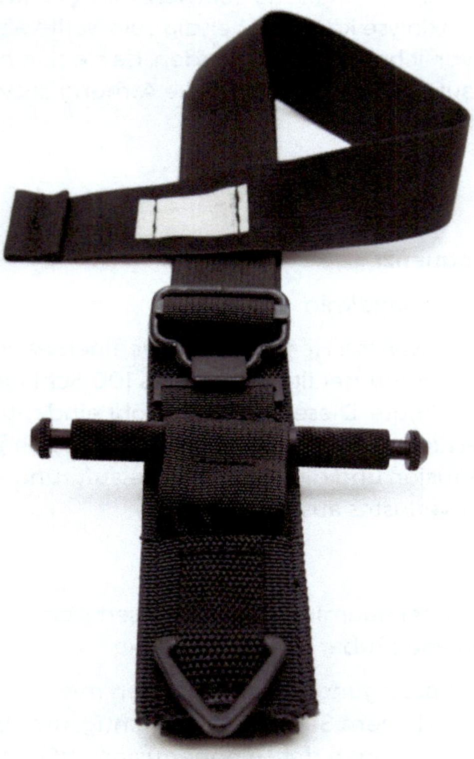

B

Abbildung 3-16 Viele Tourniquets verfügen über einen Knebel zum Engziehen des Tourniquets.

A. Reproduziert mit Genehmigung von Tactical Medical Solutions https://www.tacmedsolutions.com/SOF-Tactical-Tourniquet-Wide; **B.** Reproduziert mit Genehmigung von North American Rescue https://www.narescue.com/combat-application-tourniquet-c-a-t

- Bei ordnungsgemäßer Anlage sollten die distalen Pulse nicht tastbar sein. Um dies zu erreichen, kann in einigen Fällen die Anlage eines zweiten Tourniquets erforderlich sein.
- Verwenden Sie keine Tourniquets über Gelenken oder dicker Kleidung.
- Vermeiden Sie die Verwendung von Tourniquets direkt über Frakturen.
- Sobald ein Tourniquet angelegt wurde, sollte es erst nach der Beurteilung durch einen Arzt in der aufnehmenden Einrichtung wieder gelöst werden.
  - Das Lösen eines Tourniquets nach dem Anlegen könnte zu anhaltenden Blutungen oder zum Eindringen von Mikrothromben und toxischen Stoffwechselprodukten in den Kreislauf führen.
- Das Anlegen eines Tourniquets wird wahrscheinlich sehr schmerzhaft sein, und es können Medikamente zur Schmerzlinderung erforderlich sein. Dies muss mit den möglichen Auswirkungen auf den Blutdruck abgewogen werden, die bei bestimmten analgetischen Medikamenten auftreten.

Der größte Teil der Literatur zum Einsatz von Tourniquets konzentriert sich auf zuvor gesunde erwachsene Soldaten in Kriegsgebieten. Groß angelegte Studien an pädiatrischen Patienten zum Nachweis der Wirksamkeit und Sicherheit und Wirksamkeit sind aus offensichtlichen Gründen begrenzt. angelegte Studien an pädiatrischen Patienten zum Nachweis der Wirksamkeit und Sicherheit sind aus offensichtlichen Gründen begrenzt. Es gibt jedoch zahlreiche Einzelfallberichte über den wirksamen Einsatz von Tourniquets bei pädiatrischen Patienten (**Abbildung 3-17**). Die Pediatric Trauma Society hat einen Leitfaden herausgegeben, der den Einsatz von Tourniquets bei Kindern mit schweren unkontrollierten Extremitätenblutungen unterstützt.

Einige Tourniquets können für eine effektive Anwendung bei kleineren Kindern zu groß sein. Befolgen Sie stets die Richtlinien des Herstellers für

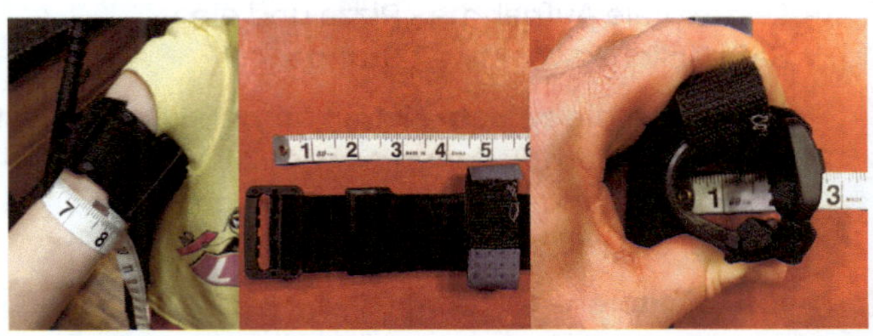

Abbildung 3-17 Das Bild zeigt ein 6-jähriges Mädchen mit Tourniquet, die Länge des Tourniquets in Zoll und den kleinsten Umfang, der bei vollständig angelegtem Tourniquet erreicht werden kann.

Mit freundlicher Genehmigung von Jonathan Willoughby.

Gliedmaßenumfang, Größe und Gewicht des Patienten. Es muss ein ausreichender Druck ausgeübt werden (über den systolischen Blutdruck hinaus), um den Blutfluss zur Verletzungsstelle zu stoppen. Denken Sie daran, dass das Ziel darin besteht, die Ausblutung zu stoppen und die Durchblutung der lebenswichtigen Organe und Gewebe aufrechtzuerhalten. Das Erreichen dieses Ziels bietet die besten Überlebenschancen bei kindlichen Traumen.

Detaillierte Bewertung

Anamnese erheben

Nachdem Sie Maßnahmen zur Blutstillung und zur Unterstützung der Atmung ergriffen haben, beginnen Sie mit der weiteren Anamnese, die Folgendes ergibt:

OPQRST:

- **B**eginn - Unmittelbar nach einem Zusammenstoß mit einem Auto
- **P**rovokation/Palliation-Bewegung verschlimmert es
- **Q**ualität - scharf
- **A**usstrahlung - keine
- **S**chweregrad-10/10
- **Z**eitpunkt: Die Verletzung liegt etwa 5 Minuten zurück.

SAMPLER:

- **A**nzeichen/Symptome - Offensichtliche offene Fraktur des rechten Oberschenkels. Die Blutung wurde mit einem Tourniquet gestillt. Der Unterleib ist stark geprellt. Es sind mehrere Abschürfungen und Risswunden ohne aktive Blutung festzustellen.
- **A**llergien - Keine bekannten Allergien gegen Medikamente, Lebensmittel oder die Umwelt
- **M**edikamente - keine
- **M**edizinische Vorgeschichte - keine
- **L**etzte orale Aufnahme - Pizza und ein Saftpäckchen vor etwa 1 Stunde
- **E**reignisse, die zu dem Notfall führten - Der Patient war mit seinem Roller unterwegs, als er die Straße überquerte und von einem Auto angefahren wurde, das mit etwa 25 km/h fuhr.
- **R**isikofaktoren - keine

Vitalparameter

Während Sie die Anamnese besprachen, wurde der Patient an den Monitor angeschlossen und die folgenden Vitalparameter wurden ermittelt (**Abbildung 3-18**):

Fragen zum Fall

- Warum müssen Traumapatienten ständig neu beurteilt werden?
  - Pädiatrische Traumapatienten können schnell dekompensieren. Sie neigen dazu, anfangs gut zu kompensieren und sich dann schnell zu verschlechtern, im Gegensatz zu einer allmählichen Verschlechterung, wie sie bei Erwachsenen zu beobachten ist. Es können auch andere Verletzungen vorliegen, die bei der ersten Untersuchung nicht offensichtlich waren und die sich während des Notfalls entwickeln und bemerkbar machen können.
- Welche zusätzlichen Maßnahmen könnten ergriffen werden, um diesen Patienten zu beruhigen?
  - Es kann zur Beruhigung des Patienten beitragen, wenn ein Familienmitglied im Rettungswagen mitgenommen wird, sofern dies sicher ist und die Vorschriften dies erlauben. Hilfreich kann auch die Anleitung zur kontrollierten Atmung und die Ablenkung durch Videos oder Spiele auf einem Telefon oder einem anderen mobilen Gerät sein. Eine pharmakologische Schmerzkontrolle und Anxiolyse kann notwendig sein, sollte aber mit Vorsicht eingesetzt werden, da sie sich negativ auf den Blutdruck und die Atmung auswirken kann.

Herzfrequenz:

- 169 Schläge/min
- Die erwartete Herzfrequenz für einen Patienten in diesem Alter liegt bei 60 bis 100 Schlägen pro Minute. Dieser Patient erhöht eindeutig sein Herzzeitvolumen, um die verminderte periphere Perfusion und die Hypovolämie aufgrund des Blutverlustes auszugleichen.

SpO_2:

- 93 % bei Raumluft (RL). Verbessert sich mit Sauerstoff über eine Atemmaske.
- Die Versorgung dieses Patienten mit zusätzlichem Sauerstoff ist wichtig, um die Auswirkungen der Hypoperfusion auf das periphere Gewebe zu mildern. Die Vermeidung einer Hypoxie des peripheren Gewebes ist zwar wichtig, muss aber mit dem Ziel der Begrenzung der Hyperoxie und der damit verbundenen

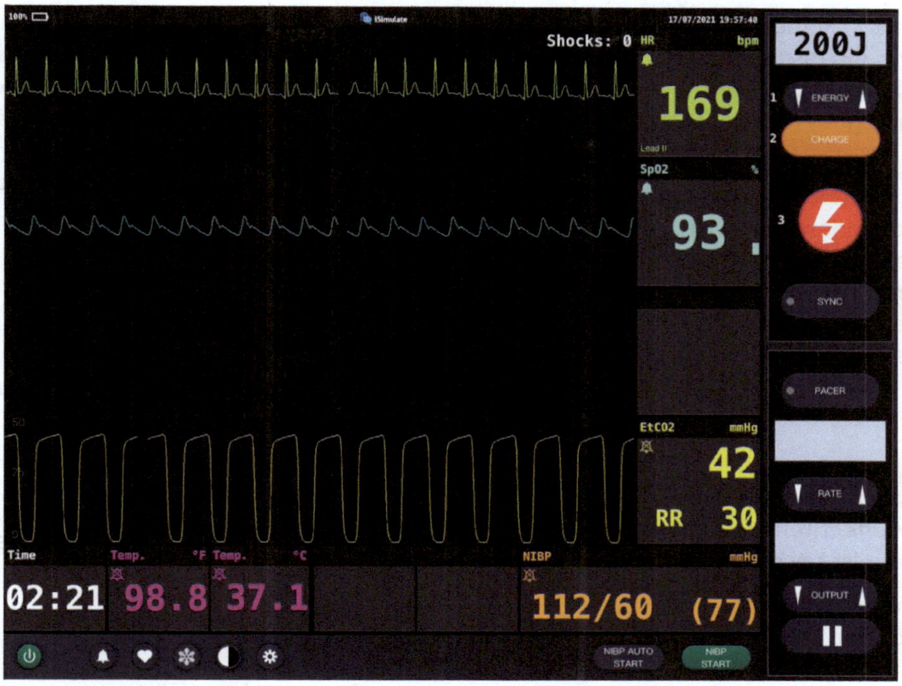

Abbildung 3-18 Monitoranzeige der Vitalparameter des Patienten.

Mit freundlicher Genehmigung von iSimulate.

Schäden durch freie Radikale in Einklang gebracht werden. Denken Sie daran, dass die angestrebte Sauerstoffsättigung 94 % bis 99 % beträgt. Wenn die Sättigung des Patienten dauerhaft bei 100 % liegt, kann es erforderlich sein, den zusätzlichen Sauerstoff abzusetzen oder auf ein geeigneteres Gerät umzusteigen (Wechsel zur Nasenbrille).

- Die Überwachung des SpO_2 kann schwierig sein, wenn die Perfusion der Extremitäten aufgrund der Vasokonstriktion verändert ist. Berücksichtigen Sie immer das gesamte klinische Bild.

$ETCO_2$:

- 42 mm Hg

Atemfrequenz:

- 30 Atemzüge/min
- Der Patient ist tachypnoisch und erhöht sein Atemminutenvolumen in dem Bemühen, die Oxygenierung des peripheren Gewebes angesichts der verminderten peripheren Perfusion zu erhöhen.
- Tachypnoe-Patienten können auch eine zugrunde liegende abdominale Verletzung haben, die das eingeatmete Tidalvolumen bei jedem Atemzug aufgrund von Schmerzen oder einer Kompression der Brusthöhle durch Blutansammlungen verringert. (schmerzbedingter Einatemstopp)
- Wenn der Patient tachypnoeisch ist und seine Atemzüge ein vermindertes Volumen aufweisen, muss die Ursache für das verringerte Tidalvolumen untersucht werden. Untersuchen Sie immer sorgfältig das Abdomen und stellen Sie fest, ob eine abdominale Verletzung eine Rolle bei der Atemnot des Patienten spielt.

Blutdruck:

- 112/60 mm Hg
- Der Blutdruck des Patienten ist zu diesem Zeitpunkt angemessen, was darauf hindeutet, dass er sich in einem kompensierten Schock befindet. Die verzögerte Kapillarfüllung und die kühle, blasse und schweißnasse Haut untermauern diese Einschätzung.
- Der Blutdruck allein ist kein Indikator für einen Schock, und das gesamte klinische Bild dieses Patienten mit normalem Blutdruck bei verminderter peripherer Perfusion ist ein bedrohliches Zeichen. Auch wenn die Kompensation derzeit angemessen ist, ist eine rasche Verschlechterung möglich, sobald die Kompensationsmechanismen des Patienten erschöpft sind.
- Während die permissive Hypotonie als Behandlungsstrategie bei erwachsenen Traumaopfern diskutiert wurde, gibt es keine Literatur, die den Einsatz dieser Strategie bei pädiatrischen Patienten unterstützt. Pädiatrische

Patienten tolerieren keinen Blutdruckabfall wie Erwachsene, und ein rascher hämodynamischer Kollaps ist wahrscheinlich, wenn der Blutdruck unter den festgelegten Normalwerten bleibt, bzw. ein Schock vorliegt.

- Die Erkenntnis, dass bei diesem Patienten das Risiko eines drohenden hämodynamischen Kollapses besteht, ist der erste Schritt zur Vermeidung einer raschen Verschlechterung. Da es sich um einen lebensbedrohlichen Befund handelt, muss sofort eingegriffen werden.

Temperatur:

- 98.8°F (37.1°C)
- Hypothermie ist ein Teil der Trauma-Trias des Todes, und die Aufrechterhaltung einer normalen Körpertemperatur ist bei diesem Patienten wichtig.
- Warme Decken und erwärmte intravenöse Flüssigkeiten können erforderlich sein, um die normale Körpertemperatur aufrechtzuerhalten.

Blutzucker:

- 104 mg/dL (5,8 mmol/L)
- Bei gestressten Patienten kommt es zu einer Katecholaminausschüttung, die den Blutzuckerspiegel sprunghaft ansteigen lassen kann.

Gewicht:

- 35 kg
- Es ist wichtig, dass Sie sich schnell Gedanken darüber machen, welche gewichtsabhängigen Medikamente und Dosierungen Sie für diesen Patienten benötigen, falls er dekompensiert. Wenn es die Zeit erlaubt, kann es sinnvoll sein, die Dosierung der Medikamente schnell aufzuschreiben oder zu berechnen.
- Das angemessene Volumen für einen 20-mL/kg-Bolus für diesen Patienten beträgt 700 ml.

Es handelt sich um einen zuvor gesunden 10-jährigen Jungen, der bei einer Geschwindigkeit von ca. 25 km/h von einem Fahrzeug angefahren wurde, was eine offene Oberschenkelfraktur des rechten Beins und großen Blutverlust zur Folge hatte. Er ist zu diesem Zeitpunkt wach und orientiert und hat erhebliche Schmerzen. Seine Atemwege sind frei, und er weist Anzeichen von Atemnot auf - möglicherweise aufgrund von Schmerzen, obwohl ein Trauma der Brust- oder Bauchhöhle zu diesem Zeitpunkt nicht ausgeschlossen werden kann. Der Patient weist Anzeichen eines kompensierten hypovolämischen Schocks auf und hat ein hohes Risiko für eine rasche Verschlechterung.

Die Blutung wurde durch ein Tourniquet an der rechten Extremität gestoppt, und der Patient erhält Sauerstoff über ein Sauerstoffmaske. Er sollte immobilisiert werden und ein schneller Transport sollte eingeleitet werden, mit einer detaillierten Untersuchung und einer kontinuierlichen Neubewertung auf dem Weg zum geeigneten Transportziel.

Ausführliche Untersuchung

HEENT:

- **K**opf: Leichte Abschürfungen vorhanden. Keine größeren Traumata oder Verletzungen festgestellt.
- **A**ugen: Die Pupillen sind gleich groß, rund und reagieren auf Licht (PERRL).
- **O**hren: Unauffällig, kein Ausfluss oder Flüssigkeit festgestellt
- **N**ase: Unauffällig, kein Ausfluss oder Flüssigkeit festgestellt
- **R**achen: Unauffällig

Brustkorb, Herz und Lunge (Abbildung 3-19):

- Pulse: Die peripheren Pulse sind tastbar. Sie sind schnell und fadenförmig. Der Patient ist tachykard.
- Auskultation des Herzens: Regelmäßige Frequenz und Rhythmus ohne Reiben, Galopp oder Herzgeräusch.
- Auskultation der Lunge: Atemgeräusche sind bei der Auskultation beidseitig deutlich zu hören. Die Atemgeräusche sind bds. gleich.
- Untersuchung des Brustkorbs: Die Bewegung der Brustwand ist symmetrisch. Bei der visuellen Inspektion werden keine Verletzungen des Brustkorbs festgestellt.

Neurologisch:

- An der rechten unteren Extremität fehlen die distalen Pulse aufgrund der Anlage eines Tourniquets.
- Der neurovaskuläre Status (pDMS) in den übrigen Extremitäten ist intakt.
- Der Bewusstseinszustand des Patienten ist angemessen; er scheint keine Bewusstseinsstörung zu haben.

Abdomen und Becken:

- Am Bauch werden Hämatome, Abwehrspannung, Blähungen und diffuse Empfindlichkeit bei der Palpation festgestellt.
- Das Becken ist stabil.

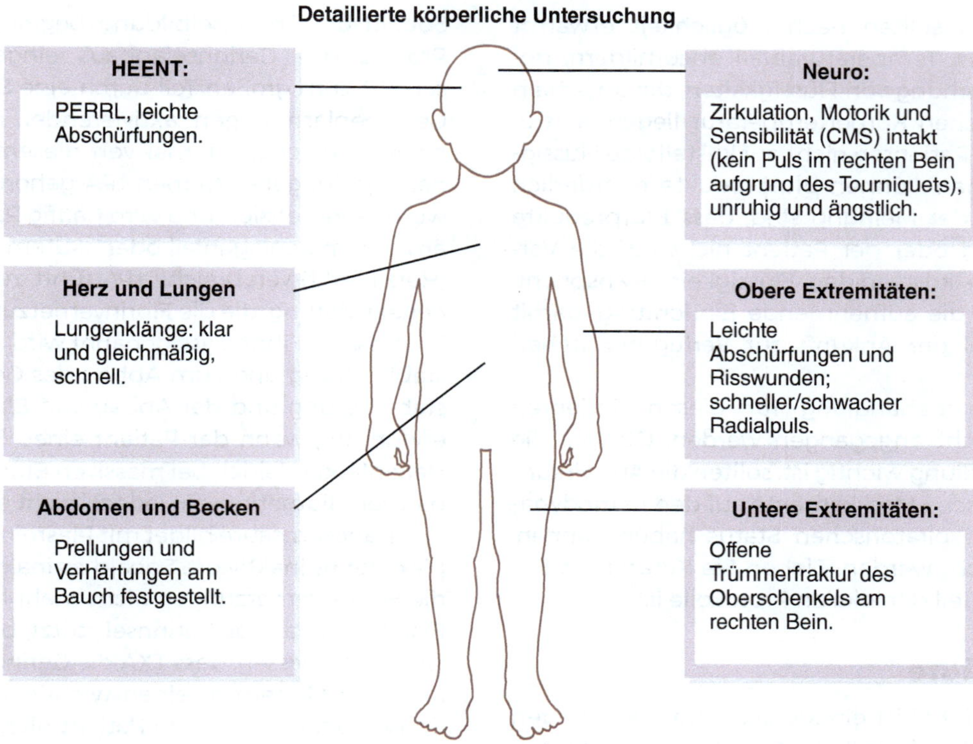

Abbildung 3-19 Detaillierte Untersuchung des Patienten.

Gliedmaßen:

- Obere Extremitäten: Leichte Abschürfungen und Risswunden festgestellt. Keine aktive Blutung. Radialpulse beidseitig abgetastet. Sie werden als schnell und schwach empfunden.
- Untere Extremitäten: Linke untere Extremität unauffällig mit intaktem neurovaskulärem Status; rechte untere Extremität mit offener Oberschenkeltrümmerfraktur. Die pulsierende Blutung wurde durch Anlegen eines Tourniquets unter Kontrolle gebracht. Keine tastbaren distalen Pulse.

Rücken:

- Mehrere Schürfwunden, Risswunden und blaue Flecken, die auf einen Verkehrsunfall hindeuten. Keine aktive Blutung.

Behandlung

Die Behandlung dieses Patienten konzentriert sich auf die Blutstillung, die Unterstützung der Atmung und des Kreislaufs sowie den schnellen Transport in die nächstgelegene geeignete Einrichtung. Je nach den Umständen kann ein medizinischer Lufttransport das am besten geeignete Transportmittel sein. Viele Rettungshubschrauber (RTH) und Intensivtransporter führen Vollblutprodukte für Traumapatienten mit.

Die Verletzung der rechten unteren Extremität mit aktiver arterieller Blutung sollte sofort mit einem Tourniquet therapiert werden. Es wurde zusätzlicher Sauerstoff über eine Sauerstoffmaske verabreicht und eine Verbesserung der Sauerstoffsättigung festgestellt.

Die Hämatome, die Abwehrspannung, das geblähte Abdomen und die Empfindlichkeit (peritoneale Anzeichen) deuten alle auf erhebliche intraabdominale Blutungen hin. Dies kann auch zu der Atemnot des Patienten beitragen. Beckenfrakturen sind bei Kindern selten, nehmen aber mit zunehmendem Alter zu. Jedem Patienten mit Beckeninstabilität sollte eine Beckenschlinge angelegt werden, unabhängig davon, ob er hämodynamisch stabil ist oder nicht.

Dieser Patient sollte aufgrund der Anzeichen einer schlechten Perfusion und Tachykardie eine intravenöse Flüssigkeitstherapie erhalten. Die ersten Boli sollten 20 ml/kg einer isotonischen kristalloiden Lösung wie z.B. Ringer-Lösung betragen. Das Ansprechen auf Flüssigkeit kann klinisch beurteilt werden. Der Blutdruck dieses Patienten liegt bereits im Normalbereich, so dass die klinischen Parameter, die auf eine Besserung hindeuten, Tachykardie, Tachypnoe und die distale Durchblutung der Extremitäten sind. Wenn sich der Puls des Patienten zu normalisieren beginnt, die kapillare Wiederauffüllzeit auf weniger als 2 Sekunden sinkt und sich die Tachypnoe verbessert, ist es wahrscheinlich, dass die Flüssigkeitstherapie adäquat ist.

Flüssigkeiten sollten nach Möglichkeit erwärmt werden, um den Temperaturabfall abzumildern, der bei der Verabreichung von Flüssigkeiten, die unterhalb der physiologischen Körpertemperatur liegen, auftreten kann. Wenn Patienten nicht auf kristalloide Flüssigkeiten ansprechen, können Blutprodukte erforderlich sein. Wenn Sie der Meinung sind, dass Blutprodukte erforderlich sind oder der Patient nicht auf die Verabreichung von kristalloiden Flüssigkeiten anspricht, informieren Sie die aufnehmende Einrichtung, damit diese Mittel bei der Ankunft zur Verfügung stehen können.

Die Schmerzbehandlung für diesen Patienten sollte mit Vorsicht angegangen werden. Obwohl die Schmerzbehandlung wichtig ist, sollten die Auswirkungen, die narkotische Medikamente auf den hämodynamischen und respiratorischen Status haben können, sorgfältig bedacht werden. Ziehen Sie Ketamin in Betracht, wenn es Teil der lokalen Protokolle ist.

Tranexamsäure

Tranexamsäure (TXA) ist ein Medikament, das seit den 1960er Jahren zur Blutstillung eingesetzt wird. In den letzten zwei Jahrzehnten wurde es verstärkt bei der prähospitalen Behandlung von Traumapatienten mit therapierefraktären Blutungen eingesetzt.

Um zu verstehen, wie TXA wirkt, ist ein kurzer Überblick über die Blutgerinnung erforderlich. Wenn ein Patient eine Verletzung erleidet, die die Haut, die Weichteile oder die Blutgefäße beschädigt, werden Kollagen und andere Proteine freigelegt. Dadurch wird eine Kaskade von Proteinaktivierungen ausgelöst, die als Gerinnung bezeichnet wird. Der letzte gemeinsame Weg für den intrinsischen und den extrinsischen Gerinnungsprozess ist die Fibrinvernetzung. Wenn Thrombozyten und rote Blutkörperchen zusammenklumpen und einen Thrombus bilden, um den Blutverlust zu stoppen, bilden sie keinen stabilen Komplex. Hunderttausende einzelner Eiweißmoleküle, die als Fibrin bezeichnet werden, lagern sich in diesem Klumpen aus Blutplättchen und roten Blutkörperchen ab. Die einzelnen Fibrinmoleküle sind so geladen, dass sie sich, wenn sie sich nahe beieinander befinden, ausrichten und miteinander verbinden, ähnlich wie magnetische Kügelchen. Durch diesen Prozess, der als Fibrinablagerung und -vernetzung bezeichnet wird, entsteht ein Fibringitter im gesamten Thrombus aus Blutplättchen und Erythrozyten. Dieses Gitter stabilisiert das Gerinnsel und trägt dazu bei, es in seiner Position zu fixieren, so dass es den Blutverlust stoppen kann.

Der Körper befindet sich in einem ständigen Prozess der Gerinnungsbildung und des Gerinnselabbaus. Sobald die Gerinnselbildung beginnt, wird auch der Prozess des Gerinnselabbaus eingeleitet. Dies geschieht zum großen Teil durch eine Substanz namens Gewebeplasminogen aktivierender Faktor. Vielleicht haben Sie schon einmal von diesem Stoff unter seinem geläufigeren Namen tPA gehört. Diese Substanz wurde synthetisiert und wird häufig Patienten mit ischämischem Schlaganfall oder akutem Koronarsyndrom (Herzinfarkt) verabreicht. tPA führt zu einer Plasminogenaktivierung, die die Fibrinvernetzungen auflöst - ein Prozess, der Fibrinolyse genannt wird. Dies führt zur Destabilisierung und zum Abbau des Gerinnsels. Die Destabilisierung und der Abbau von Blutgerinnseln sind erwünscht, wenn der Patient einen Schlaganfall oder Herzinfarkt erleidet; bei massiven Blutungen ist der Abbau von Blutgerinnseln jedoch nicht erwünscht.

Tranexamsäure bildet mit Plasminogen einen Komplex, der es inaktiviert. Sobald es inaktiviert ist, kann es die Fibrin-Vernetzungen nicht mehr auflösen, und das Fibrinnetz, das das Gerinnsel stützt, bleibt intakt. Es ist wichtig zu wissen, dass TXA die Gerinnselbildung nicht fördert. TXA hemmt einen wichtigen Schritt des Gerinnselabbaus. Wenn ein Patient nicht über die für die Gerinnungsbildung erforderlichen Gerinnungsfaktoren verfügt (disseminierte intravasale Gerinnung oder andere Gerinnungsstörungen), kann TXA die Bildung stabiler Gerinnsel nicht unterstützen. Die Gerinnsel müssen vorhanden sein, damit TXA wirksam ist. Patienten mit einer aktiven Gerinnung, die möglicherweise pathologisch ist, z. B. im Gehirn oder in den Herzkranzgefäßen, sollten daher kein TXA erhalten, da es dazu führen wird, dass diese Gerinnsel bestehen bleiben und möglicherweise schädliche Auswirkungen haben. Die Risiken der Verabreichung von TXA müssen gegen den wahrgenommenen Nutzen abgewogen werden.

Über die ideale Dosierung und das Therapieschema für die Verabreichung von TXA an pädiatrische Patienten gibt es nur wenige Daten. Obwohl TXA als sicher eingestuft wurde, können die Dosierungs- oder Verabreichungskriterien von Programm zu Programm variieren. Bei jugendlichen Patienten ist das Dosierungsschema ähnlich wie bei Erwachsenen, und es gibt weniger Schwankungen im therapeutischen Schema (Tabelle 3-2).

Weitere Behandlung

Bei der weiteren Behandlung des Patienten ist eine sorgfältige und kontinuierliche Überprüfung der Atmung und des Kreislaufs erforderlich. Oberflächliche Schnitt- und Risswunden können nach und nach versorgt werden, und die gebrochene Extremität kann gegebenenfalls geschient werden.

Tabelle 3-2 TXA bei pädiatrischen Patienten

Kriterien für die Verwendung von Tranexamsäure bei pädiatrischen Traumata		
Niedriger systolischer Blutdruck (<80 mm Hg <5 Jahre und <90 mm Hg ≥5 Jahre)		
Schlechte Blutdruckreaktion auf Kristalloid 20-40 mL/kg		
Offensichtlich starke Blutungen		
Alter	**Loadingdose (innerhalb von 3 Stunden verabreichen)**	**Nachfolgende Dosis**
12 Jahre und älter	1 g intravenös über 10 Minuten	1 g intravenöse Infusion über 8 Stunden
Weniger als 12	15 mg/kg intravenös über 10 Minuten (Höchstdosis 1 g)	2 mg/kg/Std. intravenöse Infusion über 8 Stunden oder bis zum Stillstand der Blutung

Beno, S., Ackery, A.D., Callum, J. et al. Tranexamic acid in pediatric trauma: why not? *Crit Care* 18, 313 (2014). https://doi.org/10.1186/cc13965

Fragen zum Fall

- Welches ist das am besten geeignete Behandlungsziel und warum?
  - Nach der Blutstillung und dem Atemwegsmanagement ist die rasche Einleitung des Transports in eine auf die Versorgung von Kindern spezialisierte Trauma-Einrichtung einer der wichtigsten Schritte, um das Leben des Patienten zu retten. Daten zeigen, dass Morbidität und Mortalität sinken, wenn pädiatrische Traumapatienten in pädiatrischen Traumazentren versorgt werden. Rettungsdienstpersonal sollten alle verfügbaren pädiatrischen Ressourcen in ihrem Zuständigkeitsbereich kennen und mit deren Möglichkeiten vertraut sein. Wenn eine längere Rettung oder ein längerer Transport erforderlich ist, sollte ein medizinischer Lufttransport in Betracht gezogen werden.
- Wird der Vater im Krankenwagen mitfahren dürfen?
  - Wenn möglich, sollte eine Betreuungsperson mit dem Patienten mitfahren dürfen. Die Anwesenheit von Betreuungspersonen kann einen beruhigenden Einfluss auf Kinder haben. Die Ärzte in der Aufnahmeeinrichtung haben möglicherweise wichtige gesundheitliche Fragen, die nur die Betreuungsperson beantworten kann. Wenn Sie dem Vater nicht erlauben können, mitzufahren, lassen Sie sich eine zuverlässige Telefonnummer geben und teilen Sie ihm mit, dass er alle Anrufe unter dieser Nummer entgegennehmen sollte, bis sie im Krankenhaus ankommen, da es sich um Ärzte handeln könnte, die versuchen, ihn zu erreichen. In diesem Fall wurde dem Vater vom Rettungsdienstpersonal gestattet, sein Kind ins Krankenhaus zu begleiten.
- Können Sie diesen Patienten sicher in Ihrem Rettungswagen transportieren?
  - Das Kind war groß genug, um mit den entsprechenden Sicherheitsgurten sicher auf der Trage transportiert zu werden.

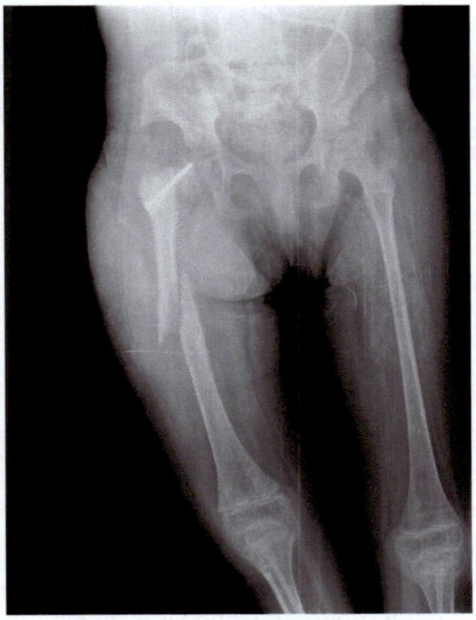

Abbildung 3-20 Bei einer Oberschenkelfraktur kann die Oberschenkelarterie durchtrennt werden, was zu einem erheblichen Blutverlust führt.

NACHBEREITUNG DES FALLS

Diagnose: Erhebliche Blutverluste aufgrund einer verletzten Oberschenkelarterie (**Abbildung 3-20**) und ein kleinerer Leberriss

Bei der Ankunft im pädiatrischen Level-1-Traumazentrum wurde der Patient sofort vom Schockraumteam untersucht. Aufgrund des Verdachts auf eine intraabdominale Verletzung und des am Unfallort festgestellten großen Blutverlusts wurde beschlossen, mit der Verabreichung von Blutprodukten zu beginnen.

Der Patient wurde zu einer Notfallbildgebung von Kopf, Hals, Brust, Bauch und Becken geschickt, bei der neben der offensichtlichen Oberschenkelfraktur auch eine leichte Leberverletzung festgestellt wurde. Bei der Oberschenkelfraktur wurde die Oberschenkelarterie durchtrennt, was zu einem erheblichen Blutverlust führte. Es wurden keine weiteren Frakturen oder Organverletzungen festgestellt.

Die Fraktur erforderte eine umfangreiche unfallchirurgisch/orthopädische Operation und wird wahrscheinlich weitere chirurgische Eingriffe und eine intensive Rehabilitation erfordern. Der Leberriss wurde konservativ behandelt und wird voraussichtlich ohne chirurgischen Eingriff heilen. Der Patient wird sich voraussichtlich vollständig erholen.

MERKE

Anzeichen einer schlechten Gewebedurchblutung trotz eines scheinbar ausreichenden Blutdrucks sollten als unheilvolles Zeichen dafür angesehen werden, dass der Patient Gefahr läuft, sich schnell zu verschlechtern. Bei pädiatrischen Traumata und Traumata im Allgemeinen kann man sich leicht von sichtbaren und offensichtlichen Blutungen ablenken lassen. In diesem speziellen Fall war die Blutung aus dem Bein lebensbedrohlich und musste sofort gestillt werden. Ärzte können davon ausgehen, dass die Blutung unter Kontrolle ist, wenn die offensichtliche Blutung zum Stillstand gekommen ist; es ist jedoch eine gründliche körperliche Untersuchung erforderlich, um andere mögliche Blutungsstellen zu identifizieren. In diesem Fall wurden bei der körperlichen Untersuchung eindeutige Anzeichen für intraabdominale Blutungen festgestellt, und es wurden geeignete Maßnahmen zur Aufrechterhaltung der Perfusion ergriffen, einschließlich der Therapie mit Flüssigkeit.

Unerkannte innere Blutungen treten bei etwa 10 % der pädiatrischen Schwersttraumapatienten auf. Die wahrscheinlichsten inneren Organe, die betroffen sind, sind die Milz und die Leber.

Transportplanung und Entscheidungsfindung sollten bei der Behandlung von Kindertraumata oberste Priorität haben.

FALLSTUDIE

Fall 2

Einsatzmeldung

Sie und Ihr Partner suchen auf einem örtlichen Bauernhof ein 4-jähriges Mädchen auf, das vom Pferd gestürzt ist. Die Außentemperatur beträgt 25°C (77°F).

Fragen zum Fall

- Was sind Ihre ersten Überlegungen?
  - Zu den ersten Überlegungen bei dieser Patientin gehört, dass sie wahrscheinlich aus einer größeren Höhe als ihrer eigenen Körpergröße gefallen ist. Dies könnte zu einem Multisystemtrauma führen. Außerdem war ein großes Tier beteiligt, und sie könnte zertrampelt oder niedergetrampelt worden sein. Es ist auch wichtig zu prüfen, ob sie vom Pferd geworfen wurde oder ob sie einen medizinischen Notfall erlitten hat, z. B. einen Anfall, der sie außer Gefecht setzte und zum Sturz führte.
  - Sie müssen sich Zugang zu dem Patienten verschaffen. Das könnte aufgrund der Bauweise der Einrichtung schwierig sein und davon abhängen, wie nah Sie mit dem Rettungswagen herankommen können. Die Sicherheit am Einsatzort kann auch ein Faktor sein, wenn sich Tiere in der Nähe aufhalten, die durch die Aufregung unruhig sein könnten.

Erster Eindruck

Wenn Sie am Haupteingang ankommen, werden Sie zum Reitplatz geführt. Es gibt einen gepflasterten Zugang bis zu der Stelle, an der der Patient wartet. Sie steigen aus dem Rettungswagen aus und sehen eine 4-Jährige auf dem Schoß einer Frau sitzen. Die Frau gibt sich als die Reittrainerin des Mädchens zu erkennen. Sie teilt Ihnen mit, dass die Patientin über Brustschmerzen und Atemnot klagt (**Abbildung 3-21**).

- Pädiatrisches Beurteilungsdreieck
  - Aussehen
    - Wach und ängstlich
  - Atemarbeit
    - **D**as Kind hat eine schnelle, flache Atmung. Die Bewegungen des Brustkorbs erscheinen symmetrisch
    - **N**asenflügeln nicht vorhanden
    - **E**inziehungen nicht vorhanden
    - **H**örbare Atemwegsgeräusche - keine anormalen Atemwegsgeräusche hörbar
    - **P**ositionierung - das Kind nimmt keine atemerleichternde Haltung ein
  - Zirkulation
    - Die Haut erscheint warm und trocken

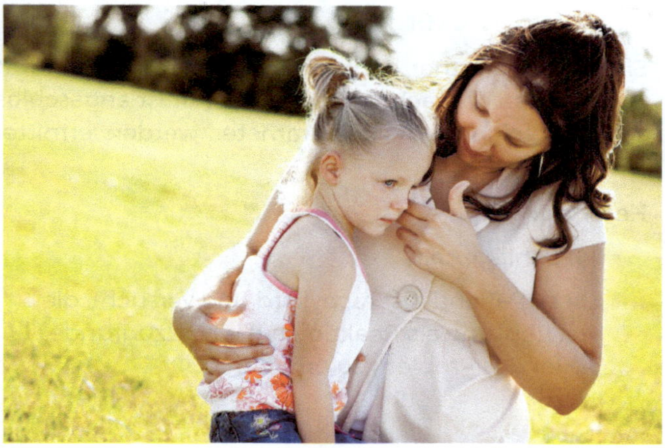

A

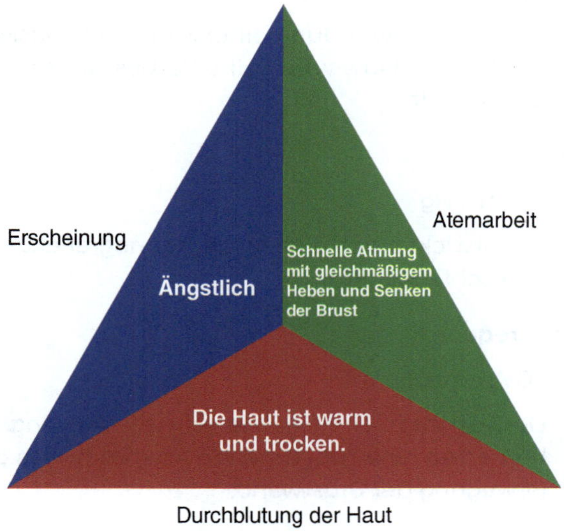

B

Abbildung 3-21 Ihre Patientin ist ein 4-jähriges Mädchen, das von einem Pferd gestürzt ist.

A. © ideabug/iStock/Getty Images Plus/Getty Images; **B.** Verwendung mit Genehmigung der American Academy of Pediatrics, Pediatric Education for Prehospital Professionals, © American Academy of Pediatrics, 2000.

Fragen zum Fall

- Ist dieser Patient nach Ihrem ersten Eindruck "kritisch" oder "nicht kritisch"?
  - Dieser Patient ist derzeit "nicht kritisch". Bei den ersten Untersuchungen wurde keine unmittelbare Lebensbedrohung festgestellt. Obwohl weitere Anamnesen und Untersuchungen die Priorität dieses Patienten ändern könnten, ist Zeit, die Untersuchung am Unfallort fortzusetzen.
- Haben Sie mögliche Red Flags erkannt?
  - Bei der Patientin wurde eine schnelle Atmung festgestellt. Bei der weiteren körperlichen Untersuchung muss sorgfältig darauf geachtet werden, ob dies einfach auf Angst zurückzuführen ist oder ob eine zugrunde liegende Krankheit oder Verletzung die Ursache für die Atemnot des Kindes ist.
  - In diesem speziellen Fall ist die schnelle Atemfrequenz in Verbindung mit den Brustschmerzen nicht nur wegen der Angst besorgniserregend und rechtfertigt eine sorgfältige Untersuchung.

Primary Survey

Der Primary Survey für diesen Patienten ergab Folgendes:

X-Keine Blutung gefunden

A-Offen und durchgängig

B-Atemfrequenz schnell mit gleichmäßigem Heben und Senken des Brustkorbs

C-Radialpulse schnell, stark und regelmäßig. Rekapillarisierungszeit prompt. Die Haut ist warm und trocken.

D-GCS-Wert 15 (E4, V5, M6)

E-Sitzen auf dem Schoß des Trainers

Fragen zum Fall

- Welche ersten Maßnahmen und Behandlungen würden Sie auf der Grundlage der in der ersten Umfrage gewonnenen Erkenntnisse ergreifen?
  - Es sollten Maßnahmen ergriffen werden, um das Kind möglichst zu beruhigen, um die sekundäre Beurteilung zu erleichtern. Dies kann Atemübungen, Ablenkungstechniken (Telefon, Tablet oder andere Geräte) und gegebenenfalls Schmerzbekämpfung umfassen.
  - Zusätzlicher Sauerstoff kann die Atemnot des Patienten lindern.

Detaillierte Bewertung

Anamneseerhebung

Während Sie das Kind beruhigen und eine Nasenbrille anlegen, beginnen Sie mit der Anamneseerhebung, die Folgendes ergibt:

OPQRST:

- **B**eginn: Plötzliche Schmerzen in der Brust und Atembeschwerden nach einem Sturz von einem Pferd. Die geschätzte Höhe des Sturzes betrug etwa 3 Meter. Der Patient erinnert sich an den Sturz und hat das Bewusstsein nicht verloren.
- **P**rovokation/Palliation - Nichts macht es besser oder schlechter.
- **Q**ualität - Die Patientin ist nicht in der Lage, die Qualität zu benennen, sie sagt nur: "Es tut weh zu atmen".
- **A**usstrahlung - keine
- **S**chweregrad - Die Patientin sagt: "Es tut sehr weh!" und ist weinerlich. Der Trainer sagt, sie sei schon einmal vom Pferd gefallen und ihre Reaktion sei dieses Mal ganz anders. Der Trainer ist besorgt.
- **Z**eitpunkt: Beginn vor etwa 10 Minuten unmittelbar nach dem Sturz

SAMPLER:

- **A**nzeichen/Symptome - Zunehmende Atemnot. Die Patientin zeigt jetzt einen Einsatz der Atemhilfsmuskulatur, die beim ersten Eindruck noch nicht vorhanden war. Sie ist nicht in der Lage, in ganzen Sätzen zu sprechen. Sie hören erneut ab und stellen verminderte Atemgeräusche auf der linken Seite fest. Die Brustwandbewegung ist asymmetrisch.
- **A**llergien - Keine bekannten Allergien gegen Medikamente, Lebensmittel oder die Umwelt
- **M**edikamente - keine
- **M**edizinische Vorgeschichte - Keine
- **L**etzte orale Einnahme-Frühstück vor 2 Stunden
- **E**reignisse, die zu dem Notfall führten - vom Pferd geworfen, nachdem es gescheut hatte
- **R**isikofaktoren - keine

Während der ausführlichen Beurteilung und Anamneseerhebung wird deutlich, dass diese Patientin eine aktive Dekompensation erfährt. Sie wechselt von "nicht kritisch" zu "kritisch".

Während Sie Ihren Partner auf den neuesten Stand bringen, sagen Sie ihm, dass Sie es sich anders überlegt haben und rasch transportieren wollen. Sie sollten auch eine Liste möglicher Differenzialdiagnosen durchgehen und überlegen, welche Sofortmaßnahmen ergriffen werden müssen, wenn sich die Dekompensation des Patienten fortsetzt.

Vitalparameter

Sie und Ihr Partner haben den Patienten in den Rettungswagen gebracht, und der Monitor ist angeschlossen. Die folgenden Vitalparameter werden ermittelt (**Abbildung 3-22**):

Herzfrequenz:

- 141 Schläge/min
- Diese Patientin ist tachykard und versucht, die Herzleistung als Reaktion auf einen zugrunde liegendes Problem zu erhöhen.

SpO_2:

- 89% unter Raumluft
- Nach der Anwendung einer Sauerstoffmaske mit hohem Flow wird keine Verbesserung festgestellt.

$ETCO_2$:

- 38 mm Hg
- Es entwickelt sich eine große Kapnografiekurve in Haifischflossenform.

Atemfrequenz:

- 30 Atemzüge/min
- Der Patient hat eine flache, schnelle Atmung. Sie bemerken eine zunehmende Asymmetrie in der Bewegung der Brustwand.

Blutdruck:

- 74/30 mm Hg
- Sie stellen fest, dass der Puls des Patienten jetzt schwächer ist als zuvor.

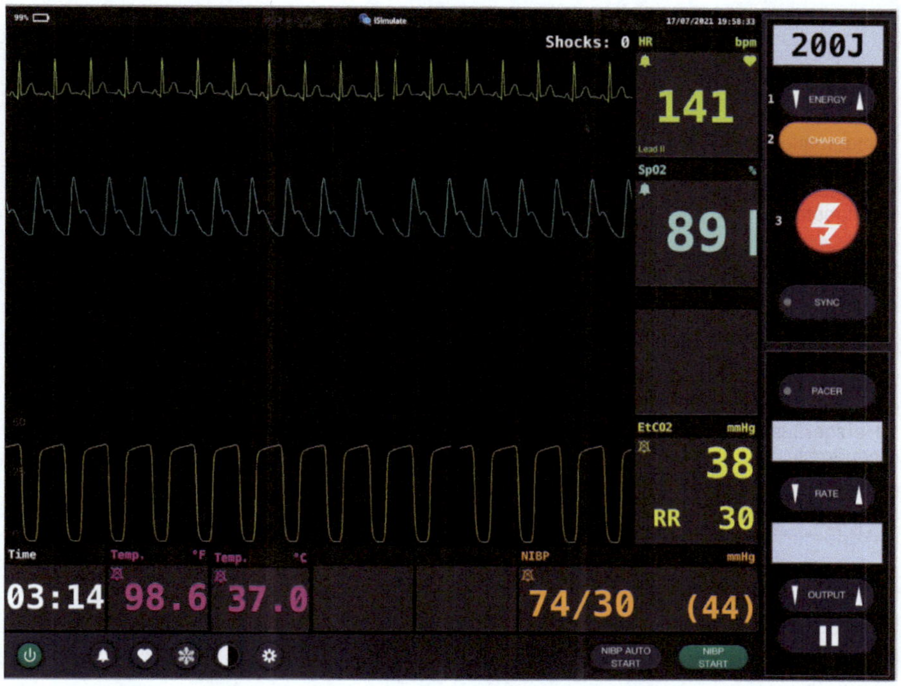

Abbildung 3-22 Der Monitor zeigt die Vitaldaten Ihres Patienten an.
Mit freundlicher Genehmigung von iSimulate.

Temperatur:

- 98.6°F (37°C)

Blutzucker:

- Nicht durchgeführt

Es handelt sich um ein zuvor gesundes 4-jähriges Mädchen mit Brustschmerzen, Atembeschwerden, nicht gleichseitigen Atemgeräuschen und Anzeichen eines obstruktiven Schocks. Aufgrund des Verletzungsmechanismus und der klinischen Präsentation der Patientin ist ein linksseitiger Spannungspneumothorax die wahrscheinlichste Ursache.

Der Patient dekompensiert aktiv und ein sofortiges Eingreifen ist erforderlich. Die richtige Intervention für diesen lebensbedrohlichen Zustand ist die Nadeldekompression. Die endgültige Behandlung ist die Einführung einer Thoraxdrainage.

Ausführliche Untersuchung

HEENT:

- Kopf: Unauffällig
- Augen: PERRL
- Ohren: Unauffällig
- Nase: Unauffällig
- Kehle: Gestaute Jugularvenen zusammen mit leichter Trachealdeviation rechts vorhanden. Beides hat sich nach einer Nadeldekompression aufgelöst.

Brustkorb, Herz und Lunge:

- Pulse: Distale Pulse an den oberen und unteren Extremitäten vorhanden, aber schwach
- Auskultation des Herzens: Regelmäßige Frequenz und Rhythmus ohne Reiben, Galopp oder Herzgeräusch
- Auskultation der Lunge: Rechts klar mit guter Belüftung. Links abgeschwächt.
- Untersuchung des Brustkorbs: Asymmetrische Brustwandbewegung festgestellt. Keine Empfindlichkeit bei der Palpation oder offensichtliche Frakturen festgestellt.

Neurologie:

- Neurovaskulärer Status intakt

Abdomen und Becken:

- Weich und unempfindlich. Darmgeräusche normal

Gliedmaßen:

- Obere Extremitäten: Keine offensichtlichen Verletzungen. Die Haut ist blass und schweißig. Schwache distale Pulse werden getastet (**Abbildung 3-23**).
- Untere Extremitäten: Keine offensichtlichen Verletzungen. Die Haut ist blass und schweißig. Schwache distale Pulse werden getastet.

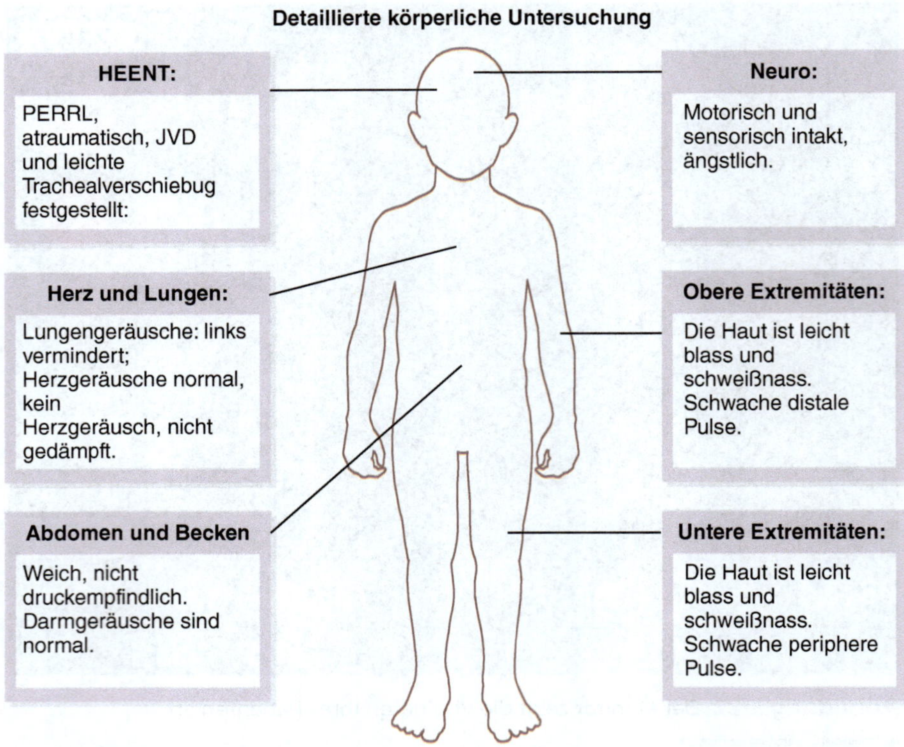

Abbildung 3-23 Detaillierte Untersuchung des Patienten.

Rücken:

- Unauffällig

Dekompression des Brustkorbs

Wie bereits in dieser Lektion beschrieben, entsteht ein Spannungspneumothorax, wenn Luft aus dem Lungenparenchym entweicht und sich im Pleuraraum ein Druck aufbaut. Dieser Druck führt zu einer Kompression der mediastinalen Strukturen und vermindert die Pumpleistung des Herzens. Ein obstruktiver Schock entwickelt sich rasch, und diese Patienten sind innerhalb weniger Augenblicke nicht mehr ansprechbar und erleiden einen Herzstillstand.

Die empfohlene Stelle für die Nadelthorakostomie ist der 4. oder 5. Interkostalraum entlang der mittleren Axillarlinie oder der 2. Interkostalraum entlang der mittleren Schlüsselbeinlinie (**Abbildung 3-24**).

Mit einer 14- oder 16-Gauge-Nadel mit darüber liegendem Katheter sollte die Nadel eingeführt werden, bis ein "Plopp" (Widerstandsverlust) zu spüren und ein Rauschen oder Zischen der Luft zu hören ist. Nach Erreichen dieses Ergebnisses muss die Nadel nicht weiter vorgeschoben werden. Bei Patienten, die jünger als 13 Jahre sind, sollte eine 1,5 bis 2 Zoll lange Nadel ausreichen. Bei Patienten, die älter als 13 Jahre sind, können Nadeln mit einer Länge von bis zu 3,5 Zoll erforderlich sein.

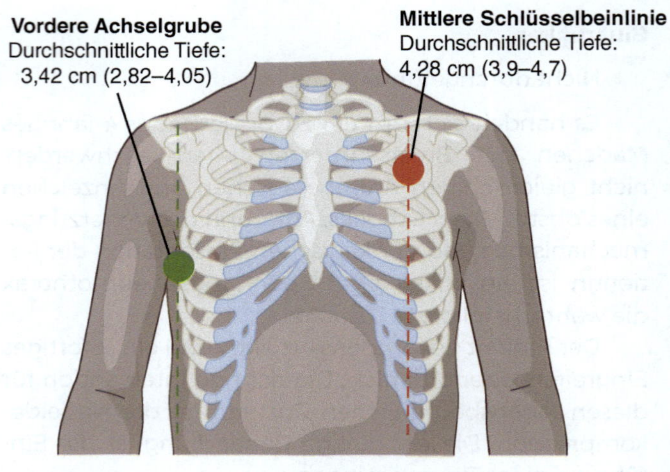

Abbildung 3-24 Die empfohlene Stelle für die Nadelthorakostomie bei pädiatrischen Patienten ist die 4. oder 5. interkostale Mittellinie.

Sobald sich Nadel und Katheter in der richtigen Position befinden, entfernen Sie die Nadel und lassen Sie den Katheter mit Klebeband oder Nähten fixiert vor Ort. Ein Dreiwegehahn oder ein anderes Einwegventil sollte zur intermittierenden Entlüftung des Pleuraraums verwendet werden, wenn es Anzeichen für eine erneute Ansammlung des Pneumothorax gibt. Bei einem großen

Pneumothorax können zusätzliche Dekompressionsversuche mit einer Nadel erforderlich sein.

Bei einem obstruktiven Schock tritt in der Regel eine rasche Besserung ein, wenn der Eingriff ordnungsgemäß durchgeführt wird. Der Kreislauf kann sich rasch erholen sobald die Kompression auf das Herz und die großen Gefäße aufgehoben ist.

Behandlung

Die Erstbehandlung dieser Patientin umfasste die Basistherapie und die Applikation von Sauerstoff mit Sauerstoff. Als sie zu dekompensieren begann, wurde klar, dass sie eine Thoraxdekompression benötigte. Rettungsdienstpersonal das eine Basisversorgung durchführt sollte erweiterte Maßnahmen oder einen schnellen Transport zu einer Einrichtung veranlassen, die in der Lage ist, den Patienten zu stabilisieren, und ihn dann von dort zu verlegen. Notfallsanitäter können im Rahmen ihrer Regelkompetenzen eine Nadeldekompression durchführen, sofern sie über die entsprechende Ausrüstung und Ausbildung verfügen. Notärzte sind möglicherweise in der Lage, eine Thoraxdrainage zu legen.

Zusätzlich zur Dekompression des Brustkorbs kann die Verabreichung von Flüssigkeit erforderlich sein, um die Vorlast auf der rechten Herzseite zu erhöhen und die Durchblutung zu verbessern, sobald die Kompression des Mediastinums aufgehoben ist.

Bei diesem Patienten ist ein rascher Transport und eine fortlaufende Nachuntersuchung auf einen wiederkehrenden Pneumothorax wichtig.

Versorgung im Verlauf

Überprüfen Sie während des gesamten Transports den Atem- und Kreislaufzustand des Patienten. Es ist möglich, dass sich erneut Luft im Pleuraspalt ansammelt, und eine Entlüftung des Dreiwegehahns oder Ventils kann erforderlich sein, wenn der Patient erneut Anzeichen eines obstruktiven Schocks zeigt.

Transportziele

Rettungsdienstpersonal sollte mit den Ressourcen vertraut sein, die in seiner Region für pädiatrische Patienten zur Verfügung stehen. Für Ärzte, die im Krankenhaus arbeiten, sollte ein Verfahren für die rasche Verlegung von kritisch kranken und verletzten Kindern in ein pädiatrisches Tertiärzentrum vorhanden sein.

Es ist erwiesen, dass Kinder, die in spezialisierten pädiatrischen Zentren behandelt werden, insgesamt ein besseres Outcome haben. Dies gilt insbesondere für Traumata. Morbidität und Mortalität sind geringer, wenn pädiatrische Patienten zunächst in einem spezialisierten pädiatrischen Traumazentrum behandelt werden.

Fragen zum Fall

- Können Sie diesen Patienten sicher in Ihrem Rettungswagen transportieren?
  - Dieses Kind kann sicher in einem pädiatrischen Rückhaltesystem in einem Rettungswagen in einer bequemen Position transportiert werden. Während ein medizinischer Lufttransport bei langen Strecken oder kritischen Patienten in Betracht gezogen werden kann, sollte die Flugphysiologie bei einem Patienten mit einem Pneumothorax berücksichtigt werden, bevor ein Lufttransport eingeleitet wird. Informieren Sie den flugmedizinischen Dienst unbedingt über die Verletzungen des Patienten, bevor er startet.

NACHBEREITUNG DES FALLS

Diagnose: Geschlossener Pneumothorax, der sich zu einem Spannungspneumothorax entwickelt hat

Die Patientin wurde sicher in ein pädiatrisches Traumazentrum der höchsten Stufe transportiert. Im Traumazentrum wurde sie vom Traumateam untersucht und eine Thoraxdrainage wurde gelegt. Sie benötigte keine chirurgische Korrektur des Pneumothorax, der konservativ behandelt wurde. Sie hatte keine weiteren Verletzungen und konnte nach etwa 5 Tagen Krankenhausaufenthalt nach Hause entlassen werden.

MERKE

Patienten mit einem sich rasch entwickelnden Schock mit vorangehenden Brustschmerzen und Dyspnoe im Zusammenhang mit einem Trauma sollten auf einen möglichen Spannungspneumothorax untersucht werden. Zu den Anzeichen gehören ein sich rasch entwickelnder obstruktiver Schock, verminderte Atemgeräusche auf einer oder beiden Seiten (bei beidseitigen Pneumothoraces), gestaute Halsvenen, Trachealdeviation, Brustschmerzen und Atemnot mit abnehmender Sauerstoffsättigung. Die biegsame Brustwand des pädiatrischen Patienten kann zu schweren Brustkorbverletzungen führen, ohne dass äußerlich ein Trauma erkennbar ist.

Die Dekompression mit einer Nadel ist bei diesen Patienten lebensrettend und sollte Vorrang haben. Die Überdruckbeatmung sollte vorsichtig durchgeführt werden, da sie den Spannungspneumothorax verschlimmern kann, und es sollte auf Spitzendrücke, Tidalvolumen und Atemfrequenzen geachtet werden.

ZUSAMMENFASSUNG

Traumata sind die Hauptursache für Tod und Behinderung bei Kindern. Viele akzidentielle Verletzungen können verhindert werden, und es hat sich gezeigt, dass Programme, die sich auf die Prävention konzentrieren, die Häufigkeit traumatischer Todesfälle verringern, wenn sie von der Gesellschaft und lokalen Organisationen für öffentliche Sicherheit angenommen und unterstützt werden.

Die Behandlung schwerkranker und verletzter Kinder sollte sich darauf konzentrieren, lebensbedrohliche Zustände zu erkennen und einen schnellen Transport in die nächstgelegene geeignete Einrichtung einzuleiten. In einigen Fällen kann das bedeuten, dass örtliche Krankenhäuser umgangen und direkt in eine pädiatrisch geeignete Einrichtung transportiert werden, da die Ergebnisse für pädiatrische Patienten besser sind, wenn sie in auf pädiatrische Traumata spezialisierten Tertiärzentren behandelt werden.

Eine kontinuierliche Neubewertung ist von entscheidender Bedeutung, um zu vermeiden, dass bei der Versorgung von pädiatrischen Traumapatienten die Entwicklung lebensbedrohlicher Zustände übersehen wird.

REFERENZEN

Bobko J, Lai T, Smith E, et al. Tactical emergency casualty care-pediatric appendix: novel guidelines for the care of the pediatric casualty in the high-threat prehospital environment. *J Spec Oper Med*. 2013;13(4):94-107.

Callway DW, Puciaty A, Robertson J, Hannon T, Fabiano SE. Fallbericht: Lebensrettende Anwendung eines handelsüblichen Tourniquets bei einer pädiatrischen Extremitätenblutung. *Prehosp Emerg Care*. 2017;21(6):786-788. doi:10.1080/10903127.2017.1332126

Centers for Disease Control and Prevention. 10 führende Ursachen für Todesfälle durch Verletzungen nach Altersgruppen mit Hervorhebung der Todesfälle durch unbeabsichtigte Verletzungen, Vereinigte Staaten-2018. Abgerufen am 28. Oktober 2021. https://www.cdc.gov/injury/images/lc-charts/leading_causes_of_death_by_age_group_unintentional_2018_1100w850h.jpg

Centers for Disease Control and Prevention. Führende Ursachen für Tod und Verletzungen. Tabelle: 10 führende Todesursachen nach Altersgruppe, Vereinigte Staaten-2018. Abgerufen am 11. Dezember 2020. https://www.cdc.gov/injury/wisqars/pdf/leading_causes_of_death_by_age_group_2018-508.pdf

Choi PM, Hong C, Woods S, Warner BW, Keller MS. Early impact of American College of Surgeons verification at a level-1 pediatric trauma center. *J Pediatr Surg*. 2016;51(6):1026-1029.

Cornelius B, Cummings Q, Assercq M, et al. Aktuelle Praktiken bei der Verabreichung von Tranexamsäure bei pädiatrischen Traumapatienten in den Vereinigten Staaten. *J Trauma Nursing*. 2021 Jan-Mar 1;28(1):21-25. doi:10.1097/JTN.0000000000000553

Cunningham A, Auerback M, Cicero M, Jafri M. Verwendung eines Tourniquets bei der prähospitalen Versorgung und Wiederbelebung von pädiatrischen Traumapatienten: Pediatric Trauma Society position statement. *J Trauma Acute Care Surg*. 2018;85(4):665-667.

Goobie SM, Faraoni D. Tranexamsäure und perioperative Blutungen bei Kindern: Was müssen wir noch wissen? *Review Curr Opin Anaesthesiol*. 2019;32(3):343-352. doi:10.1097/ACO.0000000000000728

Halstead ME, Walter KD, Moffatt K, Rat für Sportmedizin und Fitness. Sportbedingte Gehirnerschütterung bei Kindern und Jugendlichen. *Pediatrics*. 2018;142(6):e20183074. doi:10.1542/peds.2018-3074

Harcke HT, Lawrence LL, Gripp EW, et al. Verwendung von Tourniquets durch Erwachsene bei Notfällen im Schulalter. *Pediatrics*. 2019;143(6):e20183447. doi:10.1542/peds.2018-3447

Hoffman BD, Gallardo AR, Carlson KF. Von Anfang an unsicher: Schwerwiegender Missbrauch von Autositzen bei der Entlassung von Neugeborenen. *Pediatrics*. 2016;171:48-54.

Kermode JC, Zheng Q, Milner EP. Deutliche Temperaturabhängigkeit des durch den menschlichen von Willebrand-Faktor induzierten Kalziumsignals der Blutplättchen. *Blood*. 1999;94(1):199-207.

Lier H, Krep H, Schroeder S, Stuber F. Preconditions of hemostasis in trauma: a review. Der Einfluss von Azidose, Hypokalzämie, Anämie und Hypothermie auf die funktionelle Hämostase im Trauma. *J Trauma*. 2008;65(4):951-960. doi:10.1097/TA.0b013e318187e15b

Locke T, Rekman J, Brennan M, Nasr A. The impact of transfer on pediatric trauma outcomes. *J Pediatr Sur*. 2016;51(5):843-847.

Sichere Kinder weltweit. Mehr als die Hälfte der Autositze sind nicht korrekt installiert. 1. September 2017. https://www.safekids.org/post/more-half-car-seats-are-not-installed-correctly

Science Daily. Fast 1 von 5 Eltern sagt, dass ihr Kind beim Fahrradfahren nie einen Helm trägt: Nationale Umfrage konzentriert sich auf die Straßenkenntnisse von Kindern, einschließlich Fahrrad-, Skateboard-, Roller- und Verkehrssicherheit. May 20, 2019. http://www.sciencedaily.com/releases/2019/05/190520103414.htm

Sokol K, Black G, Azarow K, et al. Prehospital interventions in severely injured pediatric patients: rethinking ABCs. *J Trauma Acute Care Surg.* 2015;79(6):983-989.

Walther AE, Falcone RA, Pritts TA, Hanseman DJ, Robinson BRH. Pädiatrische und erwachsene Traumazentren unterscheiden sich in der Bewertung, Behandlung und den Ergebnissen für schwer verletzte Jugendliche. *J Pediatr Surg.* 2016;51(8):1346-1350.

Webman RB, Carter EA, Mittal S, et al. Association between trauma center type and mortality among injured adolescent patients. *JAMA Pediatr.* 2016;170(8):780-786. doi:10.1001/jamapediatrics.2016.0805

Wolbert AS, Meng ZH, Monrose DM III, Hoffman M. A systematic evaluation of the effect of temperature on coagulation enzyme activity and platelet function. *J Trauma.* 2004;56(6):1221-1228. doi:10.1097/01.ta.0000064328.97941.fc

Wolf LL, Chowdhury R, Tweed J, et al. Faktoren im Zusammenhang mit der pädiatrischen Mortalität bei Kraftfahrzeugunfällen in den Vereinigten Staaten: A state-based analysis. *J Pediatr.* 2017;187:295-302.e3

KAPITEL 4

Pädiatrischer Schock

ZIELE DER LEKTION

- Verstehen Sie die Pathophysiologie der einzelnen Schockformen.
- Unterscheiden Sie zwischen kompensierten und nicht kompensierten Schockzuständen.
- Besprechen Sie die Behandlung pädiatrischer Patienten im Schockzustand anhand des Pädiatrischen Beurteilungsdreieck (PBD) und des xABCDE.
- Verwenden Sie die am besten geeignete pädiatrische Schockbehandlung auf der Grundlage der Untersuchungsergebnisse des Patienten.

Schock

Ein Schock kann als Mangel an Gewebedurchblutung auf zellulärer Ebene definiert werden, der zu einem anaeroben Stoffwechsel und der Unfähigkeit führt, die für die Lebenserhaltung erforderliche Energie zu produzieren. Ein Schock wird meist als ein Zustand angesehen, in dem sich die allgemeine Zellfunktion von einem aeroben Stoffwechsel zu einem anaeroben Stoffwechsel verändert, der auf eine Hypoperfusion der Gewebezellen zurückzuführen ist, bei der die Sauerstoffzufuhr auf zellulärer Ebene nicht ausreicht, um den Stoffwechselbedarf zu decken. Bleibt der Schock unbehandelt, führt er zum Zell- und Organtod. Einfach ausgedrückt, ist der Schock einer der gefährlichsten Zustände der zum Tod des Kindes führen kann.

Die in der Zelle erzeugte Energie erhält alle Zell- und Organfunktionen im Körper aufrecht. Diese Energie wird normalerweise in einem komplexen Prozess erzeugt, bei dem Sauerstoff und Glukose verstoffwechselt werden. Dieser Prozess wird als aerober Stoffwechsel bezeichnet, weil dafür Sauerstoff benötigt wird. Die erzeugte Energie wird in Form von Adenosintriphosphat (ATP)-Molekülen gespeichert. ATP-Moleküle werden aufgespalten, um die gespeicherte Energie freizusetzen, wenn sie benötigt wird. Der aerobe Stoffwechsel kann aus einem Glukosemolekül 36 ATP erzeugen (**Abbildung 4-1**). Zu den Nebenprodukten des aeroben Stoffwechsels gehören Kohlendioxid und Wasser.

Wenn für den aeroben Stoffwechsel kein Sauerstoff zur Verfügung steht, tritt der anaerobe Stoffwechsel ein. Dieser Prozess nutzt gespeichertes Körperfett als Energiequelle, ist aber nicht so effizient wie der aerobe Stoffwechsel. Es wird viel weniger Energie produziert, und es entstehen schädliche Nebenprodukte, wie z. B. Laktat. Der anaerobe Stoffwechsel kann eine kurze Zeit lang das Überleben der Zellen ohne Sauerstoff sichern, aber er ist nicht nachhaltig. Ohne Energie kommen die Zellfunktionen zum Erliegen. ATP-Energie wird für die Natrium-Kalium-Pumpe benötigt, und wenn dieser Teil der Zelle nicht richtig funktioniert, kann dies zu einem Schock führen.

Ein Schock führt zu einem Mangel an Gewebedurchblutung, der zu einem ineffizienten anaeroben Zellstoffwechsel führt.

Ein Schock verläuft progressiv und nicht plötzlich. Der Körper versucht, die Homöostase durch kompensatorische Mechanismen aufrechtzuerhalten. Ziel ist es, dafür zu sorgen, dass der Körper des Patienten eine angemessene Energieproduktion für das Überleben der Zellen und deren ordnungsgemäße Funktion aufrechterhält.

Ursachen des Schocks

Weltweit gehört der pädiatrische Schock zu den am häufigsten diagnostizierten Erkrankungen und ist eine der Hauptursachen für pädiatrische Morbidität und Mortalität, doch ist er noch immer kaum verstanden. Er kann die Folge eines traumatischen Ereignisses oder einer medizinisch-internistischen Ursache sein (**Tabelle 4-1**).

Zu den möglichen traumatischen Ursachen eines Schocks gehört der Verlust des zirkulierenden Blutvolumens, z. B. durch innere oder äußere Blutungen oder durch den Verlust von Körperflüssigkeit aufgrund von Plasmaverlusten bei Verbrennungen. Eine weitere Ursache für einen traumatischen Schock ist der Verlust der effektiven Herzfunktion zur Zirkulation von sauerstoffreichem Blut. Der Verlust der Herzfunktion kann durch einen Spannungspneumothorax, eine Herzbeuteltamponade oder ein stumpfes Trauma verursacht werden. Eine dritte Ursache für einen traumatischen Schock kann der Verlust des Gefäßtonus sein, der den relativen Verlust des effektiven Blutflusses verursacht.

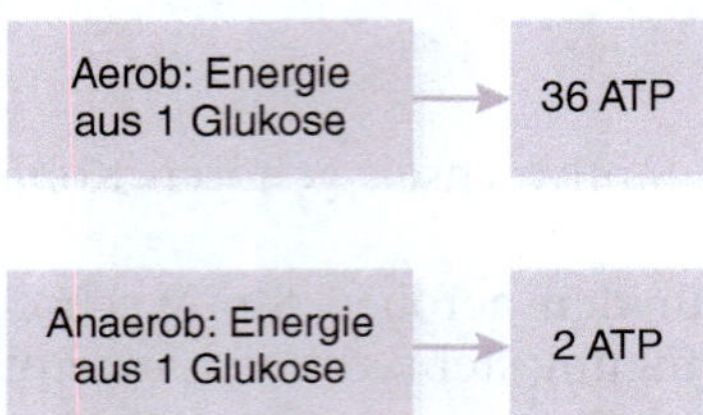

Abbildung 4-1 Der aerobe Stoffwechsel kann aus einem Glukosemolekül 36 ATP erzeugen, während der anaerobe Stoffwechsel nur 2 ATP produziert.

Tabelle 4-1 Schockursachen

Trauma	Medizinische

▪ Blutverlust
▪ Spannungs-pneumothorax
▪ Herzbeuteltamponade
▪ Verletzungen des Rückenmarks
	▪ Hypovolämie
	  ▪ Innere Blutungen
	  ▪ Erbrechen/Durchfall
	▪ Sepsis
	▪ Anaphylaxie
	▪ Medikamenteningestion (toxisch)
	▪ Herzinsuffizienz
	▪ Herzrhythmusstörungen

Dies kann durch eine Verletzung des Rückenmarks ausgelöst werden.

Mögliche medizinische Ursachen für einen Schock lassen sich auf die gleiche Weise kategorisieren wie traumatische Ursachen. Der Verlust des zirkulierenden Blutvolumens kann durch Blutverlust aufgrund innerer Blutungen, Flüssigkeitsverlust durch mangelnde Nahrungsaufnahme, Erbrechen, Durchfall oder osmotische Diurese bei Diabetes oder durch Plasmaverlust aufgrund erhöhter Permeabilität, wie sie bei Sepsis und Anaphylaxie auftritt, entstehen. Eine gestörte Herzfunktion kann durch Herzrhythmusstörungen oder Herzversagen aufgrund einer angeborenen Herzerkrankung, Myokarditis, Kardiomyopathie, Vergiftung oder Sepsis entstehen. Ein Verlust des Gefäßtonus, der eine Vasodilatation und einen relativen Verlust des effektiven Blutflusses verursacht, kann aufgrund von Medikamententoxizität, Schlaganfall, Anaphylaxie und Sepsis auftreten.

Selbst wenn er behandelt wird, kann der Schock zu Nierenversagen, Hirnschäden, Leberversagen, Stoffwechselstörungen, disseminierter intravasaler Gerinnung (DIC), multiplem Organversagen (Organdysfunktion-Syndrom (MODS)), akutem Atemnotsyndrom (ARDS) und Herzversagen führen.

Schock kann durch eine Verletzung oder durch eine Erkrankung ausgelöst werden.

Schock ist progressiv

In jedem Alter versucht der Körper, die Zirkulation von sauerstoffreichem Blut zu den lebenswichtigen Organen aufrechtzuerhalten. Kinder kompensieren jedoch anders als Erwachsene, um die Durchblutung aufrechtzuerhalten (**Abbildung 4-2**). Kinder werden zunächst tachykard, bevor sich ihre Blutgefäße verengen. Durch die selektive Vasokonstriktion wird Blut von nicht lebenswichtigen Geweben wie der Haut, dem Magen-Darm-Trakt und den Muskeln zu lebenswichtigen Organen wie dem Gehirn, dem Herzen und den Nieren umgeleitet. Massive Vasokonstriktion ist der vorherrschende Kompensationsmechanismus bei Kindern.

Das Herzzeitvolumen wird durch die Herzfrequenz und das Schlagvolumen bestimmt. Da Kinder ein kleineres Schlagvolumen als Erwachsene haben, steigern sie ihr Herzzeitvolumen in erster Linie durch eine Erhöhung der Herzfrequenz und nicht des Schlagvolumens. Aufgrund eines starken Herzmuskels und einer guten Koronardurchblutung können sie stunden- bis tagelang hohe Herzfrequenzen tolerieren.

Aufgrund adäquater Kompensationsmechanismen kompensieren Kinder länger als Erwachsene, aber ihre Dekompensation erfolgt schneller. Mit anderen Worten: Der Übergang vom kompensierten Schock zum Tod ist ein beschleunigter Prozess.

Kinder gleichen anders als Erwachsene aus, um die Durchblutung aufrechtzuerhalten.

Kinder entwickeln zuerst eine Tachykardie, dann verengen sich ihre Blutgefäße.

Massive vasoconstriction is the predominant compensatory mechanism in children.

Aufgrund adäquater kompensatorischer Mechanismen kompensieren Kinder länger als Erwachsene, jedoch erfolgt ihre Dekompensation schnell.

Abbildung 4-2 Der Verlauf des Schocks bei pädiatrischen Patienten.

LASSEN SIE SICH NICHT TÄUSCHEN!

Erwachsene kompensieren in der Regel eine Zeit lang und verschlechtern sich dann allmählich. Kinder hingegen kompensieren über einen relativ langen Zeitraum und verschlechtern sich dann plötzlich in einem sich beschleunigenden Prozess in Richtung Tod (Abbildung 4-3).

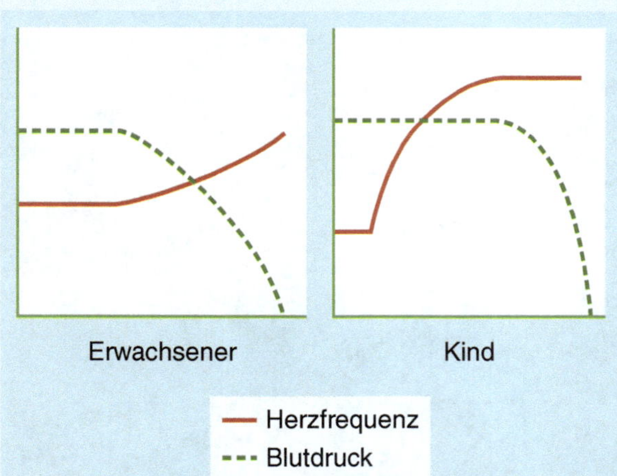

Abbildung 4-3 Unterschiede bei der Kompensation von Erwachsenen und Kindern im Schockzustand.

Kompensierter Schock

Ein kompensierter Schock, auch als früher Schock bezeichnet, beinhaltet eine unzureichende Gewebedurchblutung ohne Anzeichen einer Funktionsstörung der Endorgane wie Hypotonie oder veränderter mentaler Status. Während des kompensierten Schocks hat der Körper zu wenig Volumen, ist aber dennoch in der Lage, den Blutdruck und die Durchblutung der lebenswichtigen Organe aufrechtzuerhalten, indem er die Herzfrequenz erhöht und die Blutgefäße verengt, um das Blut zu den lebenswichtigen Organen zu leiten. Mit anderen Worten: Die Abwehrmechanismen des Körpers versuchen, die Durchblutung von Gehirn, Herz, Nieren und Leber auf Kosten der nicht lebenswichtigen Organe wie Haut, Muskeln und Magen-Darm-Trakt aufrechtzuerhalten (**Abbildung 4-4**). Aufgrund der selektiven Vasokonstriktion sind die letzten Organe, die eine Funktionsstörung erleiden, Lunge und Herz. Da die an der Sauerstoffversorgung und dem Kreislauf beteiligten Organe erhalten bleiben, ist der kompensierte Schock reversibel. Wenn die Ursache des Schocks nicht behoben und umgekehrt wird, geht der kompensierte Schock in einen dekompensierten Schock über.

Es kann zu einem progressiven Übergang zum dekompensierten Schock kommen, der sich bei jedem Patienten anders entwickeln kann. Die Symptome des kompensierten und des dekompensierten Schocks können sich auch teilweise überschneiden.

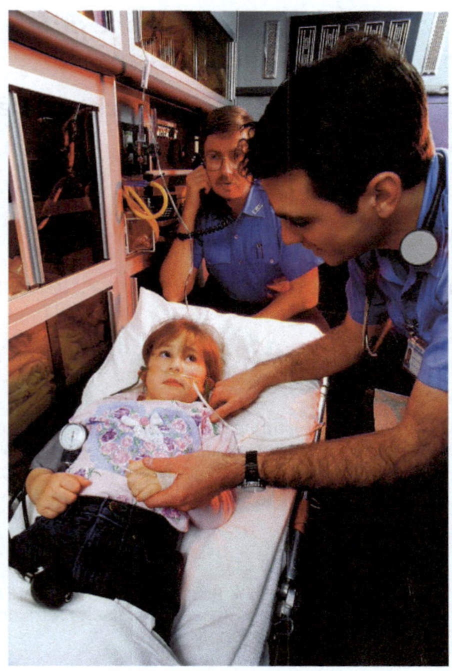

Abbildung 4-4 Ein Kind, dessen Körper kompensiert, kann sich in einem Schockzustand befinden, ohne dass der mentale Status verändert ist oder eine Hypotonie vorliegt.

Warten Sie *nicht*, bis die Schocksymptome offensichtlich werden, bevor Sie sie behandeln.

Die periphere Vasokonstriktion, ein Kompensationsmechanismus, der bei hypovolämischem, kardiogenem und obstruktivem Schock auftritt, zeigt sich durch kühle, blasse Extremitäten und verminderte Kapillarfüllung. Im Gegensatz dazu ist die periphere Vasodilatation in der Regel bei einem frühen distributiven Schock vorhanden, was zu warmen, rosafarbenen Extremitäten mit kräftigen peripheren Pulsen und rascher Kapillarfüllung führt.

FESTSTELLUNGEN ZUM KOMPENSIERTEN SCHOCK

Neurologische/mentale Statusänderungen wie Unruhe, Reizbarkeit, Angst oder Verwirrung (Abbildung 4-5)

Leichter Anstieg der Atemfrequenz

Normaler systolischer Blutdruck

Leichte bis schwere Tachykardie (es sei denn, der Patient befindet sich aufgrund einer Bradyarrhythmie im kardiogenen Schock oder im neurogenen Schock)

Starke zentrale Pulse; schwache oder fadenförmige periphere Pulse

Blasse oder normal gefärbte Schleimhäute

Verzögerte oder rasche Rekapillarisierungszeit

Übelkeit, Durst

Leichter Rückgang der Urinausscheidung

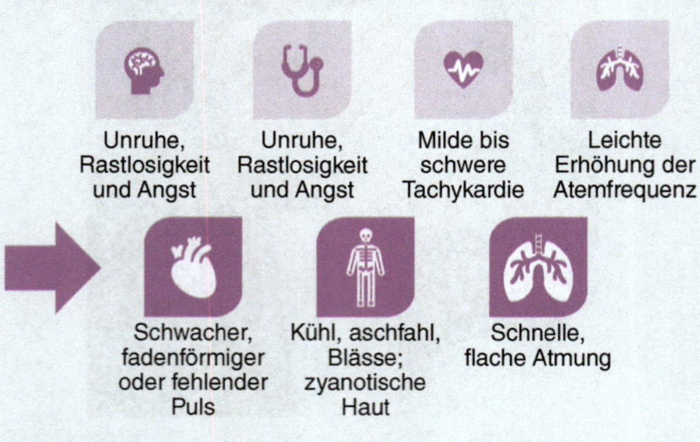
Unruhe, Rastlosigkeit und Angst
Unruhe, Rastlosigkeit und Angst
Milde bis schwere Tachykardie
Leichte Erhöhung der Atemfrequenz
Schwacher, fadenförmiger oder fehlender Puls
Kühl, aschfahl, Blässe; zyanotische Haut
Schnelle, flache Atmung

Abbildung 4-5 Befunde bei Patienten, die sich in einem kompensierten Schock befinden.

Dekompensierter Schock

Der dekompensierte Schock beginnt, wenn die Kompensationsmechanismen versagen (**Abbildung 4-6**). Die klassischen Anzeichen und Symptome eines Schocks treten auf, weil die zuvor zur Aufrechterhaltung der Perfusion eingesetzten Mechanismen unwirksam geworden sind. Zu den Anzeichen einer gestörten Perfusion aufgrund eines Schocks gehören ein veränderter Bewusstseinszustand, kühle Extremitäten, marmorierte Haut, fehlende distale Pulse und schwache zentrale Pulse. Mit Ausnahme des septischen Schocks ist die Hypotonie ein Spätbefund und deutet auf einen drohenden Herzstillstand hin. Hypotonie verschlechtert die kardiale Perfusion und mit zunehmender ventrikulärer Reizbarkeit können sich Herzrhythmusstörungen entwickeln.

Wenn der Schock fortschreitet, beginnen die Organe zu versagen. Bei unzureichender Durchblutung kommt es zu einem anaeroben Stoffwechsel, und in den Geweben sammelt sich Laktat an. Dies führt dazu, dass die Zellmembranen undicht und schädliche Enzyme freigesetzt werden. Je länger die Organe unzureichend durchblutet bleiben, desto geringer ist die Wahrscheinlichkeit, dass der Patient auf die Behandlung anspricht. Ein dekompensierter Schock ist schwer zu behandeln, kann aber reversibel sein, wenn frühzeitig eine angemessene aggressive Behandlung eingeleitet wird.

Ohne eine aggressive Behandlung zur Wiederherstellung einer wirksamen Durchblutung kommt es zu irreversiblen Schäden an den lebenswichtigen Organen

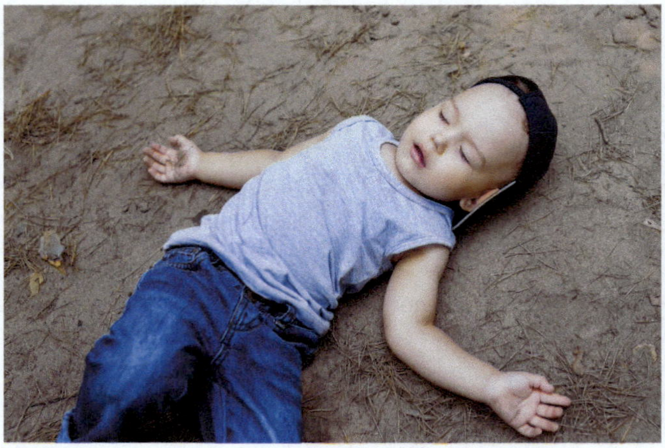

Abbildung 4-6 Bei einem dekompensierten Schock beginnen die Kompensationsmechanismen des Kindes zu versagen.

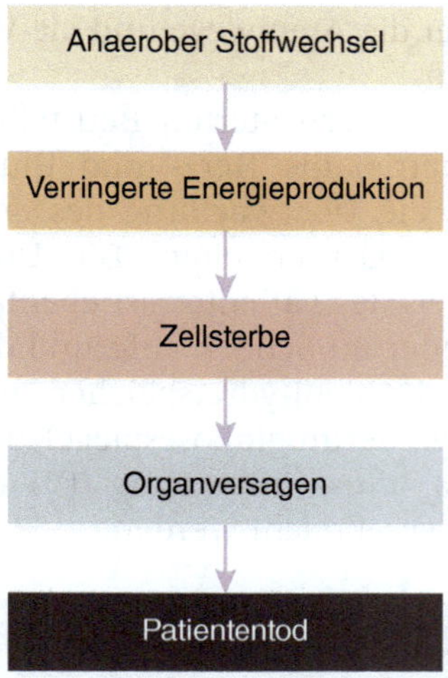

Abbildung 4-7 Die Kaskade des Schocks/Todes.

aufgrund der anhaltend veränderten Durchblutung und des Stoffwechsels. Dieses Stadium des Schocks wird als irreversibler Schock bezeichnet. Dieses Stadium kann schnell fortschreiten und führt zu Multiorganversagen, Herz-Lungen-Stillstand und Tod (**Abbildung 4-7**). Daher ist es von entscheidender Bedeutung, einen Schock frühzeitig zu erkennen und zu behandeln.

Schockformen

Ein Schock kann auf verschiedene Weise kategorisiert werden. Eine gängige Methode zur Kategorisierung des Schocks ist seine Pathophysiologie. Die vier Klassifizierungen sind der hypovolämische, der distributive, der kardiogene oder der obstruktive Schock. Die häufigste Ursache für einen Schock ist der Verlust des zirkulierenden Blutvolumens aufgrund von Blut- oder Flüssigkeitsverlusten, der als hypovolämischer Schock bezeichnet wird. Der Verlust der Integrität des Endothels sowie die Unfähigkeit, die Erweiterung der Blutgefäße zu kontrollieren, wird als distributiver Schock bezeichnet. Beispiele für einen distributiven Schock sind der septische, der anaphylaktische und der neurogene Schock. Steht eine kardiale Insuffizienz aufgrund einer myogenen oder rhythmogenen Ursache im Vordergrund, spricht man vom kardiogenen Schock. Schließlich wird eine Behinderung des Blutflusses durch die großen Gefäße oder das Herz als obstruktiver Schock bezeichnet. Obstruktionen des Blutflusses können auf Erkrankungen wie Herztamponade, Spannungspneumothorax, massive Lungenembolie oder ductusabhängige Herzfehler zurückzuführen sein. Ein obstruktiver Schock wird durch eine Obstruktion der großen Gefäße oder des Herzens verursacht; er wird jedoch in dieser Lektion nicht behandelt. (siehe Kapitel kardiale Notfälle)

BEFUNDE, DIE HÄUFIG MIT EINEM DEKOMPENSIERTEN SCHOCK EINHERGEHEN

Veränderter mentaler Status wie Unruhe oder Lethargie, mangelnde Reaktion

Verlust des Muskeltonus

Abfall des systolischen und diastolischen Blutdrucks (Spätbefund; Abbildung 4-8)

Mäßiger Anstieg der Atemfrequenz; mögliche Ermüdung oder Versagen der Atemmuskulatur

Mäßige bis schwere Tachykardie; mögliche Herzrhythmusstörungen

Schwache zentrale Pulse; schwache oder fehlende periphere Pulse

Verzögerte Rekapillarisierungszeit

Blasse, aschfahle oder zyanotische Schleimhäute

Veränderte Körpertemperatur, kühle Extremitäten

Deutliche Abnahme der Urinausscheidung

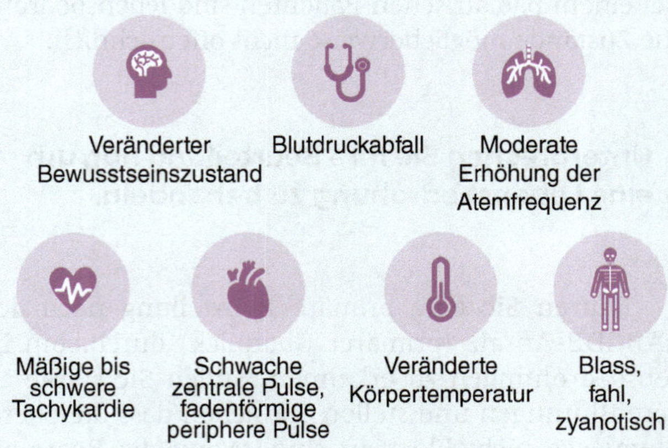

Abbildung 4-8 Befunde bei pädiatrischen Patienten, die sich in einem dekompensierten Schock befinden.

Eine angemessene Durchblutung hängt von einer effektiven Pumpleistung des Herzens, einer ausreichenden Flüssigkeitsmenge (Blut) und einem ausreichend dimensionierten und intakten Gefäß (Blutgefäße) ab. Diese drei Komponenten stehen in einer wechselseitigen Beziehung zueinander, und jede von ihnen muss angemessen funktionieren, damit die beiden anderen eine angemessene Herzleistung erbringen können. Das

Versagen einer der Komponenten führt im weiteren Verlauf über das Versagen der anderen Komponenten über ein Multiorganversagen bis zum Tod. Der hypovolämische Schock ist die häufigste Form des Schocks in der Pädiatrie und weltweit die häufigste Todesursache in der Pädiatrie.

Arten von Schock:

- **Hypovolämisch**
- **Distributiv**
- **Kardiogen**
- **Obstruktiv**

Allgemeiner Untersuchungsansatz

Wie bei allen pädiatrischen Patienten sollten Sie eine Erstbeurteilung anhand des pädiatrischen Beurteilungsdreiecks (PAT) durchführen. So können Sie sich einen ersten Eindruck verschaffen. Wenn Sie sich dem Patienten nähern, geben die Eltern oder Betreuer oft eine gezielte Anamnese ab, die dabei hilft, die Art des Schocks zu bestimmen. Diese Informationen können hilfreich sein, aber der Zweck der PAT und der primären Beurteilung ist es, eine unmittelbare Lebensbedrohung zu erkennen. Bei einem pädiatrischen Patienten sind lebensbedrohliche Zustände möglicherweise nicht offensichtlich.

Unterbrechen Sie Ihre Beurteilung nur, um eine Lebensbedrohung zu behandeln.

Führen Sie eine primäre Beurteilung nach dem XABCDE-Ansatz (primärer Überblick) durch, um Lebensbedrohungen zu erkennen. Stillen Sie starke äußere Blutungen und stellen Sie sicher, dass die oberen Atemwege nicht blockiert sind. Wenn die Beatmung ausreichend ist, geben Sie zusätzlichen Sauerstoff. Zusätzlicher Sauerstoff ist wichtig, um die Sauerstofftransportkapazität bei vermindertem Hämoglobin (rote Blutkörperchen) zu maximieren. Bei Anzeichen einer respiratorischen Insuffizienz oder Atemstillstand unterstützen Sie die Atmung mit einer Beutel-Masken-Ventilation (BVM) mit zusätzlichem Sauerstoff und einfachen Hilfsmitteln für die Atemwege. Bei pädiatrischen Patienten kann es zu einer raschen Besserung kommen, wenn die Hypoxie beseitigt wird. Eine Intubation ist unter Umständen *nicht* erforderlich, da ein pädiatrischer Patient nach einer gewissen Zeit effektiver Beatmung mit zusätzlichem Sauerstoff die Kontrolle über die Atemwege und die Vigilanz wiedererlangen kann.

Während der erweiterten Beurteilung sollten Sie die Pulsoximetrie, die Herz- und Blutdrucküberwachung sowie die Überwachung des endtidalen Kohlendioxids ($ETCO_2$) einleiten. Die Überprüfung des Glukosespiegels des Patienten ist ebenfalls notwendig, da einige Kinder im Schock aufgrund der schnell aufgebrauchten Kohlenhydratspeicher hypoglykämisch sind. Liegt der Serumglukosespiegel unter 60 mg/dL (3,3 mmol/L), muss intravenös (IV) oder intraossär (IO) Glukose verabreicht werden.

HINWEIS: Auch wenn ein Pulsoximetriegerät an einem Finger eine angemessene Sauerstoffversorgung anzeigt, muss das Rettungsdienstpersonal dennoch beurteilen, ob ein anderer Bereich des Körpers möglicherweise nicht die gleiche Sauerstoffversorgung erhält.

Hypovolämischer Schock

Der hypovolämische Schock ist weltweit die häufigste Ursache für einen Schock bei Säuglingen und Kindern. Bei diesem Zustand ist das zirkulierende Blutvolumen in den Gefäßen unzureichend (**Abbildung 4-9**). Mögliche Ursachen sind Blutungen, Plasmaverluste, Flüssigkeits- und Elektrolytverluste sowie endokrine Erkrankungen.

Behandlung des hypovolämischen Schocks

Nachdem Sie freie Atemwege und eine effektive Beatmung sichergestellt haben, legen Sie einen Gefäßzugang (**Abbildung 4-10**). Wenn ein Schock

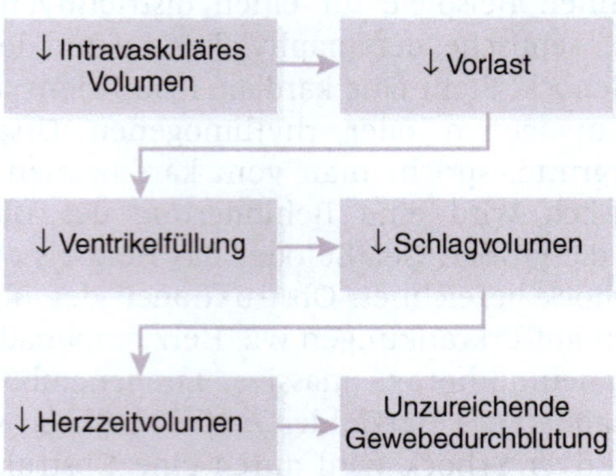

Abbildung 4-9 Die Pathophysiologie des hypovolämischen Schocks.

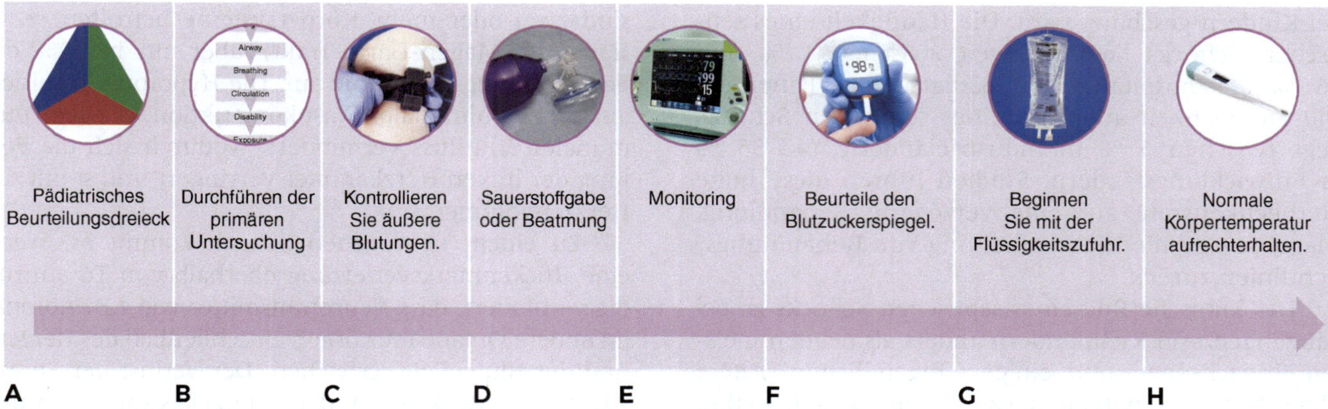

Abbildung 4-10 Schritte zur Behandlung des hypovolämischen Schocks bei pädiatrischen Patienten.

vorliegt, wird die am leichtesten zugängliche Stelle für den Gefäßzugang bevorzugt. Wenn ein sofortiger Gefäßzugang erforderlich ist und ein zuverlässiger IV-Zugang nicht schnell angelegt werden kann, ist ein früher IO-Zugang angebracht.

Nachdem ein Gefäßzugang gelegt wurde, beginnen Sie mit der Flüssigkeitstherapie. Bei Anzeichen einer schlechten Perfusion oder Hypotonie ist die Verabreichung eines anfänglichen Flüssigkeitsbolus von 20 ml/kg einer balancierten isotonischen kristalloiden Lösung, wie z. B. Ringerlösung, sinnvoll. Bei kleineren Patienten ist ein IV-Schlauchsystem mit einem Drei-Wege-Hahn in der Leitung (Push-Pull-Methode) für eine schnelle und präzise Flüssigkeitsgabe oft nützlich. Überprüfen Sie nach *jedem* Flüssigkeitsbolus erneut den mentalen Status des Kindes, die Herzfrequenz, den Blutdruck und die Kapillarfüllung. Achten Sie genau auf eine erhöhte Atemarbeit und auf Anzeichen und Symptome einer Volumenüberlastung wie z. B. ein Lungenödem. Achten Sie auf eine normale Körpertemperatur und belassen Sie den Patienten in Rückenlage.

Bei einem hypovolämischen Schock aufgrund von Blutungen ist eine alternative Behandlung der Flüssigkeitszufuhr vorzuziehen, wenn dies möglich ist, einschließlich Tourniquets, Tranexamsäure (TXA) und in einigen Systemen Blutprodukte. Bei Hypotonie sollten Flüssigkeiten jedoch nicht zurückgehalten werden, wenn sich keine andere Behandlung als wirksam erweist oder verfügbar ist.

Hypovolämischer Schock = ruhig und warm halten, Sauerstoff zuführen, Hypoglykämie korrigieren, Flüssigkeitstherapie: 20 ml/kg über 5 bis 10 Minuten

Hämorrhagischer Schock = Beherrschung des Blutverlustes, Flüssigkeitszufuhr bei Hypotonie

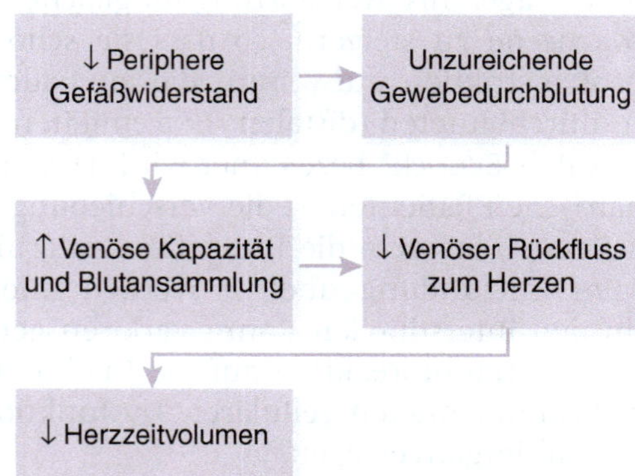

Abbildung 4-11 Pathophysiologie des distributiven Schocks.

Distributiver Schock

Ein distributiver Schock resultiert aus einem veränderten Gefäßtonus (**Abbildung 4-11**). Es gibt verschiedene Formen des distributiven Schocks, darunter der anaphylaktische Schock, der neurogene Schock und der septische Schock. Bei jeder Art von distributivem Schock kommt es zu einer relativen Hypovolämie, wenn die Vasodilatation die Größe des Gefäßraums vergrößert. Das bedeutet, dass das verfügbare Blutvolumen einen größeren Raum ausfüllen muss, damit ein effektiver Fluss stattfinden kann. Da sich das Blut nicht "ausdehnen" kann, um den größeren Raum zu füllen, ist die Blutzirkulation beeinträchtigt. Diese veränderte Verteilung des Blutvolumens ist eher auf eine relative Hypovolämie als auf einen tatsächlichen Volumenverlust zurückzuführen, aber die Wirkung ist ähnlich.

Die Fälle von septischem Schock bei pädiatrischen Patienten nehmen zu, wobei die jährliche Inzidenz weltweit auf 1,2 Millionen Fälle von Sepsis bei Kindern geschätzt wird. Die Häufigkeit eines septischen Schocks liegt weltweit zwischen 1 % und 26 % der hospitalisierten pädiatrischen Patienten. Die Sterblichkeit aufgrund eines septischen Schocks liegt zwischen 5 % in Industrieländern und 35 % in Entwicklungsländern. Studien führen diese hohe Sterblichkeitsrate auf eine verzögerte Behandlung, Diagnose und die Nichteinhaltung von Behandlungsrichtlinien zurück.

Das klinische Bild eines septischen Schocks ist bei Säuglingen und Kleinkindern anders als bei den meisten Erwachsenen und einigen Jugendlichen. Ältere Menschen weisen typischerweise eine Vasodilatation und ein normales Herzzeitvolumen auf, so dass Haut und Extremitäten warm sind, was zu einem "warmen Schock" führt. Neugeborene und Kleinkinder sind nicht in der Lage, ihre Herzleistung im gleichen Maße wie Erwachsene zu steigern, so dass sie schon früh eine Vasokonstriktion aufweisen, die zu kalten und schlecht durchbluteten distalen Extremitäten führt, was als "Kalter Schock" bezeichnet wird. Das Problem bei pädiatrischen Patienten ist die Verschiebung in den "dritten Raum", bei dem die Blutgefäße aufgrund der verstärkten Entzündung undicht werden und Flüssigkeit in den interstitiellen Raum verloren geht. Die schwere Entzündungsreaktion auf die Infektion führt zu einer beeinträchtigten zellulären Dysfunktion, gefolgt von Multiorganversagen.

Eine schwere allergische Reaktion oder ein anaphylaktischer Schock kann Sekunden bis Minuten nach dem Kontakt mit einem Antigen wie einem Medikament, einem Impfstoff, einem Lebensmittel, einem Toxin, einer Pflanze oder einem Gift auftreten. Zu den Reaktionen des Körpers gehören Venodilatation, arterielle Vasodilatation, erhöhte Kapillardurchlässigkeit und pulmonale Vasokonstriktion. Bei der Anaphylaxie sind zwei oder mehr Körpersysteme betroffen (z. B. Haut und Magen-Darm-Trakt), aber nur in 10% der Fälle tritt eine Hypotonie auf. Die Hypotonie resultiert aus einer pulmonalen Vasokonstriktion, die den pulmonalen Blutfluss vermindert, wodurch sich die Füllung der linken Herzkammer verringert und somit das Herzzeitvolumen sinkt.

Zu einem neurogenen Schock kommt es, wenn eine Rückenmarksverletzung oberhalb von T6 auftritt, die verhindert, dass Neurotransmitter wie z.B. Adrenalin andere Organe im Körper, einschließlich des Herzens und der Blutgefäße, erreichen. Der Verlust der Stimulation der Muskeln in den Blutgefäßwänden durch Blockade oder Ausfall des Sympathikus (Sympathikolyse) führt zu einer Gefäßerweiterung. Die tachykarde Reaktion des Sympathikus zur Kompensation der Gefäßerweiterung wird ebenfalls unterbrochen und bleibt aus.

Distributive Schocktherapie

Nachdem Sie freie Atemwege und eine adäquate Ventilation sichergestellt haben, legen Sie einen Gefäßzugang (**Abbildung 4-12**). Wenn ein Schock vorliegt, wird die am leichtesten zugängliche Stelle für den Gefäßzugang bevorzugt. Wenn ein sofortiger Gefäßzugang erforderlich ist und ein zuverlässiger IV-Zugang nicht schnell erreicht werden kann, ist ein früher IO-Zugang angebracht.

Beginnen Sie mit der Pulsoxymetrie, der Herz- und Blutdrucküberwachung, einschließlich $ETCO_2$. Ein niedriger $ETCO_2$ Wert bei septischem Schock ist ein Anzeichen für erhöhte Laktatwerte und eine schwerere Infektion. Glucose 10% ist Glucose 40% vorzuziehen, um den Blutzuckerspiegel zu erhöhen, falls eine Hypoglykämie vorliegt.

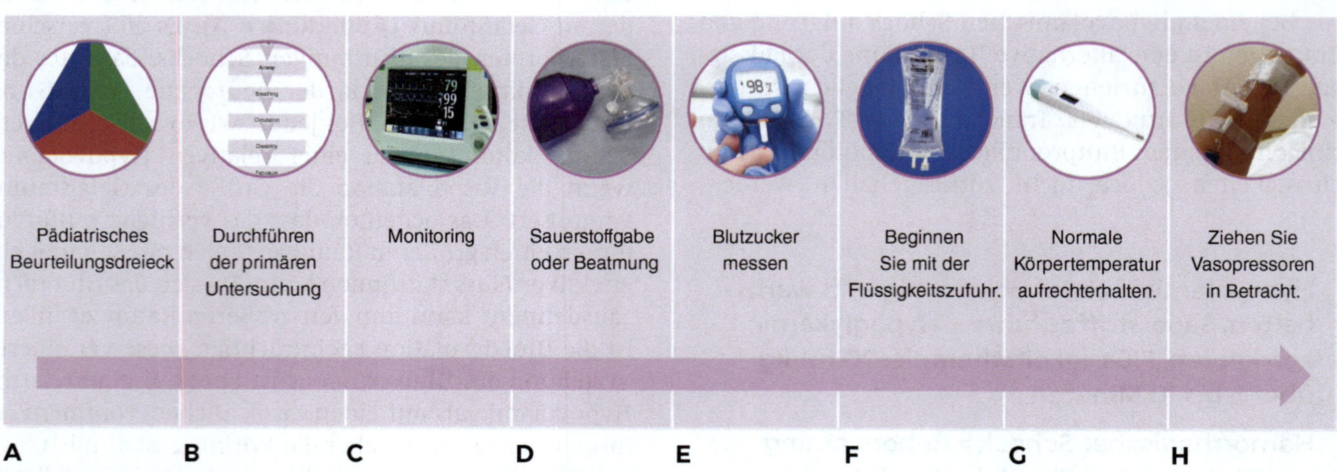

Abbildung 4-12 Prähospitales Management des distributiven Schocks.

Wenn der Patient ausreichend atmet, geben Sie ihm zusätzlichen Sauerstoff. Bei Anzeichen von Atemversagen oder Atemstillstand unterstützen Sie die Beatmung mit einem Beatmungsgerät mit zusätzlichem Sauerstoff und einfachen Hilfsmitteln für die Atemwege. Verzögern Sie den Transport nicht, um zu intubieren. In *seltenen Fällen* kann eine Intubation und mechanische Beatmung erforderlich sein. Halten Sie Rücksprache mit der medizinischen Leitung und befolgen Sie die örtlichen Protokolle.

Ziehen Sie bei längeren Transportzeiten eine Intubation in Betracht und halten Sie Rücksprache mit Ihrem medizinischen Leiter. Die Rapid-Sequence-Intubation (RSI) oder die medikamentenunterstützte Intubation sollte mit Vorsicht angewendet werden, da Induktionsmittel, insbesondere Etomidat, bei pädiatrischen Patienten mit septischem Schock einen Herzstillstand auslösen können. Etomidat ist bei septischem Schock kontraindiziert, da es die Stressreaktion unterdrücken kann, wodurch der Körper weniger in der Lage ist, eine angemessene Entzündungsreaktion zu entwickeln. Es führt jedoch nicht direkt zum Herzstillstand.

Nachdem ein Gefäßzugang gelegt wurde, beginnen Sie mit der Flüssigkeitstherapie. Die Verabreichung eines anfänglichen Flüssigkeitsbolus von 20 ml/kg einer balancierten isotonischen kristalloiden Lösung, wie z. B. Ringerlösung, ist sinnvoll. Ein IV-Schlauchsystem mit einem Drei-Wege-Hahn in der Leitung (Push-Pull-Methode) ist für eine schnelle und präzise Flüssigkeitsverabreichung oft nützlich.

Überprüfen Sie nach jedem Flüssigkeitsbolus erneut den mentalen Status, die Herzfrequenz, den Blutdruck und die Kapillarfüllung des Kindes, um eine Reaktion festzustellen. Achten Sie genau auf eine erhöhte Atemarbeit und auf Anzeichen und Symptome einer Volumenüberlastung, wie z. B. Lungenödeme. Halten Sie eine normale Körpertemperatur aufrecht und lagern Sie den Patienten in Rückenlage. In einigen Einrichtungen können Vasopressoren (z. B. Dopamin, Noradrenalin, Epinephrin) in Betracht gezogen werden, wenn der Schock nach 60 ml/kg Volumentherapie refraktär bleibt. Beachten Sie die Leitlinien des Pediatric Life Support: 2020 International Consensus on Cardiopulmonary Resuscitation and Emergency Cardiovascular Care Science with Treatment Recommendations (Internationaler Konsens zur kardiopulmonalen Wiederbelebung und kardiovaskulären Notfallversorgung mit Behandlungsempfehlungen) hinsichtlich der Empfehlungen für die Verabreichung von Flüssigkeit auf der Grundlage der Verfügbarkeit von Intensivpflegeeinrichtungen und befolgen Sie lokale Protokolle.

Distributiver Schock = ruhig und warm halten, Sauerstoff zuführen, Hypoglykämie korrigieren, Flüssigkeitstherapie: 20 ml/kg über 5 bis 10 Minuten bis zu 60 ml/kg, wenn keine Reaktion auf Flüssigkeit, dann Vasopressor-Infusion erwägen

Septischer Schock = Passive Kühlung, Verabreichung von fiebersenkenden Mitteln, Flüssigkeitsgabe

Kardiogener Schock

Bei einem kardiogenen Schock handelt es sich um eine Herzinsuffizienz, die auf eine schlechte Kontraktion oder eine unzureichende Herzfrequenz oder einen unzureichenden Herzrhythmus zurückzuführen ist, was zu einem verminderten Herzzeitvolumen und einer unzureichenden Gewebeperfusion führt (**Abbildung 4-13**). Da beides mit einem verminderten Herzzeitvolumen und einer peripheren Vasokonstriktion einhergeht, kann der kardiogene Schock dem hypovolämischen Schock ähneln. In der Regel ist das intravaskuläre Volumen nicht verringert, es sei denn, der Patient hat auch Erbrechen und Fieber erlitten, wie z. B. bei einer viralen Herzmuskelentzündung.

Ein kardiogener Schock kann durch einen veränderten Blutflusses infolge von Herzrhythmusstörungen wie supraventrikulären Tachykardien (SVT) entstehen, die eine unzureichende Herzleistung verursachen. Korrigierte angeborene Herzkrankheiten können aufgrund der chirurgischen Störung der Erregungsleitung Herzrhythmusstörungen verursachen. Eine verminderte Myokardkontraktilität kann durch anomale oder abnorme Koronararterien verursacht werden, was zu unzureichender Perfusion und Myokardinfarkt führt. Außerdem können genetische Syndrome wie die Duchenne-Muskeldystrophie eine schlechte Myokardkontraktilität verursachen.

Ein kardiogener Schock kann durch entzündliche Erkrankungen wie virale Myokarditis oder strukturelle Störungen wie Klappenobstruktionen aufgrund einer Aortenstenose, eines angeborenen Defekts oder einer hypertrophen Kardiomyopathie verursacht werden. Weitere Ursachen für einen kardiogenen Schock sind akute und chronische Medikamententoxizität, Vergiftungen, akute Herzklappeninsuffizienz, ischämische Herzerkrankungen, traumatische Myokardverletzungen, Phäochromozytome oder Thyreotoxikose. Bei Verdacht auf ein Trauma ist an einen Spannungspneumothorax zu denken.

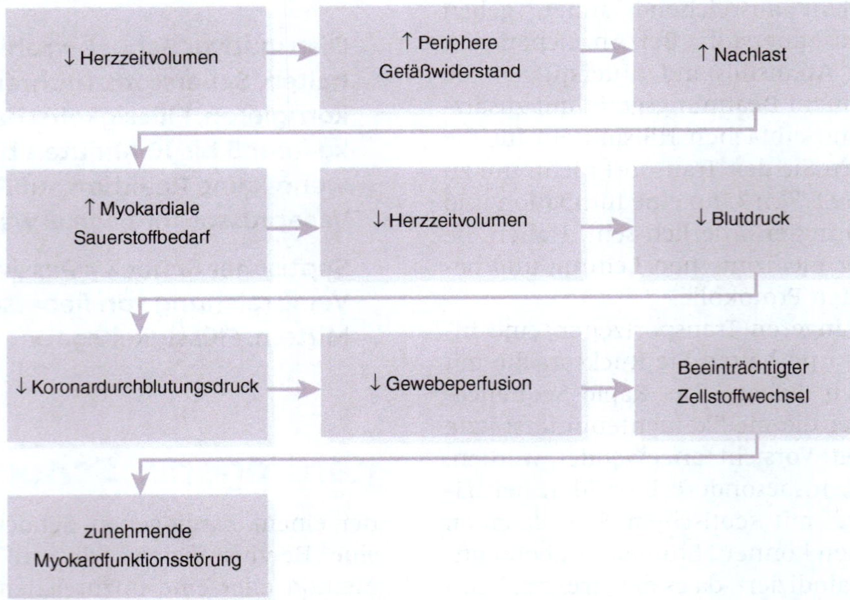

Abbildung 4-13 Pathophysiologie des kardiogenen Schocks.

Der kardiogene Schock ist nicht so selten, wie häufig vermutet. Die klinischen Anzeichen einer Dekompensation können bei allen Schocktypen ähnlich sein, was dafür spricht, dass die Patientenanamnese wichtig ist, um die Art des Schocks zu verstehen, den der Patient möglicherweise hat (**Tabelle 4-2**).

Wenn Sie eine SAMPLER-Anamnese von den Pflegepersonen des Patienten erheben, besprechen Sie die medizinische Vorgeschichte, einschließlich Komplikationen bei der Geburt, wenn es sich um ein Neugeborenes oder einen kleinen Säugling handelt. Besprechen Sie ausführlich alle körperlichen Befunde, die von den Betreuern festgestellt wurden. Ein älteres Kind kann anfangen, über herzspezifische Symptome wie Brustschmerzen zu berichten. Die Betreuungspersonen können auch berichten, dass das Kind bestimmte Medikamente eingenommen hat oder dass vor kurzem ein Medikamentenrezept angepasst wurde. Es ist äußerst wichtig festzustellen, welche Art von Medikamenten das Kind eingenommen hat und in welcher Dosis. Bestimmte Herzmedikamente wie Kalziumkanalblocker oder Betablocker, können schon in geringen Dosen zu einem kardiogenen Schock führen.

Der kardiogene Schock wird häufig übersehen oder nicht richtig erkannt. Da ein kardiogener Schock wie eine andere Schockform aussehen kann, ist bei der Flüssigkeitstherapie bei Kindern immer Vorsicht geboten. Achten Sie bei der Verabreichung eines Flüssigkeitsbolus ständig auf Flüssigkeitsüberlastung und Verschlechterung. Verzichten Sie sofort auf weitere Flüssigkeitszufuhr, wenn Komplikationen auftreten.

Behandlung des kardiogenen Schocks

Konzentrieren Sie sich auf die Verringerung des myokardialen Sauerstoffbedarfs, die Verbesserung der Vorlast, die Verringerung der Nachlast, die Verbesserung der Kontraktilität und die Therapie von Herzrhythmusstörungen (**Abbildung 4-14**). Reduzieren Sie den Sauerstoffbedarf, indem Sie den Patienten ruhig halten und erhöhte Atemarbeit und Fieber korrigieren. Wenn die Atmung ausreichend ist, geben Sie zusätzlichen Sauerstoff. Wenn die Atmung unzureichend ist, beatmen Sie das Kind mit einem Beatmungsgerät und zusätzlichem Sauerstoff unter Verwendung einfacher Atemwegshilfen. Ziehen Sie einen positiven endexpiratorischen Druck (PEEP) in Betracht, um die Nachlast zu verringern, indem Sie die Myokardkontraktion erleichtern.

Beginnen Sie mit der Pulsoximetrie, der Herz- und Blutdrucküberwachung, einschließlich $ETCO_2$. Es ist wichtig, dass ein 12-Kanal-EKG angefertigt und zur Auswertung an ein spezialisiertes pädiatrisches Behandlungszentrum geschickt wird. Behandeln Sie alle Herzrhythmusstörungen, die bei der EKG-Überwachung festgestellt werden.

Legen Sie den IV-Zugang nach Möglichkeit an einer peripheren Stelle. Wenn der Patient hypotensiv ist, ist es sinnvoll, direkt einen IO-Zugang zu legen.

Tabelle 4-2 Symptome und Anzeichen eines kardiogenen Schocks

Mögliche anamnestische Befunde bei kardiogenem Schock	Mögliche körperliche Befunde
1. Schmerzen in der Brust in der Vorgeschichte	1. Tachypnoe oder knorksen bei klarer Lunge bei der Untersuchung
2. Vorgeschichte von grippeähnlichen Symptomen, die mit Schwäche und Müdigkeit einhergehen	2. Ungeklärte Herzrhythmusstörungen bei Vorliegen einer grippeähnlichen Erkrankung
3. Schwierigkeiten beim Füttern aufgrund von Müdigkeit und Schwitzen während des Fütterns beim gestillten oder mit der Flasche gefütterten Säugling	3. Tachykardie, die in keinem Verhältnis zum Grad des Fiebers steht
4. Kein Fieber in der Vorgeschichte	4. Anhaltende oder sich verschlimmernde Tachykardie trotz Flüssigkeitszufuhr
5. Kein Volumenverlust in der Vorgeschichte (z. B. Durchfall, Erbrechen und Blutverlust)	5. Herzgeräusch, Reibung oder Galopp bei der Untersuchung
6. Positive Anamnese einer angeborenen Herzerkrankung	6. Vorhandensein einer Zyanose, die sich durch die Gabe von Sauerstoff nicht bessert
7. Kein Asthma in der Anamnese trotz expiratorischem Stridor/angestrengter Atmung bei der Untersuchung	7. Knistern bei der Lungenuntersuchung
8. Anhaltender expiratorischer Stridor trotz der Verabreichung von β-Agonisten (z. B. Albuterol [Salbutamol])	8. Periphere Ödeme oder Lochfraßödeme
9. Vorgeschichte der Zyanose	9. Hepatomegalie
10. Kürzlich aufgetretene Belastungsintoleranz	

Verwendet mit Genehmigung der American Academy of Pediatrics, Pediatric Education for Prehospital Professionals, © American Academy of Pediatrics, 2000.

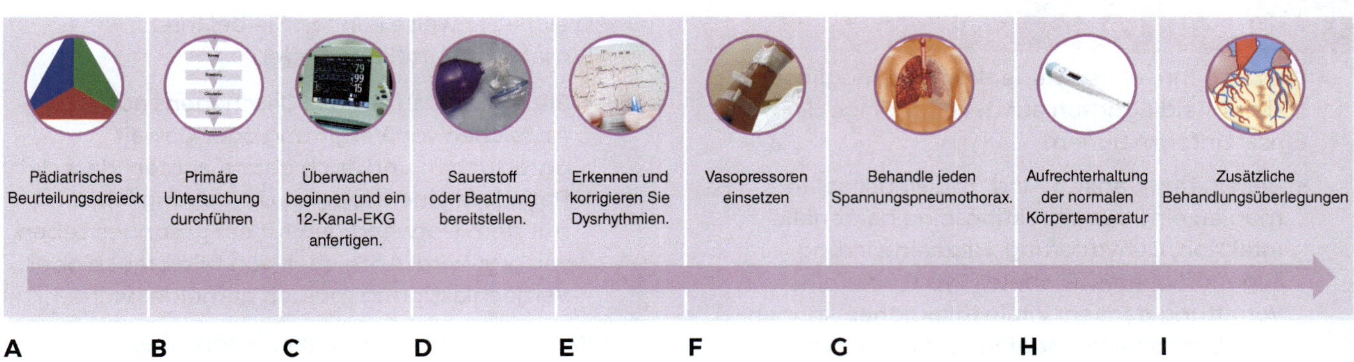

Abbildung 4-14 Prähospitales Management des kardiogenen Schocks.

A. Verwendet mit Genehmigung der American Academy of Pediatrics, Pediatric Education for Prehospital Professionals, © American Academy of Pediatrics, 2000; B & I. © Jones & Bartlett Learning; C. © bymuratdeniz/E+/Getty Images; D. © Jones and Bartlett Learning. Mit freundlicher Genehmigung von MIEMSS; E. © diy13/Shutterstock; F. © natnaree sangkaew/Shutterstock; G. © BlueRingMedia/Shutterstock; H. © Creativeye99/iStock/Getty Images Plus/Getty Images

Schnelle intravenöse Flüssigkeitsbolusgaben, wie sie bei hypovolämischem oder distributivem Schock verabreicht werden, können schädlich sein, wenn sie einem Patienten mit kardiogenem Schock verabreicht werden. Die Verabreichung von Flüssigkeit sollte bei dieser Art von Patienten vorsichtig erfolgen, indem kleinere Boli über längere Zeiträume verabreicht werden. Überwachen Sie den Patienten ständig auf

Flüssigkeitsüberladung. Wenn der Patient hypotensiv ist oder Anzeichen einer verminderten Perfusion zeigt, kann die Vorlast durch die vorsichtige Verabreichung eines kleinen Flüssigkeitsbolus von 5 bis 10 ml/kg über 10 bis 20 Minuten optimiert werden, während gleichzeitig der mentale Status, die Lungengeräusche, die Atemarbeit und Anzeichen einer Volumenüberlastung sorgfältig überwacht werden.

Ein Patient mit signifikanter Hypotonie, der auf eine Flüssigkeitstherapie nicht anspricht oder eine Volumenüberladung aufweist, benötigt möglicherweise Vasopressoren zur Erhöhung des Blutdrucks. Als Vasopressor sollte Noradrenalin in Betracht gezogen werden, da es den systemischen Gefäßwiderstand und den Blutdruck erhöht, die Herzfrequenz und das Herzzeitvolumen steigert und den Blutfluss zu den Organen schützt. Bei refraktärem kardiogenem Schock kann eine mechanische Unterstützung mit extrakorporaler Membranoxygenierung (ECMO) oder einem VAD (Ventricular Assist Device) erforderlich sein.

Kardiogener Schock = Den Patienten ruhig und warm halten, Sauerstoff zuführen, Flüssigkeitsrtherapie durchführen: 5 bis 10 ml/kg über 10 bis 20 Minuten, wenn keine Reaktion auf Flüssigkeit oder Anzeichen von Flüssigkeitsüberlastung, dann Vasopressor-Infusion und Konsultation eines medizinischen Experten erwägen

Wenn Sie qualifiziert sind, führen Sie eine FAST-Untersuchung (Focused Assessment with Sonography for Trauma) mit Point-of-Care-Ultraschall (POCUS) durch, wenn die Ausrüstung verfügbar ist und Blutungen im Brustkorb, Bauch oder Becken vermutet werden. Verzögern Sie jedoch nicht den Transport, um POCUS durchzuführen.

Wie bei allen pädiatrischen Patienten ist während des Transports auf eine normale Körpertemperatur zu achten.

FALLSTUDIE

Einsatzmeldung

Es ist 09:00 Uhr an einem Herbstmorgen. Sie werden zu einem 5-jährigen Jungen gerufen, der als "krankes Kind" mit Fieber in einem Wohnkomplex beschrieben wird. Die Außentemperatur beträgt 11°C (52°F).

Fragen zum Fall

- Was sind Ihre ersten Gedanken und möglichen Differentialdiagnosen auf der Grundlage der Einsatzinformationen?
  - Bei einem "kranken Kind" mit Fieber sollte man an eine Virusinfektion, eine bakterielle Infektion, Dehydrierung, Hitzeeinwirkung, Jugenddiabetes (Diabetes Typ 1) oder eine Vergiftung denken. Virale Infektionen können sein: Enzephalitis, Meningitis, Myokarditis, Influenza oder COVID-19. Möglich bakterielle Infektionen können sein: Meningitis, Aspirationspneumonie, Epiglottitis und Otitis media. Schwere virale oder bakterielle Infektionen können eine Sepsis verursachen.
- Welche Gefahren könnten für Sie bestehen?
  - Kinder werden oft akut krank, wenn sie einem Virus, Bakterien, giftigen Dämpfen oder Bissen von Insekten, Reptilien oder Säugetieren ausgesetzt sind. Auch Sie können ohne entsprechenden Schutz einer Exposition und Erkrankung ausgesetzt sein.
- Welche Hinweise können Sie bei Ihrer Einsatzortbeurteilung finden?
  - Sie sollten den Ort des Geschehens auf Anzeichen von Vergiftung oder Gewalt untersuchen und auch darauf achten, dass der Patient in einer sicheren Umgebung lebt und mit dem Notwendigen für ein gesundes Leben versorgt wird. Anzeichen von Missbrauch oder Vernachlässigung müssen gemeldet werden.
- Welche Möglichkeiten der persönlichen Schutzausrüstung (PSA) müssen in Betracht gezogen werden? Welche PSA-Möglichkeiten gibt es in Ihrem Rettungsdienstbereich?
  - Sie sollten Handschuhe, Kittel, Augenschutz und FFP-Maske für den potenziell infektiösen Patienten in Betracht ziehen.

Erster Eindruck

Sie kommen am Einsatzort an und finden Ihren 5-jährigen Patienten in den Armen seiner Mutter. Sie steht an der Tür zu ihrer Wohnung. Als Sie sich nähern, bemerken Sie, dass der Patient lethargisch wirkt und weder auf Ihre Anwesenheit noch auf die Besorgnis seiner Mutter reagiert. Außerdem fällt Ihnen auf, dass er trotz Ruhe eine mäßig erhöhte Atemarbeit hat und seine Haut gerötet aussieht (**Abbildung 4-15**).

Seine Mutter teilt Ihnen mit, dass sich der Patient seit 3 Tagen "nicht wohl fühlt". Seine Krankheit begann mit Durchfall und anschließendem Erbrechen. Sie bemerkte auch, dass er sich "heiß" fühlte. Sie rief heute um Hilfe, weil er heute Morgen nicht aus dem Bett kam.

- Pädiatrisches Beurteilungsdreieck
  - Erscheinungsbild
    - Lethargisch
  - Erhöhte Atemarbeit
    - **N**asenflügeln nicht vorhanden
    - **R**etraktionen - leichte Einziehungen festgestellt
    - **H**örbare Atemgeräusche - beidseitige Verstopfung der Nase hörbar
    - **P**ositionierung - er nimmt keine Kutscherhaltung oder andere atemerleichternde Haltung ein
  - Zirkulation zur Haut
    - Heiße und gerötete Haut

Fragen zum Fall

- Was ist Ihr erster Eindruck von Ihrem Patienten? Ist der Patient "kritisch" oder "nicht kritisch"?
  - Der Patient ist "kritisch", weil er bei vermindertem Bewusstsein ist und im Ruhezustand eine erhöhte Atemarbeit hat.
- Haben Sie mögliche Red Flags erkannt?
  - Zu den Red Flags gehören seine Lethargie, seine erhöhte Atemarbeit und seine gerötete Haut. Die Anamnese von Durchfall und Erbrechen lässt auf einen erhöhten Flüssigkeitsverlust und eine möglicherweise schlechte Flüssigkeitsaufnahme schließen.
- Haben Sie mögliche Anzeichen für einen Schock erkannt?
  - Obwohl nicht spezifisch, kann seine Lethargie ein Zeichen für eine schlechte Perfusion sein, was auf einen Schock hinweist. Ein so stark veränderter Bewusstseinszustand deutet darauf hin, dass sich der Patient in einem dekompensierten Schock befindet. Er fühlt sich seit 3 Tagen unwohl und hat Fieber, so dass er müde ist. In diesem Fall könnte es sich um einen kompensierten Schock im Spätstadium handeln.

Septischer Schock

Ein septischer Schock kann im Anfangsstadium sehr trügerisch sein. Der septische Schock tritt in zwei klinischen Phasen auf: die frühe warme Schockphase und die anschließende kalte Schockphase. Die frühe warme Schockphase ist durch eine periphere Gefäßerweiterung und ein erhöhtes Herzzeitvolumen gekennzeichnet. In der Phase des kalten Schocks führt

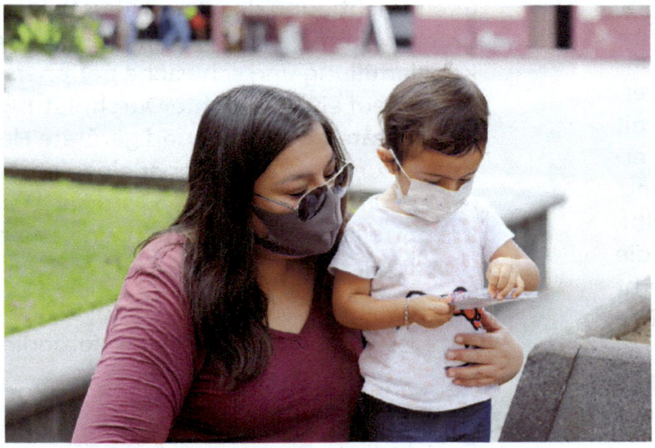

A

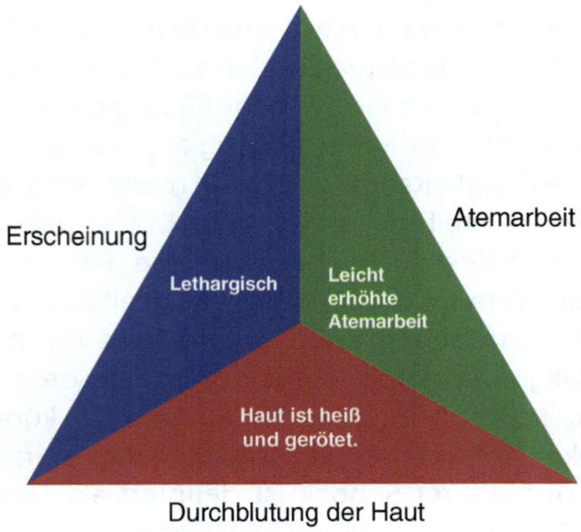

B

Abbildung 4-15 Ein 5-jähriges Kind fühlt sich nicht wohl.

Tabelle 4-3 Warmer Schock versus Kalter Schock

Warmer Schock	Kalter Schock
Warme Extremitäten	Kaltschweißige Haut
Starke (springende) Pulse	Schnelle Atmung, Hypoxie
Tachykardie	Schneller, schwacher Puls

die Entzündungsreaktion zu einem Rückgang des Herzzeitvolumens und zu einer peripheren Gefäßverengung. Der späte septische Schock ist klinisch schwer von anderen Schockformen zu unterscheiden. Aufgrund dieser beiden Stadien sollten Rettungsdienstpersonal die Diagnose eines septischen Schocks nicht anhand des Vorhandenseins oder Fehlens von Fieber stellen (Tabelle 4-3).

Zu den Anzeichen und Symptomen eines septischen Schocks gehören Verwirrung und veränderter mentaler Status, Atembeschwerden, Schwierigkeiten beim Aufwachen aus dem Schlaf, Fieber, Reizbarkeit, Unruhe, Lethargie, Tachykardie und auffällige Hautfarbe.

Behandlung des septischen Schocks

Bei der Behandlung eines Kindes im septischen Schock geht es eher um die symptomatische Stabilisierung als um die (endgültige) Behandlung. Der $ETCO_2$ Wert ist ein zuverlässiger Indikator für das Fortschreiten der Sepsis. Je niedriger der $ETCO_2$ Wert ist, desto höher ist der Serumlaktatspiegel. Ein höherer Serumlaktatspiegel wird meist mit einer zellulären Hypoxie in Verbindung gebracht, kann aber auch auf eine verminderte Clearance der normalen Laktatproduktion zurückzuführen sein.

Es sollte sofort ein IV- oder IO-Zugang gelegt werden, gefolgt von einer Flüssigkeitsreanimation mit einem Flüssigkeitsbolus von 20 mL/kg und einer erneuten Beurteilung nach der Bolusverabreichung. Wenn es keine Anzeichen für eine Besserung gibt, kann die Verabreichung des Flüssigkeitsbolus und die erneute Beurteilung zwei weitere Male für insgesamt 60 mL/kg wiederholt werden. Vasopressoren wie Dopamin, Epinephrin oder Norepinephrin können bei flüssigkeitsrefraktärem Schock angezeigt sein. Ein flüssigkeitsrefraktärer Schock ist definiert als Schock, der nach 60 ml/kg Flüssigkeit keine Besserung zeigt.

Norepinephrin wird bei einem warmen Schock mit niedrigem Blutdruck empfohlen, Epinephrin bei einem kalten Schock mit niedrigem Blutdruck. *Dopamin wird für Kinder mit septischem Schock nicht empfohlen*, da es mit einem erhöhten Todes- und Infektionsrisiko in Verbindung gebracht wurde.

Wenn das Kind hypoglykäm ist, verabreichen Sie. G20% angepasst an das Körpergewicht.

Primary Survey

Nachdem das PBD abgeschlossen ist, weisen Sie Ihren Partner an, dem Patienten über eine Maske mit hohem Flow zusätzlichen Sauerstoff zu verabreichen. Gleichzeitig beginnen Sie das Primary Survey mit den folgenden Ergebnissen:

- **X**-Keine Blutung gefunden
- **A**-Offen, oben Obstruktion gehört
- **B**-Moderate Atemnot mit schnellem Heben und Senken des Brustkorbs. Die Lungengeräusche zeigen eine beidseitige Stauung.
- **C**-Brachialpulse schnell, schwach und regelmäßig; Kapillarerfüllungszeit verzögert. Haut heiß und gerötet.
- **D**-Lethargie; Glasgow Coma Scale (GCS)-Wert = 13 (E3, V4, M6)
- **E**-Die Kleidung des Patienten ist entfernt. Keine Anzeichen von Trauma, Hautausschlag oder Urtikaria.

Fragen zum Fall

- Wurden bei der ersten Untersuchung Lebensbedrohungen festgestellt?
  - Eine Verstopfung der oberen Atemwege könnte die Atemwege blockieren; eine bilaterale Lungenstauung deutet auf eine Beeinträchtigung des Gasaustauschs in den unteren Atemwegen hin. Eine verzögerte Kapillarfüllung und schwache periphere Pulse deuten auf eine schlechte Durchblutung der Extremitäten hin; heiße und gerötete Haut gibt Anlass zur Sorge, dass Fieber einen erhöhten Sauerstoffbedarf der Zellen verursacht und eine unkontrollierte Vasodilatation eine effektive Blutzirkulation verhindert.
- Welche weitere Behandlung ist auf Grund der Ergebnisse des Primary Surveys erforderlich?
  - Der Patient zeigt Anzeichen eines kompensierten distributiven Schocks im Spätstadium. Dieser muss frühzeitig und aggressiv behandelt werden, indem ein IV-Zugang gelegt und eine Flüssigkeitstherapie

mit bis zu drei Boli von 20 ml/kg über jeweils 5 bis 10 Minuten verabreicht wird. Die zusätzliche Sauerstoffzufuhr wird fortgesetzt, und das Fieber wird entsprechend dem lokalen Protokoll gesenkt.

- Warum wird Sauerstoff benötigt?
  - Sauerstoff wird benötigt, um die Versorgung des Gewebes auf zellulärer Ebene zu maximieren, um den aeroben Stoffwechsel zu fördern und den anaeroben Stoffwechsel zur Energiegewinnung zu minimieren.

Fokussierte Untersuchung

Anamnese erheben

Nach dem Absaugen der oberen Atemwege wird ein IO-Zugang angelegt, und ein Kindernotfallband schätzt das Gewicht des Patienten auf 18 kg. Der erste Bolus mit balancierter Vollelektrolytlösung wird verabreicht, während Sie die Fremdanamnese über die Mutter aufnehmen:

OPQRST:

- **B**eginn - schrittweise, nach Angaben der Mutter
- **P**rovokation/Palliation - nichts ersichtlich
- **Q**ualität - nicht bewertbar
- **A**usstrahlung - nicht bewertbar
- **S**chweregrad - nicht bewertbar
- **Z**eitlicher Verlauf - 3 Tage

SAMPLER:

- **A**nzeichen/Symptome - Appetitlosigkeit, Durchfall, Erbrechen, Fieber, verlegte Nasenatmung
- **A**llergien-Keine bekannten Allergien
- **M**edikamente-Acetaminophen (Paracetamol) letzte Nacht
- **M**edizinische Vorgeschichte - Respiratorisches Synzytialvirus (RSV), Streptokokken
- **L**etzte orale Einnahme - Hat heute nichts gegessen oder getrunken, hatte gestern Abend ein Wassereis
- **E**reignisse, die zu dem Notfall führten - Die Atmung hat sich in den letzten 3 Tagen verschlechtert. Der Arzt riet, den Rettungsdienst zu rufen, wenn sich die Atmung verschlechtert.
- **R**isikofaktoren - Vorgeschichte von RSV/Streptokokken, Alter, verzögerte Rekapillarisierungszeit

Fragen zum Fall

- Warum ist es wichtig, den psychischen Zustand des Patienten ständig neu zu bewerten?
  - Der mentale Status des Patienten gibt ebenso wie die Herz- und Atemfrequenz wichtige Hinweise auf die Wirksamkeit Ihrer Therapien. Eine Verschlechterung des mentalen Status kann auf die Notwendigkeit eines erweiterten Atemwegsmanagements hindeuten, während eine Verbesserung darauf hinweisen kann, dass Hilfsmittel für die Atemwege und ein erweitertes Atemwegsmanagement entfernt oder eine Sedierung durchgeführt werden muss.
- Welche Bedeutung hat eine frühere RSV-Infektion?
  - Eine RSV-Infektion im frühen Kindesalter wird mit wiederkehrenden Bronchospasmen und Asthma im späteren Leben in Verbindung gebracht. Dies kann jede bestehende Atemwegserkrankung verschlimmern.
- Welche Bedeutung hat das Alter des Patienten im Hinblick auf die Risikofaktoren?
  - Im Alter von 5 Jahren sind die oberen Atemwege des Patienten noch nicht vollständig entwickelt und können das Atemwegsmanagement, erweiterte Atemwegshilfen sowie die Überdruckbeatmung erschweren. Außerdem hat er ein kleineres Tidalvolumen, eine geringere Sauerstoffreserve und einen höheren Stoffwechsel, wodurch er mehr Sauerstoff benötigt als ein erwachsener Patient.
- Welche Bedeutung hat die verzögerte Wiederauffüllung der Kapillaren als Risikofaktor?
  - Eine verzögerte Kapillarfüllung bei einem pädiatrischen Patienten ist ein Zeichen für eine verminderte periphere Durchblutung. Dies deutet darauf hin, dass der Patient beginnt, vom kompensierten Schock zum dekompensierten Schock überzugehen.

Vitalparameter

Während der Anamneseerhebung bei der Mutter haben Sie und Ihr Kollege folgende Befunde erhoben (**Abbildung 4-16**):

Herzfrequenz:

- 165 Schläge/min
- Der Patient ist tachykard und versucht, das Herzzeitvolumen als Reaktion auf die frühe Sepsis zu erhöhen.

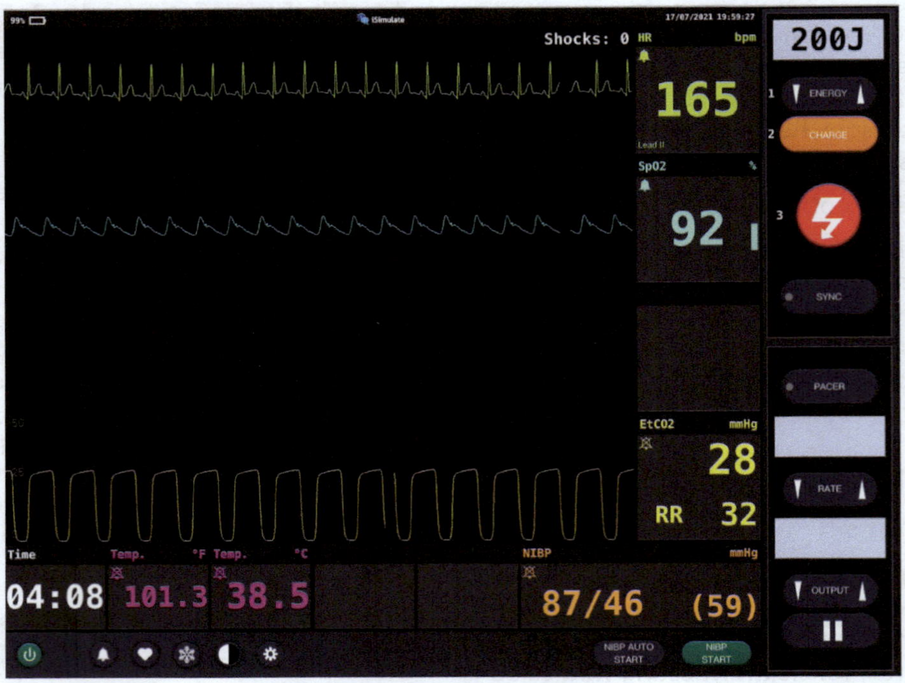

Abbildung 4-16 Vitalzeichen des Patienten. Was sagen Ihnen diese Vitalparameter über diesen Patienten?

Mit freundlicher Genehmigung von iSimulate.

SpO_2:

- 92 % bei Raumluft und 99 % mit zusätzlichem Sauerstoff
- Die Sauerstoffsättigung verbessert sich bei zusätzlicher Sauerstoffzufuhr.

$ETCO_2$:

- 28 mm Hg
- Die Wellenform ist rechteckig
- Der Patient weist einen niedrigen $ETCO_2$ Wert auf. Es besteht eine umgekehrte Beziehung zwischen dem $ETCO_2$ Wert und dem Serumlaktatspiegel. Daher sinkt der Kohlendioxidgehalt, wenn der Laktatspiegel steigt.

Atemfrequenz:

- 32 Atemzüge/min
- Der Patient ist tachypnoeisch und befindet sich in einer mäßigen Atemnot mit schnellem Heben und Senken des Brustkorbs.

Blutdruck:

- 87/46 mm Hg
- Der Patient hat einen normalen Blutdruck für sein Alter.

Temperatur:

- 101.3°F (38.5°C)
- Die Temperatur ist erhöht, was wahrscheinlich auf eine Infektion hinweist.

Blutzucker:

- 167 mg/dL (9,3 mmol/L)
- Der Blutzuckerspiegel des Patienten ist erhöht, was wahrscheinlich auf den Stress und die Entzündungsreaktion der Sepsis zurückzuführen ist.

EKG:

Fragen zum Fall

- Wird Sauerstoff benötigt?
  - Ja, Sauerstoff sollte verabreicht werden, sobald eine veränderte Bewusstseinslage, erhöhte Atemarbeit, Zyanose oder Anzeichen einer verminderten Durchblutung festgestellt werden.
- Warum ist der $ETCO_2$-Wert niedrig?
  - Erniedrigte $ETCO_2$-Werte können auftreten, wenn der Patient bei ausreichendem Gasaustausch tachypnoeisch ist.

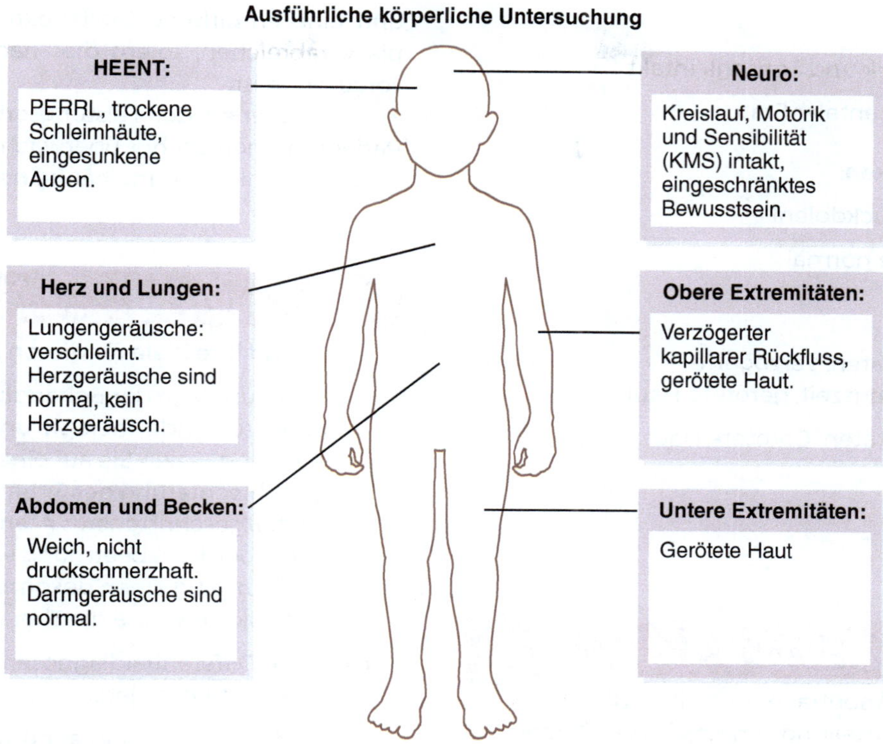

Abbildung 4-17 Detaillierte Untersuchung des Patienten.

Hyperventilieren senkt den CO_2-Gehalt im Blut, da erhöhte Mengen an CO_2 ausgeatmet werden. Das Atmungssystem wirkt als Puffer gegen die Azidose, die Anhäufung von Säure im Blutkreislauf. Eine Azidose entsteht, wenn aufgrund von Durchblutungsstörungen und anaerobem Zellstoffwechsel Laktat produziert wird.

- Welche grundlegenden Maßnahmen können zur Kühlung dieses Patienten eingesetzt werden?
  - Zusätzlich zur Verabreichung von fiebersenkenden Medikamenten sollte der Patient entkleidet werden und Haut-zu-Haut-Kontakt vermieden werden. Keine aktive Kühlung, wie z. B. das Anlegen von Kühlpacks, vornehmen.
- Was kann getan werden, um das Herzzeitvolumen zu verbessern?
  - Die Herzleistung kann bei Bedarf durch die Verabreichung von intravenöser Flüssigkeit und Vasopressoren verbessert werden.

Erweiterte Untersuchung

Ihre abschließende Beurteilung besteht darin, eine gründliche körperliche Untersuchung des Patienten durchzuführen. Sie beurteilen die folgenden Punkte (**Abbildung 4-17**):

HEENT:

- **K**opf: Trockene Schleimhäute
- **A**ugen: PERRL, halonierte Augen
- **O**hren: Unauffällig
- **N**ase: Getrockneter Schleim
- **K**ehle: Unauffällig

Brustkorb, Herz und Lunge:

- Pulse: Brachialpulse sind schnell, schwach und regelmäßig
- Auskultation der Lunge: Beidseitig gestaut
- Auskultation des Herzens: Herztöne normal, kein Herzgeräusch
- Untersuchung des Brustkorbs: Schnelle Atmung mit ausreichendem heben und senken des Thorax

Neurologisch:

- Kreislauf, Motorik und Sensorik intakt
- Verminderter mentaler Status

Abdomen und Becken:

- Weich, nicht druckdolent
- Darmgeräusche normal

Gliedmaßen:

- Obere Extremitäten: Verzögerte Rekapillarisierungszeit, gerötete Haut
- Untere Extremitäten: Gerötete Haut

Rücken:

- Unauffällig

Fragen zum Fall

- Würden Sie in Anbetracht des Alters dieses Kindes eine Beurteilung von Kopf bis Fuß oder von Zehen bis Kopf durchführen?
  - Eine Kopf-zu-Fuß-Beurteilung ist für Patienten jeden Alters geeignet, die wie dieser Patient eine verminderte Bewusstseinslage haben. Eine Beurteilung von Fuß bis Kopf ist für den wachen jungen pädiatrischen Patienten geeignet, da sie weniger bedrohlich und daher für den Patienten weniger belastend ist.

Behandlung

Die verschiedenen Ebenen der Therapeuten richten sich nach ihrem jeweiligen Aufgabenbereich. In der Regel wird von einem Ersthelfer erwartet, dass er die Atemwege und die Beatmung weiterhin genau überwacht. Ziehen Sie eine Unterstützung der Beatmung in Betracht, wenn Sie bemerken, dass die Atmung des Patienten weniger effektiv wird, weil er durch die erhöhte Atemarbeit ermüdet. Verabreichen Sie fiebersenkende Medikamente und setzen Sie die passive Kühlung fort. Sorgen sie dafür, dass der Patient so ruhig wie möglich bleibt, um den Sauerstoffbedarf weiter zu senken.

Zusätzlich zu diesen Behandlungen sollten Rettungsdienstmitarbeiter fortgeschrittenem Niveau eine Flüssigkeitstherapie durchführen. Wenn die Herzleistung des Patienten nicht auf Flüssigkeit anspricht oder wenn Anzeichen einer Flüssigkeitsüberlastung erkennbar sind, sollten Vasopressoren verabreicht werden, sofern dies im Rahmen der lokalen Praxis möglich ist. Intensivmediziner können auch Blutkulturen anlegen und eine empirische Breitspektrum-Antibiotikatherapie verabreichen, sofern dies nach lokalem Protokoll vorgesehen ist.

Alle Ebenen der Leistungserbringer müssen den Patienten engmaschig überwachen und bei einer raschen Verschlechterung häufig neu bewerten.

Fragen zum Fall

- Was sind Ihre Ziele für diesen Patienten?
  - Die Grundlage der Behandlung ist die unterstützende Therapie und der schnelle Transport. Seien Sie auf eine rasche Verschlechterung der Situation vorbereitet, die ein fortgeschritteneres Atemwegsmanagement und Überdruckbeatmung erfordert. Erkennen Sie frühzeitig einen dekompensierten Schock und eskalieren Sie die Therapie entsprechend.
- Welche Differentialdiagnosen stellen Sie bei diesem Patienten jetzt?
  - Zu den Differentialdiagnosen sollten Jugenddiabetes, Influenza, Streptokokken, COVID-19, toxische Aspiration, Sepsis und Status asthmaticus gehören.
- Für Rettungsdienstpersonal und Intensivpflegekräfte: Welche Flüssigkeitsmenge ist für jeden Bolus erforderlich? Wie hoch ist die Gesamtmenge an Flüssigkeit ohne Anzeichen einer Flüssigkeitsüberlastung, bevor Vasopressoren in Betracht gezogen werden?
  - Jeder Bolus beträgt 20 mL/kg. Das Gewicht des Patienten wird auf 18 kg geschätzt, so dass die Berechnung 20 mL/kg × 18 kg = 360 mL für jeden Bolus lautet. Die Gesamtflüssigkeitsmenge beträgt 60 mL/kg, so dass die Berechnung 60 mL/kg × 18 kg = 1.080 mL lautet.

Weiterer Verlauf

Während des Transports wird der erste Flüssigkeitsbolus über 5 Minuten verabreicht. Bei der erneuten Untersuchung des Patienten nach dem ersten Bolus ist der Blutdruck auf 96/67 mm Hg gestiegen und die Herzfrequenz auf 134 Schläge/min gesunken. Die Atemfrequenz sinkt auf 28 Atemzüge/Min., wobei keine Veränderungen der Lungengeräusche oder des Einsatzes der akzessorischen Muskeln festgestellt werden. Der $ETCO_2$ Wert steigt auf 30 mm Hg. Während des Transports kommt es zu keinen weiteren Veränderungen.

Nicht alle Notaufnahmen verfügen über eine grundlegende Infrastruktur, die den Bedürfnissen von Kindern gerecht wird. Es muss sichergestellt sein, dass die Notaufnahme in der Lage ist, die Akuttherapie des Kindes durchzuführen. Dies muss nicht unbedingt die nächstgelegene geeignete Einrichtung sein. Befolgen Sie das örtliche Protokoll, wenn Sie in Erwägung ziehen, ein Krankenhaus zu umgehen und stattdessen ein ausgewiesenes Kinderkrankenhaus aufzusuchen. Wie bei allen kritischen Patienten sollten Sie die Notaufnahme vor der Ankunft über das Alter und den Status Ihres Patienten informieren.

Fragen zum Fall

- Wo ist der geeignetste Behandlungsort und warum?
  - Am besten geeignet ist ein Krankenhaus, das auf die Behandlung von Kindern spezialisiert ist. Dieser Patient ist sehr krank und benötigt eine sofortige empirische Verabreichung eines Breitspektrum-Antibiotikums, um das beste Ergebnis zu erzielen. Dies kann in jeder Notaufnahme erfolgen, und es kann eine Notfallverlegung in eine spezialisierte pädiatrische Abteilung für Wiederbelebungsmaßnahmen auf der Grundlage einer invasiveren hämodynamischen Überwachung und von Labordaten veranlasst werden. Befolgen Sie die lokalen Protokolle, die den Zielort des Transports festlegen.
- Wie würden Sie dieses Kind sicher in Ihrem Rettungswagen transportieren?
  - Die Richtlinien, Ausrüstungen und Verfahren für pädiatrische Transporte können von Land zu Land unterschiedlich sein, unterliegen aber alle den gesetzlichen Bestimmungen. Spezielle pädiatrische Gurte, die an der Trage befestigt oder in die Sitze des Krankenwagens eingebaut sind, sind gängige Optionen.
- Darf ein Elternteil im Krankenwagen mitfahren?
  - Obwohl die EMS-Dienste unterschiedliche Vorschriften haben, ist die sicherste Option für den Transport des Elternteils des Patienten ein Sicherheitsgurt in vorwärtsgerichteter Position auf dem Vordersitz neben dem Fahrer. Da jedoch eine familienorientierte Betreuung Vorrang hat, wird empfohlen, nach Möglichkeit ein Elternteil mit dem Rettungsdienstteam mitfahren zu lassen. Die Eltern sollten ermutigt werden, bei der Pflege ihres Kindes mitzuhelfen, soweit es die Sicherheit erlaubt. Der Betreiber des Rettungswagens ist letztlich rechtlich dafür verantwortlich, dass alle Fahrgäste ordnungsgemäß angeschnallt sind; halten Sie sich immer an die örtlichen Protokolle.

NACHBEREITUNG DES FALLS

Diagnose: Influenza B mit assoziiertem kompensiertem Schock und früher Sepsis

Im Krankenhaus ergab der Abstrich eine Influenza B mit Streptokokken. Es wurden weiterhin Flüssigkeitsbolusse verabreicht, um die Hypovolämie des Patienten zu korrigieren, die durch Fieber, Flüssigkeitsverluste durch Erbrechen und Durchfall sowie eine verminderte Flüssigkeitsaufnahme entstanden war. Das Kind hatte in dieser Saison noch keine Grippeimpfung erhalten. Nach einem einwöchigen Krankenhausaufenthalt wurde der Patient mit vollständiger Genesung entlassen.

MERKE

Schätzungsweise 10 bis 20 % der Bevölkerung in den Vereinigten Staaten erkranken jedes Jahr an Influenza. Die Influenza ist eine Virusinfektion der oberen Atemwege. Die Influenza-Typen A und B sind für Epidemien von Atemwegserkrankungen verantwortlich, die fast jeden Winter auftreten und häufig mit einer erhöhten Zahl von Krankenhausaufenthalten und Todesfällen verbunden sind.

Die Bemühungen zur Eindämmung der Grippe konzentrieren sich auf die Typen A und B. Einer der Gründe, warum die Grippe ein Problem bleibt, ist, dass die Viren ihre Struktur verändern und Erwachsene und Kinder jedes Mal neuen Virustypen ausgesetzt sind. Die Centers for Disease Control and Prevention (CDC) schätzen, dass seit 2010 die Zahl der grippebedingten Krankenhausaufenthalte bei Kindern unter 5 Jahren in den Vereinigten Staaten zwischen 7.000 und 26.000 lag. Die CDC meldete 170 pädiatrische Todesfälle während der Grippesaison 2019-2020.

ZUSAMMENFASSUNG

Prähospitales Personal muss aufgrund der Vorgeschichte und des Verletzungsmechanismus einen hohen Verdacht auf einen Schock haben. Frühzeitiges Erkennen und schnelles Eingreifen sind der Schlüssel zur Behandlung des Schocks und zur Verhinderung einer Dekompensation des Patienten.

Die Beurteilung der Pulsqualität und des Perfusionsstatus sind wichtige Indikatoren für einen Schock. Ein kompensierter Schock ist durch schlechte Perfusion bei normalem Blutdruck gekennzeichnet, während ein dekompensierter Schock durch schlechte Perfusion und niedrigen Blutdruck gekennzeichnet ist. Zu den Kompensationsmechanismen gehören Atem- und Herzfrequenz. Daher ist es besonders besorgniserregend, wenn der Patient in Ruhe und ohne Fieber tachypnoeisch und tachykard ist.

Kümmern Sie sich sofort um alle Probleme der Atemwege und der Atmung. Verschaffen Sie sich schnell einen Gefäßzugang, wenn eine Schockbehandlung erforderlich ist. Die antekubitale Fossa ist die bevorzugte Stelle für ältere Kinder, aber bei jüngeren Patienten ist diese Vene möglicherweise nicht zugänglich. Wenn ein IV-Zugang nicht ohne weiteres zugänglich ist, wählen Sie einen IO-Zugang. Geben Sie kristalloide Flüssigkeiten zur Flüssigkeitsreanimation mit einer Rate von 20 ml/kg über 5 bis 10 Minuten, es sei denn, es besteht der Verdacht auf einen kardiogenen Schock. Bei einem kardiogenen Schock verabreichen Sie 5 bis 10 ml/kg über 10 bis 20 Minuten. Manchmal ist Flüssigkeit alles, was sie brauchen.

Ein gesund aussehendes Kind in Ruhe mit Tachykardie und verzögerter Kapillarfüllung befindet sich bis zum Beweis des Gegenteils im Schockzustand.

REFERENZEN

Bakker J. Erhöhte Laktatwerte im Blut: ein Marker für...? Akutversorgungstests.org. Juni 2003. https://acutecaretesting.org/en/articles/increased-blood-lactate-levels-a-marker-of

Dellinger RP, Levy MM, Rhodes A, et al. Surviving Sepsis Campaign: international guidelines for management of severe sepsis and septic shock, 2012. *Intensive Care Med.* 2013;39:165-228. doi:10.1007/s00134-012-2769-8

Fleischmann-Struzek C, Goldfarb DM, Schlattmann P, Schlapbach LJ, Reinhart K, Kissoon N. The global burden of paediatric and neonatal sepsis: a systematic review. *Lancet Respir Med.* 2018;6(03):223-230.

Frazier A, Hunt EA, Holmes K. Pädiatrische kardiale Notfälle: Kinder sind keine kleinen Erwachsenen. *J Emerg Trauma Shock.* 2011;4(1):89-96. doi:10.4103/0974-2700.76842

Hartman ME, Linde-Zwirble WT, Angus DC, Watson RS. Trends in der Epidemiologie der schweren pädiatrischen Sepsis. *Pediatr Crit Care Med.* 2013 Sep;14(7):686-693. doi:10.1097/PCC.0b013e3182917fad

Maconochie IK, Aickin R, Hazinski MF, et al.; Pediatric Life Support Collaborators. Pädiatrische Lebenserhaltung: Internationaler Konsens 2020 zur kardiopulmonalen Wiederbelebung und kardiovaskulären Notfallversorgung mit Behandlungsempfehlungen. *Circulation.* 2020 Oct 20;142(16 Suppl 1):S140-S184. doi:10.1161/CIR.0000000000000894

Martin K, Weiss SL. Erste Reanimation und Management des septischen Schocks in der Pädiatrie. *Minerva Pediatr.* 2015;67(2):141-158.

Pasman EA. Schock in der Pädiatrie. *Medscape.* July 12, 2019. https://emedicine.medscape.com/article/1833578-overview

Rodriguez-Gonzalez M, Sanchez-Codez MI, Lubian-Gutierrez M, Castellano-Martinez A. Clinical presentation and early predictors for poor outcomes in pediatric myocarditis: a retrospective study. *World J Clin Cases.* 2019;7(5):548-561. doi:10.12998/wjcc.v7.i5.548

Ventura AMC, Shieh HH, Bousso A, et al. Doppelblinde, prospektive, randomisierte, kontrollierte Studie zu Dopamin im Vergleich zu Epinephrin als vasoaktive Erstlinientherapie bei septischem Schock in der Pädiatrie. *Crit Care Med.* 2015;43(11):2292-2302.

Walkzman M. Erstversorgung des Schocks bei Kindern. *UpToDate.* June 7, 2011. https://somepomed.org/articulos/contents/mobipreview.htm?3/20/3393

KAPITEL 5

Pädiatrische medizinische Notfälle

ZIELE DER LEKTION

- Erarbeitung des Managements pädiatrischer medizinischer Notfälle.
- Unterscheidung zwischen verschiedenen medizinischen Notfällen in der Pädiatrie.
- Erarbeitung des Managements pädiatrischer Patienten mit medizinischen Notfällen anhand des pädiatrischen Beurteilungsdreiecks und des xABCDE.
- Erläutern Sie die Beurteilung und Behandlung von Schmerzen bei pädiatrischen Patienten sowie die Auswirkungen von unbehandelten Schmerzen.

Einführung

Aktuellen Daten zufolge wurde 2015 fast jedes fünfte Kind in einer Notaufnahme behandelt. Die überwiegende Mehrheit dieser Patienten wurde in der Notaufnahme behandelt und wieder entlassen, ohne dass eine stationäre Aufnahme oder ein Krankenhausaufenthalt erforderlich war. Im selben Jahr waren die am häufigsten auftretenden Erkrankungen die folgenden:

- Erkrankungen der Atemwege
- Verletzungen (versehentlich oder absichtlich, einschließlich Verschlucken von Giftstoffen)
- Neurologische Erkrankungen

Bei den Patienten, die mit einem isolierten medizinischen Notfall eingeliefert wurden, machten Atemwegserkrankungen und Anfallsleiden die Mehrzahl der Hauptbeschwerden aus.

Auch Fieber ist eine häufig genannte Hauptbeschwerde. Obwohl es eine seltene Notfallsituation ist, kann Fieber ein unspezifisches Zeichen für eine schwere Grunderkrankung wie z.B. eine Infektion oder eine Sepsis sein.

Auf Säuglinge und Kinder unter 5 Jahren entfallen 2 von 5 Patienten, die in der Notaufnahme behandelt werden.

Veränderter mentaler Status

Bei pädiatrischen Patienten mit verändertem Mentalstatus sollte bis zum Beweis des Gegenteils davon ausgegangen werden, dass eine lebensbedrohliche Krankheit oder Verletzung vorliegt. Die Differenzialdiagnosen für die Ursachen eines veränderten mentalen Status sind breit gefächert und oft ist eine detaillierte Anamnese und körperliche Untersuchung erforderlich, um die spezifische Ursache zu ermitteln. **Tabelle 5-1** beschreibt die AEIOU-TIPS-Mnemonik, die bei der Behandlung eines pädiatrischen Patienten mit verändertem Mentalstatus hilfreich sein kann, um mögliche Differentialdiagnosen durchzugehen.

Beurteilung des psychischen Zustands

Die Beurteilung des mentalen Status bei Säuglingen und Kindern kann schwierig sein. Die Instrumente, die wir üblicherweise verwenden, wie beispielsweise die Frage nach Orientierung zu Person, Ort, Zeit und Ereignis, sind für jüngere Kinder möglicherweise nicht entwicklungsgerecht.

Die Glasgow-Koma-Skala (GCS) wird häufig zur Beurteilung des mentalen Zustands verwendet, aber es

Tabelle 5-1 Veränderter mentaler Zustand

A	Alkohol
E	Epilepsie Endokrin
I	Insulin Intussuszeption bzw. Invagination Intoxikation
O	Sauerstoff
U	Urämie
T	Trauma Temperatur Tumore
I	Infektion
P	Psychiatrisch
S	Schlaganfall

ist wichtig sich daran zu erinnern, dass sie nicht für die Verwendung bei medizinischen Notfällen gedacht ist. Trotz dieser Einschränkung ist eine akute Dekompensation oder eine Verschlechterung des GCS-Wertes bedenklich und deutet im Allgemeinen auf eine Verschlechterung des Patientenzustands hin.

Die AVPU-Skala kann zur schnellen Beurteilung des mentalen Status vor Ort verwendet und so modifiziert werden, dass sie dem Entwicklungsstand des Patienten entspricht. Die AVPU-Skala beschreibt den Grad der Reaktionsfähigkeit des Patienten in einer von vier Kategorien:

- Awake (wach)
  - Der Patient ist wach und aufmerksam, ohne dass er irgendwelche Reize benötigt.
- Verbal (reagiert auf Ansprache)
  - Der Patient reagiert auf verbale Reize oder Befehle.
- Pain (reagiert auf Schmerzreiz)
  - Der Patient reagiert auf schmerzhafte Reize, z. B. Druck auf das Nagelbett oder Reiben am Brustbein.
- Unresponsive (keine Reaktion)
  - Der Patient reagiert auf keinerlei Reize und ist völlig teilnahmslos.

Familienmitglieder und Betreuungspersonen können bei der Beurteilung des psychischen Zustands von Kindern hilfreich sein, insbesondere wenn sich der Patient schüchtern verhält oder sich von Fremden eingeschüchtert fühlt. Es ist völlig angemessen, die Betreuungspersonen zu fragen: "Haben Sie das Gefühl, dass sich Ihr Kind normal verhält?" Wenn sie mit "Nein" antworten, fragen Sie, was genau an seinem Verhalten beunruhigend ist. Die Besorgnis der Eltern oder des Pflegepersonals über das Verhalten ist ein wichtiges Warnzeichen dafür, dass der mentale Zustand des Patienten möglicherweise verändert ist.

AEIOU-TIPS

Alkohol

Versehentlicher oder absichtlicher Alkoholkonsum kann zu Intoxikation oder Koma führen. Bei pädiatrischen Notfällen mit verändertem mentalen Status sollten die Rettungskräfte den Ort des Geschehens sorgfältig auf Anzeichen von Alkoholkonsum untersuchen. In manchen Fällen haben Kleinkinder versehentlich das Getränk eines Elternteils oder einer Bezugsperson getrunken. In anderen Fällen kann es sich um einen Teenager handeln, der den Alkohol absichtlich zu sich genommen hat. Es ist wichtig, dass Sie eine gründliche Anamnese durchführen und den Jugendlichen während des Gesprächs und der Untersuchung ein gewisses Maß an Privatsphäre zugestehen. Es kann sein, dass sie sich scheuen, vor ihren Eltern Alkohol- oder Drogenkonsum zuzugeben. Betonen Sie ihnen gegenüber, dass Sie da sind um zu helfen und dass dazu auch gehört, dass Sie wissen, ob sie Drogen oder Alkohol konsumiert haben oder nicht.

Epilepsie

Krampfanfälle sind eine häufige Hauptbeschwerde bei Kindern, die einen medizinischen Notfall erleiden. In vielen Fällen führt die erste Anfallsaktivität des Patienten dazu, dass der Rettungsdienst gerufen wird. Daher kommen viele Patienten, bei denen später eine Epilepsie diagnostiziert wird, zunächst mit einem unprovozierten Anfall über den Rettungsdienst in die Notaufnahme.

Einige Anfälle können mit der Einnahme von Alkohol oder Drogen zusammenhängen, während bei anderen eine Hypo- oder Hyperglykämie die Ursache sein kann. Es ist wichtig, eine gründliche Anamnese zu erheben und eine vollständige Untersuchung durchzuführen.

Die Anfallsaktivität kann vor dem Eintreffen des Rettungsdienstes spontan aufgehört haben. In diesen Fällen gibt es folgende Anhaltspunkte für einen Anfall:

- Verletzungen im Inneren des Mundes, z. B. Risse in der Zunge oder der Lippe durch Beißen

- Verlust der Kontrolle über Darm oder Blase
- Beschreibung einer Sehstörung, Halluzination oder eines anderen auraähnlichen Phänomens unmittelbar vor der Episode
- Stereotypische postiktale Phase

Bei Patienten, bei denen bereits eine Epilepsie diagnostiziert wurde, können Anfälle aufgrund einer Reihe von Faktoren auftreten. Es ist bekannt, dass Krankheiten die Anfallsschwelle eines Patienten senken können. Magen-Darm-Erkrankungen, die zu Erbrechen führen, können die Aufnahme der Anfallsmedikamente des Patienten verringern. Eine versäumte Medikamentendosis kann einen Anfall auslösen. In einigen Fällen kann es vorkommen, dass Patienten, die einen Wachstumsschub erlebt haben, über ihre aktuelle Dosierung hinausgewachsen sind, so dass diese subtherapeutisch und weniger wirksam ist.

Endokrin

Endokrine Störungen sind eine häufige Ursache für einen veränderten mentalen Status. Blutzuckeranomalien einschließlich Hyper- und Hypoglykämie können zu verändertem mentalem Zustand, Koma und Tod führen.

Bei Kindern mit bekannter Diabetes-Vorgeschichte kann es zu einer Über- oder Unterdosierung des Insulins kommen, was zu dramatischen Schwankungen des Blutzuckerspiegels führt. Manche Patienten haben Insulin verabreicht bekommen und dann vergessen zu essen oder weniger gegessen als erforderlich. Dies gilt insbesondere für Kleinkinder, die sich möglicherweise weigern, eine Mahlzeit zu sich zu nehmen.

Erkrankte Kinder mit einem Diabetes, vor allem solche, die an Magen-Darm-Erregern erkrankt sind, sind anfällig für dramatische Schwankungen des Blutzuckerspiegels, wenn sie Durchfall und/oder Erbrechen haben.

Bei Kindern mit neu aufgetretenem Diabetes kommt es häufig zu einer diabetischen Ketoazidose. Achten Sie bei der Anamneseerhebung auf die pathognomonische Trias von Polydipsie, Polyphagie und Polyurie, um die Diagnose dieser Erkrankung zu unterstützen. Außerdem kann es in letzter Zeit zu einem Gewichtsverlust gekommen sein und bei der körperlichen Untersuchung kann ein kachektisches Erscheinungsbild festgestellt werden.

Schilddrüsenstörungen können auch bei Säuglingen und Kindern auftreten. Bei der körperlichen Untersuchung können Anzeichen einer Thyreotoxikose wie Hyperthermie, Unruhe, Tachykardie, Gewichtsverlust und Schwitzen festgestellt werden. Wenn Hypothermie, Müdigkeit, Bradykardie und verminderte Wachsamkeit auftreten, sollte eine schwere Hypothyreose in Betracht gezogen werden.

HYPOTHYREOSE BEI SÄUGLINGEN

Mütter mit einer Autoimmunthyreoiditis in der Vorgeschichte, die manchmal auch als Hashimoto-Thyreoiditis bezeichnet wird, können Antikörper gegen den TSH-Rezeptor an ihr Neugeborenes weitergeben. Diese Antikörper verhindern, dass TSH an den entsprechenden Rezeptor bindet und führen zu einer Schilddrüsenunterfunktion beim Kind. Die Antikörper klingen in der Regel im Alter von etwa 3 Monaten ab und das Kind erholt sich in der Regel ohne langfristige Probleme.

Säuglinge, die jünger als 3 Monate sind, einen veränderten mentalen Status aufweisen und bei denen eine Autoimmunthyreoiditis bei der Mutter festgestellt wurde, sollten auf Hypothyreose untersucht werden.

Insulin

Wie bereits erwähnt kann eine unsachgemäße Verabreichung von Insulin zu dramatischen Schwankungen des Blutzuckerspiegels führen. Diabetiker, die zuvor gut eingestellt waren, können leicht in eine hypo- oder hyperglykämische Krise geraten, wenn das Insulin nicht richtig verabreicht wird.

Jugendliche und Heranwachsende neigen dazu, sich nicht an ihre Insulinpläne zu halten. Das liegt manchmal daran, dass sie nicht als anders als ihre Altersgenossen wahrgenommen werden wollen. Sie können die Insulinverabreichung auslassen, um ihre Krankheit vor ihren Freunden zu verbergen.

Manche Patienten bekommen ihr Insulin über eine automatische Pumpe verabreicht. Diese Geräte funktionieren manchmal nicht richtig oder fallen aus. Pumpenprobleme sollten bei der Beurteilung eines Diabetikers, der eine Insulinpumpe verwendet, berücksichtigt werden.

Orale Antidiabetika können von Kleinkindern unbeabsichtigt eingenommen werden. Führen Sie eine gründliche Anamnese durch und erkundigen Sie sich auch nach Medikamenten im Haushalt, die der Patient möglicherweise versehentlich eingenommen hat.

In einigen Fällen von medizinischem Kindesmissbrauch (factitious disorder by proxy/ Münchhausen-Stellvertretersyndrom) kann dem Kind exogenes Insulin verabreicht werden, um eine Hypoglykämie auszulösen und eine medizinische Untersuchung und Behandlung einzuleiten. Eine sorgfältige Dokumentation der Anamnese einer Betreuungsperson kann helfen, möglichen medizinischen Kindesmissbrauch aufzudecken, falls er vorliegt.

Intussuszeption (Invagination)

Eine Darminvagination ist eine Störung des Verdauungstrakts, die durch Einstülpung eines Darmsegments in ein angrenzendes Segment verursacht wird. Die Inzidenz von Darminvaginationen erreicht ihren Höhepunkt im Alter von 18 Monaten und wird selten bei Patienten beobachtet, die älter als 2 Jahre sind. Männliche Patienten sind häufiger betroffen als weibliche.

In den meisten Fällen gibt es keine erkennbare Ursache dafür, warum sich der Darm in sich selbst hineinschiebt (idiopathisch). In einigen Fällen wird ein pathologischer Ansatzpunkt festgestellt. In diesen Fällen handelt es sich um entzündete oder missgebildete Bereiche des Darms, an denen sich benachbarte Segmente "festbeißen" und den Invaginationssprozess einleiten können.

Patienten mit Darminvagination haben im Allgemeinen episodische Bauchschmerzen, die Kinder erscheinen schwer krank und untröstlich, mit dazwischen liegenden Perioden relativer Ruhe. Diese Episoden können im Abstand von einigen Minuten (in der Regel weniger als 15 Minuten) auftreten und stellen die natürliche Peristaltik des Magen-Darm-Trakts dar, die wiederholt durch das intussuszeptierte Segment läuft, wobei peristaltische Wellen zu den starken Schmerzanfällen führen. Gehfähige Kinder können während dieser Episoden in die Hocke gehen. Nicht gehfähige Kinder können ihre Beine bis zur Brust anziehen. Ein Spätbefund der Darminvagination ist blutiger, so genannter Johannisbeergelee-Stuhl.

Intoxikation

Eine Intoxikation mit einer beliebigen Anzahl von Substanzen kann zu einem veränderten mentalen Status führen. In einigen Fällen hat der Patient die Substanz absichtlich eingenommen, um sich zu berauschen oder sich selbst zu schädigen. Anderenfalls kann der Patient die Substanz(en) unwissentlich eingenommen haben.

Eine Intoxikation sollte bei allen Fällen von verändertem Mentalstatus an erster Stelle der Differentialdiagnose stehen. Zwar gibt es für bestimmte Substanzen ein bekanntes Toxinbild, das bei der Identifizierung hilfreich sein kann, doch ist es sinnvoll, in der Notaufnahme im Rahmen der Untersuchung des veränderten mentalen Zustands empirisch einen Urintest auf Toxine durchzuführen.

Das Rettungsdienstpersonal sollte genau auf Hinweise am Unfallort achten, die dabei helfen können, festzustellen, ob Substanzen eingenommen wurden und um welche Substanzen es sich dabei gehandelt haben könnte.

Seit der weitgehenden Entkriminalisierung von Marihuana haben immer mehr Kinder Zugang zu legal erworbenen essbaren Marihuana-Produkten. Dies hat zu einer Zunahme von Kindern geführt, die mit einer akuten Marihuana-Intoxikation vorstellig werden. Diese Patienten können sich mit einer Vielzahl von Symptomen vorstellen. Am häufigsten werden Kinder mit verminderter Reaktionsfähigkeit, undeutlicher Sprache und trägem oder langsamem Verhalten beschrieben. In einigen Fallberichten werden Symptome von Unruhe, Euphorie oder Erregbarkeit beschrieben. Der Verdacht auf die gleichzeitige Einnahme anderer Substanzen oder auf die Einnahme von Marihuana, das mit weiteren Substanzen versetzt wurde, ist immer angebracht.

Oxygen (Sauerstoff)

Hypoxie ist eine bekannte Ursache für einen veränderten mentalen Status bei pädiatrischen Patienten. Weitere Informationen über Hypoxie, ihre Ursachen und Behandlung finden Sie in den Anmerkungen zu Lektion 2, *Respiratorische Notfälle*.

Urämie

Bei Kindern mit chronischer Nierenerkrankung kann es bei nachlassender Nierenfunktion zu erhöhten Harnstoffwerten im Blut kommen. Dies führt zu zahlreichen Symptomen, wie z. B. verändertem mentalem Zustand, Krampfanfällen, Koma, Blutungen und Perikarditis. Bei einigen Patienten ist eine Nierenerkrankung bekannt, während bei anderen eine chronische Nierenerkrankung zugrunde liegt, die noch nicht diagnostiziert wurde.

Eine Ursache der Urämie ist eine chronische oder wiederkehrende Niereninfektion, die zu Narbenbildung und Funktionsstörungen des Nierensystems führt. In einigen Fällen produzieren die Erreger der Harnwegsinfektionen ein Enzym namens Urease. Das Vorhandensein von übermäßigem Harnstoff (z. B. bei chronischen Nierenerkrankungen und Infektionen) in Kombination mit Urease kann zu hohen Ammoniakwerten führen, die durch den Abbau von Harnstoff durch Urease entstehen. Diese hohen Ammoniakwerte führen zu einer Enzephalopathie, die mit Verwirrung und verändertem mentalem Status einhergehen kann.

Trauma

Traumatische Erlebnisse können zu einem veränderten mentalen Status führen, auch wenn keine sichtbaren Verletzungen oder Blutungen vorliegen. Kinder wissen oft nicht, wie sie traumatische Ereignisse verarbeiten sollen, und können verwirrt, unruhig, katatonisch oder anderweitig verändert sein.

In Situationen, in denen ein erheblicher Blutverlust vorliegen kann, ist ein veränderter mentaler Status ein bedrohliches Zeichen und deutet auf eine schlechte zerebrale Durchblutung hin. Dies sollte bis zum Beweis des Gegenteils als Schocksymptomatik behandelt werden.

Temperatur

Umwelteinflüsse, die zu Hypo- und Hyperthermie führen, können einen veränderten mentalen Status verursachen. Kinder können ihre Körpertemperatur nicht so gut regulieren wie Erwachsene und können selbst bei Temperaturen, die für Erwachsene relativ angenehm sind unter umweltbedingten Notfällen leiden. Wenn der Verdacht besteht, dass bei einem Patienten ein temperaturbedingter Notfall vorliegt, sollte die Kerntemperatur (rektal) gemessen werden.

Tumore

Das akute Auftreten eines veränderten mentalen Status in Kombination mit anderen fokalen neurologischen Befunden wie Ataxie, Dysarthrie, Lähmungen, Sehstörungen oder anderen Defiziten kann der erste Befund sein, wenn ein intrakranieller Tumor so weit gewachsen ist, dass er einen Masseneffekt auf benachbarte Strukturen verursacht. In einigen Fällen können die Symptome unspezifisch und schwer von anderen Ursachen für einen veränderten mentalen Status zu unterscheiden sein. Andererseits lassen sich bei einer gründlichen neurologischen Untersuchung spezifische Defizite feststellen, mit denen sich der Ort der Neoplasie mit hoher Genauigkeit eingrenzen lässt. Die Unterscheidung zwischen dem Masseneffekt eines Tumors, einem Schädel-Hirn-Trauma oder Schlaganfall kann in der Praxis schwierig sein. Die Feststellung eines neurologischen Defizits und der Transport in eine geeignete Einrichtung sind die wichtigsten Schritte vor dem Krankenhausaufenthalt. Die Bildgebung und die spezifische Diagnose werden im Krankenhaus durchgeführt.

Infektion

Eine Infektion des Blutes (Bakteriämie) und eine Infektion des zentralen Nervensystems (ZNS; Meningitis, Enzephalitis) gehen häufig mit einem veränderten mentalen Status einher. Die Veränderungen des mentalen Status können auf Sepsis und Schock zurückzuführen sein, wie es bei einer Bakteriämie der Fall ist, oder auf ein direktes Eindringen von Krankheitserregern bei Meningitis in das ZNS.

Patienten mit geschwächtem Immunsystem wie Neugeborene und Patienten, die sich einer Chemotherapie unterziehen, sind besonders anfällig für eine fulminante Infektion. Zu den Anzeichen können Fieber, Verwirrung und Unruhe gehören. Neugeborene können eine schlechte orale Aufnahme, Lethargie, erhöhte Reizbarkeit und eine ausgeprägte Fontanelle aufweisen.

MALIGNE HYPERTHERMIE

Maligne Hyperthermie ist ein Zustand, bei dem ein genetisch defekter Skelettmuskelrezeptor aktiviert wird, der eine übermäßige Freisetzung von Kalzium bewirkt. Zu den nachgeschalteten Effekten dieser übermäßigen Aktivierung gehört ein pathologischer und unkontrollierter Anstieg der Körperkerntemperatur. Häufige Auslöser sind inhalierte flüchtige Anästhetika und Succinylcholin. Rettungsdienstpersonal sollte sich dessen bewusst sein und jeden Patienten auf maligne Hyperthermie überwachen, der Medikamente erhält, die diesen Zustand auslösen können.

Neben einem dramatischen Temperaturanstieg kann ein sprunghafter Anstieg des endtidalen $_{CO2}$ ($etCO_2$) trotz angemessener Beatmung ein weiteres Zeichen für eine sich entwickelnde maligne Hyperthermie sein.

Die Behandlung der malignen Hyperthermie umfasst aktive Kühlung und Temperaturkontrolle sowie die Verabreichung von Dantrolen. Besteht vor Ort nach der Verabreichung von Succinylcholin der Verdacht auf maligne Hyperthermie, sollte die aufnehmende Klinik benachrichtigt werden, damit sie bei Ankunft des Patienten Dantrolen bereithalten kann.

Psychiatrisch

Psychiatrische Notfälle treten bei Patienten fast aller Altersgruppen auf. Eine Vorgeschichte von psychischen

Problemen kann bei der Diagnose eines psychiatrischen Notfalls hilfreich sein. Akute Grunderkrankungen wie Infektionen, endokrine Störungen oder ZNS-Neoplasmen können ebenfalls Auslöser für psychiatrische oder verhaltensauffällige Notfälle sein. Die Möglichkeit einer organischen Ursache für einen psychiatrischen Notfall sollte immer in Betracht gezogen werden. Weitere Informationen über pädiatrische verhaltensbedingte Notfälle finden Sie in Lektion 11, *Pädiatrische verhaltensbedingte Gesundheit*.

Schlaganfall

Wie bereits erwähnt kann eine zerebrale Hypoperfusion zu einer akuten Veränderung des mentalen Status führen. Obwohl Kinder klassischerweise nicht als besonders gefährdet für einen Schlaganfall oder ein zerebrovaskuläres Ereignis gelten, gibt es bestimmte Grunderkrankungen, die das Risiko für diese Zustände erhöhen. Bei einigen Kindern kann eine sogenannte arteriovenöse Malformation (AVM) vorliegen. Bei einer AVM handelt es sich um eine Gefäßmissbildung von ineinander verworrenen und über Kurzschlussverbindungen miteinander kommunizierenden arteriellen und venösen Blutgefäßen. Sie bilden sich in utero, also früh während der fetalen Entwicklung. Die tatsächliche Häufigkeit von AVM ist unbekannt, da viele Patienten nie klinische Symptome zeigen. Wenn die AVM groß ist oder unter Stress (z.B. durch Druck oder Scherkräfte) steht, kann sie reißen, was zu erheblichen intrakraniellen Blutungen führt. Das häufigste Symptom dieser Blutung sind akut auftretende starke Kopfschmerzen. In einigen Fällen kann der Patient dadurch aus dem Schlaf erwachen. Säuglinge, die nicht in der Lage sind, ihre Schmerzen zu beschreiben, können untröstlich sein und fokale neurologische Defizite aufweisen.

Andere Patienten mit Schlaganfallrisiko sind Personen mit Sichelzellenanämie und Blutgerinnungsstörungen. Es ist wichtig, nicht nur eine gute Anamnese zu erheben, sondern auch zu fragen, ob Familienmitglieder in jungen Jahren einen Schlaganfall hatten.

Hypoglykämie

Hypoglykämie ist eine häufige Ursache für einen veränderten mentalen Status bei pädiatrischen Patienten. Bei allen pädiatrischen Patienten mit verändertem Mentalstatus sollte der Blutzuckerspiegel bereits zu Beginn der Untersuchung bestimmt werden, da dies kostengünstig, relativ nicht-invasiv, zielführend und leicht korrigierbar ist.

Anzeichen einer Hypoglykämie

Wenn der Blutzuckerspiegel im Serum zu sinken beginnt, werden die Glukosespeicher (in Form von Glykogen) in der Leber mobilisiert. Dieser Prozess wird durch das Hormon Glukagon gesteuert. Neben Glukagon lässt auch Adrenalin den Blutzuckerspiegel ansteigen. Ein Teil der durch das sympathische Nervensystem ausgelösten Kampf-oder-Flucht-Reaktion besteht darin, Glukosespeicher zu mobilisieren, um Gehirn und Muskeln mit Energie zu versorgen, damit der Körper in der Lage ist, vor einer Bedrohung zu fliehen oder sich zu verteidigen. Die gleiche Reaktion ist zu beobachten, wenn der Glukosespiegel gefährlich niedrig wird. Die adrenergen, kognitiven und Verhaltenssymptome einer Hypoglykämie sind in **Tabelle 5-2** aufgeführt.

Pathophysiologie der Hypoglykämie

Die häufigste Ursache für eine Hypoglykämie bei Kindern außerhalb des Säuglingsalters ist eine falsche Behandlung des Typ-1-Diabetes. Bei Säuglingen unter 12 Monaten kommt es häufiger zu Hypoglykämien aufgrund schlechter Ernährung und gleichzeitiger gastrointestinaler Erkrankungen. Dies ist auf geringe Glukosereserven (unzureichende Glykogenspeicher) und die Unfähigkeit zurückzuführen, Glukose aus Glykogen zu mobilisieren, wenn die orale Aufnahme gering ist.

Abgesehen von den klassischen Ursachen für eine Hypoglykämie sind die folgenden Ursachen selten, sollten aber in Betracht gezogen werden:

- Hyperinsulinämie
  - Hyperinsulinämie ist ein Zustand, bei dem zu viel Insulin vom Körper produziert wird. Dies kann die Folge hyperaktiver Beta-Inselzellen oder eines insulinproduzierenden Tumors sein.

Nicht alle Patienten reagieren gleich auf eine Hypoglykämie. Einige Patienten zeigen bereits bei einem viel niedrigeren oder höheren Blutzuckerspiegel als erwartet Symptome und die Symptome spiegeln möglicherweise nicht den Schweregrad ihrer Hypoglykämie wider. Einige Patienten können mit leichten Kopfschmerzen und einem Blutzuckerspiegel von 38 mg/dL wach und aufmerksam sein, während andere mit einem Blutzuckerspiegel von 58 mg/dL akut verändert und verwirrt sein können.

Tabelle 5-2 Symptome einer Hypoglykämie

Adrenerge	Kognitiv	Verhalten
▪ Blässe	▪ Ermüdung	▪ Reizbarkeit
▪ Schwitzen	▪ Lethargie	▪ Aufregung
▪ Tachykardie	▪ Kopfschmerzen	▪ Unberechenbares Verhalten
▪ Zittern	▪ Krampfanfall	▪ Stille bei einem sonst geselligen Kind
▪ Herzklopfen	▪ Koma	▪ Wutanfälle

- Verabreichung von exogenem Insulin
  - Einigen Patienten kann exogenes Insulin verabreicht worden sein, was zu einer akuten Hypoglykämie führte. In einigen Fällen kann es sich um eine versehentliche Fehlkalkulation einer Routinedosis handeln. In anderen Fällen kann es sich um eine Form des medizinischen Kindesmissbrauchs handeln, bei dem ein Elternteil oder eine Betreuungsperson dem Patienten exogenes Insulin verabreicht, um klinische Symptome hervorzurufen und eine medizinische Untersuchung oder Behandlung des Kindes zu veranlassen.
- Angeborene Störungen des Stoffwechsels
  - Bei Neugeborenen und Säuglingen kann die Glukosehomöostase aufgrund eines Mangels an Enzymen und Proteinen, die für den Glukosestoffwechsel erforderlich sind, gestört sein. Diese werden in der Regel bei den U-Untersuchungen des Neugeborenen (U1 bis U3) festgestellt. In einigen Fällen ist diese Untersuchung jedoch falsch-negativ und die Patienten präsentieren siche erst im Säuglingsalter symptomatisch.
- Störungen der Glukoneogenese
  - Patienten, denen die richtigen Enzyme oder Hormone fehlen, die für den Aufbau, die Speicherung, den Abbau oder die Mobilisierung von Glykogenspeichern erforderlich sind, haben Probleme mit der Blutzuckerkontrolle. Diese Störungen sind einzigartig, weil die Patienten stabil sind, wenn sie Glukose zu sich nehmen und somit die Notwendigkeit haben, Glukose zuzuführen. Wenn diese Patienten fasten und auf Glykogen angewiesen sind, kommt es zu einer Hypoglykämie, da sie die Glykogenspeicher nicht mobilisieren können.
- Toxine
  - Bestimmte Ingestionen haben ein Toxidrom, das eine Hypoglykämie beinhaltet. Orale Antidiabetika wie Sulfonylharnstoffe erhöhen die Insulinproduktion, was zu einer akuten Hypoglykämie führen kann. Eltern und Betreuer sollten stets befragt werden, welche Medikamente das Kind möglicherweise eingenommen hat. Auch Betablocker, Salicylate und Ethanol können eine akute Hypoglykämie verursachen. In diesen Fällen ist eine gründliche Anamnese erforderlich, um eine mögliche Einnahme zu ermitteln.
- Krankheit
  - Erkrankungen des Magen-Darm-Trakts und unzureichende orale Aufnahme sind eine bekannte Ursache für Hypoglykämie. Auch andere Krankheiten wie Malaria und jede Infektion, die eine Sepsis verursacht, können zu einer Hypoglykämie führen, da der Stoffwechselbedarf deutlich erhöht ist.

Schweregrad der Hypoglykämie

Die Behandlung einer Hypoglykämie hängt vom Schweregrad und der Bewusstseinslage des Patienten ab. Im Allgemeinen wird der Schweregrad einer Hypoglykämie anhand der folgenden Bereiche bestimmt:

- Mild
  - 55-70 mg/dL
- Mäßig
  - 40-55 mg/dL
- Schwer
  - Weniger als 40 mg/dL

Diese Bereiche stellen einen Richtwert für den Schweregrad einer Hypoglykämie dar. Das tatsächliche Krankheitsbild ist je nach Patient unterschiedlich. Manche Menschen vertragen eine Hypoglykämie viel besser als andere. Aus diesem Grund muss der tatsächliche klinische Wert im Zusammenhang mit den Symptomen des Patienten betrachtet werden, um eine Gesamtbewertung des Schweregrads vornehmen zu können.

Management einer leichten bis mittelschweren Hypoglykämie

Es gibt drei Möglichkeiten, eine Hypoglykämie zu behandeln, die sich nach dem Schweregrad des Zustands des Patienten und seiner Bewusstseinslage richten.

Orale Glukose, manchmal auch als enterale Glukose bezeichnet, ist die am wenigsten invasive Methode zur Behandlung einer Hypoglykämie. Sie kann in der Regel bei leichter oder mittelschwerer Hypoglykämie verabreicht werden, wenn der Patient wach genug ist, um zu schlucken, ohne dass die Gefahr einer Aspiration besteht.

Orale Glukose kann ebenfalls sicher über eine enterale Ernährungssonde oder eine Gastrostomiesonde (G-Sonde) verabreicht werden. Der Therapeut sollte den Schlauch mit mindestens 30 ml Wasser spülen, um eine Verstopfung zu verhindern und sicherzustellen, dass die gesamte Dosis verabreicht wird.

Nach der Verabreichung von enteraler Glukose sollte der Blutzuckerspiegel nach 10 bis 15 Minuten oder bereits früher kontrolliert werden, wenn sich der Patientenzustand verschlechtert. Bleibt der Blutzuckerspiegel niedrig und ist der Patient wach genug, um ohne Aspirationsgefahr zu schlucken, kann eine weitere Dosis verabreicht werden.

Management von schwerer Hypoglykämie

Bei Patienten mit einem Glukosespiegel unter 40 mg/dL oder einer Hypoglykämie, die mit einer Bewusstseinsstörung einhergeht, ist die enterale Verabreichung von Glukose möglicherweise nicht sicher und erzielt nicht innerhalb eines angemessenen Zeitraums die beabsichtigte Wirkung.

Für die Behandlung einer schweren Hypoglykämie gibt es zwei Möglichkeiten. Die erste ist intravaskuläre Glukosegabe. Diese kann über einen intravenösen (IV) oder intraossären (IO) Zugang verabreicht werden. Im Allgemeinen sollte die über einen peripheren Zugang verabreichte Glukosekonzentration 20% nicht überschreiten.

D10 is generally preferred

UMSTELLUNG DES G40% FÜR DIE PÄDIATRISCHE VERWENDUNG

40%ige Glukose wird zwar häufig bei Erwachsenen verabreicht, ist aber für Kinder unter 8 Jahren nicht zu empfehlen. G10% wird im Allgemeinen bei pädiatrischen Patienten bevorzugt, Glukose 10% wird bevorzugt, da es bei der Infusion ein geringeres Sklerosepotenzial für das Gefäßsystem aufweist. Mischt man 1ml G40% mit 3ml NaCL 0,9% erhält man G10%.

- **Zudem ist es möglich G20% zu verabreichen, entweder bereits in 20 prozentiger Konzentration oder man verdünnt G40 mit der gleichen Menge NaCl 0,9% (z.B. G40 10 ml mit NaCl 0,9% 10 ml entspricht G20%)**
- **Dosierung von Glukose:**
- **Eine schnelle Methode um die korrekte Menge an Glukose für ein Kind mit Hypoglykämie zu berechnen wäre 40 durch die gewünschte Glukosekonzentration zu teilen und das Ergebnis mit dem Körpergewicht zu multiplizieren. Daraus ergibt sich das gesamte zu verabreichende Volumen.**
- **Sie haben einen Patienten mit 13 kg KG und sie möchten Glukose 10% verabreichen.**
- **40/10 (Glukosekonzentration) = 4 ml/kg (zu applizierendes Volumen)**
- **4ml/kg x 13 kg = 52 ml (Gesamtvolumen welches gegeben werden soll)**
- **Ähnlich bei G20**
- **Sie haben einen Patienten mit 17 kg KG dem sie einen G20 Bolus geben möchtest**
- **40/ 20 (Glukosekonzentration) = 2ml/kg (zu applizierendes Volumen)**
- **2ml/kg x 17 kg = 34 ml (Gesamtvolumen welches appliziert werden soll)**
- **Je mehr Übung und Erfahrung sie mit der Gabe von Glukose bekommen, desto eher können sie den ersten Schritt überspringen und sich einfach merken, dass ein G10 Bolus 4ml/kg und ein G20 Bolus 2ml/kg entspricht.**

Die zweite Möglichkeit zur Behandlung einer schweren Hypoglykämie ist Glukagon. Glukagon ist ein natürlich vorkommendes Hormon, das gespeichertes Glykogen in Glukose umwandelt, die vom Körper verwertet werden kann. Glukagon ist als intramuskuläre (IM) Injektion und in einigen Gebieten auch zur intranasalen (IN) Verabreichung erhältlich. Die Dosierung von Glukagon ist wie folgt:

- Patienten, die 20 kg oder mehr wiegen oder älter als 5 Jahre sind:
  - 1 mg IM oder IN
- Patienten, die weniger als 20 kg wiegen oder jünger als 5 Jahre sind:
  - 0,5 mg IM oder IN

Da Glukagon auf die Glykogenspeicher des Körpers angewiesen ist um den Blutzuckerspiegel zu erhöhen ist die Wahrscheinlichkeit geringer, dass Patienten mit schlechter Ernährung oder erschöpften Glukosespeichern darauf ansprechen. Diese Patienten werden wahrscheinlich einen größeren klinischen Nutzen aus der Verabreichung von Glukose ziehen. Dies sollte in Betracht gezogen werden, wenn die Reaktion des Patienten auf die Verabreichung von Glukagon nicht so wie therapeutisch erwartet ist.

Hyperglykämie

Hyperglykämie ist definiert als ein Blutzuckerspiegel von mehr als 200 mg/dL. Ein erhöhter Blutzuckerspiegel kann verschiedene Ursachen haben. In einigen Fällen kann es sich um eine normale physiologische Reaktion auf Stress handeln. In diesen Fällen hat der Patient in der Regel keine gesundheitlichen Folgen und der Körper ist in der Lage, die Glukosehomöostase ohne direkten Eingriff wiederherzustellen.

Andererseits kann der Patient eine zugrundeliegende Pathologie haben, die eine Hyperglykämie verursacht.

Diabetes mellitus

Es gibt zwei Arten von Diabetes: Typ 1 und Typ 2. Typ 1 wurde früher als Jugenddiabetes bezeichnet, da diese Form am häufigsten bei Kindern und Jugendlichen auftrat. Mit der Zunahme der Fettleibigkeit bei Kindern wird Typ-2-Diabetes, der früher als Altersdiabetes bezeichnet wurde, zunehmend bei Patienten unter 18 Jahren beobachtet.

Typ-1-Diabetes Pathologie

Typ-1-Diabetes ist eine Autoimmunerkrankung, bei der Antikörper die Beta-Inselzellen in der Bauchspeicheldrüse zerstören und der Körper nicht mehr in der Lage ist, körpereigenes Insulin zu produzieren. Die meisten dieser Patienten haben über viele Jahre hinweg ein gewisses Maß an körpereigener Insulinproduktion und erreichen einen Wendepunkt, an dem eine entsprechende Anzahl von Beta-Inselzellen zerstört wurde und das körpereigene Insulin nicht mehr ausreicht, um die Stoffwechselhomöostase aufrechtzuerhalten. Die meisten Typ-1-Diabetiker erkranken nicht im Säuglingsalter sondern erst im Kindes- und Jugendalter. Diese Patienten sind oft kachektisch weisen bei Messung des Seruminsulinspiegels dramatisch niedrige Werte auf. Diese Patienten sind vollständig auf exogenes Insulin angewiesen, um ihre Glukosehomöostase zu steuern. Der gemessene Seruminsulinspiegel ist bei diesen Patienten sehr niedrig, da die Beta-Inselzellen zerstört sind und kein Insulin mehr produzieren.

Der klassische Typ-1-Diabetiker ist ein Kind oder Jugendlicher, der untergewichtig und dehydriert ist und ein Prodromalstadium mit Polyurie, Polydipsie und Polyphagie aufweist. Diese Patienten sind kachektisch und befinden sich in einem Zustand mit gesteigertem Muskel- und Fettabbau. Trotz der Hyperglykämie ist der Körper aufgrund des Mangels an endogenem Insulin nicht in der Lage, die Glukose zu verwerten.

Viele Typ-1-Diabetiker haben in der jüngeren Vergangenheit eine fiebrige Erkrankung erlitten. Die erhöhte Stoffwechsellage, in die Kinder bei einer fiebrigen Erkrankung geraten, kann bei einem Typ-1-Diabetiker eine diabetische Ketoazidose auslösen.

Typ-2-Diabetes Pathologie

Typ-2-Diabetes ist ein Prozess, bei dem der Körper aufgrund ernährungsbedingter und genetischer Faktoren zu hohen Insulinspiegeln ausgesetzt ist. Diese anhaltende Exposition gegenüber hohen Insulinspiegeln führt zu einer Herabregulierung der zellulären Insulinrezeptoren und damit zu einer Insulinresistenz. In diesem Fall ist der Serum-Insulinspiegel des Patienten hoch, aber die zelluläre Reaktion auf Insulin ist aufgrund der Rezeptor-Downregulierung und -resistenz unzureichend. Die Behandlung dieser Patienten umfasst Medikamente zur Verbesserung der zellulären Reaktion auf körpereigenes Insulin sowie Medikamente zur Verbesserung der körpereigenen Insulinfreisetzung. Typ-2-Diabetiker, die über längere Zeit schlecht

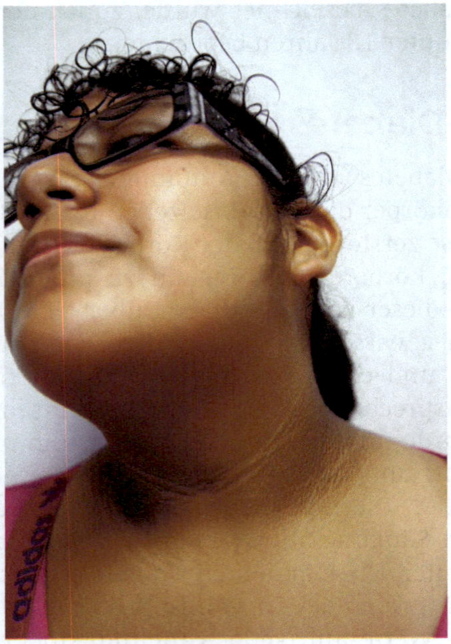

Abbildung 5-1 Klassische Acanthosis nigricans am Hals eines Patienten mit Insulinresistenz. Es handelt sich um eine dicke, samtige Anhäufung von dunkel gefärbter Haut. Sie kann auch in den Achselfalten der Arme und Beine vorkommen.

eingestellt sind, können einen Punkt erreichen, an dem ihre Beta-Inselzellen nicht mehr funktionieren, was zu Insulinmangel und einer Abhängigkeit von exogenem Insulin zur Aufrechterhaltung der Glukosehomöostase führt, ähnlich wie bei Typ-1-Diabetes.

Der klassische Patient mit Typ-2-Diabetes ist fettleibig und in der Regel ein Jugendlicher oder Erwachsener. Bei der körperlichen Untersuchung kann eine Akanthosis nigricans festgestellt werden - ein dermatologischer Befund, der auf eine Insulinresistenz und hohe zirkulierende Insulinspiegel zurückzuführen ist (**Abbildung 5-1**). Sie tritt am häufigsten am Nacken und in den Achselfalten auf.

Hyperglykämische Notfälle

Es gibt zwei Haupttypen von hyperglykämischen Notfällen: diabetische Ketoazidose (DKA) und hyperglykämischer hyperosmolarer Zustand (HHS; früher: hyperglykämisches hyperosmolares nichtketotisches Syndrom HHNS).

Diabetische Ketoazidose

DKA ist ein hyperglykämischer, dehydrierter Zustand, in dem der Körper alternative Brennstoffquellen nutzen muss, um den Stoffwechsel zu unterstützen. Obwohl der Blutzuckerspiegel erhöht ist, besteht ein Insulinmangel oder eine Abwesenheit von Insulin, so dass die Glukose nicht genutzt werden kann. Die Serumkonzentration von Katecholaminen, Glukagon und Cortisol erhöht die Lipolyse und Ketogenese in dem Bemühen, den Energiebedarf der Zellen zu decken. Dies führt zu einer Stoffwechselkaskade, die zu Ketose und Azidose führt.

Die häufigste Ursache für DKA ist ein nicht diagnostizierter Typ-1-Diabetes. Bei 25 % der neuen Typ-1-Diabetiker liegt eine solche Erkrankung vor. Auch bei etablierten Typ-1-Diabetikern besteht das Risiko, eine DKA zu entwickeln, wenn ihre Krankheit schlecht eingestellt ist, sie krank sind oder die Insulindosierung vergessen haben. DKA ist bei etablierten Diabetikern in der Regel leichter zu diagnostizieren, da bekannt ist, dass der Patient Diabetes hat und der Verdacht auf DKA höher ist. Drogen- und Alkoholkonsum bei jugendlichen Diabetikern kann in Verbindung mit einer schlechten Blutzuckereinstellung und vergessenen Insulindosen ebenfalls zu einer DKA führen.

Das klassische Bild einer DKA bei einem nicht diagnostizierten Diabetiker ist die Trias aus Polyurie, Polydipsie und Polyphagie. Der Serumglukosegehalt ist hoch und Glukose wirkt osmotisch und zieht, freies Wasser in den intravaskulären Raum. Die überschüssige Glukose wird zusammen mit freiem Wasser über die Nieren ausgeschieden, was zu Polyurie führt. Das übermäßige Wasserlassen und die Flüssigkeitsverschiebung führen zu einer schweren Dehydrierung. Diese Dehydrierung löst ein starkes Durstgefühl aus und die Eltern berichten möglicherweise über eine erhöhte orale Flüssigkeitsaufnahme. Die Unfähigkeit, Glukose zu verwerten, führt zu einem Hungerzustand und die Patienten haben unter Umständen einen gesteigerten Appetit. Die Übelkeit, die mit der Azidose und Dehydratation einhergeht, kann jedoch die Nahrungsaufnahme einschränken.

DKA ist oft ein schleichender Prozess, der sich über Wochen oder sogar Monate entwickelt. Um die Diagnose zu stellen, ist eine gründliche und detaillierte Anamnese erforderlich. Wenn die Diagnose auf der Grundlage von Laborwerten im Krankenhaus gestellt wird und der Familie genauere Fragen zur Anamnese gestellt werden, erinnern sie sich oft daran, dass der Patient in den Wochen vor der Vorstellung tatsächlich mehr gegessen, getrunken und uriniert hat. Diese Vorgeschichte ist den Eltern oft unklar, bis sie direkt danach gefragt werden. Die Herausforderung bei der Erhebung dieser Anamnese besteht darin, die richtigen Fragen zu stellen.

Die tiefe metabolische Azidose bei DKA führt zu einer Kompensation der Atmung in Form einer tiefen, schnellen Atemfrequenz, der so genannten Kussmaul-Atmung. Einige DKA-Patienten, bei denen diese Atmung zum ersten Mal auftritt, klagen über Atembeschwerden, die durch die DKA ausgelöst werden. Die überschüssigen Ketone können im Atem der Patienten in Form eines fruchtigen oder chemischen Geruchs nachgewiesen werden, was jedoch nicht immer der Fall ist.

Hyperglykämischer hyperosmolarer Zustand

HHS wird vor allem mit schlecht eingestelltem Typ-2-Diabetes in Verbindung gebracht. Eine ausgeprägte Insulinresistenz in Verbindung mit Krankheit, Verletzung oder anderen physiologischen Belastungen führt zu einem sprunghaften Anstieg des Serumglukosespiegels. Die Serumglukose ist in diesem Zustand im Allgemeinen viel höher als bei einer DKA. Dieser Prozess entwickelt sich schneller als eine DKA, und eine Ketose ist meist nicht vorhanden oder sehr gering ausgeprägt. Die vorhandene Azidose ist in der Regel leicht. In bis zu 50 % der Fälle kann es zu Bewusstseinsstörungen und Krampfanfällen kommen.

DKA und HHS sind unterschiedliche klinische Entitäten mit spezifischen Diagnosekriterien. Es gibt eine kleine Untergruppe von Patienten, bei denen sich die Merkmale beider Krankheitsprozesse überschneiden. Die Behandlung dieser komplexen Fälle erfordert ein multidisziplinäres Team in einem pädiatrischen Zentrum.

Tabelle 5-3 enthält eine vergleichende Zusammenfassung der Merkmale von DKA und HHS.

Management von Hyperglykämie

Unabhängig davon, ob es sich bei dem Patienten um eine DKA oder eine HHS handelt, besteht die Hauptaufgabe der Behandlung darin, die Dehydratation zu beurteilen und zu behandeln. In den meisten Fällen sind Blutgasanalyse und Serumchemie in der prähospitalen Umgebung nicht verfügbar und eine Unterscheidung zwischen den beiden Zuständen ist möglicherweise nicht möglich.

Der erste Schritt besteht darin, den Grad der Dehydratation zu bestimmen. Klinische Untersuchungsmerkmale wie ein geringer Hautturgor, trockene Schleimhäute und eine verlängerte Kapillarfüllung deuten auf einen

Tabelle 5-3 DKA im Vergleich zu HHS

DKA	HHS

▪ In der Regel jüngere Kinder, keine diabetische Vorgeschichte
▪ Hyperglykämie
▪ Im Allgemeinen weniger als 600 mg/dL
▪ Ausgeprägte metabolische Azidose
▪ Venöser pH-Wert <7,3
▪ In schweren Fällen kann der pH-Wert weniger als 7,1 betragen.
▪ Bikarbonat <15 mEq/L
▪ Das Bikarbonatdefizit im Serum allein kann in einigen Fällen zur Diagnose herangezogen werden.
▪ Ketose
▪ Ketone im Blut und Urin für die Diagnose von DKA erforderlich
▪ In schweren Fällen kann es zu Bewusstseinsstörungen kommen, aber im Allgemeinen bleibt der mentale Status erhalten.
	▪ In der Regel ältere Jugendliche, Vorgeschichte von Typ-2-Diabetes
	▪ Schwere Hyperglykämie
	  ▪ Im Allgemeinen >600 mg/dL
	▪ Leichte bis mäßige metabolische Azidose
	  ▪ Der venöse pH-Wert ist im Allgemeinen >7,25
	  ▪ Der arterielle pH-Wert liegt im Allgemeinen über 7,3 und kann in einigen Fällen sogar normal sein.
	▪ Geringe bis keine Ketone im Blut oder Urin vorhanden
	▪ Bewusstseinsstörungen, einschließlich Krampfanfällen, die in etwa 50 % der Fälle auftreten

mittleren bis schweren Grad der Dehydratation hin. Wenn das Gewicht des Patienten bekannt ist und er in kurzer Zeit deutlich an Gewicht verloren hat, kann davon ausgegangen werden, dass ein großer Teil dieses Gewichts aus freiem Wasser besteht. Dies kann auch als Ausgangspunkt für die Rehydratation dienen.

Die Rehydratationstherapie sollte langsam durchgeführt werden. Es ist sinnvoll, dieses Ziel mit Bolusgaben von 10 ml/kg isotoner kristalloidider Infusionslösung zu erreichen. Zur Unterstützung hämodynamischer Parameter wie Bewusstseinslage, Blutdruck, Puls und Kapillarfüllung können weitere Boli verabreicht werden.

Das Serumkalium kann zum Zeitpunkt der Vorstellung normal oder erhöht erscheinen, der Gesamtkaliumgehalt des Körpers ist jedoch niedrig. Dies ist darauf zurückzuführen, dass intrazelluläres Kalium im Austausch gegen Wasserstoff in den extrazellulären Raum verlagert wird, um den pH-Wert zu erhöhen und die metabolische Azidose zu mildern. Das Kaliumdefizit setzt den Patienten dem Risiko von Herzrhythmusstörungen aus. Das höchste Risiko besteht während der Rehydratation und zu Beginn der Insulininfusion. Sobald der Patient Insulin erhält, fällt das Serumkalium sprunghaft ab, da das Insulin Kaliumionen in die Zelle zurücktreibt. DKA-Patienten benötigen häufig eine Elektrolytsanierung als Teil ihrer langfristigen Strategie zur Korrektur des Stoffwechsels. Aufgrund des Potenzials für Elektrolytanomalien sollte bei allen Patienten mit Hyperglykämie ein Elektrokardiogramm (EKG) zur Beurteilung des aktuellen Herzrhythmus und zur weiteren Überwachung angelegt werden.

Die primäre Therapie für HHS ist die Rehydrierung, die Unterstützung des Kreislaufs und eine langsame Glukosekorrektur. HHS-Patienten sind hochgradig dehydriert.

Sowohl bei DKA- als auch bei HHS-Patienten besteht die Gefahr eines Hirnödems. Wenn große Flüssigkeitsmengen und Insulin verabreicht werden, kommt es zu einer fulminanten Verlagerung von Flüssigkeit in die Zellen. Gewebe im Körper, die besonders glukoseabhängig sind haben ein hohes Risiko für Schwellungen und Ödeme. Dies gilt insbesondere für das Hirngewebe. Bei der Verabreichung von Flüssigkeit für Patienten, deren Bewusstseinszustand bereits verändert ist, kann es schwierig sein, Anzeichen eines steigenden Hirndrucks zu erkennen. Die Vitalzeichen sollten genau überwacht werden und alle klinischen Befunde, die auf einen erhöhten Hirndruck hindeuten (Hypertonie, Bradykardie, unregelmäßige Atmung), sollten aggressiv behandelt werden.

Fieber

Fieber ist bei Kindern definiert als eine Temperatur von 38°C (100,4°F) oder höher. Fieber ist eine natürliche Reaktion auf eine Infektion. Wenn der Körper mit einer Infektion konfrontiert wird, werden pyrogene Zytokine produziert, darunter die Interleukine 1 und 6. Diese Zytokine werden über den Blutkreislauf zum Hypothalamus transportiert, der Region im Gehirn, die für die Temperaturhomöostase verantwortlich ist. Als Reaktion auf diese Zytokine wird ein neuer "Sollwert" festgelegt, die Stoffwechselrate steigt, die Muskeln werden aktiviert (in Form von Zittern oder Muskelsteifigkeit) und die Durchblutung der Haut wird verringert, da der Körper Wärme produziert und zurückhält. All diese Prozesse wirken zusammen, um die Körpertemperatur zu erhöhen und Fieber zu erzeugen. Aufgrund des erhöhten Blutflusses und Stoffwechsels, die zur Erzeugung von Fieber erforderlich sind, treten bei fiebrigen Patienten häufig Tachykardie und Tachypnoe auf.

Der Körper erhöht bei einer Infektion aus mehreren Gründen die Temperatur. Erhöhte Temperaturen schaffen ein suboptimales Umfeld für die Vermehrung vieler Bakterien und Viren und verlangsamen deren Ausbreitung. Eine erhöhte Temperatur fördert auch die körpereigene Produktion von Neutrophilen und die Vermehrung von T-Lymphozyten. Beide Prozesse helfen bei der Bekämpfung von Infektionen.

Fieber-Mythen

Da Fieber die natürliche Reaktion des Körpers auf eine Infektion ist, ist es in den meisten Fällen nicht gefährlich und erfordert keine Behandlung, es sei denn, der Patient fühlt sich unwohl. Fieber allein ist nicht unbedingt ein Notfall. Eltern konzentrieren sich oft auf Dinge, die sie sehen und behandeln können, wie etwa die Temperatur des Kindes. Hinzu kommt, dass viele Eltern die Definition von Fieber nicht kennen und häufig nicht fieberhafte Temperaturen von 37,2°C bis 38°C behandeln und unnötigerweise Medikamente verabreichen. Fast die Hälfte der Eltern dosiert fiebersenkende Medikamente nicht richtig, 15 % geben sogar zu viel. Diese Überdosierung von Fiebermitteln kann die Nieren und die Leber gefährden.

Ein weiterer Irrglaube ist, dass die Schwere des Fiebers allein ein Indikator für die Schwere der Infektion ist. Einige Patienten, die sich in einem fulminanten septischen Schock befinden, können erniedrigte Temperaturen haben, während andere Patienten mit Temperaturen über 38,9 °C klinisch gesund erscheinen. Die Temperatur sollte nicht als einziges Kriterium für den Schweregrad der Erkrankung herangezogen werden.

Fieber-Notfälle

Im Allgemeinen ist Fieber kein medizinischer Notfall, es sei denn, es ist mit Anzeichen und Symptomen von Atemnot, schlechter Durchblutung oder verändertem mentalem Status verbunden. Fieber von 40 °C (104 °F) oder mehr wird eher mit einer schweren Infektion in Verbindung gebracht, wenn einer der oben genannten Befunde vorliegt.

Es gibt zwei spezifische Patientengruppen, bei denen Fieber jeglicher Höhe einen medizinischen Notfall darstellt, der weitere Untersuchungen in der Notaufnahme erfordert:

- Fiebrige Neugeborene
  - Säuglinge, die jünger als 3 Monate sind und Fieber haben, sollten von einem Arzt untersucht werden.
    - Bei einem Alter von weniger als 28 Tagen mit Fieber ist eine vollständige septische Untersuchung erforderlich:
      - Vollständiges Blutbild (CBC)
      - Entzündungsmarker
      - Blutkultur
      - Urin-Kultur
      - Lumbalpunktion zur Untersuchung des Liquor cerebrospinalis
    - Säuglinge im Alter von 28 Tagen bis 2 Monaten können in begrenztem Umfang und schrittweise untersucht werden.
  - Säuglinge haben ein unreifes Immunsystem und sind anfällig für eindrucksvolle Infektionen, die zu einer schnellen Dekompensation führen können.
- Immungeschwächte Personen
  - Bei allen Patienten mit geschwächtem Immunsystem sollte eine Untersuchung auf Fieber durchgeführt werden.
  - Die häufigsten pädiatrischen Patienten mit geschwächtem Immunsystem sind diejenigen, die sich einer Chemotherapie unterziehen.
  - Jeder fiebrige Patient, der aktiv mit einer Chemotherapie behandelt wird, sollte von einem Arzt untersucht werden.

Eltern von Kindern mit Fieberkrämpfen in der Vorgeschichte versuchen möglicherweise verstärkt, das Fieber zu kontrollieren, um ein erneutes Auftreten von Krampfanfällen zu verhindern. Dies ist angemessen und sollte in der Anamnese dokumentiert werden.

Fieber-Management

Fieber wird mit fiebersenkenden Medikamenten und in einigen Fällen mit passiven und aktiven Kühlmaßnahmen behandelt. Die Entscheidung, fiebersenkende Mittel zu verabreichen, wird auf der Grundlage lokaler Protokolle getroffen. Die Dosierungsangaben für die am häufigsten verwendeten fiebersenkenden Medikamente für Kinder lauten wie folgt:

Paracetamol

- 10-15 mg/kg alle 4 Stunden durch den Mund
- Gesamtdosis von 60 mg/kg in 24 Stunden nicht überschreiten

Ibuprofen

- 10 mg/kg alle 6 Stunden durch den Mund
- Vorsicht bei Patienten mit eingeschränkter Nierenfunktion
- Nicht bei Säuglingen unter 6 Monaten anwenden

Krampfanfälle (Seizures)

Krampfanfälle können als plötzliches Auftreten abnormaler oder übererregbarer elektrischer Aktivität im Gehirn definiert werden. Es gibt eine Vielzahl von Anfallsformen, je nachdem, welcher Teil des Gehirns von der abnormen elektrischen Aktivität betroffen ist (**Abbildung 5-2**).

Nicht alle Krampfanfälle sind mit generalisierter tonisch-klonischer Aktivität oder verändertem mentalem Status verbunden. Krampfanfälle bei Neugeborenen und Säuglingen können sehr subtil sein und sind schwer zu erkennen. Schmatzen, Zuckungen des Gesichts oder der Extremitäten, Abweichen der Augen,

Da Smartphones fast überall zu finden sind, haben einige Eltern vielleicht ein Video von der anfallsartigen Aktivität, das Sie sich ansehen können. Dies kann für die Auswertung durch den Kinderneurologen sehr wichtig sein, um festzustellen, ob und welche Art von Anfallsaktivität aufgetreten ist.

Je nach den in Ihrem Land geltenden Empfehlungen und Leitlinien kann es sinnvoll sein, die Anfallsaktivität von den Eltern aufzeichnen zu lassen, wenn sie während des Transports auftritt, damit sie später überprüft werden kann. Verzögern Sie niemals die Versorgung eines Anfalls, um Videobeweise aufzunehmen.

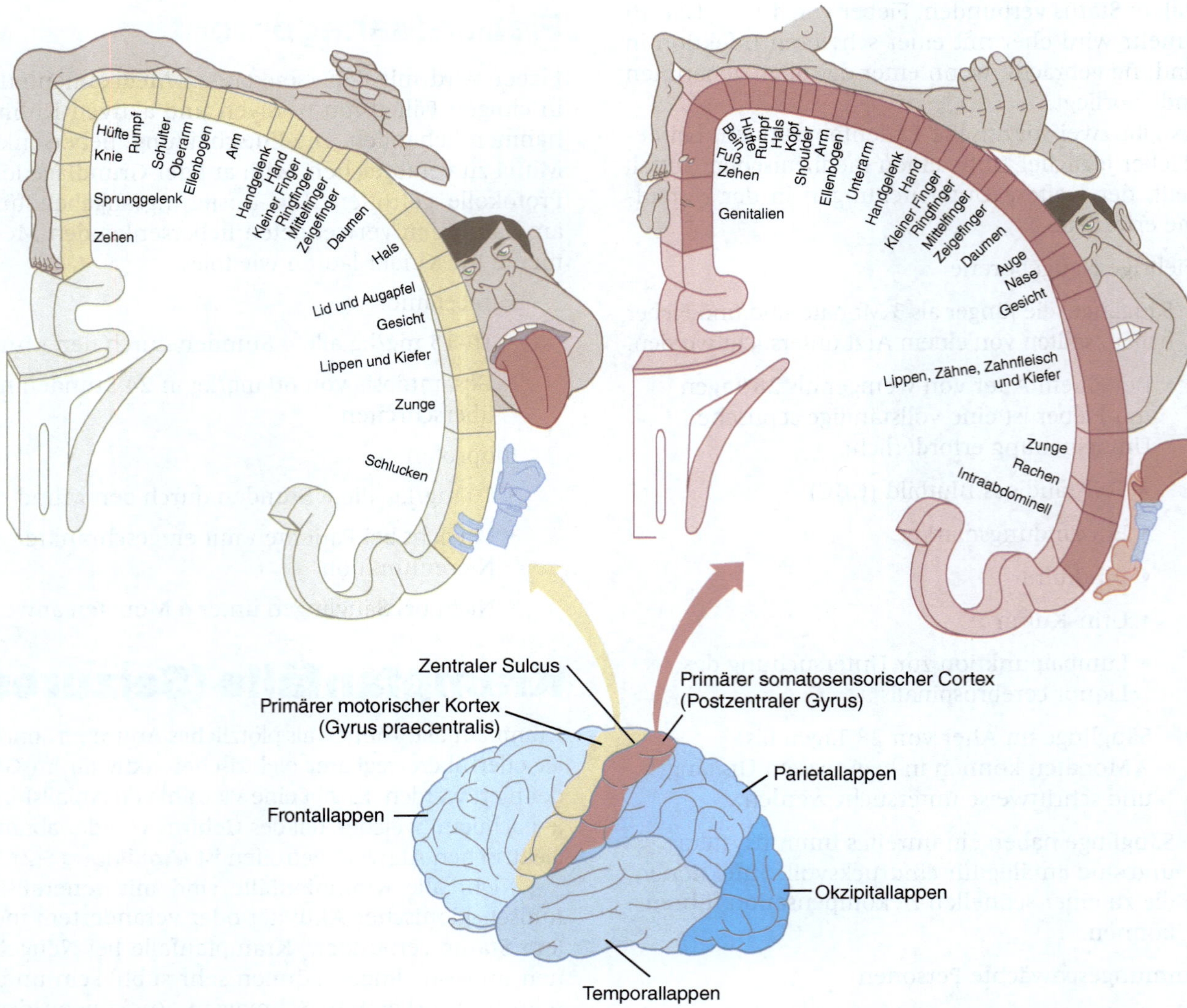

Abbildung 5-2 Das phänotypische Erscheinungsbild eines Anfalls hängt davon ab, welcher Teil des Gehirns betroffen ist.

Zusammenpressen des Kiefers und Zyanose sind mögliche Anzeichen für einen Anfall. Neugeborene haben noch nicht die neurologische Reife, um eine generalisierte tonisch-klonische Aktivität zu zeigen. Oft sind Krämpfe, Zungenstoßen und Schmatzen die einzigen Anzeichen. Es kann notwendig sein, spezifische Fragen über die aufgetretene Aktivität zu stellen, da das von den Eltern beschriebene Ereignis sehr subtil sein kann.

Eine vergleichende Zusammenfassung der Merkmale von fokalen und generalisierten Anfällen ist in Tabelle 5-4 dargestellt.

Häufig vorkommende Notfälle mit Krampfanfällen

Die beiden häufigsten pädiatrischen Anfallsnotfälle, die eine Therapie durch den Rettungsdienst erfordern, sind Fieberkrämpfe und Status epilepticus.

Fieberkrämpfe

Ein Fieberkrampf ist ein Krampfanfall, der bei einem Kind im Alter von 6 Monaten bis 5 Jahren bei Fieber (Temperatur über 38 °C) ohne ZNS-Infektion auftritt. Fieberkrämpfe können einfach oder komplex sein, abhängig von der Dauer der Aktivität und der Anzahl der Anfälle innerhalb von 24 Stunden.

Ein einfacher Fieberkrampf dauert 15 Minuten oder weniger und tritt nur einmal innerhalb von 24 Stunden auf. Nach Abklingen des Anfalls und Abschluss des postiktalen Zustands sollten keine anhaltenden neurologischen Defizite oder fokale neurologische Befunde vorliegen. Bei einfachen Fieberkrämpfen sind in der Regel keine weiteren Untersuchungen erforderlich und die Eltern erhalten eine vorausschauende Anleitung zur Anfallsvorsorge bei künftigen Infektionen. Die Untersuchung eines einfachen Fieberkrampfs zielt in der Regel

Tabelle 5-4 Klassifizierung von Krampfanfällen

Fokal (Teilweise)	Generalisiert
▪ Die Anfallsaktivität entsteht in Hirnarealen, die auf eine einzige Hemisphäre beschränkt sind. ▪ Die Patienten können völlig wach und aufmerksam sein. ▪ Die fokale motorische Aktivität beginnt in einer Region und breitet sich auf benachbarte anatomische Regionen aus, wenn sich die abnorme elektrische Aktivität im Gehirn ausbreitet. ▪ Es kann mit einer Abweichung der Augen oder des Kopfes oder mit einer Vokalisation oder einem Sprachstillstand beginnen. ▪ Sensorische Anfälle (eine Untergruppe der fokalen Anfälle) können durch Parästhesien, Desorientierung, Schwindel oder andere sensorische Phänomene (Sehen, Hören, Riechen, Schmecken usw.) ausgelöst werden.	▪ Die Anfallsaktivität wirkt sich auf bilaterale Hirnareale aus. ▪ Die motorische Aktivität kann vorhanden oder abwesend sein. ▪ Abwesenheitsanfälle (ein generalisierter Subtyp) sind Anfälle mit starrem Blick ohne motorische Aktivität. Die Patienten sind sich dieser Anfälle nicht bewusst und können sich nicht an das Ereignis erinnern. In der Regel kommt es zu keiner Atemdepression.

darauf ab, infektiöse Ursachen für das Fieber zu finden und zu behandeln, sofern dies möglich ist.

Komplexe Fieberkrämpfe dauern länger als 15 Minuten oder treten mehr als einmal innerhalb von 24 Stunden auf. Neben der Ermittlung einer behandelbaren infektiösen Ursache für das Fieber ist bei Patienten mit komplexen Fieberkrämpfen in der Regel ein Elektroenzephalogramm (EEG) und möglicherweise eine Bildgebung des Kopfes erforderlich. Alle Patienten mit komplexen Fieberkrämpfen sollten zur Untersuchung und Beobachtung in ein Krankenhaus gebracht werden, da man nicht wissen kann, ob die Anfälle wiederkehren oder länger andauern werden.

Jeder Patient, der nach Beendigung der Anfallsaktivität nicht zu seinem neurologischen Ausgangszustand zurückkehrt, muss in einem Krankenhaus untersucht werden. In diesen Fällen kann eine schwerwiegende Ursache wie eine Infektion, eine Blutung oder eine intrakranielle Raumforderung vorliegen.

Behandlung und Prognose von Fieberkrämpfen

Fieberkrämpfe, die sich in weniger als 5 Minuten spontan auflösen, sollten unterstützend behandelt werden. In den meisten Fällen wird die Aktivität vor dem Eintreffen des Rettungsdienstes beendet sein. Wenn die Anfallsaktivität länger als 5 Minuten anhält, ist die Behandlung die gleiche wie bei nicht fiebrigen Anfällen, mit Ausnahme der Verabreichung von fiebersenkenden Mitteln nach Beendigung der Aktivität, sofern dies nach dem Protokoll zulässig ist. Die vollständige Anfallsbehandlung wird im nächsten Abschnitt erörtert.

Die Wahrscheinlichkeit weiterer Fieberkrämpfe mit nachfolgenden Fieberschüben ist mit 30 bis 35% recht hoch. Trotz der hohen Rezidivrate ist die Gesamtprognose sehr gut. Bei etwa 1 bis 2 % der Kinder wird später eine Epilepsie diagnostiziert. Nur sehr wenige Kinder haben aufgrund von Fieberkrämpfen lang anhaltende neurologische Defizite. Diejenigen, die langfristige Defizite aufweisen, litten wahrscheinlich unter einer lang anhaltenden Hypoxie und hätten

VERABREICHUNG VON MEDIKAMENTEN DURCH DAS PFLEGEPERSONAL

Rektales Diazepam ist eine Form von Diazepam, die in einer Spritze verpackt ist und Patienten mit Krampfanfällen rektal verabreicht werden kann. Dieses Medikament wird Eltern und Betreuern von Kindern mit einem bekannten Anfallsleiden zur Verfügung gestellt, damit sie eine längere Anfallsaktivität behandeln können, während sie auf die Ankunft des Rettungsdienstes warten.

Die intranasale oder orale Midazolamgabe ist eine weitere Möglichkeit, das gleiche Ziel zu erreichen. Vielleicht begegnen Sie Eltern, die für ihre Kinder solche Midazolam-Kits verschrieben bekommen haben.

Es ist wichtig, bei der Anamnese zu fragen, ob Medikamente zur Beendigung des Anfalls verabreicht wurden.

möglicherweise von einer aggressiven pharmakologischen Anfallskontrolle profitiert.

Status epilepticus

Ein Status epilepticus ist eine Anfallsaktivität, die länger als 5 Minuten anhält. Der Status epilepticus ist ein lebensbedrohlicher Notfall. Selbst wenn Sie den Anfall beenden können, sollten Sie sich darüber im Klaren sein, dass die Anfallsschwelle des Patienten wahrscheinlich herabgesetzt wurde und ein erneuter Anfall wahrscheinlich ist, wenn keine zusätzliche Therapie eingeleitet wird.

Management Krampfanfällen

Die meisten Anfälle enden oder lösen sich spontan auf, bevor der Rettungsdienst am Einsatzort eintrifft und erfordern in der Regel nur eine unterstützende Versorgung während des Transports. Bei einem Status epilepticus liegt die Priorität auf der Therapie der Atemwege und der Atmung, während gleichzeitig Maßnahmen zur Beendigung der Anfallsaktivität ergriffen werden.

Die Lagerung des Patienten erfolgt in Seitenlage, damit er sich nicht an Erbrochenem und Sekreten verschluckt und die Atemwege freigehalten werden. Hypoxische Patienten mit eingeschränkter Atmung sollten mit zusätzlichem Sauerstoff und ggf. assistierter Beatmung unterstützt werden.

Ein Blutzuckerspiegel kann schnell ermittelt werden und ist eine leicht zu korrigierende Quelle für die Anfallsaktivität. Diese Messung kann durchgeführt werden, während ein Gefäßzugang gelegt wird.

Benzodiazepine sind das Mittel der ersten Wahl bei der Behandlung von Krampfanfällen. Midazolam wird aufgrund seines schnellen Wirkungseintritts und seiner flexiblen Verabreichungsmöglichkeiten am häufigsten eingesetzt. Verzögerungen bei der Behandlung mit Antiepileptika führen zu einer erhöhten Rate an Rezidiven. Je länger es dauert, den Anfall zu behandeln, desto schwieriger ist es, ihn zu beenden. Es können mehrere Dosisgaben erforderlich sein. Das Rettungsdienstpersonal sollte sich darüber im Klaren sein, dass eine Atemdepression bei mehrfachen Benzodiazepingaben wahrscheinlicher wird.

Wenn die Anfallsaktivität trotz maximaler Anwendung eines Benzodiazepins anhält, sollten Sie auf ein Medikament der zweiten Wahl umsteigen. Die Auswahl eines Mittels der zweiten Wahl hängt von den lokalen Protokollen und Richtlinien ab.

In **Tabelle 5-5** sind Medikamente aufgeführt, die zur Beendigung der Anfallsaktivität eingesetzt werden können.

Tabelle 5-5 Medikamente gegen Anfallsleiden

Medikamente der ersten Wahl				
Medikation	**Dosis**	**Route**	**Wirkung**	**Nachteile**
Midazolam	0,1 mg/kg	IV, IM, IO, IN	Rascher Wirkungseintritt	Mittlere Wirkungsdauer (30 min)
Diazepam	0,1 mg/kg	IV, IO	Rascher Wirkungseintritt Kostengünstig Keine Kühlung	Sedierung Atemdepression Kurze Wirkungsdauer zur Anfallskontrolle (15 min)
	0,5 mg/kg	PR	Rascher Wirkungseintritt Keine Infusion erforderlich	Sedierung Atemdepression
Lorazepam	0,05-0,1 mg/kg	IV, IO	Rascher Wirkungseintritt Lange Wirkungsdauer (24 Stunden)	Muss vor Hitze und extremen Temperaturen geschützt gelagert werden
Valproinsäure	40 mg/kg	IV, IO	Rascher Wirkungseintritt Geringeres Risiko einer Atemdepression	Hepatotoxizität
Fosphenytoin	20 mg/kg (Phenytoin-Äquivalente oder PE)	IV, IO	Kostengünstig Lange Wirkungsdauer (12-28 Stunden)	Hypotonie und Atemdepression
Keppra	60 mg/kg	IV, IO	Rascher Wirkungseintritt	Schläfrigkeit, Schwindel und Feindseligkeit

FALLSTUDIE

Fall 1

Alarmierung

Sie werden zu einem 2-jährigen Jungen mit Fieber und verändertem Bewusstseinszustand gerufen. Es ist ein Sommernachmittag mit einer Außentemperatur von 32,2 °C (90°F).

Fragen zum Fall

- Was sind Ihre anfänglichen Bedenken?
  - Ein veränderter mentaler Status ist bei pädiatrischen Patienten ein bedrohliches Zeichen.
- Was sind die möglichen Differentialdiagnosen für diesen Patienten auf der Grundlage der Informationen?
  - Der veränderte mentale Status bei pädiatrischen Patienten hat viele Differenzialdiagnose. Dazu könnten die folgenden gehören:
    - Trauma
    - Intrakranielle Blutung
    - Gehirnerschütterung
    - Atemnot oder respiratorische Insuffizienz mit Hypoxie
    - Infektion
      - ZNS (Meningitis)
      - Lungenentzündung
      - Harnwegsinfektion (UTI)
    - Krampfanfall
    - Verschlucken oder Vergiftung
      - Kohlenmonoxid
      - Alkohol
      - Düngemittel
      - Pestizide
    - Stoffwechselstörung
      - DKA
      - Hypoglykämie
  - Die Untersuchung des Einsatzortes, die Anamnese und die klinische Untersuchung sind entscheidend, um den Patienten zu beurteilen. Eine sorgfältige Beurteilung des Patienten und die Identifizierung von möglicherweise eingenommenen Chemikalien, Medikamenten oder anderen Materialien können hilfreich sein. Die Erhebung der Krankengeschichte unter Berücksichtigung des Auftretens des veränderten mentalen Status und des Fiebers (akut oder chronisch) sowie des Verhaltens der Eltern kann bei der Eingrenzung der Differenzialdiagnosen hilfreich sein. Es ist auch wichtig in der Anamnese medizinische Umstände zu identifizieren, die einen veränderten mentalen Status verursachen könnten.

Ersteindruck

Als Sie am Haupteingang des Hauses ankommen werden Sie von dem Vater empfangen, der sehr besorgt und verzweifelt wirkt. Er teilt Ihnen mit dass sie kürzlich ins Ausland gereist sind, um ihre Familie zu besuchen.

- Pädiatrisches Beurteilungsdreieck (**Abbildung 5-3**)
  - Erscheinungsbild
    - Lethargisch
  - Atemarbeit
    - **K**ein Nasenflügeln
    - **K**eine Retraktionen, aber erhöhte Atemanstrengung und flache, schnelle Atmung
    - **K**eine hörbaren Atemnebengeräusche
    - **D**er Patient positioniert sich nicht aktiv
  - Zirkulation
    - Warme und gerötete Haut mit petechialem Ausschlag an den Beinen

Fragen zum Fall

- Welche zusätzlichen Vorsichtsmaßnahmen könnten auf der Grundlage dieser Erkenntnisse erforderlich sein?
  - Der petechiale Ausschlag und das Fieber deuten auf eine Infektionskrankheit hin, vor allem unter Berücksichtigung, dass der Patient kürzlich ins Ausland gereist ist.
  - Um das Risiko einer Krankheitsübertragung zu verringern, sollte eine geeignete persönliche Schutzausrüstung getragen werden.

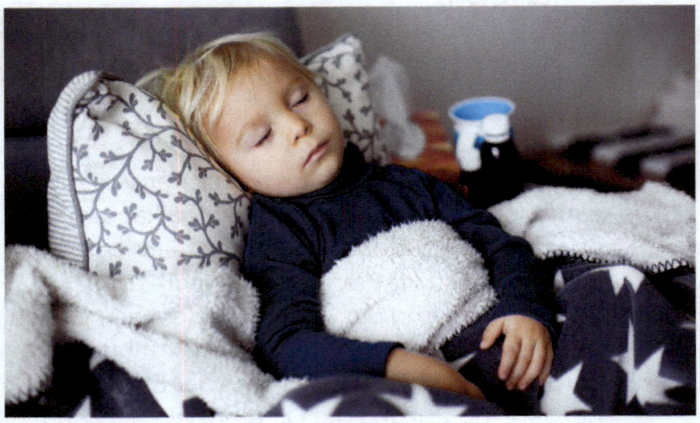

A

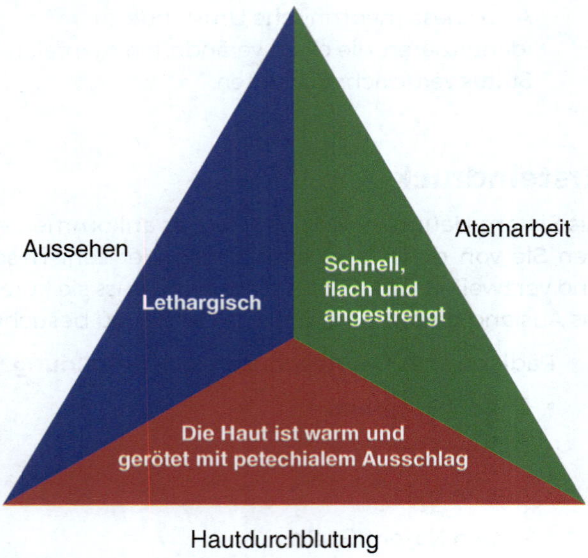

B

Abbildung 5-3 Der Patient wirkt lethargisch mit schneller, flacher und erschwerter Atmung.

- Ist dieser Patient nach Ihrem ersten Eindruck als "kritisch" oder "nicht kritisch" einzustufen?
  - Dieser Patient ist "kritisch krank".
  - Jeder pädiatrische Patient mit veränderter Bewusstseinslage muss schnell stabilisiert, behandelt und transportiert werden. Die Lethargie, die Atemnot und der petechiale Ausschlag deuten darauf hin, dass der Patient sehr krank ist.
  - Der veränderte mentale Status ist in diesem Fall das wichtigste Warnsignal. Die gerötete Haut kann ein Anzeichen für eine schnelle Kapillarfüllung sein, die bei der körperlichen Untersuchung beurteilt werden sollte. Liegt ein sehr schnelle Rekapillarisierung vor, besteht die Gefahr eines distributiven (in diesem Fall septischen) Schocks.

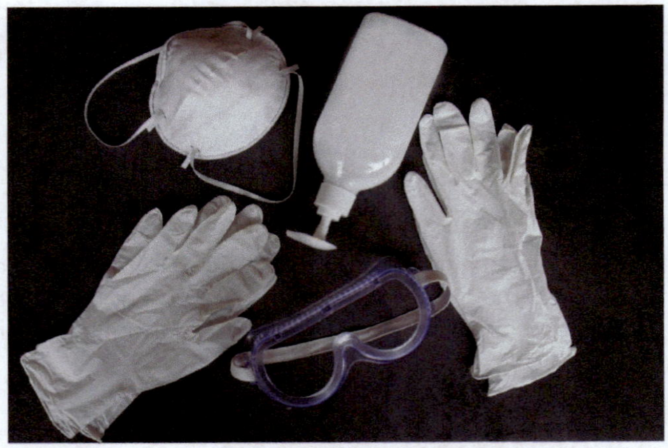

Abbildung 5-4 Richtige PSA verringert das Sicherheitsrisiko für Rettungsdienstpersonal.

Standard-Vorsichtsmaßnahmen

Es gibt verschiedene Formen und Arten von persönlicher Schutzausrüstung (PSA) für Angehörige der Gesundheitsberufe. Welchen Typ Sie tragen, hängt von den Richtlinien und Protokollen Ihrer Behörde und den Anbietern ab, die sie für die Beschaffung der Ausrüstung nutzen (**Abbildung 5-4**).

Bei jedem Patientenkontakt sollten Handschuhe getragen werden, um die Gefahr einer Exposition gegenüber infektiösen Erregern oder Körperflüssigkeiten zu verringern. Wenn aerosolerzeugende Verfahren (Vernebler, High-Flow-Nasenkanüle, Intubation, tiefes Absaugen) durchgeführt werden, sollten auch Schutzbrillen, Gesichtsschilde und FFP-Masken verwendet werden.

Undurchlässige Kittel sollten zusätzlich zu den oben genannten PSA getragen werden, wenn eine

FFP2-MASKEN VERWENDUNG

Denken Sie daran, dass Atemschutzmasken richtig sitzen müssen, und dass regelmäßige Dichtsitzprüfungen erforderlich sind, um sicherzustellen, dass die Dichtung wirksam ist.

FFP2-Atemschutzmasken sind so konzipiert, dass sie die Luft beim Einatmen filtern. Wenn der Träger ausatmet, kann ein Teil der Luft an den Rändern entweichen, was ein Expositionsrisiko darstellt. Aus diesem Grund schützen sie den Träger vor einer Exposition, aber andere Personen können immer noch dem Träger ausgesetzt sein.

Exposition gegenüber Spritzern oder Flüssigkeiten möglich ist. Auch bei Patienten, die Aerosole produzieren oder aerosolerzeugende Verfahren erhalten, sollte ein Kittel getragen werden, um die Ablagerung von Aerosolen und Tröpfchen auf Ihrer Einsatzkleidung zu verhindern. Auch bei Patienten, die anhaltend husten oder schwer atmen, können Aerosole entstehen. Ziehen Sie gegebenenfalls eine FFP2-Maske in Betracht. Im Zweifelsfall sollten Sie Ihre PSA aufstocken. Wenn Sie sich nicht sicher sind, ob eine Maske oder eine FFP2-Maske angemessen ist, wählen Sie die höhere Stufe - die FFP2-Maske.

Das Anlegen der PSA sollte systematisch erfolgen und die Partner sollten sich immer gegenseitig kontrollieren, um sicherzustellen, dass alles richtig angelegt ist. Beim Ablegen der PSA ist darauf zu achten, dass eine Selbstkontamination vermieden wird. Potenzielle oder bekannte Expositionen sollten gemeldet und gemäß den örtlichen Richtlinien behandelt werden.

Wenn die Rettungskräfte eintreffen, halten Sie, wann immer möglich, einen Abstand von einem Meter ein. Je nachdem, wie sich die Situation entwickelt, müssen Sie möglicherweise Ihre PSA anpassen oder ergänzen. Waschen Sie sich vor und nach der Patientenversorgung die Hände mit Wasser und Seife oder einem alkoholhaltigen Reinigungsmittel. Denken Sie daran, dass bestimmte Krankheitserreger, wie *Clostridioides difficile* (C diff), durch alkoholische Handcremes nicht abgetötet werden und unter bestimmten Umständen Seife und Wasser verwendet werden müssen.

Patienten mit aktivem Husten oder solche, die möglicherweise immungeschwächt sind, sollten eine Maske tragen. Dadurch wird die persönliche Exposition begrenzt und die Exposition anderer Personen verringert.

Neben der PSA sind auch Zeit und Abstand wichtige Komponenten der Expositionsreduzierung. Interaktionen, die länger als 15 Minuten dauern und in einem Abstand von weniger als einem Meter stattfinden, stellen das größte Risiko für die Exposition und Ansteckung mit luft- und tröpfchenübertragenen Krankheitserregern dar. Interaktionen, die länger als 15 Minuten in einem geschlossenen Raum mit schlechter Belüftung dauern, stellen unabhängig vom Abstand zu anderen Personen ebenfalls ein erhöhtes Risiko dar. Wenn der Abstand nicht vergrößert werden kann und die Zeitspanne von 15 Minuten wahrscheinlich überschritten wird, sollten die Standard-Vorsichtsmaßnahmen, einschließlich Augenschutz, Maske und Kittel ergriffen werden, wenn die Möglichkeit einer Exposition gegenüber einem durch die Luft oder durch Tröpfchen übertragenen Krankheitserreger besteht. Dies gilt insbesondere, wenn man sich in der Kabine oder im Fahrgastraum des Rettungswagens befindet.

Bei der Entscheidung, ob es sicher ist, dass Angehörige den Patienten begleiten, muss auch geprüft werden, ob sie ein potenzielles Expositionsrisiko für das medizinische Personal darstellen. Eltern und Betreuer sollten zumindest eine chirurgische Gesichtsmaske tragen, wenn sie mit dem Rettungsdienstpersonal im Krankenwagen mitfahren. Je nach Situation kann es erforderlich sein, dass sie zusätzliche PSA tragen, um das Expositionspotenzial zu begrenzen. Eltern und Betreuer, die nicht in der Lage sind, geeignete PSA anzulegen und zu tolerieren, stellen ein Sicherheitsrisiko für das medizinische Personal dar und sollten in ihrem eigenen Fahrzeug mitfahren.

Es ist nicht unhöflich oder unangemessen, eine sanfte Ermahnung auszusprechen, wenn eine Person, eine Pflegekraft oder ein anderes Besatzungsmitglied ein potenzielles Expositionsrisiko darstellt, weil sie ihre PSA nicht ordnungsgemäß trägt.

Eine bedauerliche Nebenwirkung der COVID-19-Pandemie ist die zunehmende "PSA-Müdigkeit" und das "Burnout". Es ist wichtig, konsequent zu bleiben und die PSA immer ordnungsgemäß zu tragen, wenn sie gebraucht wird.

Primary Survey

Der Primary Survey für diesen Patienten ergab Folgendes:

X-keine Blutung

A-offen und sicher

B-schnelle, angestrengte und flache Atmung

C-schwache Brachialpulse, verzögerte Kapillarfüllung, die Haut ist warm und gerötet.

D-die GCS ist 11 (E2, V4, M5).

E-liegend auf der Couch. An den Beinen, der Brust und dem Rücken ist ein diffuser petechialer Ausschlag zu sehen.

Fragen zum Fall

- Welche ersten Maßnahmen und Behandlungen würden Sie auf der Grundlage der in der ersten Untersuchung gemachten Feststellungen ergreifen?
  - Die Erstbehandlung dieses Patienten sollte eine aggressive Versorgung umfassen, die sich auf die Atemwege, die Atmung und den Kreislauf konzentriert. Es sollte zusätzlicher Sauerstoff verabreicht werden. Die Atmung sollte bei Bedarf unterstützt werden, um ein

ausreichendes Tidalvolumen zu erreichen. Es sollte ein Gefäßzugang gelegt werden, um eine Volumengabe durchzuführen.

- Gibt es Hinweise auf ein Trauma?
  - Der Ersteindruck und die erste Untersuchung lassen kein Trauma erkennen; der Patient scheint jedoch septisch zu sein.

Detaillierte Bewertung

Anamneseerhebung

OPQRST:

- **B**eginn - Plötzlich
- **P**rovokation/Palliation - keine
- **Q**ualität - keine
- **A**usstrahlung - keine
- **S**chweregrad - unbekannt
- **Z**eitlicher Verlauf - 24 Stunden

SAMPLER:

- **S**ymptome - Veränderter mentaler Status, schwacher Brachialispuls, Tachypnoe
- **A**llergien - Keine bekannten Allergien gegen Medikamente, Lebensmittel oder die Umwelt
- **M**edikamente-Keine
- **M**edizinische Vorgeschichte - Frühere Infektion der oberen Atemwege, die zeitlich limitiert waren
- **L**etzte orale Aufnahme - in den letzten 24 Stunden nicht viel gegessen oder getrunken
- **E**reignisse im Vorfeld des Notfalls - Deutliche Verschlechterung in den letzten 24 Stunden
- **R**isikofaktoren - Kürzliche Reisen, unvollständiger Impfschutz

Bei einem instabilen Kind wie diesem sollte sich die Untersuchung und Behandlung vor Ort auf relevante Informationen und lebensrettende Maßnahmen beschränken. In diesem Fall ist es wichtig, die Vorgeschichte der jüngsten Auslandsreise zu klären und diese Informationen an die aufnehmende Einrichtung weiterzugeben.

Zu den zusätzlichen Fragen, die Sie diesem Patienten stellen sollten, gehören auch:

Bekannte potenzielle Infektionsgefährdung:

- Der Patient war gerade von einer zweiwöchigen Reise nach Guinea zurückgekehrt, 48 Stunden vor der Alarmierung.
- Wenn man die Eltern fragt, wohin sie gereist sind, wie lange sie sich dort aufgehalten haben und ob noch jemand in ihrer Gruppe erkrankt ist, kann das hilfreich sein, um herauszufinden, wo und wann die Exposition stattgefunden hat.

Fieberkurve:

- Der Patient hatte in den letzten 24 Stunden Fieber.
- Die Fieberkurve und der Fieberverlauf kann helfen, den Zeitpunkt und den Schweregrad der Infektion zu bestimmen. Ein anhaltendes Fieber, das jeden Tag gleich ist, ist möglicherweise weniger besorgniserregend als ein Fieber, das leicht anfing und jeden Tag an Dauer und Schwere zunahm.
- Es ist wichtig, den Zeitpunkt des Fiebers und die Reaktion auf fiebersenkende Medikamente abzuklären.
- Stellen Sie fest, wie und welche Medikamente zu welchen Zeiten und in welcher Dosierung verabreicht wurden.

Weitere Anzeichen und Symptome:

- Dieser Patient hat einen petechialen Ausschlag. Die Eltern berichten, dass er am Tag vor dem Anruf des Rettungsdienstes bei Einsetzen des Fiebers geweint und seinen Kopf gehalten hat. Er hat nicht getrunken.

Impfstatus:

- Bei jedem pädiatrischen Patienten sollte der Impfstatus erhoben werden.
- Wenn eine Infektion wahrscheinlich ist, wird der Arzt empirisch Antibiotika verabreichen, um die wahrscheinlichsten Erreger abzudecken.
- Vollständig geimpfte Kinder sind für weniger Krankheitserreger empfänglich, daher ist die empirische Antibiotikabehandlung enger gefasst als die empirische Behandlung von Patienten desselben Alters und Expositionsprofils, die nicht geimpft sind.

Vitalzeichen und Messwerte

Während Sie die Krankengeschichte besprachen, wurde der Patient an den Monitor angeschlossen und die folgenden Vitalparameter wurden gemessen (**Abbildung 5-5**):

Herzfrequenz:

- 186 Schläge/min
- Dies ist für diesen Patienten tachykard.
- Die Tachykardie kann sich durch das Fieber noch verstärken.

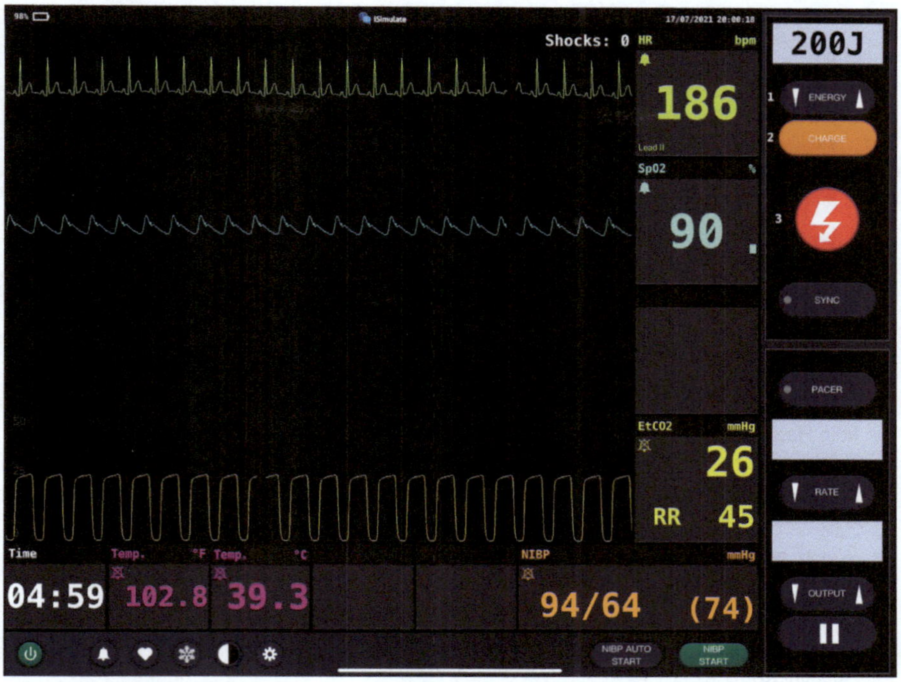

Abbildung 5-5 Notieren Sie die SpO_2- und $etCO_2$-Werte des Patienten.

Mit freundlicher Genehmigung von iSimulate.

SpO_2:

- 90% bei Raumluft (RA)
- Verbessert sich mit zusätzlichem Sauerstoff

$ETCO_2$:

- 26 mm Hg
- Es besteht eine inverse Beziehung zwischen $_{etCO2}$ und Serumlaktatwerten.
- Wenn das Serumlaktat ansteigt, wird der Patient azidotischer, und das Atemminutenvolumen erhöht sich in dem Bemühen, die Azidose über die Atmung zu kompensieren.
- Wenn das Atemminutenvolumen zunimmt, wird Kohlendioxid über das Atmungssystem abgeführt, und der $etCO_2$-Wert sinkt.
- Vor dem Hintergrund der respiratorischen Kompensation ist die systemische und pulmonale Perfusion bei Patienten mit distributivem Schock ebenfalls reduziert, wodurch die Fähigkeit, Kohlendioxid in die Lungen zu transportieren, um es über das Atmungssystem ab zu ventilieren, verringert wird.
- $etCO_2$-Werte von weniger als 25 mm Hg bei Patienten mit Sepsisverdacht sind prädiktiv für Serumlaktatwerte von >4 mmol/L.
- Serumlaktatwerte >4 mmol/L sind mit einer dramatisch höheren Mortalität und Morbidität verbunden.

Atemfrequenz:

- 45 Atemzüge/min
- Wie bereits erwähnt ist dieser Patient tachypnoeisch.
- Die Tachypnoe ist wahrscheinlich auf das Fieber und den distributiven Schockzustand zurückzuführen.

Blutdruck:

- 94/64 mm Hg

Temperatur:

- 102.8°F (39.3°C)

Blutzucker:

- 94 mg/dL

Gewicht:

- 23 kg

Es handelt sich um einen zuvor gesunden, ungeimpften 2-jährigen Jungen, der vor kurzem nach Guinea gereist war und 24 Stunden lang Fieber, Reizbarkeit, Kopfschmerzen, eine schlechte orale Aufnahme und einen veränderten mentalen Status mit einem diffusen petechialen Ausschlag und Anzeichen

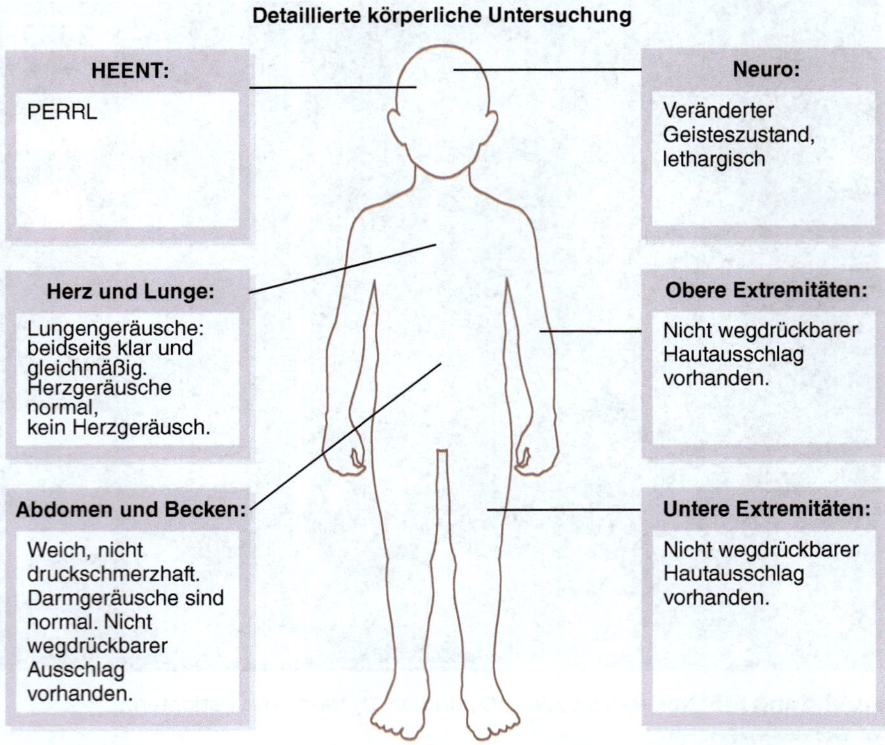

Abbildung 5-6 Dieser Patient weist einen nicht verblassenden Ausschlag und eine langsame Kapillarerfüllungszeit auf.

eines distributiven Schocks zeigte, der wahrscheinlich auf eine Sepsis zurückzuführen ist.

Fokussierte Untersuchung

HEENT (Abbildung 5-6):

- **Kopf**: Der Patient zögert, den Kopf zu drehen, und weigert sich, den Hals zu beugen oder zu strecken.
- **Augen**: PERRL
- **Ohren**: Unauffällig
- **Nase**: Unauffällig
- **Rachen**: Unauffällig

Brustkorb, Herz und Lunge:

- Pulse: Tastbare periphere Pulse, fadenförmig
- Auskultation des Herzens: tachykard; regelmäßiger Rhythmus; keine Reibungen oder abnormale Herzgeräusche auskultierbar
- Auskultation der Lunge: Tachypnoe; Lungengeräusche unauffällig
- Untersuchung des Brustkorbs: Intercostale Einziehungen sichtbar

Neurologisch:

- Lethargisch mit verändertem Geisteszustand

Abdomen und Becken:

- Weich
- Nicht verblassender Ausschlag sichtbar

Gliedmaßen:

- Obere Extremitäten: Nicht verblassender Ausschlag vorhanden
- Untere Extremitäten: Nicht verblassender Ausschlag vorhanden
- Langsame Rekapillarisierungszeit

Rücken:

- Nicht verblassender Ausschlag sichtbar

Behandlung

Die Basismaßnahmen für diesen Patienten umfassen unterstützende Maßnahmen zur Optimierung von Atemwegen, Atmung und Kreislauf. High-Flow-Sauerstoff und unterstützte Beatmung helfen, den erhöhten Stoffwechselbedarf zu decken. Eine der wichtigsten Maßnahmen ist die Verhinderung weiterer Krankheitsübertragungen.

Weiterführend sollte eine Flüssigkeitsgabe eingeleitet werden. Bei einem fulminanten distributiven Schock infolge einer Sepsis können bis zu drei isotonische kristalloide Boli von 20 ml/kg verabreicht werden, um den hämodynamischen Status zu unterstützen.

Das medizinische Personal sollte die Atmung des Patienten ständig neu überprüfen, um sicherzustellen, dass keine Volumenüberlastung auftritt. Wenn bei dem Patienten Knistern oder Rasselgeräusche auftreten, kann sich ein Lungenödem entwickeln, das durch zusätzliche Flüssigkeit verschlimmert werden könnte.

In einigen Fällen kann das notfallmedizinische Personal während des Transports empirisch Antibiotika verabreichen. In diesem Fall sollten vor der Gabe des Antibiotikums Blutkulturen gewonnen werden, da die Ergebnisse der Kulturen durch die antimikrobiellen Medikamente verändert werden können. Die Antibiotikatherapie sollte aber durch die Gewinnung der Blutkulturen nicht unnötig verzögert werden.

Bei einem distributiven Schock ist Noradrenalin aufgrund seiner fast reinen Alpha-Agonisteneigenschaften der Vasopressor der Wahl. Es bewirkt die stärkste Vasokonstriktion. Die Verabreichung dieses Medikaments über einen peripheren Zugang ist möglich, birgt jedoch das Risiko einer Ischämie und Nekrose des lokalen Gewebes. Idealerweise sollte ein zentraler Zugang verwendet werden.

Seien Sie auf eine rasche Verschlechterung des Zustands dieses Patienten vorbereitet.

Eingrenzung der Differentialdiagnosen

Zu Beginn dieses Falles wurde eine umfangreiche Liste von Differentialdiagnosen angegeben. Auch wenn dieses Szenario den wahrscheinlichsten Verdacht auf einen septischen Schock mit wahrscheinlicher Meningitis legt: welche Hinweise schließen die anderen möglichen Differenzialdiagnosen aus?

- Trauma
  - Das Fieber deutet stark auf eine infektiöse Ätiologie hin.
  - Obwohl der Patient eine fiebrige Erkrankung und ein Trauma haben könnte, ist diese Schocksituation nicht mit einem hypovolämischen Schock vereinbar, bei dem es normalerweise zu einer peripheren Vasokonstriktion und nicht zu einer Vasodilatation wie in diesem Fall kommt.
  - Außerdem hat dieser Patient einen abfallenden Blutdruck. Bei einer geschlossenen Kopfverletzung mit Herniation würden wir eine Cushing-Trias mit erhöhtem Blutdruck und sinkender Herzfrequenz erwarten.
- Hypoxie
  - Der Patient ist hypoxisch, was eine Erkrankung der Atemwege nahelegt.
  - Die klaren Lungengeräusche machen eine Atemwegserkrankung weniger wahrscheinlich, schließen sie aber nicht aus.
- Infektion
  - Eine ZNS-Infektion, eine Harnwegsinfektion oder eine Lungenentzündung können die hier gezeigten Symptome und bei ausreichender Schwere der Infektion zu einer Sepsis führen.
  - Dies ist die derzeit wahrscheinlichste Diagnose.
- Neurogen
  - Da keine Anfallsaktivität gemeldet wurde, ist es unwahrscheinlich, dass es sich um eine postiktale Phase oder einen anderen Anfall handelt.
  - Ein Aneurysma könnte die Ursache für die Kopfschmerzen und den veränderten mentalen Status sein; bei Vorliegen von Fieber und diffusem Hautausschlag ist dies jedoch die unwahrscheinlichere Erklärung.
- Vergiftungen:
  - Es wurden keine bekannten Expositionen gemeldet, und am Einsatzort gab es keine Hinweise, die auf eine mögliche versehentliche Exposition hindeuten.
- Metabolische Störungen:
  - Diese sind immer noch möglich, aber auch hier spricht das Fieber für eine infektiöse Ätiologie.
  - Obwohl Krankheiten ein Auslöser für einige Stoffwechselprobleme sein können, deutet das Vorhandensein eines petechialen Ausschlags auf eine Septikämie hin.
- Herzrhythmusstörungen:
  - Das EKG zeigt eine Sinustachykardie und es wurden keine abnormen Rhythmen festgestellt.
- Darmobstruktion:
  - Obstruktion und Ruptur, die zu schweren Infektionen führen, sind möglich.
  - Hinweise, die diese Diagnose begünstigen würden, wären u. a. eine Vorgeschichte mit Bauchschmerzen, Übelkeit und/oder Erbrechen. Nichts davon wurde berichtet.

Weiterer Verlauf

Der Patient wurde während des Transports ständig reevaluiert. Er war stabil unter kontinuierlicher Sauerstoffgabe via Maske mit Reservoir; Sie haben jedoch für eine mögliche Verschlechterung eine Überdruckbeatmung und eine Intubationsausrüstung vorbereitet. Es wurden zwei Boli von 20 ml/kg verabreicht, wobei sich der Blutdruck kaum veränderte.

Niedriege Blutdruckwerte, die nicht auf Flüssigkeit reagieren, sind ein Zeichen für eine drohende Dekompensation. Dieser Befund deutet darauf hin, dass der Patient ohne zusätzliche Maßnahmen wie eine Vasopressortherapie schnell dekompensieren und sterben kann.

Fragen zum Fall

- Welches ist das am besten geeignete Behandlungsziel und warum?
  - Am besten geeignet für diesen Patienten ist eine pädiatrisches Zentrum der Maximalversorgung mit Unterstützung durch pädiatrische Expertise, insbesondere Intensivpflege und extrakorporale Membranoxygenierung.. In Fällen, in denen die Verzögerung bei der weiterführenden Versorgung zu groß sein könnte, kann der Transport zu einer näher gelegenen Einrichtung sinnvoll sein, die einen zentralen Zugang legen, Vasopressoren verabreichen und die Verlegung in ein pädiatrisches Zentrum einleiten kann.
- Können Sie diesen Patienten sicher in Ihrem Rettungswagen transportieren?
  - Der Vater des Patienten übergibt Ihnen den Autositz, damit Sie den Patienten sicher im Krankenwagen transportieren können.
- Wird der Vater im Rettungswagen mitfahren dürfen?
  - Der Vater erklärt sich bereit, eine Maske, einen Kittel und Handschuhe zu tragen, und Sie können ihn im vorderen Teil des Krankenwagens transportieren.

ECMO

Die extrakorporale Membranoxygenierung (ECMO) ist eine Form des Herz-Lungen-Bypasses, mit dem das Blut eines Patienten zirkuliert und mit Sauerstoff angereichert werden. Wenn der Patient an einen Herz-Lungen-Bypass angeschlossen wird, können sich die Organe erholen, während die reversiblen Krankheitsursachen behandelt werden. Die ECMO ist Patienten mit reversiblen Erkrankungen vorbehalten, bei denen keine Begleiterkrankungen vorliegen, die ein günstiges Ergebnis verhindern würden, sobald die reversiblen Ursachen behoben sind. Nicht jedes Krankenhaus ist in der Lage, pädiatrische Patienten mit ECMO zu versorgen. Es ist wichtig, die Möglichkeiten der Transportorte in Ihrem Land zu kennen.

NACHBEREITUNG DES FALLS

Diagnose: Meningokokken-Septikämie

Bei der Ankunft am Zielort des Transports wurde ein dritter Bolus von 20 ml/kg verabreicht, ohne dass der Patient darauf reagierte. Der Blutdruck des Patienten fiel weiter ab, und seine Sauerstoffsättigung und Herzfrequenz begannen zu sinken. Während des Intubationsversuchs wurde er pulslos und es wurde mit der Wiederbelebung begonnen. Trotz hochwertiger CPR und aggressiver Wiederbelebungsmaßnahmen gelang es nicht, den Spontankreislauf wiederherzustellen, und der Patient verstarb etwa 30 Minuten nach seiner Einlieferung ins Krankenhaus. Bei der Autopsie wurden *Neisseria meningitides* gefunden, und es wird vermutet, dass sich der Patient auf einer Reise mit seiner Familie mit Meningokokken infiziert hat.

Dieser Fall ist ein Beispiel dafür, wie Patienten mit sepsisbedingtem distributiven Schock schnell dekompensieren können, selbst in Einrichtungen, in denen Personal und Geräte für die optimale Versorgung zur Verfügung stehen.

MERKE

Meningitis ist die zweithäufigste Ursache für infektionsbedingte Todesfälle in der Welt. Obwohl in den Industrieländern meningitisbedingte Todesfälle aufgrund der hohen Impfraten und des leichten Zugangs zu medizinischer Versorgung eher selten sind, gibt es diese Todesfälle immer noch.

Zu den Risikogruppen für meningitisbedingte Todesfälle gehören:

- Neugeborene, aufgrund ihres unreifen Immunsystems
- Immungeschwächte Patienten (Patienten mit Chemotherapie, HIV/AIDS, Immunsupprimierte)
- Ungeimpfte und unvollständig geimpfte Patienten
- Patienten, die atypischen Krankheitserregern ausgesetzt sind (Auslandsreisen, exotische Haustiere, intravenöser Drogenkonsum)

Die Meningitis hat verschiedene bakterielle Ursachen. Die folgenden Erreger sind am häufigsten beteiligt:

- *Streptococcus pneumoniae* (am häufigsten bei Säuglingen und Kleinkindern, die nicht geimpft sind)
- *N. meningitides* (Kinder jünger als 1 Monat mit Risikofaktoren wie Reisen oder bekannten Expositionen)
- *Streptokokken* der Gruppe B (werden in der Regel nur bei Kindern unter 3 Monaten beobachtet)

Obwohl sie selten ist, tritt Meningitis bei Kindern in den Industrieländern immer noch auf. Zu den Anzeichen einer Meningitis gehören die folgenden:

- Fieber
- Kopfschmerzen
- Photophobie
- Übelkeit/Erbrechen
- Verwirrung oder veränderter mentaler Status
- Lethargie
- Reizbarkeit
- Petechialer Ausschlag (nicht abblassend)
  - Wenn Sie mit einem durchsichtigen Gegenstand auf den Ausschlag drücken und sehen, ob er blass wird, können Sie feststellen, ob der Ausschlag petechial ist oder nicht (**Abbildung 5-7**).

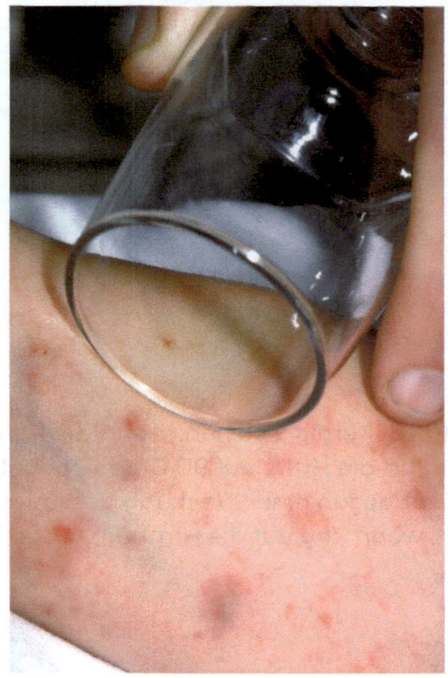

Abbildung 5-7 Beachten Sie, dass die roten Flecken (Petechien) nicht verblassen, wenn Druck auf sie ausgeübt wird. Ein nicht verblassender Ausschlag bei einem fiebrigen Patienten mit verändertem Geisteszustand sollte bis zum Beweis des Gegenteils als Meningitis angesehen werden.

  - Nackensteifigkeit (die Unlust oder Unfähigkeit, den Hals zu beugen oder zu strecken) in Verbindung mit Fieber ist nahezu pathognomonisch für eine Meningitis.
- Die Beugung oder Streckung des Halses übt einen Zug auf die entzündeten Hirnhäute aus und verursacht starke Schmerzen.
  - Kernig-Zeichen
- Unfähigkeit, das Bein zu strecken, wenn die Hüfte in der Rückenlage auf 90 Grad gebeugt ist (**Abbildung 5-8**)
- Dies ist bei Patienten mit Meningitis sehr schmerzhaft.
  - Brudzinski-Zeichen
- Beugung der Hüften und Knie, wenn der Kopf des Patienten in Rückenlage von einer flachen Oberfläche angehoben wird (**Abbildung 5-9**)
- Dies ist auf die Schmerzen zurückzuführen, die durch die Bewegung des Nackens verursacht werden.

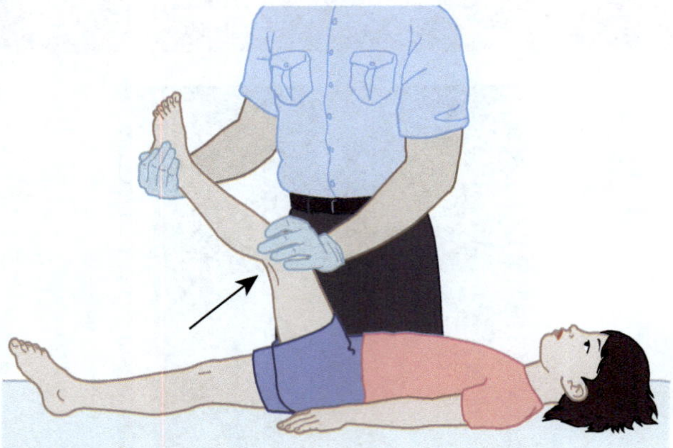

Abbildung 5-8 Kernig-Zeichen: Wenn der Patient auf dem Rücken liegt und die Hüfte auf 90 Grad gebeugt ist, wehrt sich der Patient gegen eine Streckung des Knies, da er sich unwohl fühlt, wenn Zug auf die Hirnhaut ausgeübt wird.

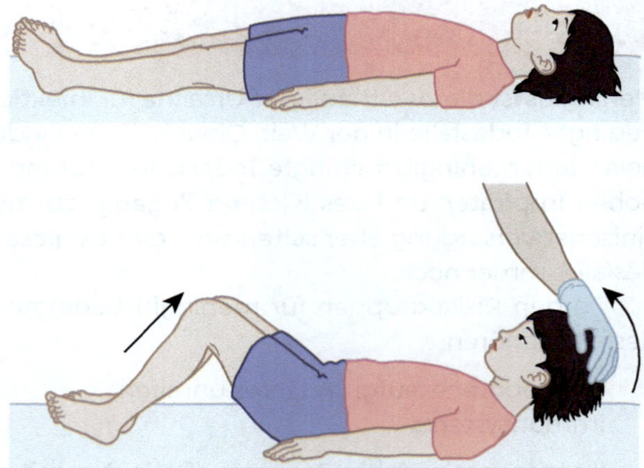

Abbildung 5-9 Brudzinski-Zeichen: Der Patient liegt auf dem Rücken, der Nacken ist gebeugt, und die Hüften und Knie sind reflexartig gebeugt, um den Zug auf die Hirnhaut zu verringern und die Beschwerden zu lindern.

FALLSTUDIE

Fall 2

Alarmierung

Um 19:15 Uhr werden Sie und Ihr Partner zu einem Einsatzort gerufen, in dem ein 11 Monate alter Junge unter Lethargie leidet (**Abbildung 5-10**). Es ist ein kühler, klarer Herbstabend und die Außentemperatur beträgt 12,7 °C (55 °F).

Fragen zum Fall

- Was sind Ihre anfänglichen Bedenken?
  - Das Hauptproblem bei diesem Patienten ist der veränderte mentale Status.
- Was sind die möglichen Differentialdiagnosen für diesen Patienten
  - Der veränderte mentale Status bei pädiatrischen Patienten hat eine breite Differenzialdiagnose. Dazu könnten die folgenden gehören:
    - Trauma
    - Intrakranielle Blutung
    - Gehirnerschütterung
    - Atembeschwerden mit Hypoxie
    - Infektion
      - ZNS (Meningitis)
      - Lungenentzündung
      - UTI
    - Krampfanfall
    - Vergiftung
      - Kohlenmonoxid
      - Alkohol
      - Drogen
      - Düngemittel
      - Pestizide
    - Stoffwechselstörung
      - DKA
      - Hypoglykämie
    - Darmobstruktionen
      - Volvulus
      - Darmperforation
      - Intussuszeption
  - Wie im vorhergehenden Fall kann eine sorgfältige Untersuchung des Einsatzorts Hinweise auf mögliche Diagnosen liefern.

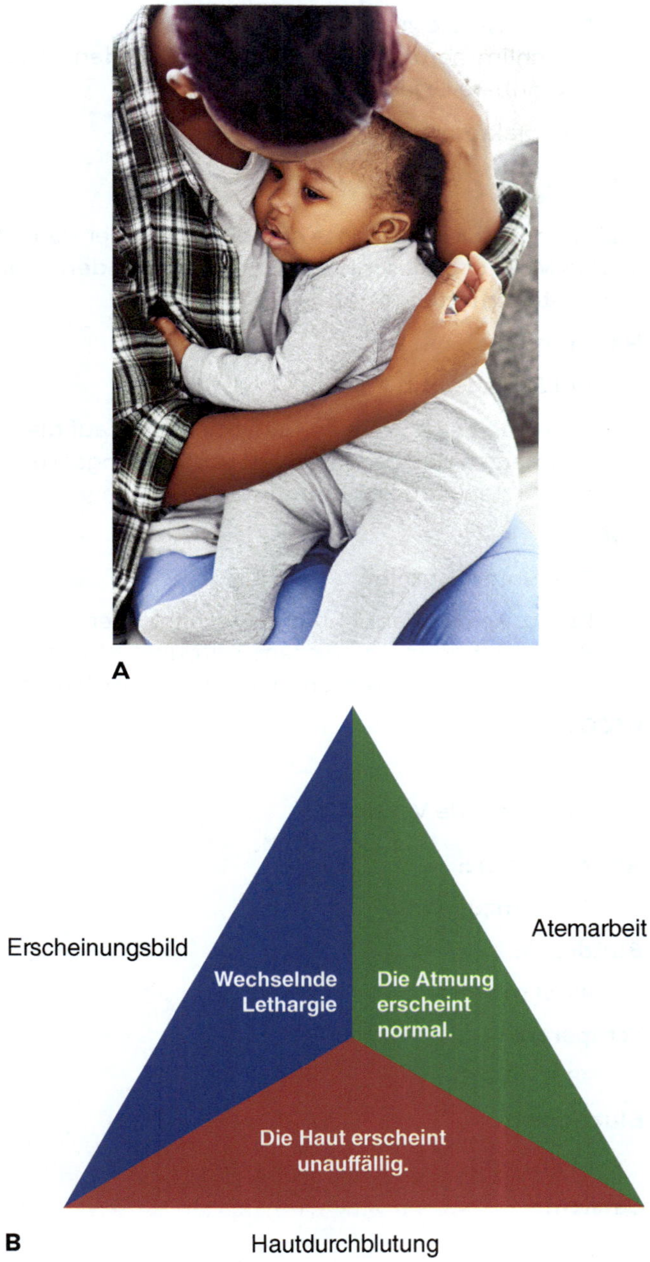

Abbildung 5-10 Dieses Kind leidet unter intermittierenden Bauchschmerzen mit Erbrechen.

A. © PeopleImages/iStock/Getty Images Plus/Getty Images; **B.** Verwendet mit Genehmigung der American Academy of Pediatrics, Pediatric Education for Prehospital Professionals, © American Academy of Pediatrics, 2000

Ersteindruck

Sie kommen an der Haustür an, wo beide Elternteile Sie empfangen. Das Kind wird vom Vater gehalten.

- Pädiatrisches Beurteilungsdreieck
  - Erscheinungsbild
    - Intermittierend lethargisch
  - Arbeit der Atmung
    - **N**asenflügeln nicht vorhanden
    - **E**inziehungen nicht vorhanden
    - **K**eine hörbaren abnormen Atemgeräusche
    - **P**ositionierung - im Arm des Vaters
  - Zirkulation
    - Normales Aussehen der Haut

Die Eltern berichten Ihnen, dass das Kind mehrere Episoden von Erbrechen mit zeitweiligen Bauchschmerzen hatte. In den letzten 24 Stunden hatte es weniger Appetit und keinen Stuhlgang. Die Eltern berichten, dass das Kind viermal in die Windeln gemacht hat.

Fragen zum Fall

- Ist dieser Patient nach Ihrem ersten Eindruck "kritisch" oder "nicht kritisch"?
  - Dieser Patient ist "kritisch krank". Er ist bewusstseinsgemindert. Jeder Patient mit verändertem mentalen Status sollte als "kritisch krank" bezeichnet und behandelt werden.
- Haben Sie irgendwelche "red flags" erkannt?
  - Intermittierende Lethargie ist ein spezifischer Begriff zur Beschreibung von Patienten mit episodisch auftretenden Phasen eines veränderten mentalen Status, die innerhalb von Minuten bis Stunden wiederkehren. Zwischen den Episoden kann der Patient wieder vollständig zur Ausgangssituation zurückkehren. Die Häufigkeit der Episoden kann mit der Zeit zunehmen.
  - Lethargie und/oder ein veränderter mentaler Status sind ein warnsognal für ein eher kritisch krankes Kind.

Primary Survey

Der Primary Survey für diesen Patienten ergibt folgenden Befund:

X-keine Blutung gefunden

A-frei

B-Atemexkursionen sind regelmäßig und von normaler Tiefe. Vesikuläres Atemgeräusch beidseits

C-Radialispulse kräftig und die Rekapillarisierungszeitt beträgt weniger als 2 Sekunden.

D- die GCS ist 14 (E4, V4, M6).

E - in den Armen des Vaters. Die Haut hat ein normales Aussehen.

Fragen zum Fall

- Welche ersten Maßnahmen und Behandlungen würden Sie auf der Grundlage der in der ersten Untersuchung gemachten Feststellungen ergreifen?
  - Dieser Patient erbricht und hat eine verminderte Urinausscheidung (nur vier Windeln in den letzten 24 Stunden). Das Legen eines Gefäßzugangs zur Rehydrierung und die Verabreichung eines Antiemetikums zur Linderung von Übelkeit und Erbrechen sind beides geeignete Erstmaßnahmen.

Ondansetron kann bei Patienten das QT-Intervall verlängern. Patienten mit Elektrolytstörungen, z. B. nach längerem Erbrechen oder Durchfall, sind anfälliger für QT-Verlängerung und Arrhythmie. Bei Risikopatienten ist eine engmaschige Überwachung ratsam.

Weitere Untersuchung

Anamneserhebung

Während der Monitor an den Patienten angelegt und der IV-Zugang gelegt wird, beginnen Sie mit der Anamnese des Patienten.

OPQRST:

- **B**eginn: Allmählich in den letzten 12 Stunden
- **P**rovokation/Palliation: Die Palpation des Abdomens verursacht Schmerzen. Die Schmerzanfälle treten spontan auf, dauern einige Minuten und verschwinden dann wieder; der Schmerz lässt spontan nach.
- **Q**ualität: Nicht zu eruieren
- **S**trahlung: Nicht zu eruieren
- **S**chweregrad: Der Patient hat offensichtliche Beschwerden.
- **Z**eitlicher Verlauf: 12 Stunden

SAMPLER:

- **A**nzeichen/Symptome: Erbrechen, Lethargie, Unterleibsschmerzen
- **A**llergien: Keine bekannten Allergien gegen Medikamente, Lebensmittel oder die Umwelt
- **M**edikamente: Keine
- **M**edizinische Vorgeschichte: Keine
- **L**etzte orale Einnahme: Frühstück
- **E**reignisse, die zu dem Notfall führten: Verschlimmerung in den letzten 12 Stunden ohne erkennbare Ursache
- **R**isikofaktoren: Alter

Vitalzeichen und Messwerte

Während Sie die Anamnese erheben, wrde der Patient an den Monitor angeschlossen und die folgenden Vitalparameter ermittelt (**Abbildung 5-11**):

Herzfrequenz:

- 150 Schläge/min
- Es handelt sich um eine Tachykardie, die auf die Schmerzen des Patienten oder auf die Angst vor den Ärzten zurückzuführen sein kann.

SpO_2:

- 97% unter Raumluft
- Es gibt keine offensichtliche Atemnot oder Beeinträchtigung; zu diesem Zeitpunkt ist keine Sauerstoff- oder Atemunterstützung erforderlich.

$ETCO_2$:

- 39 mm Hg
- ausreichende Ventilation.

Atemfrequenz:

- 32 Atemzüge/min

Blutdruck:

- 94/61 mm Hg

Temperatur:

- 98,6 F (37°C)

Blutzucker:

- 106 mg/dL

Gewicht:

- 10 kg

EKG:

- Sinusrhythmus ohne QT-Verlängerung

Es handelt sich um einen 11 Monate alten Jungen ohne medizinische Vorgeschichte, der sich mit episodischen Bauchschmerzen vorstellte, die in den letzten 12 Stunden an Intensität zunahmen und von mehreren Episoden von Erbrechen und blutigem Stuhlgang begleitet wurden.

Der Patient ist derzeit stabil aber akut krank und muss schnell behandelt, stabilisiert und transportiert werden.

Fokussierte Untersuchung

HEENT (Abbildung 5-12):

- **K**opf: Unauffällig
- **A**ugen: PERRL

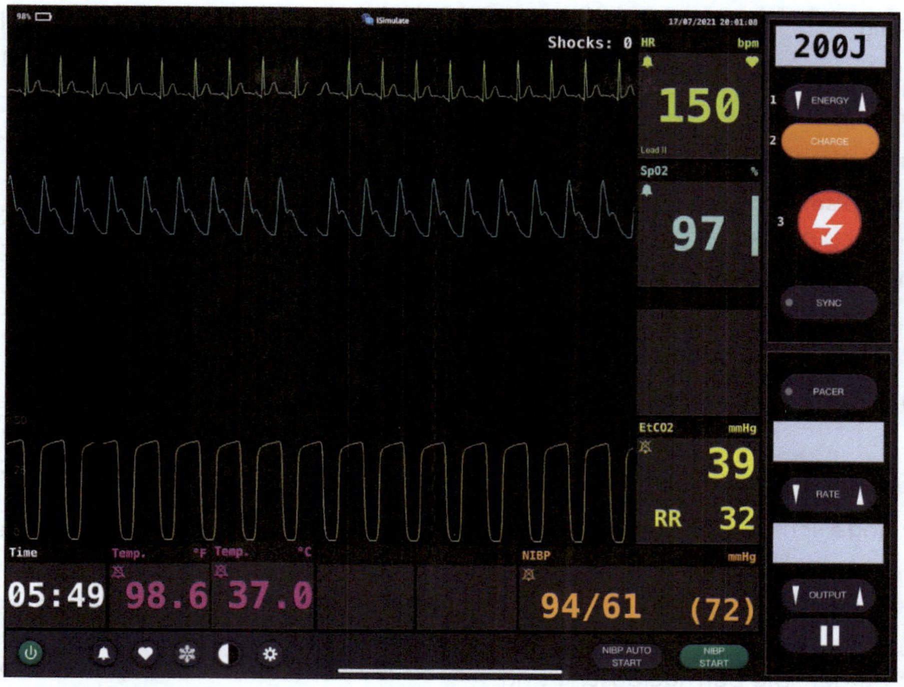

Abbildung 5-11 Notieren Sie die Vitalzeichen des Patienten und prüfen Sie, ob sie altersentsprechend sind.

Mit freundlicher Genehmigung von iSimulate.

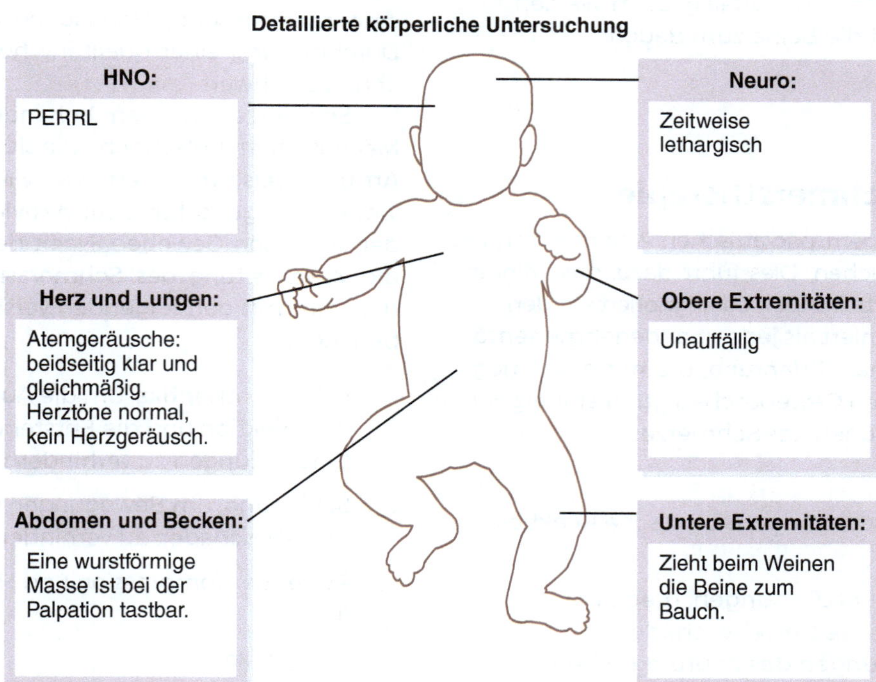

Abbildung 5-12 Ausführliche körperliche Untersuchung des Patienten.

- **O**hren: Unauffällig
- **N**ase: Unauffällig
- **R**achen: Unauffällig

Brustkorb, Herz und Lunge:

- Pulse: Periphere Pulse leicht ertastbar
- Auskultation des Herzens: Tachykard; regelmäßiger Rhythmus; keine Auffälligkeiten
- Auskultation der Lunge: Deutlich und beidseitig gleichmäßig
- Untersuchung des Brustkorbs: Unauffällig

Neurologisch:

- Neurovaskulärer Status intakt
- Der Patient ist ängstlich und zeitweise lethargisch.

Abdomen und Becken:

- Im rechten Abdomen kann eine wurstförmige Masse ertastet werden. Die Darmgeräusche sind hypoaktiv.

Gliedmaßen:

- Obere Extremitäten: Unauffällig, Rekapillarisierungszeit zügig
- Untere Extremitäten: unauffällig; beim Weinen zieht der Patient die Beine zum Bauch.

Rücken

- unauffällig

Pädiatrische Schmerztherapie

Viele Therapeuten zögern, pädiatrischen Patienten Schmerzmittel zu verabreichen. Dies führt dazu, dass Kinder mit Schmerzen unterbehandelt oder ignoriert werden.

Schmerz ist definiert als jede unangenehme sensorische oder emotionale Erfahrung, die mit einer möglichen oder definitiven Gewebeschädigung einhergeht. Es gibt drei Dimensionen des Schmerzes:

- Biologisch
  - Dazu gehört auch die physiologische Reaktion auf Schmerz.
  - Prozesse wie Entzündungen, mechanische oder ischämische Gewebeschäden oder Schädigungen des neurologischen Systems fallen unter die biologische Schmerzdimension.
- Psychologisch
  - Dazu gehören auch Ängste im Zusammenhang mit dem Schmerzerleben. Frühere Erfahrungen mit Schmerzen und die Erwartung von Schmerzen gehören ebenfalls zur psychologischen Dimension.
- Sozial
  - Dabei ist auch zu berücksichtigen, wie der Schmerz angegeben wird.
  - Berücksichtigen Sie, ob der Schmerz vom Patienten oder von der Pflegeperson gemeldet wird.
  - Der berichtete Schmerz ist nicht unbedingt der empfundene Schmerz.
  - Eine numerische Skala oder eine visuelle Schmerzskala wie die Wong-Baker-Gesichtsskala sollte zur Beurteilung von Schmerzen bei Patienten verwendet werden, die kognitiv so weit entwickelt sind, dass sie selbst Angaben machen können.

Unbehandelte Schmerzen bei pädiatrischen Patienten haben reale und langfristige Folgen. Unbehandelte Schmerzen bei Kleinkindern können zu sensorischen Problemen führen, insbesondere im Hinblick auf das Schmerzempfinden. Ältere Kinder, die wissen, dass sie Schmerzen haben und nicht behandelt werden, zögern möglicherweise, in Zukunft Hilfe in Anspruch zu nehmen. Schmerzen können die Angst verstärken und Angst kann die Schmerzen während einer medizinischen Untersuchung verstärken, was die Durchführung einer qualitativ hochwertigen Untersuchung erschwert.

Schmerzen werden behandelt, indem man die Mechanismen unterbricht, die sie hervorrufen, oder die Art und Weise verändert, wie wir sie erleben. Eine Gewebeschädigung führt zur Aktivierung von Nervenenden in diesen Geweben. Nach der Aktivierung erfolgt die Weiterleitung des Schmerzsignals. Die Transduktion wird mit den folgenden verschiedenen Therapien behandelt:

- Lokale Antiseptika, um die Ausbreitung der Infektion und die Entstehung weiterer Entzündungen zu verhindern
- Schienung, um Bewegungen und weitere Gewebeschäden zu verhindern
- Ruhe, Eis, Kompression und Hochlagerung (RICE)
- Analgetika.

Die Übertragung ist der Vorgang, bei dem das Schmerzsignal zum Gehirn weitergeleitet wird. Um die Weiterleitung dieses Signals zu verändern, werden pharmakologische Therapien eingesetzt.

- Leichte oder mäßige Schmerzen sprechen in der Regel gut auf Paracetamol 15 mg/kg IV oder PO alle 4 Stunden an (nicht mehr als 75 mg/kg in 24 Stunden oder 4 g in 24 Stunden, je nachdem, was weniger ist).

- Starke Schmerzen können mit Opioiden behandelt werden.
  - Fentanyl
    - 1 mcg/kg/Dosis IV alle 30 bis 60 Minuten
    - 1-2 mcg/kg/Dosis IN alle 30 bis 60 Minuten
    - Fentanyl kann eine schwere Thoraxrigidität verursachen, wenn es zu schnell verabreicht wird. Seien Sie auf diese Möglichkeit vorbereitet. Möglicherweise muss dem Patienten ein Muskelrelaxans verabreicht und eine Beatmung eingeleitet werden.
  - Morphin
    - Neugeborene: 0,05 mg/kg IM, IV, IO, subkutan (SQ)
    - Säuglinge und Kinder: 0,05-0,1 mg/kg IM, IV, IO, SQ
    - Jugendliche: 2-4 mg i.v. oder i.o., kann bei Bedarf wiederholt werden, solange die Bewusstseinslage und der Atemantrieb intakt bleiben.
  - Ketamin
    - Ketamin ist ein wirksames Analgetikum für pädiatrische Patienten. Es wird weniger häufig eingesetzt als andere Optionen, da es die Fähigkeit zur Durchführung einer genauen Untersuchung des mentalen Status stärker beeinträchtigt als andere besprochene Mittel.
    - Ketamin bewirkt die Freisetzung von Katecholaminen und eignet sich hervorragend für Traumata, bei denen ein großer Volumenverlust oder eine Hypotonie zu befürchten ist.
    - Zur Analgesie bei abdominellen Schmerzen ist Ketamin weniger gut geeignet

Die Wahrnehmung bezieht sich auf unangenehme sensorische oder emotionale Erfahrungen im Zusammenhang mit möglichen oder tatsächlichen Schmerzen.

- Die Wahrnehmung von Schmerz wird ständig von negativen Emotionen begleitet.
- Die Wahrnehmung wird mit nicht-pharmakologischen Methoden behandelt. Visuelle Bilder, Schnuller, Fläschchen, Musik, Festhalten, Ablenkung und Unterstützung durch das Pflegepersonal helfen bei der Wahrnehmung.

Behandlung

Die Basisversorgung für diesen Patienten umfasst die Sicherung der Atemwege, der Atmung und des Kreislaufs sowie Maßnahmen, um das Wohlbefinden des Patienten zu erhalten. Weiterführende Maßnahmen sollten das Legen eines IV-Zugangs und gegebenenfalls die Einleitung einer Schmerzbehandlung umfassen.

Eingrenzung der Differentialdiagnosen

Wie im vorangegangenen Fall sollte die Differentialdiagnose auf die wahrscheinlichsten möglichen Diagnosen eingegrenzt werden. In diesem Fall spricht die Symptomkonstellation in Kombination mit dem fokalen Befund im Abdomen (wurstförmige Masse) für eine Invagination.

Das Fehlen von Fieber rückt infektiöse Ursachen in den Hintergrund. Der episodische Charakter der Schmerzen ist auf die peristaltischen Bewegungen des Magen-Darm-Trakts zurückzuführen und das Blut ist aufgrund von Geschwüren vorhanden, die durch das Zusammenziehen des Darms in sich selbst verursacht werden. Die Patienten gehen während dieser Schmerzepisoden in die Hocke oder ziehen die Beine hoch, um die starken Beschwerden zu lindern.

Weiterer Verlauf

Der mentale Status des Patienten wurde während des Transports erneut überprüft. Es wurden keine weiteren Veränderungen festgestellt und der Patient blieb stabil.

Fragen zum Fall

- Welches ist das am besten geeignete Behandlungsziel und warum?
  - Der Patient wird in die nächstgelegene geeignete Klinik transportiert. In diesem Fall wurde eine Klinik mit pädiatrischen chirurgischen Möglichkeiten ausgewählt, falls der Patient eine Bauchoperation benötigt.
- Können Sie diesen Patienten sicher in Ihrem Rettungswagen transportieren?
  - Der Patient wurde in seinem eigenen Autositz transportiert, und ein Elternteil durfte ihn begleiten.

NACHBEREITUNG DES FALLS

Diagnose: Intussuszeption

Der Patient wurde in ein Kinderkrankenhaus gebracht, wo eine Ultraschalluntersuchung des Abdomens durchgeführt wurde. Es zeigte sich das klassische "Bull's-Eye"- oder "Target"-Zeichen, das auf eine Darminvagination hinweist (**Abbildung 5-13**). Dem Patienten wurde Morphin 0,05 mg/kg intravenös verabreicht, um einen Schmerzanfall zu lindern, während das Operationsteam den Patienten untersuchte.

Es wurde ein Luftkontrasteinlauf durchgeführt. Bei diesem Verfahren werden Luft und Kontrastmittel über einen Einlaufschlauch in den Dickdarm eingeführt. Das Kontrastmittel ermöglicht die Sichtbarmachung des Dickdarms und die Luft bläst den Dickdarm so auf, dass sich die ineinander geschobenen Segmente ausdehnen und in ihre normale Position zurückkehren. In manchen Fällen kehren die verschlungenen Bereiche wieder in ihre ursprüngliche Position zurück, so dass der Eingriff wiederholt werden muss. Wenn dies nicht gelingt, kann eine Operation erforderlich sein, was bei diesem Patienten nicht der Fall war.

Der Patient wurde 24 Stunden lang beobachtet und ohne weitere Komplikationen nach Hause entlassen.

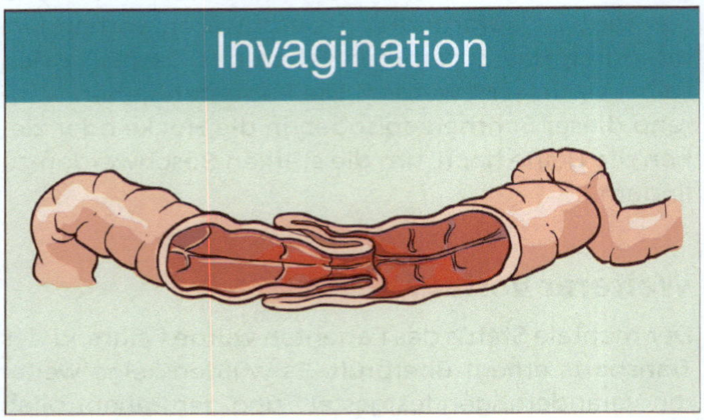

A

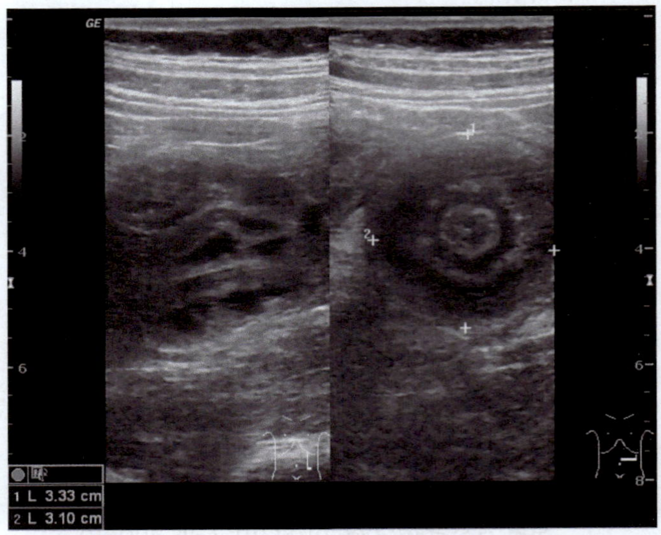

B

Abbildung 5-13 Beachten Sie das klassische "Ziel"- oder "Bullaugen"-Zeichen, das auf dem Ultraschallbild zu sehen ist.

A. © corbac40/Shutterstock; **B.** Fall mit freundlicher Genehmigung von Dr. Maulik S. Patel, Radiopaedia.org, rID: 9265.

MERKE

Eine Invagination tritt am häufigsten bei Patienten im Alter von 6 Monaten bis 3 Jahren auf. Die meisten sind jünger als 2 Jahre. Sie ist die häufigste Ursache eines Darmverschlusses in dieser Altersgruppe.

In 75 % der Fälle gibt es keine erkennbare Ursache (idiopathisch). In einigen Fällen wird ein ein Polyp oder ein Divertikel festgestellt, der chirurgisch entfernt werden kann, um das Auftreten künftiger Episoden zu verhindern.

Bleibt der Darm unbehandelt, kommt es zu einer Ischämie, die zur Nekrose und zum Tod des betreffenden Segments führt. Nekrotische Darmabschnitte müssen chirurgisch reseziert werden. Werden die nekrotischen Darmschlingen nicht entfernt, kommt es zur Perforation, Sepsis und zum Tod des Patienten.

ZUSAMMENFASSUNG

Viele pädiatrische Patienten stellen sich mit verändertem Mentalstatus vor. Die Differentialdiagnose für einen veränderten mentalen Status ist breit gefächert, aber durch die Anamnese und die klinische Untersuchung kann sie in den meisten Fällen leicht auf einige wenige mögliche Ursachen eingegrenzt werden. In Fällen, in denen nach der Anamnese und der körperlichen Untersuchung keine erkennbare Ursache vorliegt, sind die von Ihnen gesammelten Informationen von entscheidender Bedeutung, um den Ärzten im aufnehmenden Krankenhaus bei der Entscheidung zu helfen, welche weiterführende Diagnostik zur Behandlung und Diagnose des Patienten erforderlich sind.

Ein veränderter mentaler Status bei pädiatrischen Patienten ist ein großes Warnsignal und sollte nicht auf die leichte Schulter genommen werden.

Die Schmerzbehandlung in der Pädiatrie ist von entscheidender Bedeutung und sollte nicht aufgrund von Unerfahrenheit oder Unbehagen des Therapeuten bei der Analgesie von pädiatrischen Patienten vernachlässigt werden.

REFERENZEN

Berg AT, Shinnar S, Darefsky AS, et al. Prädiktoren für wiederkehrende Fieberkrämpfe: eine prospektive Kohortenstudie. *Arch Pediatr Adolesc Med*. 1997;151(4):371-378. doi:10.1001/archpedi.1997.02170410045006

Centers for Disease Control and Prevention. Wissenschaftlicher Bericht: SARS-CoV-2-Übertragung. Aktualisiert am 7. Mai 2021. Abgerufen am 15. Oktober 2021. https://www.cdc.gov/coronavirus/2019-ncov/science/science-briefs/sars-cov-2-transmission.html

McDermott KW, Stocks C, Freeman WJ. Überblick über Besuche in pädiatrischen Notaufnahmen, 2015. *Healthcare Cost and Utilization Project*. Agency for Healthcare Research and Quality. August 2018. Accessed October 15, 2021. https://hcup-us.ahrq.gov/reports/statbriefs/sb242-Pediatric-ED-Visits-2015.pdf

Offringa M, Bossuyt PM, Lubsen J, et al. Risk factors for seizure recurrence in children with febrile seizures: a pooled analysis of individual patient data from five studies. *J Pediatr*. 1994;124(4):574-584. doi:10.1016/s0022-3476(05)83136-1

Safari E, Torabi M. Beziehung zwischen endtidalem $_{CO2}$ ($_{ETCO2}$) und Laktat und ihre Rolle bei der Vorhersage der Krankenhausmortalität bei kritisch kranken Traumapatienten: eine Kohortenstudie. *Bull Emerg Trauma*. 2020;8(2):83-88.

Wang GS, Roosevelt G, Le Lai M-C, et al. Association of unintentional pediatric exposures with decriminalization of marijuana in the United States. *Ann Emerg Med*. 2014;63(6):684-689. doi:10.1016/j.annemergmed.2014.01.017

Wolfsdorf J, Glaser N, Sperling MA. Diabetische Ketoazidose bei Säuglingen, Kindern und Jugendlichen. *Diabetes Care*. 2006;29(5):1150-1159.

KAPITEL 6

Pädiatrische kardiale Ereignisse

ZIELE DER LEKTION

- die wichtigsten Klassifizierungen pädiatrischer Herzrhythmen zu nennen.
- Unterscheiden Sie zwischen verschiedenen pädiatrischen kardialen Ereignissen.
- Besprechen Sie die Behandlung pädiatrischer Rhythmusstörungen.
- Erklären Sie die Epidemiologie des plötzlichen Herzstillstands.
- Besprechen Sie das Management der Post-Reanimationsbehandlung.

Einführung

Die meisten Herzrhythmusstörungen bei pädiatrischen Patienten sind auf eine Beeinträchtigung der Atmung zurückzuführen, die eine Hypoxie verursacht, welche im Verlauf zu Herzrhythmusstörungen und Herzstillstand führt. Eine kleine Gruppe pädiatrischer kardialer Ereignisse ist das Ergebnis einer zugrundeliegenden kardialen Anomalie, Erkrankung oder Verletzung. Es ist wichtig, den pädiatrischen Patienten genau zu beurteilen und die zugrunde liegende Ursache des kardialen Ereignisses zu bestimmen, um es effizient behandeln zu können. In dieser Lektion werden die grundlegenden Informationen vermittelt, die für das initiale Vorgehen beim pädiatrischen Patienten mit kardialen Ereignissen erforderlich sind.

Das normale pädiatrische EKG

Das menschliche Herz erfährt einen strukturellen Umbau, wenn der Patient ins Jugend- und Erwachsenenalter kommt. Entsprechend dieser Umstrukturierung erfährt das pädiatrische Elektrokardiogramm (EKG) im Laufe der Zeit eine Reihe von erwarteten Veränderungen (**Abbildung 6-1**). So sieht das EKG eines Neugeborenen ganz anders aus als das eines jugendlichen Patienten.

Normaler QRS-Komplex und erwartete Achse

Das 12-Kanal-EKG weist altersbedingte Veränderungen auf, die sich über das gesamte Alter erstrecken. Kurz nach der Geburt ist eine rechtsseitige Achsenausprägung zu erwarten. Die rechtsgerichtete Achse ist im Alter von 1 bis 2 Monaten am stärksten ausgeprägt und beginnt sich danach zu einer traditionelleren linksgerichteten Achse zu normalisieren. Im Alter von etwa 6 Monaten ist eine normale Achse zu erwarten. Bei Säuglingen, die eine anhaltende Rechtsachsenabweichung aufweisen, kann eine zugrunde liegende angeborene Herzanomalie oder Kardiomyopathie vorliegen.

Das kleinere Kinderherz hat weniger Herzmuskelzellen zum Depolarisieren und Repolarisieren als das Herz eines Erwachsenen. Weniger Zellen für die Depolarisation führen zu kürzeren EKG-Intervallen. Mit dem Wachstum und der Entwicklung des Kindes wächst auch das Myokard. Die EKG-Intervalle werden sich allmählich auf den erwarteten Erwachsenenbereich verlängern, wenn sich das Myokard mit der Zeit entwickelt.

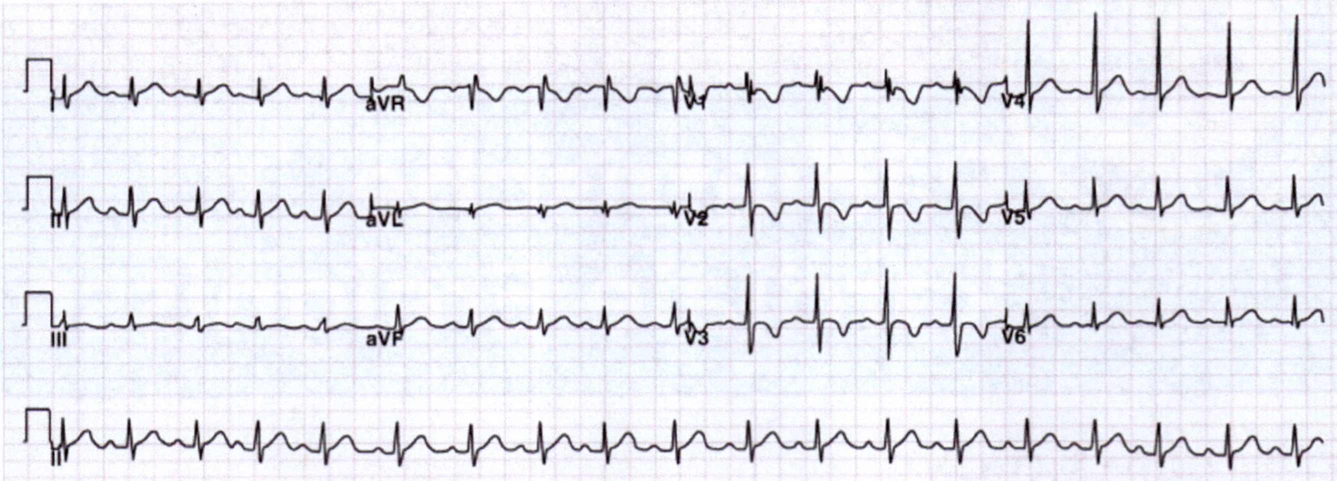

Abbildung 6-1 Ein normales EKG bei einem pädiatrischen Patienten.

Aus Arrhythmie-Erkennung: Die Kunst der Interpretation, mit freundlicher Genehmigung von Tomas B. Garcia, MD.

Rechtsventrikuläre Dominanz

Wie beschrieben, ist die rechtsventrikuläre Dominanz im Säuglingsalter physiologisch normal und nimmt im Laufe der Zeit allmählich ab. Diese Dominanz führt zu charakteristischen R-Wellen-Befunden, die im EKG von Erwachsenen typischerweise nicht zu sehen sind.

Bei Kindern und jungen Erwachsenen sind auf V_1, V_2 und V_3 im Allgemeinen dominante R-Wellen vorhanden. Eine RSR'-Konfiguration kann in Ableitung V_1 gefunden werden und wird nicht als pathologisch angesehen, wenn keine anderen Befunde oder Symptome vorliegen. Das Vorhandensein von einer RSR—Konfiguration in Ableitung V_1 verschwindet im Allgemeinen bis zum Alter von 3 Jahren; bei einer kleinen Anzahl von Patienten kann es jedoch bis zum Alter von 12 Jahren ein nicht pathologischer Befund bleiben.

T-Wellen

Die Konformation der T-Wellen ändert sich mit dem Wachstum des pädiatrischen Patienten. Aufrechte T-Wellen in den rechten präkordialen Ableitungen (V_1-V_{3R}) werden in den ersten 2 bis 3 Lebenstagen beobachtet. Die präkordialen T-Wellen sollten sich bis zum Alter von etwa 1 Woche umkehren. Dies wird als *juveniles T-Wellen-Muster* bezeichnet. Wenn die aufrechten T-Wellen über das Alter von 1 Woche hinaus bestehen bleiben, gibt dies Anlass zur Besorgnis über Anomalien der kardialen Reizleitung aufgrund struktureller oder intrinsischer Ursachen (**Tabelle 6-1**).

Wenn der Patient älter wird, kehren die T-Wellen der mittleren Ableitung in eine aufrechte Position zurück und folgen typischerweise einem V_3, V_2, V_1-Verlauf. Diese Reversion ist im Allgemeinen bis zum Alter von 8 Jahren abgeschlossen. In einigen Fällen bleibt das juvenile T-Wellen-Muster aus idiopathischen Gründen bis ins Jugend- oder Erwachsenenalter bestehen.

Die seitlichen Ableitungen (V_5 und V_6) sollten in allen Altersgruppen aufrecht sein. In einer kleinen Anzahl von Fällen können die seitlichen Ableitungen in den ersten 1 bis 3 Lebenstagen invertiert sein; eine Inversion, die über diesen Zeitpunkt hinaus anhält, ist jedoch höchst verdächtig für eine linksventrikuläre Hypertrophie.

Tabelle 6-1 Mögliche Ursachen von T-Wellen-Anomalien

Scheitelpunkt	Flach oder invertiert
▪ Hyperkaliämie ▪ Linksventrikuläre Hypertrophie	▪ Hypokaliämie ▪ Perikarditis ▪ Myokarditis ▪ Neugeborene ▪ Hypothyreose

Q-Wellen

Die Q-Wellen sind in den Ableitungen I, III, aVF, V_5 und V_6 am stärksten ausgeprägt. Die Amplitude der Q-Wellen in diesen Ableitungen verdoppelt sich im Allgemeinen in den ersten Lebensmonaten, wobei die maximale Amplitude im Alter von 3 bis 5 Jahren

Tabelle 6-2 Q-Wellen-Anomalien

Abnormität	Mögliche Ursache
Hohe Amplitude (>5 mm)	Hypertrophie infolge von Volumenüberlastung
Hohe Amplitude mit Verlängerung (>5 mm, >0,03 sec)	Hypertrophie als Folge eines Infarkts mit Remodeling und Fibrose
Vorhanden in V_1	Rechtsventrikuläre Hypertrophie (über die physiologische RVH der Neugeborenenperiode hinaus)
Nicht vorhanden in den linken präkordialen Ableitungen	Rechtsschenkelblock

erreicht wird. Nach diesem Höhepunkt nimmt die Amplitude im Laufe der Zeit wieder auf den Wert ab, der in der Neugeborenenperiode zu beobachten war (Tabelle 6-2).

Zu den Q-Wellen im Allgemeinen:

Q-Wellen sollten in den Ableitungen V_5 und V_6 vorhanden sein.

In Ableitung V_1 sollten keine Q-Wellen vorhanden sein.

Pädiatrische Herzrhythmen

In den Vereinigten Staaten werden jährlich etwa 55 von 100.000 Kindern wegen Herzrhythmusstörungen in der Notaufnahme behandelt. Nicht alle dieser Patienten werden vom Rettungsdienst eingeliefert und die Beschwerden können so harmlos sein wie ein "Kribbeln in der Brust" oder so ernst wie ein plötzlicher Herzstillstand. In manchen Fällen stellt sich der Patient mit einer Hauptbeschwerde vor, die scheinbar nichts mit dem Herzen zu tun hat, nur um bei der Anamnese und Untersuchung herauszufinden, dass er eine Herzrhythmusstörung hat. Weitere Einzelheiten zu den einzelnen Rhythmen, einschließlich ihrer Erkennung und Behandlung, werden in den folgenden Abschnitten behandelt.

Tachykardie

Als Tachykardie wird jede Herzfrequenz bezeichnet, die über dem erwarteten Normalwert für die Altersgruppe des Patienten liegt (siehe Lektion 1, *Pädiatrische Entwicklung und Beurteilung,* für eine Übersicht über die erwarteten Vitalzeichen nach Alter). Die meisten Fälle von Tachykardie bei pädiatrischen Patienten sind das Ergebnis einer Kompensation des Körpers für eine Krankheit oder Verletzung. Eine Tachykardie tritt fast immer auf, wenn die Patienten fiebrig sind. Hypovolämie, Angst, Schmerzen und jeder Krankheitsprozess, der eine verminderte Durchblutung oder einen erhöhten Stoffwechselbedarf verursacht, führt im Allgemeinen zu Tachykardie. Eine erhöhte Herzfrequenz kann auch aufgrund von zugrunde liegenden endokrinen Störungen wie Hyperthyreose auftreten. Bestimmte pathologische Tachykardien können auch das Ergebnis einer anhaltenden Hypoxie sein wie z. B. die ventrikuläre Tachykardie (VT), die bei Opfern von Tauchunfällen oder Erstickung auftritt.

In Fällen, in denen die Tachykardie eine kompensatorische Folge ist und nicht mit einer zugrunde liegenden angeborenen Herzerkrankung zusammenhängt, überschreitet die Herzfrequenz bei Säuglingen in der Regel nicht 220 Schläge/min und bei Kindern nicht 180 Schläge/min.

Obwohl die meisten Tachykardien nicht mit angeborenen Herzkrankheiten oder Erregungsleitungsstörungen zusammenhängen, gibt es eine Untergruppe von herzspezifischen Ursachen, die zu Tachykardien führen können. Bei Patienten mit einer schnellen Herzfrequenz kann es hilfreich sein, die Rhythmen zunächst als weit- oder engkomplex zu klassifizieren. Von dort aus können sie weiter in symptomatisch und nicht symptomatisch unterteilt werden. Wenn man die Rhythmen auf diese Weise durchgeht, kann das Rettungsdienstpersonal die Behandlung Algorithmuskonform durchführen.

In den meisten Fällen ist eine spezifische Identifizierung des zugrunde liegenden Rhythmus jenseits von weit und eng für die Notfallbehandlung und Stabilisierung nicht erforderlich. Konzentrieren Sie sich auf die Unterscheidung zwischen weit und eng sowie symptomatisch und asymptomatisch. So können Sie schnell den richtigen Behandlungsalgorithmus festlegen.

Tabelle 6-3 Körperliche Befunde bei Tachykardie

Kleinkinder (jünger als 12 Monate)	Kinder (1 Jahr und älter)
▪ Reizbarkeit oder Untröstlichkeit ▪ Lethargie ▪ Schlechte Ernährung ▪ Schwitzen oder Würgen beim Füttern ▪ Mottling oder verminderte periphere Durchblutung	▪ Schwindelanfälle ▪ Dyspnoe ▪ Synkope ▪ Schwäche ▪ Nervosität oder Unruhe ▪ Schwitzen oder Zittern ▪ Herzklopfen ▪ Schmerzen oder Druck in der Brust

Es gibt eine Vielzahl von Anzeichen und Symptomen, die bei Patienten mit Tachykardie auftreten können. Das Erscheinungsbild kann sich im Laufe der Zeit verändern, wenn die Perfusion des Patienten abnimmt und er zunehmend symptomatisch wird. Tabelle 6-3 enthält eine Liste von Anzeichen und Symptomen, die bei tachykarden Patienten auftreten können.

Einige pädiatrische Patienten haben Schwierigkeiten zu sagen, wie sich Schmerzen oder Druck in der Brust anfühlen. In manchen Fällen beschreiben die Patienten ein "Kribbeln" in der Brust oder haben das Gefühl, als würde ihr Herz "umherspringen". Manche Patienten können diese Gefühle auch mit denen in ihrem Hals oder Nacken verwechseln.

Sinustachykardie

Wenn die Frequenz bei Säuglingen weniger als 220 Schläge/Min. und bei Kindern weniger als 180 Schläge/Min. beträgt, besteht eine hohe Wahrscheinlichkeit, dass es sich um eine Sinustachykardie handelt. Zu den Anzeichen dafür, dass es sich höchstwahrscheinlich um eine Sinustachykardie handelt, gehören die folgenden:

- Frequenz von weniger als 220 Schlägen/min bei Säuglingen und 180 Schlägen/min bei Kindern
- Identifizierbare P-Wellen, die eine einheitliche und normale Morphologie aufweisen
- Ein R-R-Intervall, das variabel ist

Wenn das EKG diese Befunde zeigt, ist es wahrscheinlich, dass der Patient eine Sinustachykardie hat. Die primäre Behandlung der Sinustachykardie besteht darin, die zugrunde liegende Ursache zu ermitteln und zu behandeln. In Tabelle 6-4 sind mögliche Ursachen für eine Sinustachykardie und die entsprechenden Behandlungen aufgeführt.

Supraventrikuläre Tachykardie

Die supraventrikuläre Tachykardie (SVT) ist die wahrscheinlichste Rhythmusstörung, wenn die folgenden Bedingungen erfüllt sind:

- Frequenz von mehr als 220 Schlägen/min bei Säuglingen und 180 Schlägen/min bei Kindern
- Keine identifizierbaren P-Wellen
- QRS-Dauer ≤0,09 Sekunden

Es gibt zwei mögliche Algorithmen für die SVT: stabil und instabil. Die Stabilität des Patienten wird in erster Linie anhand des Vorhandenseins oder Fehlens einer kardiopulmonalen Beeinträchtigung beurteilt. Fast alle Schmalkomplextachykardien haben ihren Ursprung oberhalb der Ventrikel und sind damit per Definition *supraventrikulär*.

Stabile supraventrikuläre Tachykardie

Bei der Notfallbehandlung einer stabilen SVT gibt es zwei primäre Behandlungsmöglichkeiten: vagale Manöver und pharmakologische Kardioversion mit Adenosin. Die langfristige Behandlung der refraktären SVT kann die Verabreichung von Betablockern oder Kalziumkanalblockern beinhalten; dies sollte jedoch, wenn möglich, in Absprache mit einem Kinderkardiologen erfolgen.

Vagale Stimulation

Bei Patienten, die entwicklungsmäßig in der Lage sind, Anweisungen zu befolgen, ist die Anleitung zu einem Valsalva-Manöver ähnlich wie bei Erwachsenen in der Regel effektiv. Dabei können sie durch einen Strohhalm blasen, der klein genug ist, um den Luftstrom einzuschränken und den intrathorakalen Druck zu erhöhen oder alternativ dazu versuchen den Kolben einer Spritze herauszupusten.

Bei Patienten, die noch zu jung für eine effektive Durchführung des Valsalva-Manövers sind, wie z. B. Säuglinge, besteht die primäre Methode zur Auslösung der vagalen Reaktion darin, einen mit Eiswasser gefüllten Plastikbeutel für etwa 10 bis 30 Sekunden auf

Tabelle 6-4 Ursachen und Behandlungen der Sinustachykardie

Hypovolämie	▪ Geben Sie einen Bolus krostalloider, isotonischer Flüssigkeit von 10-20 ml/kg (10 ml/kg für Säuglinge, 20 ml/kg für Kinder) ▪ Beurteilen Sie die periphere Perfusion und die Lungengeräusche, um sicherzustellen, dass es nicht zu einer Überlastung des Herzens und einer Lungenstauung kommt.

Fieber	▪ Fiebersenkende Medikamente bereitstellen:
	  ▪ Paracetamol
	  ▪ Ibuprofen
	▪ Entfernen Sie überschüssige Kleidung oder Decken
	▪ Kühle Waschlappen auf die Stirn legen

Schmerz	▪ Angemessene Analgesie ▪ dabei auf adäquates Monitoring achten
Ängste	▪ Verwenden Sie altersgemäße Ablenkungs- und Atemtechniken ▪ Zwischen den Eingriffen angemessene Zeit zur Beruhigung und Rückkehr zum Ausgangszustand gewähren ▪ Gegebenenfalls Gabe von Anxiolytika vor dem Verfahren ▪ In Fällen von schwerer Angst oder Unruhe können Medikamente zur Anxiolyse erforderlich sein
Atembeschwerden	▪ Zusätzlichen Sauerstoff verabreichen ▪ Gegebenenfalls die Beatmung unterstützen ▪ Identifizierung und Beseitigung der zugrunde liegenden Ursache

Diese Liste ist nicht vollständig, enthält jedoch einige der häufigsten Ursachen für Sinustachykardie.

STABIL VERSUS INSTABIL

Das Vorhandensein oder Fehlen einer kardiopulmonalen Beeinträchtigung entscheidet darüber, ob der Patient stabil ist. Achten Sie bei der Beurteilung der Anzeichen für eine kardiopulmonale Beeinträchtigung auf die folgenden Anzeichen oder Symptome:

- **Akut veränderter mentaler Status**
- **Anzeichen eines Schocks oder einer verminderten peripheren Durchblutung**
- **Hypotonie**
- **Schmerzen in der Brust**

Besteht der Verdacht, dass eines der genannten Anzeichen oder Symptome vorliegt, sollte die Behandlung nach dem instabilen Algorithmus erfolgen.

das Gesicht zu halten. Dadurch wird der Tauchreflex der Säuglinge stimuliert.

Die rektale Stimulation bei Säuglingen kann ebenfalls wirksam sein. Dies kann mit einem Rektalthermometer in ähnlicher Weise wie bei der rektalen Temperaturmessung erfolgen.

Bei einigen Säuglingen wurde beobachtet, dass sie den SVT-Rhythmus bei Versuchen, einen intravenösen Zugang zu legen, spontan beenden, da sie als Reaktion auf das Unbehagen, das mit dem Einführen der Nadel verbunden ist, reflexartig die Luft anhalten. Auch wenn die Anlage eines i.v.-Zugangs ausschließlich zum Zweck der vagalen Stimulation nicht routinemäßig erfolgen sollte, kann dieser von Vorteil für die Verabreichung von Medikamenten und Flüssigkeit sein - beides kann notwendig sein, wenn der Rhythmus mit weniger invasiven Methoden nicht beendet werden kann.

Adenosin

Wenn es mit nichtinvasiven Techniken nicht gelungen ist, die SVT in einen normalen Sinusrhythmus umzuwandeln und der Patient in einem stabilen Zustand

WIE MAN EINE VAGALE REAKTION AUSLÖST

Es gibt drei primäre Möglichkeiten, eine vagale Reaktion bei Kindern auszulösen:

- **Anleitung durch ein Valsalva-Manöver, wenn der Patient entwicklungsmäßig geeignet ist.**
- **Ein Beutel mit gekühltem Eiswasser wird für 10 bis 30 Sekunden auf das Gesicht gelegt.**
- **Rektale Stimulation mit einem Thermometer oder einem anderen geeigneten Sondengerät.**

Die folgenden Techniken werden bei Säuglingen und Kindern nicht routinemäßig empfohlen:

- **Augendruck**
- **Karotissinus-Massage**

LEITLINIEN FÜR DIE APPLIKATION VON ADENOSIN

Adenosin sollte schnell verabreicht werden, wobei unmittelbar danach eine Spülung erfolgt um den Bolus möglichst schnell nach zentral zu fördern. Die Applikationsstelle sollte so proximal wie möglich sein. Eine schlechte Applikationstechnik ist eine häufige Ursache für therapeutisches Versagen bei der Applikation von Adenosin.

Vor, während und nach der Applikation sollte der Patient kardial überwacht und Rhythmusveränderungen dokumentiert werden. Die Defibrillationselektroden sollten vor der Gabe angebracht werden, und die Schritte für synchronisierte und unsynchronisierte Schocks sowie die Dosierungen sollten vor der Verabreichung besprochen werden.

bleibt, ist der nächste Behandlungsschritt die Verabreichung von Adenosin.

Wie bereits erwähnt, ist die Halbwertszeit von Adenosin sehr kurz. Dies bedeutet, dass die Verabreichung über einen möglichst proximal gelegten intravasalen Zugang erfolgen sollte. Neben der Wahl einer möglichst proximalen Stelle sollte die Verabreichung von Adenosin koordiniert erfolgen, um eine rasche Verabreichung und einen schnellen Flush unmittelbar nach der Verabreichung zu ermöglichen. Bei der Verabreichung von Adenosin werden häufig Fehler gemacht, die die Wirksamkeit des Medikaments einschränken, wenn eine extrem periphere Infusionsstelle gewählt wird, das Medikament nicht schnell genug verabreicht wird und die Leitung nicht gespült wird. Die Dosierung für Adenosin ist wie folgt:

- 0,1 mg/kg rascher intravenöser Bolus, gefolgt von einer Nachspülung
  - Die maximale Anfangsdosis beträgt 6 mg.
- Eine zweite Dosis von 0,2 mg/kg, schnell intravenös verabreicht, gefolgt von einer Nachspülung, kann verabreicht werden, wenn der Patient auf die erste Dosis nicht anspricht.
  - Die maximale zweite Dosis beträgt 12 mg.
- In einigen Fällen kann eine dritte Dosis verabreicht werden, jedoch nur nach den örtlichen Protokollen.

Instabile supraventrikuläre Tachykardie

Wenn eine SVT festgestellt wird und der Patient Anzeichen einer kardiopulmonalen Beeinträchtigung aufweist, ist die synchronisierte Kardioversion die Therapie der ersten Wahl (**Abbildung 6-2**). Die Gabe von Adenosin vor der synchronisierten Kardioversion ist sinnvoll, wenn dadurch die Kardioversion nicht verzögert wird. Die Kardioversion sollte nicht verzögert werden, um Adenosin zu verabreichen, wenn der Patient instabil ist. Bei instabilen Patienten sollte die Kardioversion nicht für die Verabreichung einer Sedierung oder Analgesie verzögert werden. Die geeignete Energiedosierung für die synchronisierte Kardioversion ist wie folgt:

- 0,5-1 J/kg Anfangsdosis
- Erhöhung auf 2 J/kg für nachfolgende Versuche

Die für eine synchronisierte Kardioversion erforderliche Energie kann je nach Hersteller des Defibrillators variieren. Es ist wichtig, mit den Geräten vertraut zu sein, die Sie verwenden.

Ventrikuläre Tachykardie

Die VT ist die wahrscheinlichste Rhythmusstörung, wenn die folgenden Bedingungen erfüllt sind:

- hohe Herzfrequenz
- Keine identifizierbaren P-Wellen
- QRS-Dauer ≥0,09 Sekunden

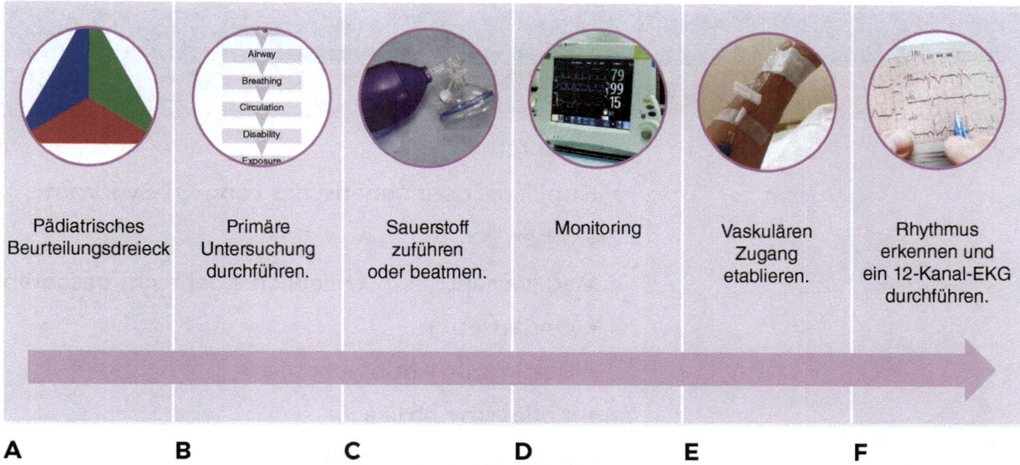

Abbildung 6-2 Die prähospitale Behandlung einer SVT sollte in folgenden Schritten erfolgen.

A. Verwendet mit Genehmigung der American Academy of Pediatrics, Pediatric Education for Prehospital Professionals, © American Academy of Pediatrics, 200; **B.**© Jones & Bartlett Learning; **C.** © Jones & Bartlett Learning. Mit freundlicher Genehmigung von MIEMSS; **D.** © Bymuratdeniz/E+/Getty Images; **E.** © Natnaree sangkaew/Shutterstock; **F.** © Diy13/Shutterstock

SVT-BEHANDLUNG STICHPUNKTE

- **Der Ablauf und die Optionen der Behandlung können je nach den aktuellen Richtlinien der American Heart Association (AHA) oder lokalen Protokollen variieren.**
- **Trennen Sie das Kind nach Möglichkeit nicht von der Betreuungsperson.**
- **Überwachen Sie die Patienten auf Atemdepression und hämodynamische Instabilität, wenn Sie eine Sedierung verabreichen.**
- **Kontinuierliche Pulsoximetrie und endtidales CO_2 ($etCO_2$) sollten angewendet werden.**
- **Erfassen Sie alle Rhythmusänderungen in Echtzeit mit EKG-Ausdrucken.**

Die VT ist bei Säuglingen und Kindern relativ selten. Sie wird am häufigsten durch Hypoxie oder Hypoperfusion ausgelöst. Dieser Rhythmus kann in eine pulslose VT, Kammerflimmern (VF) und schließlich in eine Asystolie übergehen, wenn er nicht aggressiv behandelt wird.

Andere Ursachen für VT als Hypoxie und Hypoperfusion sind in **Tabelle 6-5** aufgeführt.

Eine VT kann monomorph oder polymorph sein. Es gibt zwei mögliche Algorithmen für die VT: stabil und instabil. Die Behandlung hängt in hohem Maße von der Stabilität des Patienten ab. Die Stabilität des

Die Überdosierung von trizyklischen Antidepressiva ist eine relativ häufige Ursache für QT-Verlängerungen und ventrikuläre Tachykardien. In der Regel nehmen Säuglinge oder Kinder dieses Medikament durch einen unbeabsichtigten Medikamentenfehler oder eine Überdosierung zu sich. Die frühzeitige Verabreichung von Natriumbicarbonat 1 mmol/kg intravenös kann im Verlauf der Behandlung lebensrettend sein.

Patienten wird *in erster Linie* anhand des Vorhandenseins oder Fehlens einer kardiopulmonalen Beeinträchtigung beurteilt.

Die ersten Schritte zur Behandlung von VT umfassen Anamnese, körperliche Untersuchung und Beurteilung. Sauerstoffzufuhr und Beatmung sollten optimiert werden. Es sollte ein EKG-Monitor angelegt und ein IV-Zugang gelegt werden. Sobald der Rhythmus als VT identifiziert wurde, ist die Behandlung entsprechend der Stabilität des Patienten fortzusetzen.

Stabile ventrikuläre Tachykardie

Bei Patienten mit einer Tachykardie mit einer QRS-Dauer von ≥0,09 Sekunden und ohne Anzeichen einer kardialen Beeinträchtigung sollten Sie davon ausgehen, dass sie eine stabile VT haben. Wenn der Rhythmus regelmäßig ist und ein monomorpher QRS- Komplex vorliegt, sollte die Verwendung von Adenosin in Betracht gezogen werden, um die Unterscheidung zwischen stabiler VT und SVT zu erleichtern.

Tabelle 6-5 Ausgewählte Ursachen der ventrikulären Tachykardie

Zustand	Prädisponierende Faktoren
Long-QT-Syndrom	Angeboren ▪ Familiäres oder genetisches Long-QT-Syndrom Erworben ▪ Medikamente,* einschließlich, aber nicht beschränkt auf: • Ondansetron • Bestimmte Antipsychotika • Antidysrhythmika • Bestimmte Antibiotika • Antihistaminika
Elektrolyt-Störungen	Dialyse Nierenversagen Hochdosierte ß2-Sympathomimetika Verabreichung von Insulin, insbesondere bei diabetischer Ketoazidose Diuretische Therapie Anorexia nervosa mit Purging-Verhalten
Toxische Exposition oder Verschlucken	Organophosphat-Vergiftung Arsen
Umweltfaktoren	Unterkühlung
Strukturelle oder überleitungsbezogene Herzfehler	Kürzlich stattgefundene Herzoperationen oder zuvor korrigierte angeborene Herzfehler
Infektion	Kürzlich aufgetretene Virusinfektion, die zu einer Myokarditis führen kann Bakterielle Infektion, die zu Endokarditis führt

*Es ist nicht notwendig, sich alle diese Medikamente zu merken, da die Liste erschöpfend ist. Es ist wichtig, eine gründliche Anamnese zu erheben, um die Einnahme oder unbeabsichtigte Exposition gegenüber diesen Medikamenten zu überprüfen.

Die Dosierung von Adenosin ist die gleiche wie bei einer SVT:

- 0,1 mg/kg rascher intravenöser Bolus, gefolgt von einer Nachspülung
- Die maximale Anfangsdosis beträgt 6 mg.
- Eine zweite Dosis von 0,2 mg/kg, die schnell intravenös verabreicht wird, gefolgt von einer Nachspülung, kann verabreicht werden, wenn der Patient auf die erste Dosis nicht anspricht.
- Die maximale zweite Dosis beträgt 12 mg.
- In einigen Fällen kann eine dritte Dosis verabreicht werden, jedoch nur nach den örtlichen Protokollen.

Instabile ventrikuläre Tachykardie

Bei Patienten mit hämodynamischer Instabilität sollte unverzüglich eine synchronisierte Kardioversion durchgeführt werden (**Abbildung 6-3**). Eine instabile

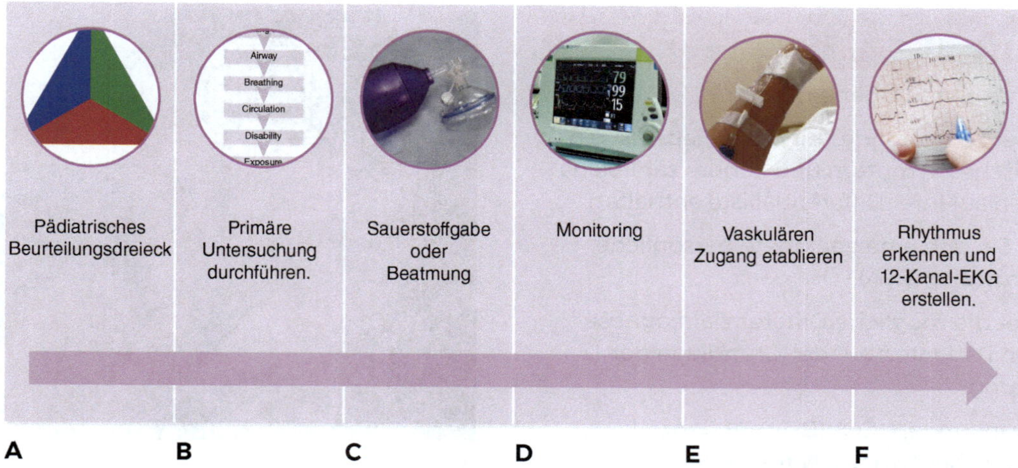

Abbildung 6-3 Die prähospitale Behandlung einer ventrikulären Tachykardie sollte in folgenden Schritten erfolgen.

A. Verwendet mit Genehmigung der American Academy of Pediatrics, Pediatric Education for Prehospital Professionals, © American Academy of Pediatrics, 200; **B.** © Jones & Bartlett Learning; **C.** © Jones & Bartlett Learning. Mit freundlicher Genehmigung von MIEMSS; **D.** © Bymuratdeniz/E+/Getty Images; **E.** © Natnaree sangkaew/Shutterstock; **F.** © Diy13/Shutterstock

VT mit Puls ist ein Rhythmus mit hohem Risiko einer Verschlechterung bis hin zur Pulslosigkeit und zum Herzstillstand. Eine Sedierung kann in Betracht gezogen werden, jedoch nur, wenn sie die Behandlung nicht verzögert oder eine hämodynamische Instabilität verursacht.

Die geeignete Energiedosierung für die synchronisierte Kardioversion ist wie folgt:

- 0,5-1 J/kg Anfangsdosis
- Erhöhung auf 2 J/kg für nachfolgende Versuche

Amiodaron und Lidocain sind häufig verwendete Antiarrhythmika für diesen Zustand. In der aktuellen Literatur gibt es keine Belege für die Überlegenheit des einen Wirkstoffs gegenüber dem anderen. Zu den Faktoren, die sich auf die Entscheidung auswirken, welcher Wirkstoff verwendet werden sollte, gehören die Verfügbarkeit, die Kenntnis des Anwenders und die Präferenz der ärztlichen Leitung. Außerdem kann es sein, dass Patienten mit einer bekannten VT-Anamnese bereits täglich ein Antiarrrhythmikum einnehmen. Diese Information ist wichtig, da diese möglicherweise eine Behandlung angestrebt wird, die in Kombination mit der Therapie, die der Patient bereits erhält, eine additive oder synergistische Wirkung hat.

Jeder Patient ohne Puls sollte nach dem Algorithmus für einen pulslosen Herzstillstand behandelt werden. Die Einzelheiten dazu werden später erörtert.

VT-BEHANDLUNG STICHPUNKTE

- **Wenn Antiarrhythmika eingesetzt werden, sind die aktuellen AHA-Richtlinien oder lokale Protokolle zu beachten.**
- **Führen Sie vor und nach der Kardioversion ein 12-Kanal-EKG durch, sofern möglich.**
- **Überwachen Sie den hämodynamischen Status während des gesamten Transports sorgfältig und seien Sie darauf vorbereitet, schnell auf einen Herzkreislaufstillstand zu reagieren, da sich diese Patienten rasch verschlechtern können.**

FALLSTUDIE

Fall 1

Alarmierung

Es ist 4.30 Uhr und Sie und Ihr Partner werden zu einem 12 Monate alten Mädchen mit Fieber gerufen, das "nicht aufhören will zu weinen". Der Einsatzort ist ein zweistöckiges Einfamilienhaus. Es ist ein Frühlingsmorgen und die Außentemperatur beträgt 25°C (77°F).

Ersteindruck

Die Mutter steht vor ihrem Fahrzeug, während das Kind in seinem Autositz gesichert ist. Als Sie sich nähern,

Fragen zum Fall

- Was sind Ihre ersten Überlegungen?
  - Ein schwer zu tröstendes Kind mit Fieber ist ein unspezifisches Symptom und könnte zahlreiche Diagnosen auf Ihrer Differentialliste enthalten.
- Überlegen Sie sich eine geeignete persönliche Schutzausrüstung (PSA).
  - Wie lautet die mögliche Differenzialdiagnose für diesen Patienten auf der Grundlage der Alarmierung?
  - Viruserkrankungen (COVID-19, Influenza, Respiratorisches Synzytialvirus [RSV])
  - Dehydrierung
  - Misshandlung/nicht unfallbedingtes Trauma
  - Intussuszeption
  - Herzrhythmusstörungen
  - Verschlucken oder Vergiftung

erscheint die Situation sicher. Die Mutter erzählt Ihnen, dass die Patientin die ganze Nacht über untröstlich war. Sie fühlte sich warm an und die Mutter befürchtet, dass sie Fieber hat. Sie haben gerade eine Runde um den Block gedreht, um die Patientin zu beruhigen.

- Pädiatrisches Beurteilungsdreieck (**Abbildung 6-4**)
- Erscheinungsbild
  - Wachsam, aktiv, untröstlich
- Atemarbeit
  - **N**asenflügeln nicht vorhanden
  - **E**inziehungen nicht vorhanden
  - **H**örbare Atemwegsgeräusche - bei der Erstbeobachtung wurden keine abnormen Geräusche festgestellt
  - **P**ositionierung - aktives Weinen ohne Vorbeugen oder aktive Positionierung zum Freihalten der Atemwege
- Circulation / Kreislauf
  - Angemessene Hautfarbe ohne Anzeichen einer schlechten Durchblutung

Primary Survey

Der Primary Survey für diesen Patienten ergab Folgendes:

X-Keine *Blutung gefunden*

A - *Die Atemwege sind frei und durchlässig. Der Patient weint laut und hat keine hörbaren* Atemwegsgeräusche.

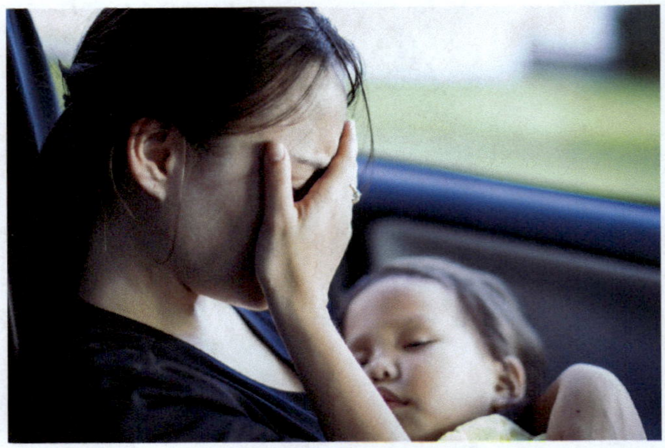

A

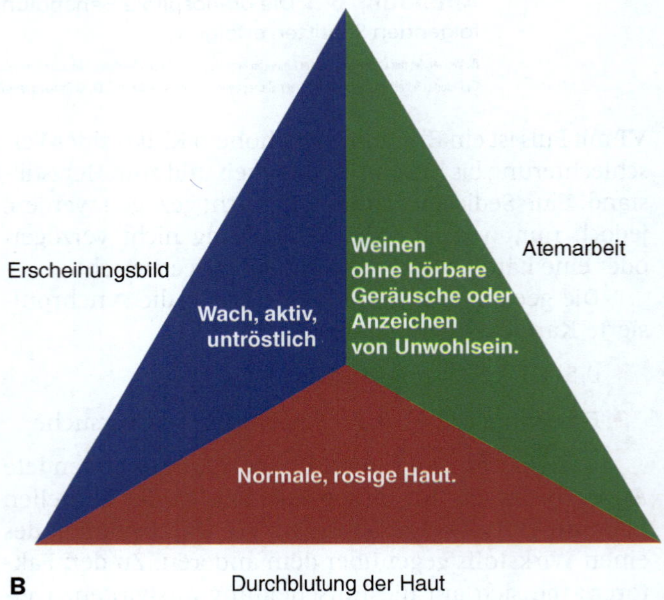

B

Abbildung 6-4 Sie werden zu einem 12 Monate alten Kind mit Fieber gerufen.

A. © christinarosepix/Shutterstock; **B.** Verwendet mit Genehmigung der American Academy of Pediatrics, Pediatric Education for Prehospital Professionals, © American Academy of Pediatrics, 2000

Fragen zum Fall

- Ist dieser Patient nach Ihrem ersten Eindruck "kritisch" oder "nicht kritisch"?
- Dieser Patient weist keine Anzeichen einer hämodynamischen oder respiratorischen Beeinträchtigung auf.
- Derzeit ist der Patient "Nicht kritisch".
- Denken Sie daran, dass sich die Priorität des Patienten im Verlauf der Anamnese und der körperlichen Untersuchung ändern kann.

B- Schnell mit guter Hebung und Senkung des Brustkorbs. Die Lunge ist beidseitig frei.

C-Periphere Pulse sind intakt und stark. Die Haut ist warm und gut durchblutet. Die Rekapillarisierung beträgt weniger als 2 Sekunden.

D-Alert (wach); Glasgow Coma Scale (GCS) Wert 15 (E4, V5, M6).

E-Die Patientin sitzt auf dem Autositz eines Fahrzeugs. Bei der Untersuchung wurden keine Abnormitäten festgestellt; die Patientin fühlt sich jedoch warm an und Sie vermuten, dass sie Fieber hat.

- Welche ersten Maßnahmen und Behandlungen würden Sie auf der Grundlage der in der ersten Umfrage gewonnenen Erkenntnisse ergreifen?
  - Die Behandlung dieser Patientin sollte sich zunächst auf die notwendigen Maßnahmen zur Beruhigung konzentrieren.
  - Durch die Beruhigung des Patienten wird der Sauerstoffbedarf gesenkt.
  - Bei Patienten mit Fieber kann die Senkung der Temperatur zur Verbesserung des kardialen und respiratorischen Status beitragen.
    - Eine Fiebersenkung kann durch die Optimierung der Umgebungsfaktoren erreicht werden. Dazu gehört das Entfernen übermäßiger Kleidung und die Verlegung des Patienten in eine Umgebung, in der die Temperatur kontrolliert und angemessen ist.
    - Die Verabreichung von fiebersenkenden Medikamenten wie Paracetamol oder Ibuprofen hilft, das Fieber zu senken. Fragen Sie die Eltern, wann sie das letzte Mal diese Medikamente verabreicht haben, und konsultieren Sie die örtlichen Protokolle.

Erweiterte Untersuchung

Anamneseerhebung

Nachdem Sie die Patientin in den Rettungswagen gebracht haben, stellen Sie weitere Fragen zur Krankengeschichte der Patientin, während Ihr Partner Maßnahmen zur Kontrolle ihrer Temperatur ergreift.

OPQRST:

- **O**nset: Der Zustand trat schnell auf, im Laufe der letzten 6 Stunden.
- **P**rovokation/Palliation: Die Eltern sind sich keiner Faktoren bewusst, die ihren Zustand verschlechtern oder verbessern.
- **Q**ualität: Nicht bewertbar
- **R**adiationg: Kann nicht bewertet werden
- **S**chweregrad: Unbekannt
- **T**iming: 6 Stunden

SAMPLER:

- **A**nzeichen/Symptome: Die Patientin verlor am Vorabend ihren Appetit. Sie hat nicht gut gegessen und sich nach dem Abendessen einmal übergeben. Sie war sehr unruhig und untröstlich. Sie hat sich warm angefühlt.
- **A**llergien: Keine bekannten Allergien gegen Medikamente, Lebensmittel oder die Umwelt
- **M**edikamente: Ihre Eltern haben ihr 4 Stunden vor Ihrer Ankunft eine angemessene Dosis Paracetamol gegeben.
- **M**edizinische Vorgeschichte: Keine
- **L**etzte orale Einnahme: 19:00 Uhr am Vorabend
- **D**ie Ereignisse, die zu dem Notfall führten: Das Kind hat die ganze Nacht nicht geschlafen und ständig geweint. Ihre Eltern riefen den Bereitschaftsdienst in der Praxis ihres Kinderarztes an, der ihnen riet, den Notruf zu wählen.
- **R**isikofaktoren: Mögliche Infektion

Vitalzeichen und Messwerte

Während Sie die Krankengeschichte besprachen, wurde der Patient an den EKG-Monitor angeschlossen und die folgenden Vitalparameter wurden gemessen (**Abbildung 6-5**):

Herzfrequenz:

- 229 Schläge/min
- Das EKG scheint eine Schmalkomplextachykardie ohne P-Wellen zu zeigen.
- Dieser Wert ist deutlich erhöht und kann eine Folge ihrer Reizbarkeit oder die Ursache dafür sein.

SpO_2:

- 95% bei Raumluft (RA)
- Die Sättigung dieses Patienten ist gut, jedoch kann zusätzlicher Sauerstoff den kardialen Bedarf unterstützen, indem er den Partialdruck des im Blut verfügbaren Sauerstoffs erhöht.

$ETCO_2$:

- 34 mm Hg
- Der Patient ist aufgrund der Tachypnoe und des Schreiens leicht hypokapnisch.

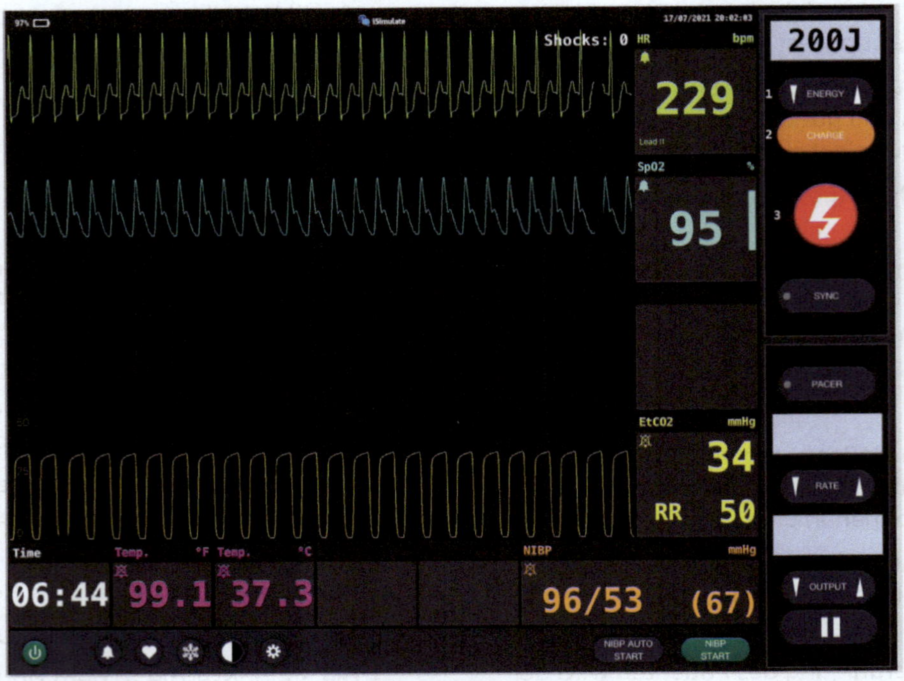

Abbildung 6-5 Die Vitalzeichen der Patientin zeigen an, dass sie tachypnoeisch ist.

Mit freundlicher Genehmigung von iSimulate.

Atemfrequenz:

- 50 Atemzüge/min
- Bei fiebrigen Patienten kann Tachypnoe auftreten, um den Stoffwechselbedarf zu decken und die aktive Kühlung zu unterstützen.

Blutdruck:

- 96/53 mm Hg
- Der Blutdruck der Patientin ist intakt; wahrscheinlich kompensiert sie jedoch.

Temperatur:

- 99.1°F (37.3°C)
- Fieber kann zu der Tachykardie beitragen.
- Fieberhafte Erkrankungen können bei Patienten mit einer zugrundeliegenden Erregungsleitungsanomalie die Schwelle für eine SVT senken.

Blutzucker:

- 94 mg/dL

Gewicht:

- 10 kg mittels längenbasierter Gewichtsschätzung

Die Patientin ist ein zuvor gesundes 12 Monate altes Mädchen, das seit etwa 6 Stunden Fieber hat und untröstlich ist. Ihr EKG zeigt eine Schmalkomplextachykardie mit einer Frequenz von >220 und keinen P-Wellen, was einer SVT entspricht. Sie ist derzeit hämodynamisch stabil mit leichter Atemnot (Tachypnoe).

Ausführliche Prüfung

HEENT (Abbildung 6-6):

- **Kopf**: Feuchte Schleimhäute
- **Augen**: PERRL; Tränen vorhanden
- **Ohren**: Unauffällig
- **Nase**: Schleim vorhanden
- **Rachen**: Unauffällig

Brustkorb, Herz und Lunge:

- Pulse: Periphere Pulse tastbar und schnell
- Auskultation des Herzens: Regelmäßige Frequenz und Rhythmus; aufgrund der schnellen Frequenz nicht in der Lage, ein Herzgeräusch, Reiben oder weiteres zu erkennen
- Auskultation der Lunge: Die Lungen sind bei der Auskultation beidseitig deutlich zu hören. Die Atemgeräusche sind gleichmäßig.
- Untersuchung des Brustkorbs: Die Bewegung der Brustwand ist symmetrisch. Bei der visuellen Inspektion wurden keine Verletzungen des Brustkorbs festgestellt.

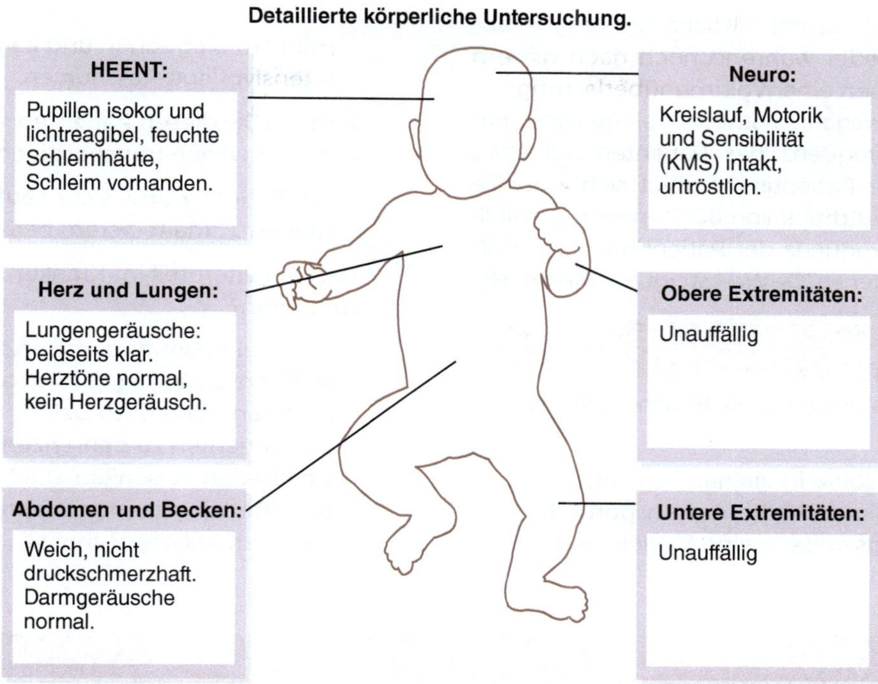

Abbildung 6-6 Würden Sie bei diesem Kind eine Untersuchung von Kopf bis Fuß oder von Fuß bis Kopf in Betracht ziehen?

Neurologisch:

- Neurovaskulärer Status intakt

Abdomen und Becken:

- Weich und unempfindlich. Die Darmgeräusche sind vorhanden und normal.

Gliedmaßen:

- Obere Extremitäten: Unauffällig
- Untere Extremitäten: Unauffällig

Rücken:

- Unauffällig

Behandlung

Die Erstbehandlung dieses Patienten sollte sich auf grundlegende lebenserhaltende Maßnahmen (BLS) konzentrieren, um die Sauerstoffversorgung und die Hämodynamik zu optimieren. Die Verabreichung von Sauerstoff an einen Patienten, der tachypnoeisch und tachykard ist, ist nicht unvernünftig, selbst bei einer Sauerstoffsättigung von mehr als 94 % bei Raumluft. Wenn der Patient keine Sauerstoffbrille oder Maskenbeatmung verträgt, kann eine Blow-by-Sauerstoffgabe in Betracht gezogen werden. Es ist auch sinnvoll, den Patienten in eine bequeme Position zu bringen und die Belastung so gering wie möglich zu halten, indem der Patient, wann immer es möglich ist, bei einer Pflegeperson bleiben kann. Eine vagale Stimulation mit nichtinvasiven Maßnahmen sollte ebenfalls in Betracht gezogen werden.

Es sollte ein Gefäßzugang gelegt werden. Fiebrige Patienten mit schnellen Atem- und Pulsfrequenzen sind anfällig für Dehydrierung durch unerkannten Flüssigkeitsverlust und profitieren wahrscheinlich von einem angemessenen Flüssigkeitsbolus.

Die Verabreichung von Adenosin kann in Betracht gezogen werden, wenn die Beruhigung des Kindes oder vagale Manöver keine Verbesserung der Herzfrequenz bewirken. Einzelheiten zur Verwendung und Verabreichung von Adenosin finden Sie in den weiter oben in diesem Kapitel beschriebenen Schritten. Ziehen Sie eine synchronisierte Kardioversion in Betracht, wenn das Kind dekompensiert.

Transportieren Sie den Patienten in die nächstgelegene, am besten geeignete Klinik. Das Rettungsdienstpersonal sollte auf eine schnelle Dekompensation vorbereitet sein. Besprechen Sie mit Ihrem Partner auf dem Weg zur Klinik, welche Schritte Sie unternehmen können, wenn der Patient während des Transports dekompensiert. Die Behandlungsstrategie richtet sich weitgehend nach den lokalen Protokollen, Richtlinien und verfügbaren Ressourcen.

Weiterer Verlauf

Die körperliche Untersuchung dieses Patienten ergibt keine Anzeichen für eine Überlastung oder ein Versagen des Herzens. Es wird ein Gefäßzugang gelegt und ein Bolus von 200 ml normaler Kochsalzlösung verabreicht (20 ml/kg). Weder während noch nach diesem Bolus gab es Anzeichen einer Volumenüberlastung.

Nachdem Sie vagale Manöver eingeleitet haben sinkt die Herzfrequenz des Patienten auf etwa 140 Schläge/min. Die Patientin beruhigt sich, und Sie können nun einen Blutdruck von 88/56 mm Hg (stabil) ermitteln. Die Atemfrequenz der Patientin sinkt auf 30 Atemzüge/min und der etCO$_2$-Wert steigt auf 36 mm Hg.

Fragen zum Fall

- Wo ist der am besten geeignete Behandlungsort und warum?
  - Dieser Patient sollte in die nächstgelegene geeignete pädiatrische Klinik transportiert werden, vorzugsweise in eine Einrichtung mit kardiologischen und kardiologischen Intensivpflege-Ressourcen.
- Können Sie diesen Patienten sicher in Ihrem Rettungswagen transportieren?
  - Der Patient wurde sicher auf dem Kinderrückhaltesystem befestigt.
- Darf ein Elternteil im Krankenwagen mitfahren?
  - Wenn eine Betreuungsperson mit dem Kind mitfahren und bei der Versorgung helfen darf, kann dies dazu beitragen, die Belastung des Patienten zu begrenzen und damit den Herzbedarf zu senken. Die Mutter durfte mit dem Rettungsteam mitfahren und wurde auf der Sitzbank angeschnallt.

NACHBEREITUNG DES FALLS

Diagnose: Supraventrikuläre Tachykardie

Bei der Ankunft im Krankenhaus war der Zustand der Patientin stabil. Sie wurde zur engmaschigen Beobachtung mit Telemetrie auf der Station aufgenommen. Sie hatte keine weiteren SVT-Episoden und wurde mit einer engen Nachsorge durch ihren Kinderarzt und einen Kinderkardiologen entlassen.

MERKE

Die SVT ist die häufigste behandlungsbedürftige pathologische Rhythmusstörung bei Kindern. Rettungsdienstpersonal sollten darauf vorbereitet sein, grundlegende und erweiterte Therapien für diese Rhythmusstörung durchzuführen. Viele Patienten bleiben stabil und benötigen nur einen minimalen Eingriff; in einigen Fällen kann es jedoch zu einer raschen Verschlechterung kommen.

Der Transport in eine Klinik mit Zugang zu pädiatrisch-kardiologischen Ressourcen ist wichtig und sollte, wenn möglich, bevorzugt werden.

Bradykardie

Bradykardie ist eine für das Alter abnorm niedrige Herzfrequenz (**Abbildung 6-7**). Nicht jede Bradykardie ist pathologisch. In einigen Fällen können Patienten eine Ruheherzfrequenz haben, die unter der unteren Grenze des Normalbereichs liegt, und dennoch eine ausreichende periphere Perfusion aufrechterhalten. Dies ist häufig bei Sportlern und körperlich fitten Personen sowie bei einigen Kindern im Schlaf der Fall.

Häufige pathologische Ursachen der Bradykardie sind in **Tabelle 6-6** zusammengefasst.

Das Gesamtmanagement der symptomatischen Bradykardie zielt darauf ab, die zugrunde liegende Ursache zu ermitteln und zu behandeln. In Fällen, in denen die zugrunde liegende Ursache nicht behandelt werden kann, kann eine direkte Stimulation des Herzens erforderlich sein.

Häufige Befunde bei Bradykardie

Kinder mit Bradykardie haben oft eine Vorgeschichte mit Unruhe, Lethargie, Reizbarkeit oder schlechter Nahrungsaufnahme. Bei einigen Säuglingen kann es zu Atemstillständen kommen, die zu einer Bradykardie führen, insbesondere wenn sie als Frühchen geboren wurden. Ältere Kinder können Schwindelgefühle, Schwäche, Synkopen und Dyspnoe beschreiben. Es kann schwierig sein, die Beschwerden des Patienten festzustellen, da die Kinder möglicherweise nicht in der Lage sind, den Anwesenden mitzuteilen, was sie empfinden.

Ein veränderter mentaler Status ist ein Spätzeichen und zeigt an, dass das Gehirn nicht ausreichend durchblutet wird, um das Gewebe ausreichend mit Sauerstoff zu versorgen. Hypotonie und Schock können bei Patienten mit verändertem Mentalstatus infolge einer Bradykardie auftreten.

Bei Patienten mit verändertem Mentalstatus oder Krampfanfällen sollte ein erhöhter ICP als

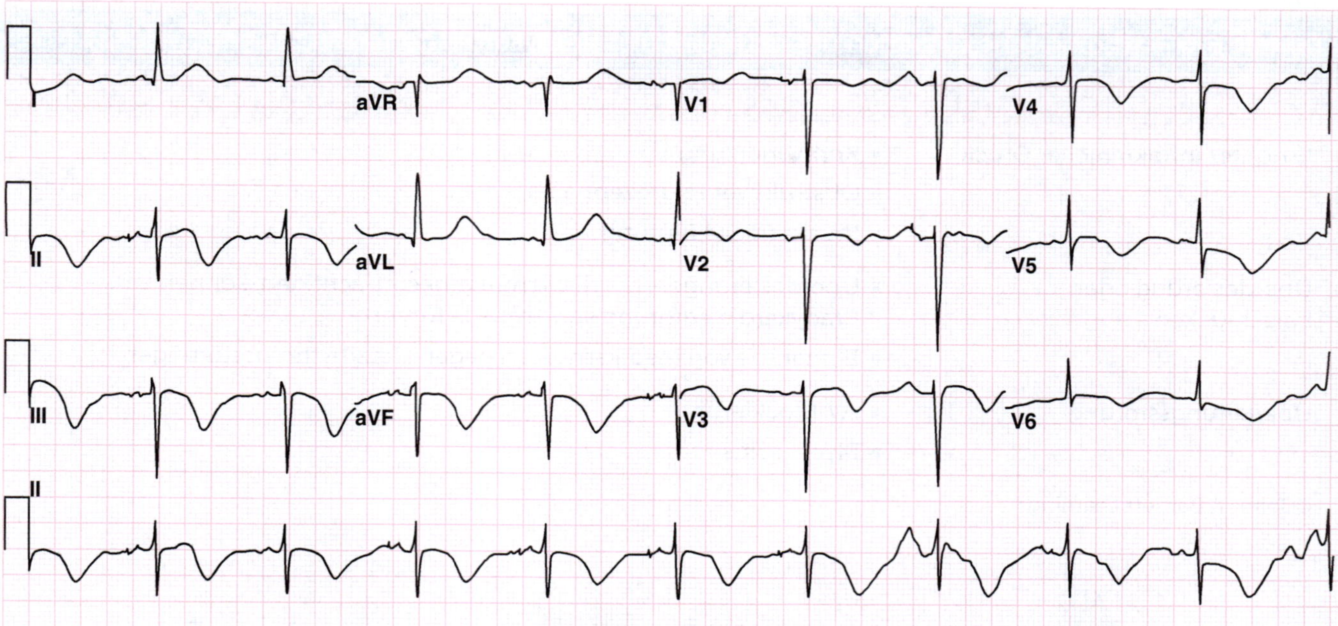

Abbildung 6-7 EKG mit Bradykardie. Nicht jede Bradykardie ist pathologisch.

Aus Arrhythmie-Erkennung: Die Kunst der Interpretation, mit freundlicher Genehmigung von Tomas B. Garcia, MD.

Tabelle 6-6 Pathologische Ursachen der pädiatrischen Bradykardie

Ursache	Niederschlagende Faktoren
Hypoxie	▪ Hypoventilation ▪ Obstruktion der Atemwege ▪ Ertrinken ▪ Erstickung ▪ Atemanhalten bei z.B. Schreikrampf
Vagale Stimulation	▪ Intubation oder Laryngoskopie ▪ Einsetzen eines supraglottischen Atemwegs ▪ Tiefes Absaugen ▪ Plötzliche Kälteeinwirkung ▪ Schmerz ▪ Valsalva
Elektrolytstörung	▪ Nierenversagen ▪ Einnahme von Giftstoffen ▪ Essstörungen ▪ Gebrauch/Missbrauch von Abführmitteln oder Diuretika
Unterkühlung	▪ Umwelt ▪ Säuglinge und Neugeborene, die während der Untersuchung und des Transports entkleidet sind

(*fortsetzen*)

Tabelle 6-6 Pathologische Ursachen der pädiatrischen Bradykardie (*fortgesetzt*)

Ursache	Niederschlagende Faktoren
Erhöhter intrakranieller Druck	▪ Kopfverletzung ▪ Obstruktiver Hydrozephalus ▪ Intrakranielle Blutung
Überdosierung oder Verschlucken	▪ Überdosierungen, die die Atmung beeinträchtigen, können zu Bradykardie aufgrund von Hypoxie führen ▪ Einnahme von Medikamenten gegen Herzrhythmusstörungen
Überleitungsstörung	▪ AV-Blockierung ▪ Myokarditis

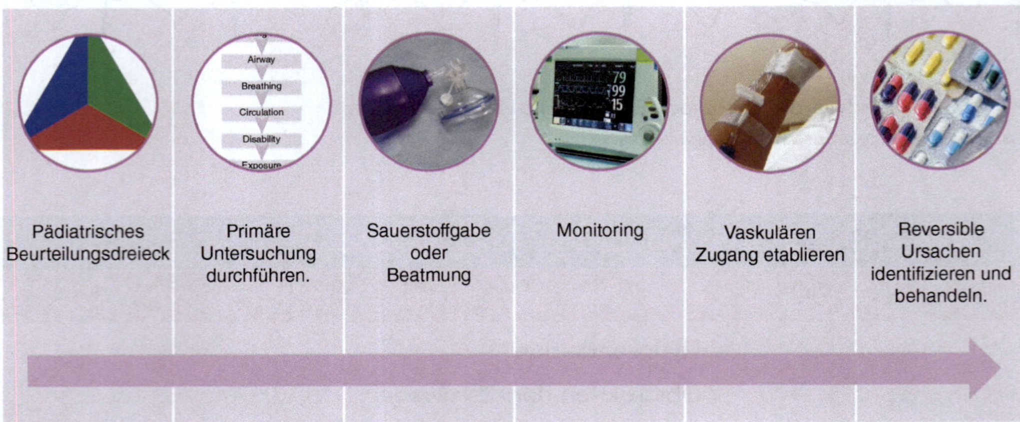

A B C D E F

Abbildung 6-8 Die Behandlungsschritte bei pädiatrischer Bradykardie.

A. Verwendet mit Genehmigung der American Academy of Pediatrics, Pediatric Education for Prehospital Professionals, © American Academy of Pediatrics, 200; **B.** © Jones & Bartlett Learning; **C.** © Jones & Bartlett Learning. Mit freundlicher Genehmigung von MIEMSS; **D.** © Bymuratdeniz/E+/Getty Images; **E.** © Natnaree sangkaew/Shutterstock; **F.** © Nokwalai/Shutterstock.

Differenzialdiagnose in Betracht gezogen werden, insbesondere bei erhöhtem Blutdruck. Ein veränderter mentaler Status mit Bradykardie, Bluthochdruck und Krampfanfällen sollte bis zum Beweis des Gegenteils als erhöhter ICP angesehen werden. Dies erfordert einen raschen Transport und wahrscheinlich einen neurochirurgischen Eingriff zur Behebung.

Behandlung von Bradykardien

Wie bei allen Herzrhythmusstörungen richtet sich die Behandlung in erster Linie nach dem klinischen Zustand des Patienten (**Abbildung 6-8**). Stabile Patienten sollten engmaschig überwacht und ohne Verzögerung transportiert werden. Das Rettungsdienstpersonal sollte sich auf eine rasche Dekompensation einstellen und bereit sein, gegebenenfalls Wiederbelebungsmaßnahmen durchzuführen.

Bei instabilen Patienten sind die ersten Schritte zur Behandlung einer Bradykardie ähnlich wie bei anderen Herzrhythmusstörungen. Atemwege und Beatmung sollten gesichert werden, da eine Hypoxie die bei weitem häufigste Ursache einer Bradykardie bei Kindern ist. Bei Patienten mit einem Puls von weniger als 60 Schlägen/Min., die einen veränderten Bewusstseinszustand und andere Anzeichen für eine schlechte Durchblutung aufweisen, sollte eine kardiopulmonale Reanimation (CPR) mit hochwertiger Thoraxkompression eingeleitet werden, während gleichzeitig versucht wird, reversible Ursachen zu identifizieren und zu behandeln.

Sobald die Sauerstoffversorgung, die Beatmung und der Kreislauf sichergestellt sind, sollte der Patient an einen Herzmonitor angeschlossen werden. Außerdem sollte ein peripherer IV-Zugang gelegt werden (ein intraossärer [IO]-Zugang kann bei einem kranken oder dekompensierenden Patienten bei Bewusstsein in Betracht gezogen werden). Wenn möglich, sollte ein 12-Kanal-EKG angefertigt werden, aber verzögern Sie nicht die Notfallversorgung eines instabilen Patienten, um dies zu tun.

Sobald diese Maßnahmen ergriffen wurden, sollten der Rettungsdienst damit beginnen, die folgenden potenziell reversiblen Ursachen zu bearbeiten und anzugehen:

- Hypoxie
  - Optimieren Sie die Ventilation und Sauerstoffzufuhr.
- Hypovolämie
  - Isotone kristalloide Boli verabreichen.
- Hypoglykämie
  - Glukose intravenös verabreichen.
- Erhöhter Vagustonus
  - Entfernen oder beheben Sie vagale Stimuli
- Hyperkaliämie
  - Natriumbicarbonat 1 mmol/kg IV/IO
  - Kalziumglukonat 50 mmol/kg IV/IO
- Azidose
  - Behandeln Sie Hypoventilation oder andere respiratorische Ursachen.
  - Natriumbicarbonat 1 mmol/kg IV/IO kann in einigen Fällen angemessen sein, z. B. bei Verschlucken einer toxischen Substanz oder Überdosierung - konsultieren Sie bei Bedarf den Giftnotruf.
- Unterkühlung
  - Optimieren Sie die Umgebungsfaktoren, um eine normale Temperatur herzustellen.
- Überdosis
  - Versuchen Sie, eine mögliche Ingestion oder Überdosierung zu identifizieren und stellen Sie ein geeignetes Gegenmittel bereit, falls verfügbar.
  - Bei bekannter oder vermuteter Opioid-Überdosierung sollte Naloxon bis zu 0,1 mg/kg IV/IO/IM/IN verabreicht werden.
  - Überdosierungen von Kalziumkanal- und Betablockern können positiv ansprechen auf:
  - Kalziumglukonat 20 mg/kg IV/IO
  - Glukagon 0,1 mg/kg IV/IO
  - Adrenalin-Infusion 0,1 µg/kg/min zur Unterstützung des hämodynamischen Systems
- Geben Sie Informationen an das aufnehmende Krankenhaus weiter, damit dieses gegebenenfalls geeignete Medikamente zur Behandlung einer Überdosierung bereithalten kann.

Adrenalin

Adrenalin ist das bevorzugte Mittel der ersten Wahl bei der Behandlung einer Bradykardie, die auf die BLS-Maßnahmen nicht anspricht. Die angemessene Dosis beträgt 0,01 mg/kg IV/IO alle 3 bis 5 Minuten. Überprüfen Sie vor der Verabreichung immer Ihre Berechnungen und vergewissern Sie sich, dass die Dosis und das Volumen richtig berechnet wurden.

Die Notfallbehandlung der pädiatrischen Bradykardie unterscheidet sich von der Bradykardie bei Erwachsenen insofern, das Adrenalin das Medikament der ersten Wahl ist. Eine wichtige Ausnahme besteht, wenn die Bradykardie auf einen bekannten oder vermuteten erhöhten Vagustonus zurückzuführen ist. Atropin ist besonders wirksam bei der Behebung von Bradykardien, die auf einen erhöhten Vagustonus zurückzuführen sind und kann vor der Verabreichung von Adrenalin in Betracht gezogen werden, wenn das klinische Bild dies rechtfertigt. Beispiele hierfür sind Patienten, bei denen gerade eine tiefe nasopharyngeale Absaugung durchgeführt wurde, oder Patienten, bei denen gerade eine Laryngoskopie vorgenommen wurde.

Atropin

Atropin kann bei pädiatrischer Bradykardie verabreicht werden, wenn der Verdacht besteht, dass ein erhöhter Vagustonus die zugrunde liegende Ursache ist. Die Dosis für Atropin beträgt 0,02 mg/kg IV/IO. Diese Dosis kann einmal in 3 bis 5 Minuten wiederholt werden. Die Mindestdosis liegt bei 0,1 mg, die maximale Einzeldosis bei 0,5 mg.

Transkutane Stimulation

Alle bisher besprochenen Interventionen erhöhen in erster Linie die Frequenz des sinoatrialen Knotens (SA-Knoten). In Fällen, in denen die Erregungsleitung zwischen dem SA-Knoten und den Ventrikeln gestört, verzögert oder dissoziiert ist, führt die Erhöhung der SA-Knoten-Rate möglicherweise nicht zu einer Erhöhung der Ventrikelrate.

Zu den Situationen, in denen eine transkutane Stimulation in Betracht gezogen werden sollte, gehören die folgenden:

- Hochgradiger AV-Bblock, unabhängig von der Ursache (zweiter Grad und höher)
- AV-Überleitungsanomalien nach herzchirurgischen Eingriffen
- Patienten mit SA-Knoten-Denervierungsstatus nach Herztransplantation

Wenn die zugrundeliegende elektrische Aktivität keinen Auswurf generiert, ist eine Stimulation nicht indiziert und der Patient sollte mit dem Algorithmus für den pulslosen Herzstillstand (Pulslose Elektrische Aktivität; PEA) behandelt werden.

Die Stimulation gilt nicht als Standardbehandlung für pulslose elektrische Aktivität und ist im Allgemeinen nur bei Patienten mit zugrundeliegender elektrischer Aktivität, die perfundierende Schläge auslöst, angezeigt.

STICHPUNKTE ZUR BEHANDLUNG VON BRDAYKARDIEN

- **Eine stabile Bradykardie kann bei gesunden Personen, die eine gute Perfusion aufweisen, physiologisch sein.**
- **Die Behandlung einer instabilen Bradykardie sollte sich auf die Korrektur der Hypoxie durch Optimierung der Ventilation und Oxygenierung konzentrieren.**
- **Adrenalin ist die Therapie der ersten Wahl bei Bradykardie, die auf eine Optimierung der Beatmung und Oxygenierung nicht anspricht.**
- **Atropin ist das Mittel der zweiten Wahl und kann bei Verdacht auf einen erhöhten Vagustonus als erste Wahl angewendet werden.**
- **Bei einer kleinen Gruppe von Patienten kann eine transkutane Stimulation erforderlich sein.**

FALLSTUDIE

Fall 2

Alarmierung

Sie und Ihr Partner werden zu einem 7-jährigen Mädchen gerufen, das als "ertrunken, nicht ansprechbar" in einem Park beschrieben wird. Es ist 17:30 Uhr an einem Samstagabend. Die Außentemperatur beträgt 34,4°C (94°F).

Fragen zum Fall

- Was sind Ihre ersten Überlegungen?
  - Je nach der Lage des Parks kann die Sicherheit der Szene ein Problem darstellen. Ziehen Sie zusätzliche Ressourcen in Betracht, z. B. Strafverfolgungsbehörden und/oder spezialisierte Rettungsdienste.
  - Ausgehend von den Informationen in der Meldung handelt es sich bei dieser Situation mit hoher Wahrscheinlichkeit um einen Herzstillstand und Sie und Ihr Partner sollten sich darauf entsprechend vorbereiten. Es ist hilfreich, Maßnahmen, Interventionen und Medikamente im Voraus zu planen, falls möglich. Sie und Ihr Partner sollten auch überlegen, welches Transportziel angemessen ist und ob eine alternative Transportmethode, wie z. B. der Lufttransport, für diesen Patienten angezeigt ist.
- Was sind die möglichen Differentialdiagnosen für diesen Patienten auf der Grundlage der Alarmierung?
  - Abgesehen von der Tatsache, dass dieser Patient wahrscheinlich eine Verletzung durch Untertauchen (Ertrinken) erlitten hat, sollten auch andere mögliche Verletzungen und Erkrankungen in Betracht gezogen werden.
- Krampfanfall
  - Wenn der Patient eine Vorgeschichte von Anfallsleiden hat, ist es möglich, dass dem Ertrinken ein Anfall vorausgegangen ist, der zu einer veränderten Bewusstseinslage und einem verminderten Atemantrieb beitragen könnte.

- Herzrhythmusstörungen
  - Wenn der Patient eine zugrundeliegende Herzanomalie hat, könnten dem Ertrinken Herzrhythmusstörungen vorausgegangen sein, die zu einer veränderten Bewusstseinslage und einer Verletzung durch Untertauchen führten.
- Trauma
  - Wenn der Patient ins Wasser getaucht ist, sollte die Möglichkeit eines Kopf- und Wirbelsäulentraumas in Betracht gezogen werden. Besteht der Verdacht, dass dies nicht der Fall war, z. B. bei einem unbemerkten Ertrinken, sollten Ruhigstellungsmaßnahmen für die Halswirbelsäule getroffen werden.
- Intoxikation / Substanzeinnnahme
  - Es ist möglich, dass der Patient absichtlich oder unabsichtlich eine Substanz eingenommen hat, die eine Bewusstseinsstörung verursacht und zum Ertrinken geführt hat.
- Anaphylaxie
  - Wenn der Patient eine Allergie gegen Insektenstiche oder -bisse oder eine signifikante Nahrungsmittelallergie hat, sollte die Möglichkeit einer Anaphylaxie, die zum Ertrinken führen kann, im entsprechenden klinischen Kontext in Betracht gezogen werden.

Ersteindruck

Als Sie am Einsatzort vorfahren, scheint es keine unmittelbaren Sicherheitsbedenken zu geben. Ein Passant winkt Sie zu dem Patienten hinüber. Sie sehen ein 7-jähriges Mädchen, das in Rückenlage auf dem Boden liegt und eine Rettungsweste um die Taille trägt. Es gibt keine sichtbaren Bewegungen. Ein Familienmitglied wird von der Leitstelle in der praktischen Wiederbelebung angeleitet.

- Pädiatrisches Beurteilungsdreieck (**Abbildung 6-9**)
- Erscheinungsbild
  - Nicht ansprechbar
- Atemarbeit
  - Der Patient ist apnoeisch und hat keine sichtbaren Atemanstrengungen.
- Kreislauf
  - Der Patient ist blass und grau und weist eine Zyanose auf.

Ein Familienmitglied sagt: "Wir waren im Fluss schwimmen, und plötzlich war sie verschwunden!"

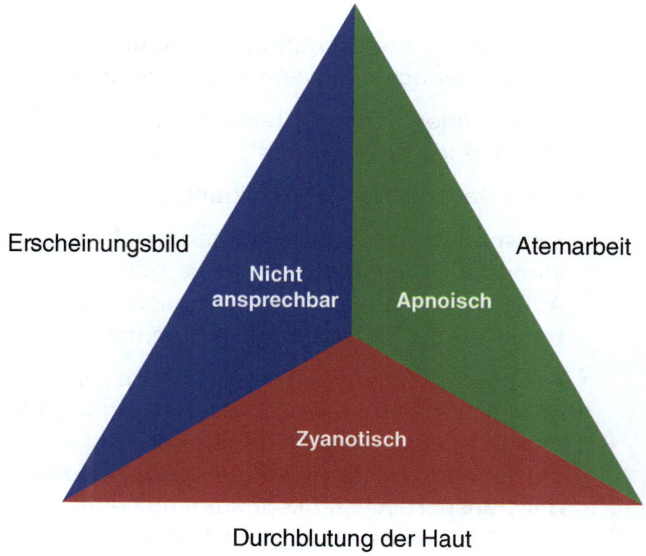

Abbildung 6-9 Bei diesem Patienten sind alle drei Seiten des pädiatrischen Beurteilungsdreiecks betroffen.

Nach Angaben des Passanten wurde das Kind flussabwärts gefunden, wo es sich in Baumwurzeln und anderem Unrat verfangen hatte. Sie war "blau und atmete nicht", als sie an das Ufer gezogen wurde.

Primary Survey

Der Primary Survey für diesen Patienten ergab Folgendes:

X-Keine Blutung festgestellt

A-Offen und frei

B-Apnoe ohne sichtbare Atmungsanstrengung

C - Keine tastbaren peripheren oder zentralen Pulse. Die Haut ist kalt, fühlt sich feucht an und ist marmoriert mit vorhandener Zyanose.

D-Nicht ansprechbar; GCS 3 (E1, V1, M1).

E-Liegen in Rückenlage auf dem Boden

Fragen zum Fall

- Welche weiteren Überlegungen haben Sie jetzt auf der Grundlage der ersten Informationen, die Sie erhalten haben?
  - Diese Patientin könnte auch multiple traumatische Verletzungen haben, weil er den Fluss hinuntergezogen wurde. Es sollten geeignete Traumavorsorgemaßnahmen getroffen und gegebenenfalls eine gründliche

detaillierte Untersuchung durchgeführt werden, jedoch nur, wenn es die Zeit erlaubt.

- Ist diese Patientin nach Ihrem ersten Eindruck "kritisch" oder "nicht kritisch"?
  - Diese Patientin ist "kritisch krank".
  - Sie ist pulslos, apnoisch und hat Anzeichen einer schlechten peripheren Durchblutung. Außerdem ist es sehr wahrscheinlich, dass sie traumatische Verletzungen erlitten hat.
  - Auch wenn Patienten "kritisch" sind, ist eine gründliche Anamnese und Beurteilung wichtig. Es gibt levensrettende Maßnahmen, die effizient durchgeführt werden müssen, bevor der Transport ins Krankenhaus eingeleitet wird. Ein "Load and Go"-Ansatz ohne Durchführung dieser Maßnahmen kann die Überlebenschancen des Patienten verringern.
  - Neben einer qualitativ hochwertigen CPR und anderen wichtigen BLS-Maßnahmen sollte bei diesem Patienten sorgfältig auf die Aufrechterhaltung der Normothermie geachtet werden. Eine Unterkühlung könnte die zugrunde liegende Pathologie verschlimmern und zu schlechten Überlebenschancen führen.
    - Verwenden Sie erwärmte Flüssigkeiten zur Wiederbelebung (falls verfügbar).
    - Optimieren Sie die Temperatur in der Transportumgebung.
    - Patienten, die nass sind, sollten so gut wie möglich abgetrocknet werden, um Wärmeverluste durch Verdunstung zu vermeiden.
    - Außer während der Untersuchung und Behandlung sollte der Patient so weit wie möglich zugedeckt werden, um die Körperwärme zu erhalten.

Fragen zum Fall

- Welche ersten Maßnahmen und Behandlungen würden Sie auf der Grundlage der in der ersten Umfrage gewonnenen Erkenntnisse ergreifen?
  - Die Erstbehandlung dieses Patienten sollte sich auf eine hochwertige CPR und andere BLS-Maßnahmen konzentrieren, um Hypoxie und fehlende Perfusion zu behandeln.
  - Die Intubation ist ein risikoreiches Ereignis mit geringer Häufigkeit bei pädiatrischen Patienten. Wenn eine adäquate Beuterl-Masken-Ventilation (BMV) erreicht werden kann, ist es sinnvoll, die Einführung eines fortgeschrittenen Atemwegs zu verschieben, bis die Rückkehr des Spontankreislaufs (ROSC) erreicht ist.
  - Wenn sich der Patient in einer Situation befindet, in der er nicht mehr beatmet werden kann und keine Sauerstoffzufuhr mehr möglich ist, kann es notwendig sein, ein erweitertes Airwaymanagement durchzuführen um Hypoxie und Hypoventilation zu behandeln.

Hochwertige CPR

Ein Herzstillstand beim Kind erfordert eine effektive BLS-Versorgung. Wenn Beatmung und Thoraxkompression in einer aufeinander abgestimmten Weise durchgeführt werden, wird die Wirksamkeit jeder einzelnen Maßnahme maximiert.

Die wirksamste Strategie zur Wiederbelebung pädiatrischer Patienten besteht darin, sowohl die Sauerstoffversorgung als auch die Durchblutung zu verbessern. Sobald geschultes medizinisches Fachpersonal anwesend ist, wird aus diesem Grund die alleinige Thoraxkompression nicht empfohlen, da sie nicht auf die Hypoxie abzielt. Auch wenn Erwachsene unter einer schlechten Herzfunktion leiden, die zum Herzstillstand führt, haben die meisten Kinder ein starkes, gesundes Herz, und die Behandlung der Hypoxie bei gleichzeitiger Unterstützung des Kreislaufs kann den Herzstillstand oft beheben.

Thoraxkompressionsrate

Das geeignete Verhältnis von Kompression zu Ventilation für Säuglinge und Kinder ist wie folgt:

- 30:2 bei der Herz-Lungen-Wiederbelebung durch einen einzelnen Retter
- 15:2 wenn eine CPR mit zwei Rettern durchgeführt wird

Weitere Untersuchung

Anamneseerhebung

Während sich andere Mitarbeiter um die Beatmung und Perfusion kümmern, beginnen Sie mit der Anamnese, bei der Sie Folgendes erfahren:

OPQRST:

- **O**nset: Vor ca. 30 Minuten
- **P**rovokation/Palliation: Unbekannt
- **Q**ualität: Keine

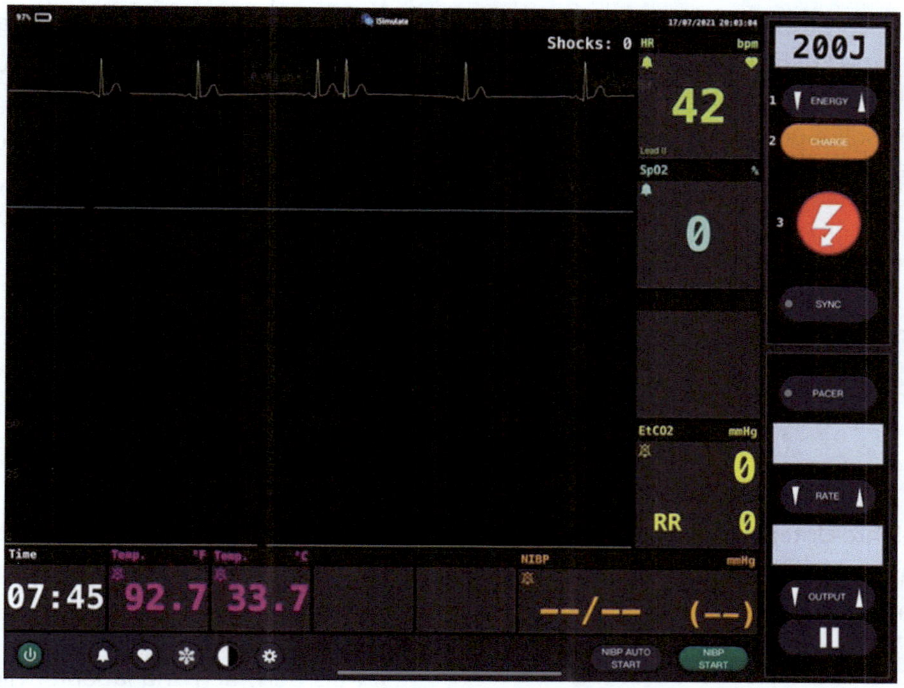

Abbildung 6-10 Der Monitor zeigt die Vitalparameter des Patienten an.

Mit freundlicher Genehmigung von iSimulate.

- **R**adiation: Keine
- **S**chweregrad: Unbekannt
- **T**iming: 30 Minuten

SAMPLER:

- **A**nzeichen/Symptome: Nicht ansprechbar, apnoeisch, unterkühlt
- **A**llergien: Keine bekannten Allergien gegen Medikamente, Lebensmittel oder die Umwelt
- **M**edikamente: Keine
- **M**edizinische Vorgeschichte: Keine
- **L**etzte orale Einnahme: Imbiss um 16:00 Uhr
- **E**reignisse, die zu dem Notfall führten: In schnell fließenden Fluss gefallen
- **R**isikofaktoren: Keine

Vitalzeichen und Messwerte

Während Sie die Anamnese erhoben, wurde der Patient an den Monitor angeschlossen und die folgenden Vitalparameter wurden ermittelt (**Abbildung 6-10**):

Herzfrequenz:

- 42 Schläge/min
- Puls unter Thoraxkompression schwach und fadenförmig

SpO_2:

- Die SpO_2-Sonde war nicht in der Lage, eine zuverlässige Wellenform zu erkennen.
- Dies ist wahrscheinlich eine Folge der schlechten Durchblutung und der kalten Extremitäten.

$ETCO_2$:

- 54 mm Hg (unter Beatmung)
- Bei Patienten mit pulslosem Herzstillstand kann der beobachtete $etCO_2$-Wert während der CPR niedrig sein, da die schlechte Perfusion nicht ausreicht. genügend Kohlendioxid in die Lunge zu transportieren, wo es auf der Ebene der Alveolen ausgetauscht werden kann.
- Bei Patienten mit einem plötzlichen Anstieg des $etCO_2$ während der CPR kommt es wahrscheinlich zu einem plötzlichen Anstieg des Herzzeitvolumens und möglicherweise zu einem ROSC.
- Dieser Patient hat eine Bradykardie und eine unzureichende Durchblutung. Gemäß den Wiederbelebungsrichtlinien für Bradykardie sollte die Thoraxkompression fortgesetzt werden, bis sich die Durchblutung verbessert und der Puls über 60 Schläge/Min. liegt.

Atemfrequenz:

- 0 Atemzüge/min

- Der Schlüssel zur Verbesserung der Perfusion dieser Patientin und zur Erhöhung ihres Pulses liegt in der Behebung der Apnoe.
- 100 % Sauerstoff sollte über ein BVM oder erweiterten Atemweg verabreicht werden, wenn dies angezeigt ist.

Blutdruck:

- Nicht messbar
- Wahrscheinlich auf Grund der Hypoperfusion und der Bewegungsartefakte durch die Herz-Lungen-Wiederbelebung nicht messbar

Temperatur:

- 92.7°F (33.7°C)
- Dies wird als leichte Unterkühlung eingestuft.
- Die Behandlung der Unterkühlung wird die Überlebenschancen dieses Patienten erhöhen.

Blutzucker:

- 121 mg/dL
- Der Blutzuckerspiegel ist in akuten Stresssituationen oft erhöht.
- Wenn bei diesem Patienten ein niedriger Blutzuckerspiegel festgestellt wurde, muss dieser untersucht werden, um ihn als mögliche Ursache oder verschlimmernden Faktor für den Herzstillstand auszuschließen.

Gewicht:

- Geschätztes Gewicht von 25 kg

Bei der Patientin handelt es sich um ein zuvor gesundes 7-jähriges Mädchen, das nach einem Untertauchen in Süßwasser mit unbekannter Zeit und hoher Wahrscheinlichkeit traumatischer Verletzungen einen vollständigen Herzstillstand erlitt. Beim Eintreffen des Rettungsdienstes wurde die CPR nur durch Laien durchgeführt. Die Patientin reagiert schlecht auf die BLS-Versorgung und ist weiterhin bradykard mit schlechter Perfusion und schlechtem Gasaustausch, wie die klinische Untersuchung und die Beobachtung des ausgeatmeten $ETCO_2$ zeigen. Sie leidet unter Hypothermie.

Die Therapie dieses Patienten sollte Folgendes umfassen:

- Fortgesetzte CPR
- Optimierung der Beatmung und Oxygenierung zur Bekämpfung von Hypoxie und Hyperkapnie
  - Gegebenenfalls Verabreichung von Medikamenten
- Gabe von Adrenalin und Atropin zur Behandlung der Bradykardie
  - Strategien zur Verbesserung der Temperatur und zur Vermeidung weiterer Wärmeverluste
  - Der Rettungswagen sollte warm sein.
  - Halten Sie den Patienten so weit wie möglich bedeckt.
- Verwenden Sie erwärmte IV-Flüssigkeiten.
- Schneller Transport in die nächstgelegene geeignete Klinik, sobald ein ROSC durch BLS erfolgt ist

Ausführliche Untersuchung

HEENT (Abbildung 6-11):

- **K**opf: Kleine Abschürfung an der Stirn
- **Augen**: PERRL, träge
- **Ohren**: Unauffällig
- **Nasenschwamm**: Unauffällig
- **R**achen: Unauffällig

Brustkorb, Herz und Lunge:

- Puls: Schwach und fadenförmig, bradykard
- Auskultation des Herzens: Normal, kein Herzgeräusch
- Auskultation der Lunge: Beidseitige Rasselgeräusche während der BMV hörbar
- Untersuchung des Brustkorbs: Kein sichtbares Trauma

Neurologie:

- Nicht ansprechbar

Abdomen und Becken:

- Weich, nicht empfindlich, keine offensichtliche Fraktur
- Das Abdomen ist nicht eingezogen.

Gliedmaßen:

- Obere Extremitäten: Kalt und fleckig
- Untere Extremitäten: Kalt und fleckig

Rücken:

- Keine sichtbare Verletzung

Weiterer Verlauf

Nach etwa 2 Minuten hochwertiger CPR und Beatmung mit 100 % Sauerstoff können Sie keinen Puls mehr tasten.

Während Sie die Patientin in den Rettungswagen laden, legt Ihr Partner einen IO in der linken unteren Extremität und hängt einen Bolus von 20 mL/kg erwärmter Kochsalzlösung an. Sie können die Patientin mit erwärmten Decken zudecken, wobei der Brustkorb frei liegt, um weiterhin hochwertige Kompressionen durchführen zu können.

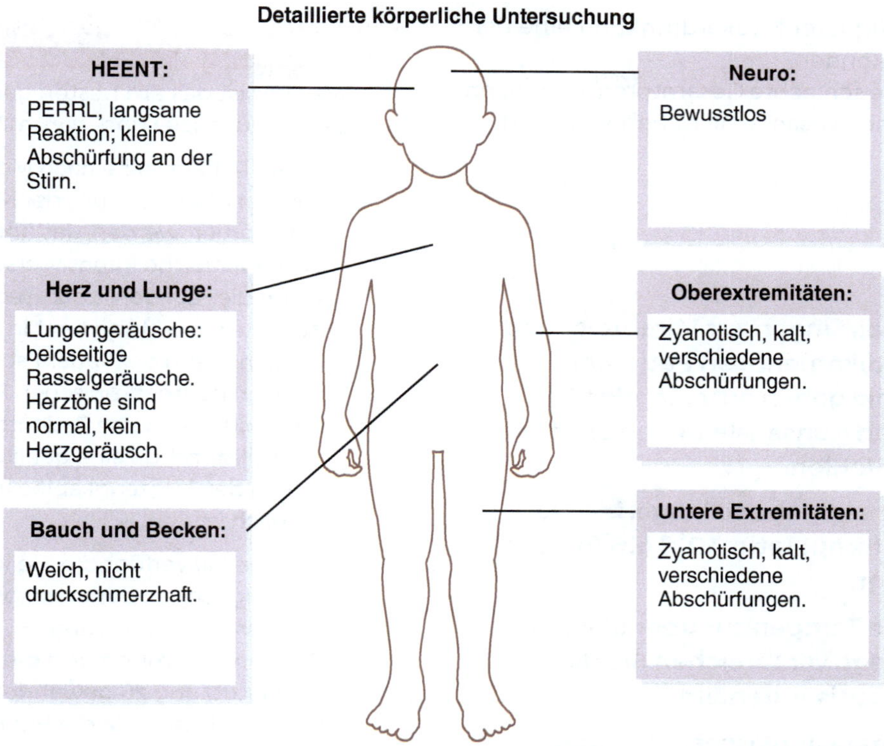

Abbildung 6-11 Bei der fokussierten Untersuchung wird das Fehlen von Spontanatmung festgestellt.

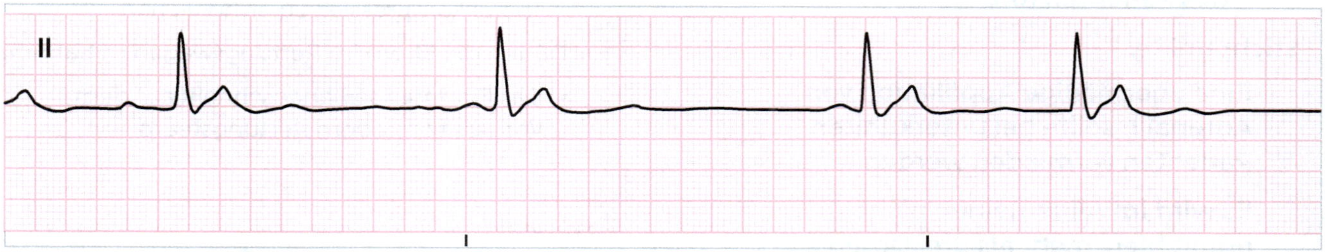

Abbildung 6-12 Pulslose elektrische Aktivität ist eine klinische Situation, keine spezifische Rhythmusstörung.

Herzkreislaufstillstand

Der Algorithmus für den Herzkreislaufstillstand besteht aus zwei Teilen: schockbare und nicht schockbare Rhythmen. 93,5 % der pädiatrischen Patienten befinden sich in einem nicht schockbaren Rhythmus (d. h. PEA oder Asystolie). Dies ist bei dem Patienten in diesem Szenario der Fall. Wie bereits erwähnt, besteht die primäre Behandlung für jeden Patienten mit Herzstillstand in der raschen Einleitung einer qualitativ hochwertigen CPR und der Behebung der zugrunde liegenden Ursache - in der Pädiatrie meist die Hypoxie.

Nicht schockbare Rhythmen

Pulslose elektrische Aktivität

Die PEA ist ein nicht schockbarer Rhythmus. Es handelt sich um einen klinischen Zustand, bei dem eine organisierte elektrische Aktivität vorliegt, die in der Lage wäre, einen perfundierenden Rhythmus ohne tastbaren Puls oder Anzeichen einer ausreichenden Perfusion zu erzeugen (**Abbildung 6-12**). Dadurch unterscheidet sich die PEA von der pulslosen VT oder VF (die beide schockbar sind). VF und VT sind im Allgemeinen nicht mit einer adäquaten Perfusion verbunden, während Bradykardie, Sinusrhythmus oder

Tachykardie bei adäquater Myokardfunktion eine Perfusion hervorrufen können.

Die PEA hat eine schlechte Gesamtprognose, wenn die zugrunde liegende Ursache nicht behoben wird.

ADRENALIN

Die Expertenmeinungen zur Verabreichung vasoaktiver Medikamente an Patienten mit Hypothermie gehen auseinander. In den allgemeinen Konsensleitlinien wird Folgendes empfohlen:

- **Keine Adrenalingabe so lange, bis die Körperkerntemperatur 30°C (86°F) oder mehr beträgt.**
  - **Sobald die Temperatur über diesem Bereich liegt, verabreichen Sie die Standarddosis Adrenalin.**
  - **Das Zeitintervall zwischen den Dosen kann verlängert werden. Die meisten Kliniker gehen zu einem Abstand von 6 bis 8 Minuten zwischen den Dosen über.**
  - **Fahren Sie mit dem Wiederaufwärmen des Patienten fort.**

Stichpunkte:

- **Eine übermäßige Applikation von Adrenalin sollte bei unterkühlten Patienten vermieden werden.**
- **Es wird im Allgemeinen nicht empfohlen, mehr als drei Dosen zu verabreichen, bis die Temperatur auf einen normothermen Bereich (95°F oder 35°C oder darüber) korrigiert wurde.**
- **Befolgen Sie stets die lokalen Protokolle und Richtlinien.**
- **Nehmen Sie frühzeitig Kontakt Schockraum der Klinik auf, um die Versorgung zu optimieren.**
- **Die Patienten gelten als "aktiv ertrinkend", bis sie mit Überdruck beatmet werden.**
- **Eine frühzeitige Atemwegssicherung mit BMV verbessert die Ergebnisse für den Patienten.**

Fragen zum Fall

- Welches ist das am besten geeignete Behandlungsziel und warum?
  - Dieser Patient sollte nach Möglichkeit in ein pädiatrisches Zentrum der Maximalversorgung transportiert werden, das über Kapazitäten für die pädiatrische Intensivversorgung verfügt. Wenn dies auf dem Landweg nicht möglich ist, sollte ein Lufttransport in Betracht gezogen werden, wenn der Patient stabil genug ist. Die meisten flugmedizinischen Transportprogramme transportieren keine Patienten mit aktivem Herzstillstand, da eine qualitativ hochwertige CPR in der Flugzeugkabine im Allgemeinen nicht möglich ist.
  - Im Idealfall verfügt die Zielklinik über die Möglichkeit der extrakorporalen Membranoxygenierung (ECMO), um die Wiedererwärmung und die Herz-Lungen-Unterstützung zu gewährleisten. Wenn möglich, lassen Sie die Eltern mit ihrem Kind mitfahren.
- Können Sie dieses Kind sicher im Rettungswagen transportieren?
  - Dieser Patient sollte auf einem starren Brett transportiert werden, um eine effektive Thoraxkompression zu ermöglichen.
- Dürfen die Eltern im Rettungswagen mitfahren?
  - Das Elternteil saß angeschnallt auf dem Vordersitz mit dem Rettungsteam.

Asystolie

Asystolie ist das Fehlen von ventrikulärer elektrischer Aktivität (**Abbildung 6-13**). Es muss nicht immer eine flache Linie oder ein vollständiges Fehlen der elektrischen Aktivität vorliegen. In einigen Fällen kommt es zu zufälligen elektrischen Entladungen, die nicht mit Herzaktivität verbunden sind, da die wenigen verbliebenen lebensfähigen Herzmuskelzellen depolarisieren und absterben. Die Asystolie hat auch bei pädiatrischen Patienten schlechte Ergebnisse. Es handelt sich um einen lebensbedrohlichen Rhythmus, der nur selten überlebt werden kann, wenn nicht schnell eine erkennbare Ursache behoben wird.

Nicht schockbare Rhythmusbehandlung

Die folgenden Schritte sind erforderlich, um einen nicht schockbaren Herzstillstand zu behandeln:

- Beginnen Sie mit einer hochwertigen CPR (**Abbildung 6-14**).

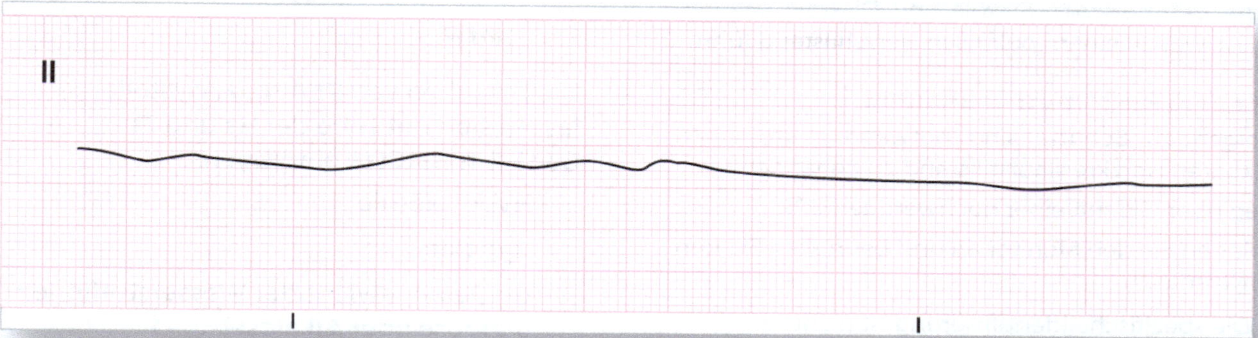

Abbildung 6-13 Die Asystolie ist Ausdruck einer fehlenden elektrischen Aktivität der Herzkammern. Sie wird auch als ventrikulärer Stillstand bezeichnet.

Aus Arrhythmie-Erkennung: Die Kunst der Interpretation, mit freundlicher Genehmigung von Tomas B. Garcia, MD.

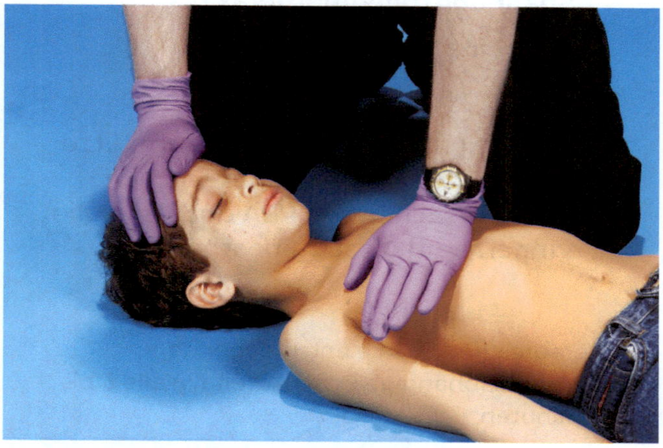

Abbildung 6-14 Asystolie und PEA sind beides nicht schockbare Rhythmen. Beginnen Sie bei diesen Patienten sofort mit einer CPR mit unterstützter Beatmung.

- Bringen Sie den Monitor an und beurteilen Sie den Rhythmus.
- Die genaue Identifizierung ist nicht so wichtig wie die Feststellung, ob es sich um einen schockbaren Rhythmus handelt oder nicht.
- Verschaffen Sie sich so schnell wie möglich einen Gefäßzugang.
- Verabreichen Sie die entsprechende gewichtsabhängige Dosis Adrenalin alle 3 bis 5 Minuten.
  - 0,01mg/kg IV/IO
    - Dies entspricht 0,1 ml/kg IV/IO einer Konzentration von 1:10.000
- Identifizieren und behandeln Sie reversible Ursachen mit Hilfe der Hs und Ts Gedächtnisstütze.
- Setzen Sie die 2-Minuten-Zyklen der CPR fort und bewerten Sie erneut.
  - Unterbrechen Sie die Kompressionen und wechseln Sie die Kompressoren alle 2 Minuten.
  - Analysieren Sie den Rhythmus.
  - Falls erforderlich, die Thoraxkompression fortsetzen.
  - Schock, wenn indiziert.
  - Verabreichung von Medikamenten, falls erforderlich.
  - Sie können die folgende Kadenz verwenden, um sich die richtige Reihenfolge der Aktionen ins Gedächtnis zu rufen:
    - Thoraxkompression, Monitor, Medikamente.
- Anpassung der Behandlung, wenn sich der Zustand des Patienten ändert.
- Berücksichtigen Sie lokale Protokolle für die Patientenverfügung.

Schockbare Rhythmen

Pulslose ventrikuläre Tachykardie und Kammerflimmern

VF und pulslose VT sind schockbare Rhythmen (**Abbildung 6-15**). Bei pädiatrischen Patienten sind sie, von wenigen Ausnahmen abgesehen, nur selten der vorliegende Initialrhythmus. VF ist ein völlig desorganisierter Rhythmus ohne erkennbare EKG-Wellen (**Abbildung 6-16**). Es handelt sich um ein Zittern der Ventrikel und keine perfundierende Herzaktivität. Die pulslose VT kann regelmäßig oder unregelmäßig sein (**Abbildung 6-17**). Es handelt sich um eine Breitkomplextachykardie, wie zuvor beschrieben. Die ventrikuläre Kontraktion kann ausbleiben oder so schnell erfolgen, dass die Zeit zwischen Systole und Diastole unzureichend ist, was zu einem pulslosen Herzstillstand führt.

Schockbare Rhythmusbehandlung

Die folgenden Schritte sind notwendig, um einen schockbaren Herzkreislaufstillstand zu behandeln:

- Beginnen Sie mit einer hochwertigen CPR.
- Bringen Sie den Monitor an und beurteilen Sie den Rhythmus.
  - Die spezifische Identifizierung ist nicht so wichtig wie die Feststellung, ob es sich um einen schockbaren Rhythmus handelt oder nicht.
- Geben Sie den ersten Schock mit 2 J/kg so früh wie möglich ab.
- Verschaffen Sie sich so schnell wie möglich einen Gefäßzugang.

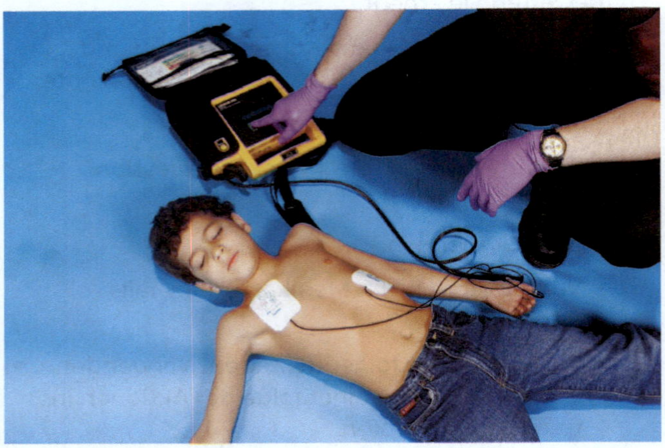

Abbildung 6-15 Beginnen Sie bei Patienten mit schockbaren Rhythmen mit einer CPR und geben Sie dann einen Schock mit 2 J/kg ab.

HS UND TS

Die Ursachen von PEA und Asystolie lassen sich mit Hilfe der Hs und Ts Gedächtnisstütze einprägen:

- **Hypovolämie**
- **Hypoxie**
- **Ungleichgewicht der Wasserstoffionen (Azidose oder Alkalose)**
- **Hypoglykämie**
- **Hypo/Hyperkaliämie**
- **Unterkühlung**
- **Thrombose (koronar oder pulmonal)**
- **Spannungspneumothorax**
- **Tamponade**
- **Toxine**

Die Verwendung dieser Gedächtnisstütze kann dem Therapeuten helfen, sich an mögliche Ursachen von PEA und Asystolie zu erinnern und diese zu bearbeiten.

- Verabreichen Sie die entsprechende gewichtsabhängige Dosis Adrenalin alle 3 bis 5 Minuten.
  - 0,01 mg/kg IV/IO
    - Dies entspricht 0,1 ml/kg IV/IO einer Konzentration von 1:10.000.
- Verabreichen Sie nach der Verabreichung von Adrenalin ein Antiarrhythmikum.

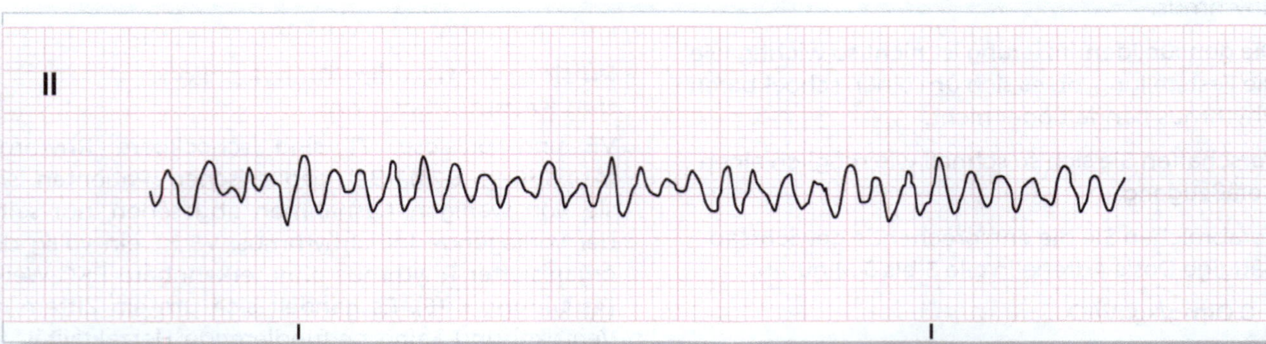

Abbildung 6-16 Kammerflimmern ist eine ventrikuläre Rhythmusstörung, bei der es zu keiner organisierten Depolarisation der Kammern kommt.

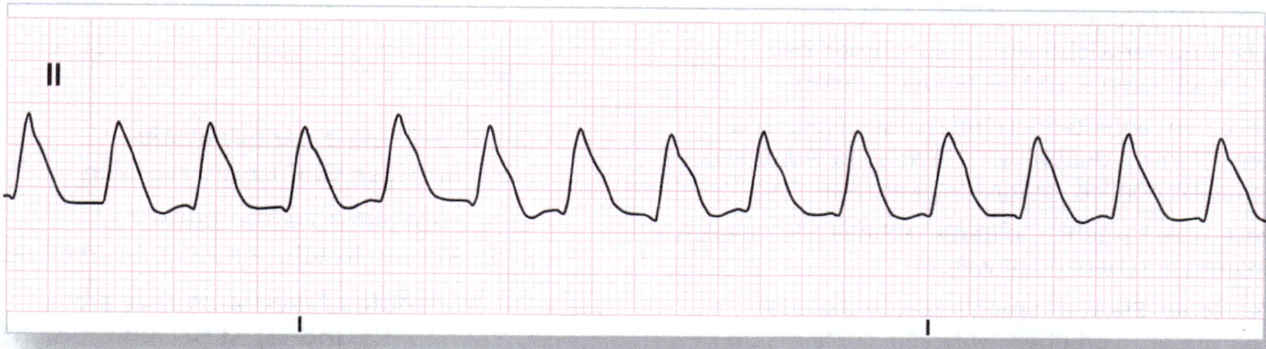

Abbildung 6-17 Eine pulslose ventrikuläre Tachykardie tritt auf, wenn die ventrikulären Kontraktionen durch schnelle, ineffektive Kontraktionen ersetzt werden.

Aus Arrhythmie-Erkennung: Die Kunst der Interpretation, mit freundlicher Genehmigung von Tomas B. Garcia, MD.

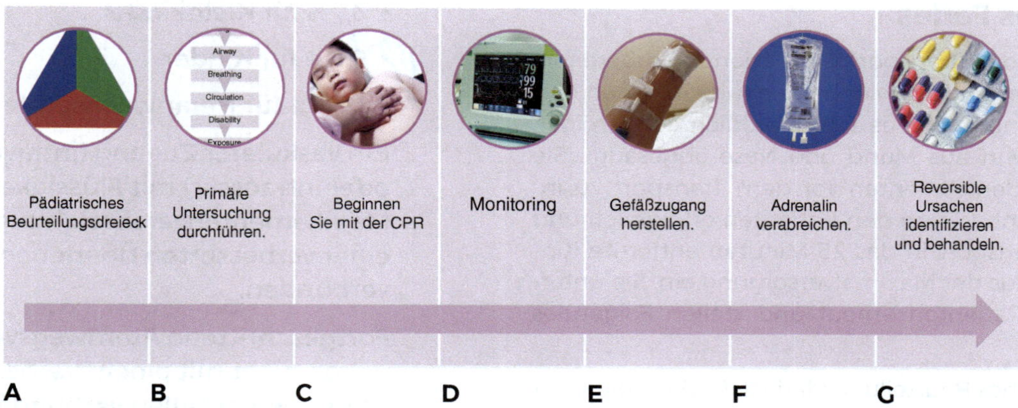

Abbildung 6-18 Das prähospitale Management pädiatrischer Patienten mit Herzstillstand sollte die folgenden Schritte umfassen.

A. Verwendet mit Genehmigung der American Academy of Pediatrics, Pediatric Education for Prehospital Professionals, © American Academy of Pediatrics, 2000; **B.** © Jones & Bartlett Learning; **C.** © Parinoi/Shutterstock; **D.** © Bymuratdeniz/E+/Getty Images; **E.** © Natnaree sangkaew/Shutterstock; **F.** © Jones & Bartlett Learning; **G.** © Nokwalai/Shutterstock

- Amiodaron 5 mg/kg IV/IO alle 3 bis 5 Minuten für maximal drei Dosen.
  - Die maximale Anfangsdosis beträgt 300 mg.
  - Die maximale zweite und dritte Dosis beträgt 150 mg.
- Lidocain 1 mg/kg IV/IO-loading dose ist ebenfalls geeignet.
  - Studien haben gezeigt, dass weder Lidocain noch Amiodaron bei pulslosem Herzstillstand überlegen sind.
- Setzen Sie die 2-Minuten-Zyklen der CPR fort und bewerten Sie erneut.
  - Kompressionen unterbrechen und Helferwechsel druchführen.
  - Analysieren Sie den Rhythmus.
  - Falls erforderlich, die Thoraxkompression fortsetzen.
  - Schockabgabe, wenn indiziert.
  - Verabreichung von Medikamenten, falls erforderlich.
  - Ablauf in folgender Reihenfolge
    - Thoraxkompression, Monitor, Medikamente
- Wechsel der Algorithmusschenkel für, wenn sich der Zustand des Patienten ändert.
- Berücksichtigen Sie lokale Protokolle für die Patientenverfügung.

Zusammenfassung Herzstillstand

Die wichtigsten Schritte bei der Behandlung eines pulslosen Herzstillstands sind folgende (**Abbildung 6-18**):

- Beginnen Sie sofort mit einer hochwertigen CPR.
- Sorgen Sie für eine angemessene Ventilation und Oxygenierung.
- Kleben Sie die EKG-/Defibrillationselektroden auf.
- Wenn keine EKG-/Defi-Einheit zur Verfügung steht, verwenden Sie einen automatischen externen Defibrillator (AED) und defibrillieren Sie jeden schockbaren Rhythmus so schnell wie möglich.

- Die frühzeitige und schnelle Defibrillation ist eine der wichtigsten Maßnahmen bei schockbaren Atemstillständen.
- Bei einem anhaltenden Herzkreislaufstillstand, der sich nicht defibrillieren lässt, sollte Adrenalin schnellstmöglich verabreicht werden.
- Reversible Ursachen sollten so schnell wie möglich erkannt und behandelt werden.
- Versuchen Sie, wenn möglich, eine gezielte Anamnese zu erheben, wobei Sie auf familiäre Fälle von plötzlichem Herztod, ventrikulären Herzrhythmusstörungen oder bekannten genetischen oder kardialen Anomalien achten sollten.

Verlauf des Falles

Während Sie den Transport der Patientin vorbereiten, wird es zunehmend schwieriger, sie mit einfachen Mitteln zu beatmen, und es wird reichlich schaumiger, blutiger Auswurf aus Mund und Nase abgesaugt. Sie beschließen, den Patienten vor dem Transport zu intubieren. Sie intubieren den Patienten erfolgreich und leiten den Transport in das 25 Minuten entfernte Kinderkrankenhaus der Maximalversorgung ein. Sie untersuchen den Patienten erneut und stellen Folgendes fest:

- Pädiatrisches Beurteilungsdreieck (**Abbildung 6-19**)
- Erscheinungsbild
  - Nicht ansprechbar

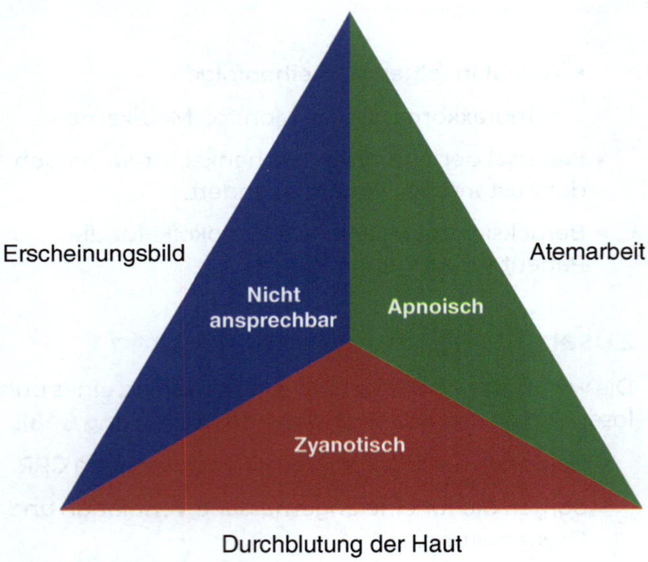

Abbildung 6-19 Die erneute Beurteilung dieses Patienten zeigt, dass alle drei Seiten des pädiatrischen Beurteilungsdreiecks immer noch nicht beruhigend sind.

STICHPUNKTE ZUR BEHANDLUNG VON HERZSTILLSTAND

- **Die Einleitung einer qualitativ hochwertigen CPR ist unerlässlich.**
- **Eine frühzeitige Defibrillation bei schockbaren Rhythmen ist lebensrettend.**
- **Die frühzeitige Erkennung reversibler Ursachen (Hs und Ts) ist bei einem nicht schockbaren Herzstillstand unerlässlich.**
- **Die Gesamtüberlebensrate bei pädiatrischen Herzstillständen beträgt weniger als 10 %.**
  - **3,7% für Kleinkinder**
  - **9,8% für Kinder**
  - **16,3 % für Heranwachsende**
- **Ein vaskulärer Zugang (intravenös oder intraossär) mit Flüssigkeits- und Medikamentenverabreichung war mit einer verbesserten Überlebensrate verbunden.**
- **Fortgeschrittene Atemwegsversuche waren nicht mit einem verbesserten Überleben in Fällen verbunden, in denen das grundlegende Atemwegsmanagement wirksam war.**
- **Abgesehen von Adrenalin, Amiodaron und Lidocain hat sich gezeigt, dass die routinemäßige Verabreichung von zusätzlichen Medikamenten wie Natriumbicarbonat und Calciumgluconat die Gesamtüberlebenszeit verkürzt, es sei denn, sie ist bei toxikologischer Überdosierung ausdrücklich angezeigt.**

- Atemarbeit
  - Apnoe
- Circulation / Kreislauf
  - Gräulich-marmoriert und zyanotisch

Die erneute Primärerhebung zeigt:

X-Keine Blutung gefunden

A-Intubiert

B-kontrolliert beatmet

C-fehlender Brachialispuls, zyanotisch, kalt bei Berührung, trocken

D-GCS 3 (E1, V1, M1)

E-Liegend auf der Fahrtrage

Die Erhebung der Vitalzeichen zeigt Folgendes:

Herzfrequenz:

- 48 Schläge/min
- Keine tastbaren Pulse, was darauf hinweist, dass der Patient eine PEA hat (**Abbildung 6-20**)

SpO_2:

- 67% bei 100% FiO_2

$ETCO_2$:

- 28 mm Hg
- Dies deutet darauf hin, dass sich die Durchblutung des Patienten verschlechtert und weniger Kohlendioxid zur Ausatmung in die Lunge transportiert wird, obwohl es sich im Blutkreislauf ansammelt.

Atemfrequenz:

- 16 Atemzüge/min assistiert
- Keine Spontanatmung beobachtet

Blutdruck:

- Nicht messbar

Temperatur:

- 93.8°F (34.3°C)

Blutzucker:

- 97 mg/dL

Behandlung

Die gesamte Versorgung des Patienten bis zu diesem Zeitpunkt umfasste eine qualitativ hochwertige CPR, die Einführung fortgeschrittener Atemwege, die Unterstützung der Perfusion mit intravenöser Flüssigkeit, die Wiedererwärmung mit Flüssigkeit und Umgebungskontrolle sowie die Verabreichung geeigneter Medikamente zur Wiederbelebung.

Die weitere Versorgung während des Transports sollte sich auf die Optimierung von Beatmung und Perfusion konzentrieren, indem auf kontinuierliche Thoraxkompression umgestellt wird und der Patient mit ca. 20 Atemzügen/Minute beatmet wird, da nun ein gesicherter erweiterter Atemweg vorhanden ist. Die weitere Verabreichung von vasoaktiven Medikamenten, wie im Protokoll angegeben, ist angemessen.

Eine frühzeitige Benachrichtigung der aufnehmenden Einrichtung ist entscheidend. Einige Einrichtungen verfügen über eCPR-Funktionen, mit denen der Patient während der Wiederbelebung an die ECMO angeschlossen werden kann. Dies kann lebensrettend sein.

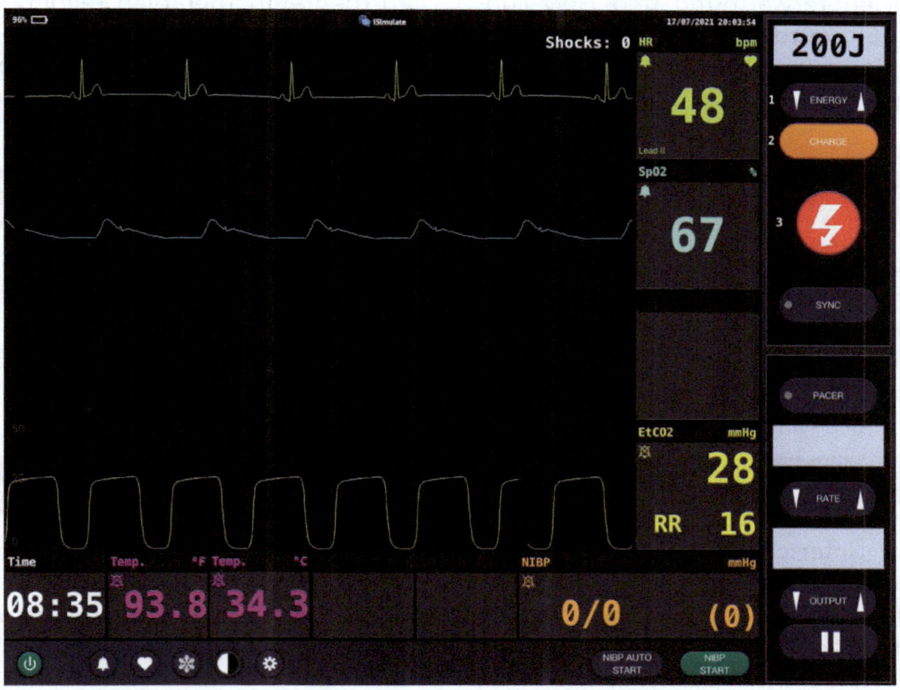

Abbildung 6-20 Die Vitalzeichen weisen darauf hin, dass sich der Patient in einer PEA befindet.

ROSC-Erwägungen

Wenn Patienten ein ROSC erreichen, müssen die Therapeuten intensiv behandeln, um die Oxygenierung und Perfusion zu unterstützen und aufrechtzuerhalten.

Viele Patienten erreichen die Wiederherstellung des Kreislaufs bei unzureichender Atemarbeit, so dass es wichtig ist, diese Patienten weiterhin zu beatmen und mit Sauerstoff zu versorgen.

Die Vitalparameter sollten sofort erhoben werden, wobei auf den Blutdruck zu achten ist. Die Optimierung des Blutdrucks ist der Schlüssel zum Schutz der neurologischen Funktion. Zur Unterstützung von Kreislauf und Perfusion sollten Flüssigkeitsbolus und vasoaktive Infusionen eingesetzt werden. Während der Vorbereitung eines Katecholaminperfusors können vasoaktive Substanzen auch als Bolus aus der Hand (Push-Dose-Pressor) verabreicht werden.

Der $ETCO_2$ sollte über 20 mm Hg gehalten werden, wobei ein Bereich von 35-45 mm Hg angestrebt wird.

Begleitung von pädiatrischen Ausnahmesituationen

In den Vereinigten Staaten erleiden jährlich etwa 16.000 pädiatrische Patienten einen Herzstillstand. Der Rettungsdienst sollte Maßnahmen ergreifen, die es ihnen erleichtern, mit den Eltern über Situationen am Lebensende zu sprechen, wenn Wiederbelebungsmaßnahmen aussichtslos erscheinen. Selbstfürsorge und Stressbesprechung bei kritischen Ereignissen sind auch für das Rettungsdienstpersonal wichtig, vor allem, wenn es sich um pädiatrische Patienten handelt.

Je nach den Protokollen und Richtlinien an Ihrem Arbeitsplatz kann die Versorgung von Patienten mit pädiatrischem Herzkreislaufstillstand fortgesetzt werden, bis sie ins Krankenhaus verlegt werden oder der Tod vor Ort festgestellt wird. Dies hängt von den Richtlinien und Umständen ab.

NACHBEREITUNG DES FALLS

Diagnose: Ertrinken, PEA

Die Patientin wurde in ein pädiatrisches Zentrum der Maximalversorgung transportiert, wo weiterhin eine PEA festgestellt wurde. Sie war refraktär gegenüber zusätzlichen Wiedererwärmungsmaßnahmen und benötigte eCPR und die Einleitung einer ECMO zur Wiedererwärmung und Herz-Lungen-Unterstützung. Sie wurde auf die Kinderintensivstation verlegt, wo sie schließlich wieder aufgewärmt wurde. Ihre Lunge erholte sich während der ECMO und sie wurde im Laufe der nächsten 4 Wochen von der Herz- und Atemunterstützung entwöhnt. Sie überlebte zwar ihre Tauchverletzung, doch die lange No-Flow-Zeit führte zu erheblichen neurologischen Defiziten. Sie wurde in eine stationäre Langzeit-Rehabilitationseinrichtung verlegt, wo sie an mehreren Therapien teilnimmt, um ihre verbleibenden Funktionen zu maximieren. Mit intensiven physischen, sprachlichen und kognitiven Therapien zeigt sie weiterhin bescheidene Fortschritte.

MERKE

Ertrinken ist die häufigste Todesursache bei Kindern im Alter von 1 bis 4 Jahren und die dritthäufigste Todesursache bei allen Patienten unter 14 Jahren.

Ertrinken führt häufig zu einem nicht schockbaren Herzstillstand (PEA oder Asystolie). Es muss schnellstmöglich mit einer CPR mit Beatmung durchgeführt werden. Das prähospitale Management sollte sich auf Oxygenierung, Ventilation und Perfusion konzentrieren. Hypothermie ist ein häufiger Befund und sollte rasch korrigiert werden.

ZUSAMMENFASSUNG

Das Verständnis der Unterschiede zwischen pädiatrischen und erwachsenen EKGs ermöglicht die richtige Interpretation und Identifizierung von Rhythmusstörungen. Es ist auch wichtig, sich daran zu erinnern, dass kardiale Ereignisse bei Kindern meist durch Atemversagen und nicht durch zugrundeliegende Funktionsstörungen des Herzens verursacht werden, weshalb sich die Behandlung auf die Wiederherstellung der Sauerstoffversorgung und der Hämodynamik konzentrieren sollte.

Pädiatrische Herzrhythmusstörungen lassen sich grob in zu schnell, zu langsam sowie stabil oder instabil einteilen.

Die Versorgung nach der Reanimation (sowohl vor als auch während des Krankenhausaufenthalts) ist der Schlüssel zur Verringerung neurologischer Defizite nach einem Herzstillstand. Die Aufrechterhaltung des Blutdrucks ist unerlässlich, ebenso wie die Gewährleistung einer angemessenen Sauerstoffzufuhr.

Das Rettungsdienstpersonal sollten Fortbildungsmöglichkeiten nutzen, um therapeutische Kommunikation und Selbstfürsorge im Umgang mit dem Tod und Sterben von Kindern zu erlernen.

REFERENZEN

Barranco F, Lesmes A, Irles JA, et al. Herz-Lungen-Wiederbelebung mit gleichzeitiger Brust- und Bauchkompression: vergleichende Studie am Menschen. *Resuscitation*. 1990;20(1):67-77. doi:10.1016/0300-9572(90)90088-v

Bronzetti G, Brighenti M, Mariucci E, et al. Upside-down position for the out of hospital management of children with supraventricular tachycardia. *Int J Cardiol*. 2018;252:106-109. doi:10.1016/j.ijcard.2017.10.120

Calhoun AW, Sutton ERH, Barbee AP, et al. Compassionate options for pediatric EMS (COPE): addressing communication skills. *Prehosp Emerg Care*. 2017;21(3):334-343. doi:10.1080/10903127.2016.1263370

Cheng A, Duff JP, Kessler D, et al. Optimierung der CPR-Leistung durch CPR-Training bei pädiatrischem Herzstillstand: eine randomisierte simulationsbasierte klinische Studie. *Resuscitation*. 2018;132:33-40. doi:10.1016/j.resuscitation.2018.08.021

Crosson J, Hanash C. Notfalldiagnose und Behandlung pädiatrischer Arrhythmien. *J Emerg Trauma Shock*. 2010;3(3) :251. doi:10.4103/0974-2700.66525

Lee J, Yang W-C, Lee E-P, et al. Clinical survey and predictors of outcomes of pediatric out-of-hospital cardiac arrest admitted to the emergency department. *Sci Rep*. 2019;9(1):7032. doi:10.1038/s41598-019-43020-0

Lewis J, Arora G, Tudorascu DL, Hickey RW, Saladino RA, Manole MD. Akute Behandlung von refraktären und instabilen pädiatrischen supraventrikulären Tachykardien. *J Pediatr*. 2017;181:177-182.e2. doi:10.1016/j.jpeds.2016.10.051

McBride ME, Marino BS, Webster G, et al. Amiodaron versus Lidocain bei pädiatrischem Herzstillstand aufgrund von ventrikulären Arrhythmien. *Pediatr Crit Care Med*. 2017;18(2):183-189. doi:10.1097/pcc.0000000000001026

Saul JP, Scott WA, Brown S, et al. Intravenöses Amiodaron bei unaufhörlichen Tachyarrhythmien bei Kindern. *Circulation*. 2005;112(22):3470-3477. doi:10.1161/circulationaha.105.534149

Tijssen JA, Prince DK, Morrison LJ, et al. Time on the scene and interventions are associated with improved survival in pediatric out-of-hospital cardiac arrest. *Resuscitation*. 2015;94:1-7. doi:10.1016/j.resuscitation.2015.06.012

Topjian AA, Raymond TT, Atkins D, et al. Teil 4: Pediatric basic and advanced life support; 2020 American Heart Association Guidelines for Cardiopulmonary Resuscitation and Emergency Cardiovascular Care. *Circulation*. 2020;142(16 Suppl 2):S469-S523. https://cpr.heart.org/en/resuscitation-science/cpr-and-ecc-guidelines/pediatric-basic-and-advanced-life-support

Vega RM, Kaur H, Edemekong PF. Herz-Lungen-Wiederbelebung bei Kindern. PubMed. Aktualisiert am 9. Oktober 2021. Zugriff am 23. Juni 2020. https://www.ncbi.nlm.nih.gov/books/NBK436018/

KAPITEL 7

Toxikologische Notfälle

ZIELE DER LEKTION

- Wiederholen Sie die verschiedenen Wege der toxischen Exposition und die Altersgruppen mit Expositionsrisiko.
- Unterscheiden Sie zwischen beabsichtigter und unbeabsichtigter Exposition.
- Erörterung des Managements pädiatrischer Patienten mit toxischer Exposition unter Verwendung des pädiatrischen Bewertungsdreiecks (PBD) und des xABCDE.
- Häufige Anzeichen und Symptome im Zusammenhang mit einer toxischen Exposition sowie deren Behandlung zu erkennen.
- Verstehen Sie, wann und wie Sie den Giftnotruf benachrichtigen müssen.

Einführung

Im Jahr 2018 betrafen über 44 % der Anrufe bei den US-amerikanischen Giftnotrufzentralen Kinder unter 6 Jahren. Im selben Jahr betrafen etwa 6 % der Anrufe Kinder im Alter von 6 bis 12 Jahren. Das bedeutet, dass mehr als die Hälfte der Anrufe bei den Giftnotrufzentralen Kinder im Alter von 12 Jahren und jünger betrafen. Die überwiegende Mehrheit (85 %) dieser Fälle wurde zu Hause beobachtet, ohne dass der Rettungsdienst kontaktiert oder ein Krankenhaus aufgesucht werden musste.

Toxische Expositionen können in beabsichtigt und unbeabsichtigt unterteilt werden. Zu den absichtlichen toxischen Expositionen gehören Selbstmordversuche und die Einnahme in der Freizeit. Eine absichtliche Exposition ist dadurch definiert, dass der Patient die Substanz mit der Absicht einnimmt, ein gewünschtes Ergebnis zu erzielen - sei es eine Vergiftung, eine Leistungssteigerung oder eine andere Wirkung. Dies steht im Gegensatz zu einem Kleinkind, das z. B. eine Waschmittelkapsel einnimmt. Auch wenn das Kleinkind die Substanz absichtlich zu sich genommen hat, hatte es damit kein beabsichtigtes Ergebnis - in diesem Fall würde die Exposition als unbeabsichtigt eingestuft werden. In der Regel sind es Jugendliche und Erwachsene, die absichtlich exponiert werden. Obwohl weniger als 10 % der Expositionen auf Teenager entfallen, ist die Sterblichkeitsrate bei ihnen deutlich höher.

Bei einer unbeabsichtigten Exposition wird eine Substanz ohne beabsichtigte Wirkung eingenommen oder ausgesetzt. Wie bereits erwähnt, nehmen einige Säuglinge und Kleinkinder zwar absichtlich eine Substanz auf, aber nur selten haben sie eine Absicht, und daher wird die überwiegende Mehrheit der toxischen Exposition von Säuglingen und Kleinkindern als unbeabsichtigt eingestuft.

Kohlenmonoxidvergiftungen, die Exposition gegenüber Insektiziden und die Einnahme eines Haushaltsreinigungsmittels oder eines Medikaments durch ein Kleinkind sind alles Beispiele für unbeabsichtigte Expositionen. In den Vereinigten Staaten werden 76,7 % aller Expositionen als unbeabsichtigt eingestuft, wobei fast 100 % der Expositionen bei Kindern unter 6 Jahren als unbeabsichtigt eingestuft werden.

Wege der Exposition

Es gibt vier primäre Expositionswege, und zwar

- Verschlucken
- Inhalation
- Absorption über Haut und Schleimhäute
- Injektion

Verschlucken

83,5 % der toxischen Expositionen in den Vereinigten Staaten entfallen auf das Verschlucken. Bei diesem Weg wird die Substanz in den Mund-Rachen-Raum aufgenommen und verschluckt. Das Ausmaß der systemischen Verteilung nach der Einnahme variiert je nach Substanz. Einige Substanzen werden schnell im oberen Magen-Darm-Trakt absorbiert, während andere nur begrenzt absorbiert werden, bis sie den Dünndarm erreichen. Daher kann das Auftreten von Symptomen je nach Verschlucken sehr unterschiedlich sein - von Sekunden bis zu Stunden oder Tagen nach dem Verschlucken.

Inhalation

Bei der Inhalation gelangt die giftige Substanz durch die Luft in die Atemwege des Patienten. Dies kann sowohl für den Patienten als auch für die Ersthelfer lebensbedrohlich sein, wenn sie sich bei ihrer Ankunft der Umweltgefahr nicht bewusst sind.

Toxische Gase werden in drei Kategorien unterteilt, die in **Tabelle 7-1** dargestellt sind.

Tabelle 7-1 Klassifizierung giftiger Gase

Einfache Erstickungsmittel	verdrängen Sauerstoff und führen dazu, dass weniger Sauerstoff zum Einatmen zur Verfügung steht Beispiele sind Stickstoff, Methan und Kohlendioxid.
Chemische Erstickungsmittel	Behindern den Sauerstofftransport zu den Zellen und Geweben des Körpers. Beispiele sind Kohlenmonoxid und Zyanid
Reizstoffe/ ätzende Stoffe	unmittelbare Schädigung des Lungengewebes, was zu einer verminderten Fähigkeit des Sauerstoffs führt, durch die Alveolarkapillaren in den Blutkreislauf zu gelangen Beispiele sind Chlor- und Phosgengase

Absorption

Viele Stoffe können über die Haut aufgenommen werden und sich dann im Körper verteilen. Phosphororganische Düngemittel sind ein Beispiel für ein absorbiertes Gift. Das übliche Szenario ist ein Landwirt, der ein Feld ohne geeignete Chemikalienschutzkleidung gedüngt hat, oder ein Kind, das barfuß in einem kürzlich gedüngten Gebiet gelaufen ist. Auch Insektizide können resorbiert werden.

Injektion

Die Injektion einer Substanz direkt in den Blutkreislauf ist sowohl bei legalen als auch bei illegalen Substanzen ein gängiger Weg. Viele der in der Notaufnahme verwendeten Medikamente werden durch Injektion verabreicht. Der Wirkungseintritt von injizierten Giften ist in der Regel sehr schnell. Bei häufigen Drogenkonsumenten kann es zu einer spürbaren lokalen Reaktion oder zu "sichtbaren Spuren" kommen. Zu den häufig injizierten Giften gehören Heroin, Kokain und Anabolika.

Bewertung der toxischen Exposition

Eine ausführliche Anamnese ist eines der wertvollsten Instrumente bei der Beurteilung pädiatrischer Patienten, die möglicherweise eine toxische Substanz aufgenommen haben. Da die meisten pädiatrischen toxischen Expositionen unbeabsichtigt sind, ist der Patient möglicherweise nicht in der Lage, Ihnen zu sagen, was er eingenommen hat. Die Befragung der Eltern nach der Art der aufgenommenen Substanzen liefert wertvolle Informationen (**Abbildung 7-1**). Sobald eine Substanz identifiziert oder vermutet wird, verwenden Sie die Eselsbrücke TART, um sich daran zu erinnern, welche Fragen gestellt werden sollten und welche Informationen unbedingt gesammelt werden müssen.

TART

T-Toxin

A-Amount

R-Route

T-Time

T steht für Toxin. Versuchen Sie, den Namen des Giftes zu erfahren. Es kann sicherer und effektiver sein, ein Foto des Etiketts zu machen, um es dem Personal

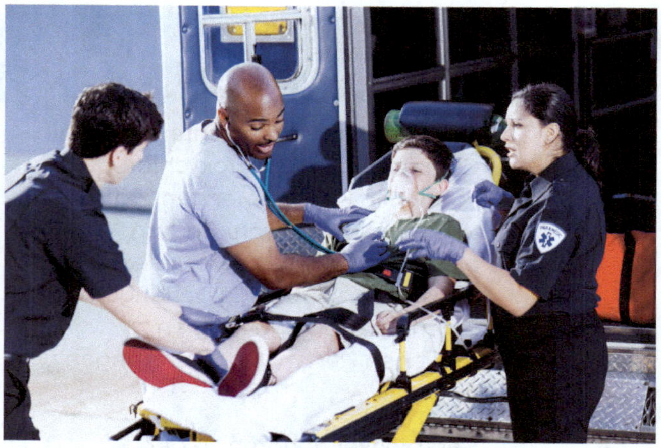

Abbildung 7-1 Eine Patientenbefragung kann wertvolle Informationen darüber liefern, was eingenommen wurde.

der Notaufnahme zu zeigen, als den Behälter selbst zu transportieren. Bestimmen Sie auch die Art der Substanz. Handelt es sich um eine Pille, Flüssigkeit, Kapsel, ein Pflaster oder eine andere Darreichungsform? So lässt sich feststellen, wie schnell eine Substanz absorbiert werden kann.

A steht für Amount (=Menge). Die Menge kann auf verschiedene Weise dargestellt werden. Im Falle einer Flüssigkeit versuchen Sie, die aufgenommene Menge in Millilitern zu bestimmen. Begriffe wie "eine halbe Flasche" sind ohne Kontext bedeutungslos. Bei Arzneimitteln ist es wichtig, die Konzentration der Flüssigkeit zu kennen. Versuchen Sie herauszufinden, wie viele Milligramm einer Substanz in jedem Milliliter Flüssigkeit enthalten sind. Bei Tabletten ist es wichtig, sowohl die vermutete Anzahl der Tabletten als auch die Stärke der einzelnen Tabletten zu ermitteln. Sertralin zum Beispiel gibt es in 25-, 50- und 100-mg-Pillen. Die einfache Angabe, dass der Patient 10 Tabletten eingenommen hat, ist weniger hilfreich als die Angabe, dass der Patient zehn 50-mg-Tabletten eingenommen hat.

R steht für Route. Der Expositionsweg ist wichtig, da er Aufschluss darüber gibt, wie schnell ein Stoff absorbiert wird und welche Wirkungen auftreten können. Eingeatmetes Chlorgas hat andere Auswirkungen als eine eingenommene Chlorbleichlauge. Der Expositionsweg trägt auch dazu bei, den Entgiftungsmechanismus oder die Art des Gegenmittels zu bestimmen, das erforderlich sein könnte, um die schädlichen Auswirkungen der Substanz aufzuheben.

T steht für (=Time) Zeit. Der Zeitpunkt der ersten Exposition und die Dauer der Exposition bei bestimmten Stoffen tragen dazu bei, zu bestimmen, welche Behandlungen notwendig und wirksam sind. Kohlenmonoxid kann zum Beispiel mit einer hyperbaren Therapie behandelt werden; diese Methode ist jedoch am wirksamsten, wenn sie innerhalb eines bestimmten Zeitraums nach der ersten Exposition durchgeführt wird.

Häufige Substanzen

Bei Kindern unter 6 Jahren ist die häufigste toxische Exposition durch Kosmetika oder Körperpflegeprodukte gegeben. Beispiele sind Mundwasser, Shampoo oder Spülung, Babyöl, Seifen und Nagellack. Reinigungsmittel sind die zweithäufigste Quelle für toxische Exposition. Zusammengenommen machen Kosmetika und Körperpflegeprodukte zusammen mit Reinigungsmitteln fast 25 % aller Chemikalien aus, denen Kinder unter 6 Jahren ausgesetzt sind (**Tabelle 7-2**). Obwohl Analgetika (Schmerzmittel) an dritter Stelle auf der Liste der häufigsten Expositionen stehen, sind sie die Substanzen, die zu den meisten tödlichen Vorfällen durch toxische Exposition (führen gefolgt von Dämpfen/Gasen; **Tabelle 7-3**).

Notfallmediziner sollten sich der „one pill can kill" ("eine Pille kann töten")-Substanzen bewusst sein. Dabei handelt es sich um Substanzen, bei denen selbst geringe Mengen - eine Pille oder nur wenige Milliliter - tödliche Folgen haben können. Die Liste der Substanzen, die tödliche Folgen haben können, ist lang; die

Tabelle 7-2 Häufigste Ursachen für toxische Expositionen bei Kindern unter 6 Jahren

Substanz	Prozentsatz
Kosmetika und Körperpflegeprodukte	12.1%
Reinigungssubstanzen	10.7%
Analgetika	9.0%
Fremdkörper	6.9%
Topische Präparate	4.7%
Antihistaminika	4.6%
Vitamine	4.3%
Nahrungsergänzungsmittel/ Kräuter	4.1%
Pestizide	3.6%
Gastrointestinale Präparate	2.6%

Tabelle 7-3 Häufigste Ursachen für Vergiftungstodesfälle bei Kindern unter 6 Jahren

Substanz	Prozentsatz
Analgetika	20.5%
Dämpfe/Gase/Dämpfe	16.7%
Unbekannte Drogen	8.0%
Antihistaminika	6.4%
Herz-Kreislauf-Medikamente	5.7%
Batterien	4.9%
Reinigungssubstanzen	3.4%
Stimulanzien/Straßendrogen	3.4%
Alkohole	2.7%
Antidepressiva	2.7%

in **Tabelle 7-4** dargestellte Eselsbrücke ABC GET MOM kann jedoch dabei helfen, sich an einige der häufigsten Beispiele zu erinnern.

Tabelle 7-4 Außergewöhnlich gefährliche toxische Expositionen

A	**A**ntimalariamedikamente wie Chinin, Chloroquin und Hydroxychloroquin können in kleinen Mengen tödlich wirken, wenn sie von Kindern eingenommen werden. Viele dieser Substanzen haben QT-verlängernde Eigenschaften und können zu tödlichen Herzrhythmusstörungen führen.
B	**B**etablocker gehören zu den am häufigsten verschriebenen Blutdruckmedikamenten in den Vereinigten Staaten und sind in vielen Haushalten zu finden. Diese Medikamente können bei Kindern schwere Bradykardie, Hypotonie und lebensbedrohliche Hypoglykämie verursachen.
C	**C**lonidin und **C**alziumkanalblocker
G	**G**limepirid oder andere Sulfonylharnstoffe, die zur Behandlung von Diabetikern eingesetzt werden
E	**E**thylenglykol (Frostschutzmittel)
T	**T**rizyklische Antidepressiva (TCAs)
M	**M**ethanol (Nagellackentferner)
O	**O**pioide (Hydromorphon oder andere narkotische Schmerzmittel)
M	**M**ethylsalicylate (Öl von Wintergrün)

Verschlucken von Knopfbatterien

Die Inzidenz des Verschluckens von Knopfbatterien ist in den letzten Jahren gestiegen. Die Zahl der Spielzeuge und Geräte, die diese als Energiequelle nutzen, hat in den letzten zwei Jahrzehnten stetig zugenommen. Kleine Kinder neigen dazu, alles in den Mund zu nehmen, und Knopfbatterien stellen eine erhebliche Gefahr dar, wenn sie verschluckt werden. Der Großteil der verschluckten Knopfbatterien ist bei Kindern unter 6 Jahren zu finden. Unerwünschte Folgen sind häufiger bei Kindern unter 4 Jahren zu beobachten. Dies liegt wahrscheinlich daran, dass diese Kinder weniger in der Lage sind, ihre Symptome angemessen zu beschreiben, und möglicherweise nicht verstehen, wie sie den Betreuungspersonen mitteilen können, dass sie eine Batterie verschluckt haben, wenn sie gefragt werden.

Schwere Verletzungen können bereits 2 Stunden nach dem Verschlucken einer Knopfbatterie auftreten. Lokale Gewebezerstörung der Schleimhaut des Magen-Darm-Trakts, Zerstörung der Stimmbänder und akute Blutungen sind möglich. Schwermetalle können auch in den Blutkreislauf aufgenommen werden und sich im Gewebe ablagern, wenn die Knopfbatterie den Magen-Darm-Trakt durchläuft. Diese Metalle können zu neurologischen Funktionsstörungen führen und über Jahrzehnte im Gewebe verbleiben.

Die gefährlichste Stelle, an der sich eine Knopfbatterie festsetzen kann, ist die Speiseröhre, wo sie eine lokale Gewebezerstörung verursacht, die die Atemwege gefährden kann (**Abbildung 7-2**). Alle Kinder, die eine Knopfbatterie verschluckt haben oder bei denen der Verdacht besteht, dass sie eine solche verschluckt haben, müssen in der Notaufnahme untersucht werden, wo Röntgenbilder angefertigt werden können, um die Lage der Batterie zu bestimmen.

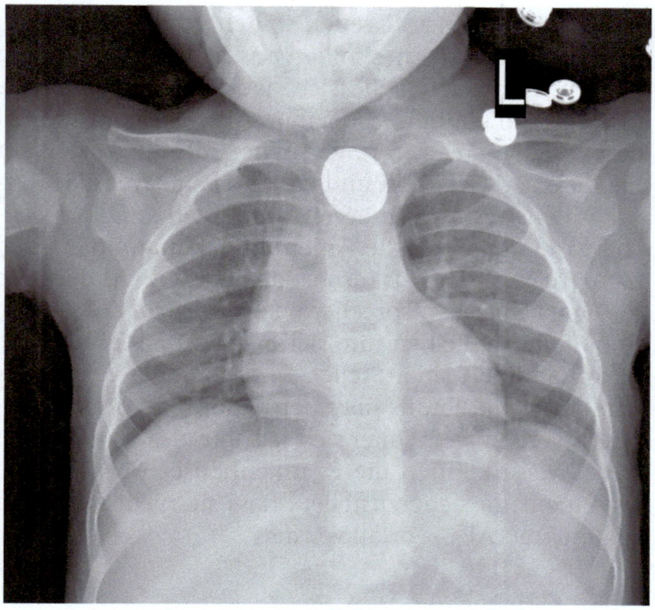

Abbildung 7-2 Dieses Bild zeigt eine Knopfbatterie, die in der Speiseröhre eines Kleinkindes steckt. Beachten Sie die schwache Linie am äußeren Rand. Dieses Merkmal unterscheidet eine Knopfbatterie von anderen runden Metallobjekten wie z. B. Münzen.

Fall mit freundlicher Genehmigung von Dr. Yair Glick, Radiopaedia.org, rID: 52187.

Wenn die Knopfbatterie in den Magen gelangt, ist die Passage in der Regel ereignislos, aber der Patient sollte im Krankenhaus beobachtet werden, um sicherzustellen, dass das Objekt tatsächlich passiert. Möglicherweise sind Röntgenaufnahmen erforderlich, um die Entwicklung der Batterie zu verfolgen. Obwohl die meisten Kinder, die eine Knopfbatterie verschlucken, einen ereignislosen Verlauf haben, können 10 % schwerwiegende Folgen haben, die in der Regel auf den Magen-Darm-Trakt beschränkt sind.

Illegaler Substanzmissbrauch

Jugendliche sind die häufigsten pädiatrischen Konsumenten von illegalen Substanzen (**Abbildung 7-3**). Sie neigen dazu, zu billigen und leicht zugänglichen Substanzen zu greifen. Alkohol steht dabei ganz oben auf der Liste. Mehr als 1 von 4 Kindern im Alter zwischen 12 und 17 Jahren gibt zu, irgendwann einmal Alkohol konsumiert zu haben. Marihuana ist ebenfalls eine häufig missbrauchte illegale Substanz. Die Häufigkeit des Marihuanakonsums nimmt zu, da viele Bundesstaaten im ganzen Land den Konsum für Erwachsene legalisiert haben. Die zunehmende Verbreitung von Vaping-Geräten und elektronischen Zigaretten führt ebenfalls zu einem verstärkten Marihuanakonsum, da

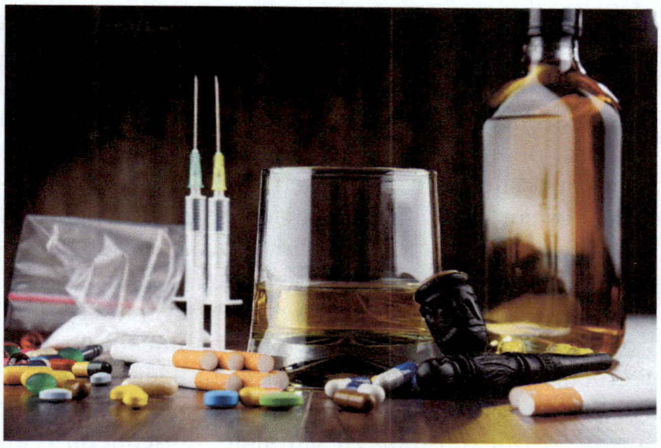

Abbildung 7-3 Jugendliche können Alkohol, Zigaretten oder andere illegale Substanzen konsumieren oder verwenden.

© monticello/Shutterstock

diese Geräte leicht versteckt werden können und es keine Anhaltspunkte wie nach Rauch riechende Kleidung gibt.

Inhalationsmittel sind ebenfalls eine häufig missbrauchte Substanz unter Jugendlichen und können Haushaltsgegenstände wie Sprühfarben, Permanentmarker, Klebstoffe und Korrekturflüssigkeit sein. Halluzinogene wie Kratom und synthetische Stimulanzien, die in Badesalzen enthalten sind, sind ebenfalls beliebte Ziele für den Missbrauch. Diese Substanzen sind leicht zugänglich und in vielen Fällen auch für Erwachsene legal, was bedeutet, dass sie häufig in Haushalten zu finden sind.

Bei der Annäherung an einen Patienten, der möglicherweise eine Überdosis genommen hat, ist Vorsicht geboten. Diese Situationen bergen oft Sicherheitsrisiken für die Helfer vor Ort, wie z. B. die unbeabsichtigte Exposition gegenüber unbekannten Chemikalien und streitlustigen Patienten oder Umstehenden.

Es ist wichtig, die Organisationen in Ihrem Zuständigkeitsbereich zu kennen, die Menschen mit Suchtproblemen helfen können. Der Rettungsdienst kann ein wichtiger Akteur sein, wenn es darum geht, suchtkranke Jugendliche an die Ressourcen heranzuführen, die sie benötigen, um den Kreislauf des Drogenmissbrauchs zu durchbrechen.

Sicherheit am Einsatzort

Sicherheit ist immer das oberste Gebot, wenn wir auf einen Anruf reagieren. Anrufe, bei denen es um eine mögliche Toxinexposition, Überdosierung oder gefährliche Materialien geht, stellen besondere Sicherheitsanforderungen. Der Anruf kann als psychiatrischer/neurologischer Notfall eingehen, da der Patient möglicherweise unter dem Einfluss von Giften steht, die sein Verhalten und sein Urteilsvermögen beeinträchtigen. Gewalt ist möglich, da Patienten, die Giftstoffen ausgesetzt waren, unberechenbar sein können. Bei der Behandlung von Patienten mit einem psychiatirischen/neurologischen Notfall sollte eine Toxinexposition zur Differentialdiagnose gehören, obwohl immer zuerst eine medizinische Ursache für den veränderten mentalen Status ausgeschlossen werden muss.

Jeder Patient, der einen Selbstmordversuch unternommen hat, sollte in der Notaufnahme untersucht werden, unabhängig davon, wie leicht oder schwer der Fall ist. Der Rettungsdienst sollte versuchen, Beweise für die Toxinexposition zu sammeln, einschließlich aller Flaschen, Beutel oder Behälter. Pflanzen, die das mutmaßliche Expositionsmedium darstellen, sollten transportiert werden, wenn dies gefahrlos möglich ist. In Fällen, in denen es nicht sicher ist, einige der gefundenen Beweise zu transportieren, können Fotos hilfreich sein, wenn die lokalen Richtlinien dies erlauben. Achten Sie darauf, die Datenschutzbestimmungen einzuhalten, wenn Fotos oder Gegenstände vertrauliche Patientendaten enthalten.

Bei einem Gefahrguteinsatz ist die Identifizierung des Stoffes wichtig, um die Sicherheit und das Management des Einsatzes zu gewährleisten. Die Identifizierungsmethoden können sowohl formell als auch informell sein. Weitere Informationen zu den Identifizierungsmethoden für Gefahrstoffe finden Sie in **Tabelle 7-5**.

Tabelle 7-5 Methoden zur Identifizierung von Gefahrstoffen

Formal	Informell
Plakate oder Kennzeichnungsschilder	Gerüche ▪ Faule Eier (Schwefelwasserstoff) ▪ Mandeln (Zyanid) ▪ Knoblauch (Arsen, Organophosphate)
Frachtpapiere	Visuelle Kontrolle
Identifizierungscodes oder -nummern	Art der Beförderung (Fässer vs. Kisten usw.)
Geräte zum Identifizieren und Testen von Chemikalien	

Die Gefahrenstoffszenen sollten gesichert werden, und die Rettungskräfte sollten aus sicherer Entfernung warten. Informieren Sie sich, welche Ressourcen Sie mobilisieren können, z. B. einen ABC-Rüstzug, um auf den Vorfall zu reagieren. Versuchen Sie, die Anzahl der Patienten zu ermitteln und halten Sie notwendige Rettungsdienstressourcen bereit, wenn der Unfallort gesichert ist oder wenn die Patienten dekontaminiert und zum Triage-Bereich transportiert wurden. Fordern Sie die Opfer über Lautsprecher oder per Zuruf auf, an Ort und Stelle zu bleiben und sich nicht zu nähern, bis sie dekontaminiert sind. Stellen Sie sicher, dass die Krankenhäuser im Voraus über den Gefahrgutvorfall informiert werden, falls Opfer sich selbst transportieren. Auf diese Weise können die Krankenhäuser Maßnahmen ergreifen, um sicherzustellen, dass sie nicht zu einem sekundären ABC-Vorfall werden.

Vergiftungskontrolle

In den Vereinigten Staaten gibt es 55 regionale Giftnotrufzentralen. Diese Zentren bieten professionelle Hilfe und Ressourcen sowohl für die Öffentlichkeit als auch für medizinisches Fachpersonal, das möglicherweise Patienten behandelt (**Abbildung 7-4**). Bei den Anrufern handelt es sich häufig um Krankenschwestern oder andere Fachkräfte des Gesundheitswesens, die Zugang zu Ärzten für medizinische Toxikologie und Ressourcen haben. Sie geben am Telefon fachkundigen Rat und Behandlungsempfehlungen. Sie legen eine Akte für den Kontakt an und geben im weiteren Verlauf des Falles Ratschläge.

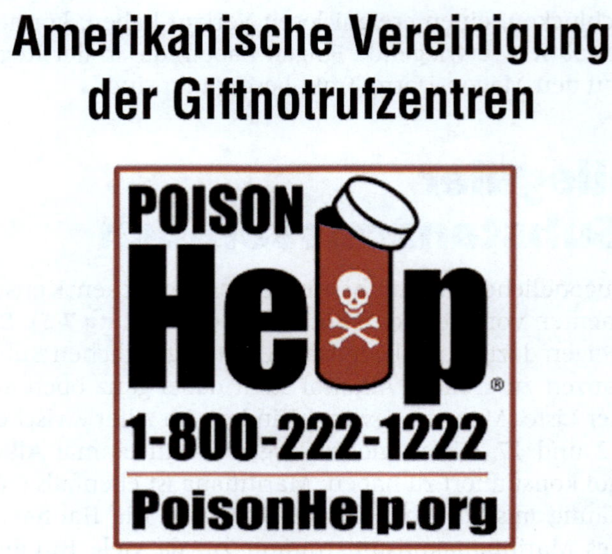

Abbildung 7-4 In den Vereinigten Staaten gibt es eine 24-Stunden-Hotline der American Association of Poison Control Centers.

Sie müssen die genaue Substanz nicht kennen, wenn Sie den Giftnotruf kontaktieren. In vielen Fällen kann der medizinische Toxikologe allein auf der Grundlage des Toxidroms (einer Reihe von Symptomen und der Art der Verabreichung) Ratschläge erteilen, obwohl die Kenntnis der Substanz äußerst hilfreich ist.

Apotheker können auch in Giftnotrufzentralen anwesend sein und bei der Behandlung von Überdosierungen und unerwünschten Wirkungen bestimmter Medikamente helfen.

Die universelle Nummer für den Giftnotruf in den meisten US-Bundesstaaten lautet 1-800-222-1222.

FALLSTUDIE

Fall 1

Alarmierung

Sie und Ihr Partner werden in die örtliche Mittelschule gerufen, um einen 13-jährigen Jungen zu behandeln, bei dem plötzlich Bewusstseinsstörungen, Schwindel, Kopfschmerzen, Herzklopfen und ein Engegefühl in der Brust aufgetreten sind. Es ist ein milder Frühlingsnachmittag. Das Wetter ist klar und die Außentemperatur beträgt 25,5°C.

Fragen zum Fall

- Was sind Ihre ersten Überlegungen?
  - Zu den anfänglichen Warnzeichen bei diesem Patienten gehören eine veränderte Bewusstseinslage mit Herzklopfen und Engegefühl in der Brust. Auch der Schwindel und die Kopfschmerzen sind besorgniserregend. Eine veränderte Bewusstseinslage kann auf eine unzureichende Sauerstoffversorgung des Gehirns oder eine mögliche Vergiftung durch eine beliebige Substanz hinweisen.
- Was sind die möglichen Differentialdiagnosen für diesen Patienten auf der Grundlage der Alarmierungsinformationen?
  - Auf der Grundlage der Alarmierungsinformationen umfasst die Differentialdiagnose für diesen Patienten Folgendes:
    - Krampfanfall
    - Apoplex
    - Hypoglykämie
    - Trauma
    - Infektion
    - Ingestion
    - Exposition gegenüber gefährlichen Stoffen

Untersuchen Sie den Einsatzort sorgfältig auf Hinweise wie Drogenutensilien, verschreibungspflichtige Medikamente oder Anzeichen dafür, dass Sie einer giftigen Substanz ausgesetzt gewesen sein könnten. Seien Sie sich bewusst, dass einige Schulen in ihren naturwissenschaftlichen Labors gefährliche Chemikalien haben, die in Kombination schädliche Gase erzeugen können.

Ersteindruck

Als Sie am Tatort eintreffen, werden Sie von der Schulleiterin angehalten, die Sie in das Büro der Krankenschwester begleitet, wo sich der Schüler befindet. Sie teilt Ihnen mit, dass die Eltern benachrichtigt worden sind.

- Pädiatrisches Beurteilungsdreieck (**Abbildung 7-5**)
- Erscheinungsbild
  - Schläfrig, aber erweckbar
- Atemarbeit
  - **N**asenflügeln nicht vorhanden
  - **E**inziehungen nicht vorhanden
  - **K**eine hörbaren Atemnebengeräusche
  - **k**eine auffällige Positionierung
- Kreislauf
  - Haut warm, blass und trocken

Der Patient antwortet, wenn Sie seinen Namen rufen, und ist einigermaßen kontaktfähig. Er wirkt schläfrig und lacht gelegentlich über nichts Bestimmtes. Der Schulleiter erklärt, dass die Lehrerin des Kindes um Hilfe gebeten hat, als der Patient sich im Unterricht nicht richtig verhielt. Sie gab an, dass er sich im "Lala-Land" befand.

Fragen zum Fall

- Ist dieser Patient nach Ihrem ersten Eindruck "kritisch" oder "nicht kritisch"?
  - Eine veränderte Bewusstseinslage ist immer ein medizinischer Notfall und als

„kritisch" einzustufen. Es gibt viele mögliche medizinische und psychiatrische/neurologische Ursachen für das Verhalten des Patienten. Sie haben Zeit, Fragen zu stellen, um herauszufinden, welche davon am ehesten in Frage kommen.

- Haben Sie mögliche Warnsignale erkannt?
  - Zu den red flags gehören eine veränderte Bewusstseinslage und blasse Haut. Dieser Patient muss von einem Arzt in einem Krankenhaus weiter untersucht werden. Dazu gehören ein Laborscreening, möglicherweise eine Bildgebung und andere diagnostische Tests.

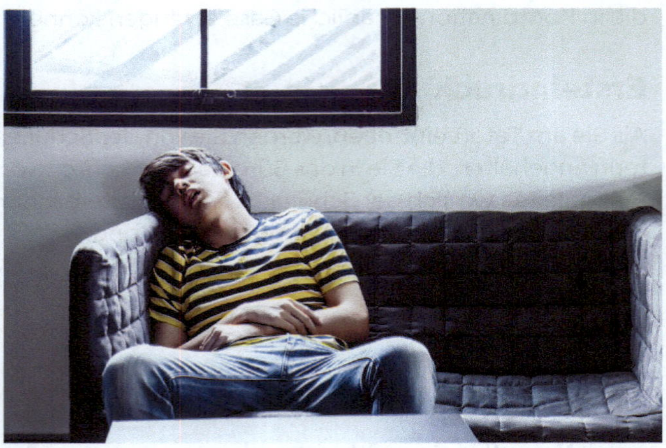

A

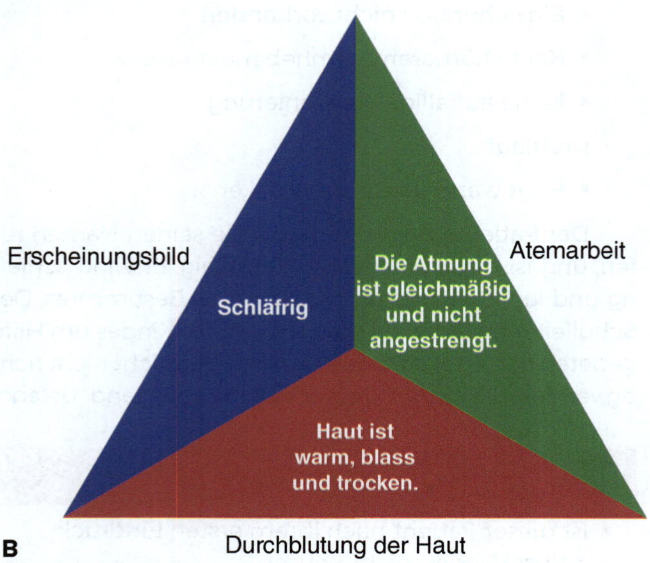

B

Abbildung 7-5 Ein 13-jähriger Junge mit verändertem Bewusstsein.

A. © Momentum Fotograh/Shutterstock; B. Verwendet mit Genehmigung der American Academy of Pediatrics, Pediatric Education for Prehospital Professionals, © American Academy of Pediatrics, 2000

Primary Survey

Der primary survey für diesen Patienten ergab Folgendes:

X-Keine Blutung gefunden

A-frei

B-unauffällig

C-Pulse sind stark und regelmäßig. Die Reakapillarisierungszeit ist normal. Die Haut ist warm, blass und trocken.

D-Der Patient ist schläfrig, aber leicht erweckbar. Die Glasgow Coma Scale (GCS) ist 15 (E4, V5, M6).

E-Mittagessen etwa 45 Minuten vor dem Unterricht

Fragen zum Fall

- Welche ersten Maßnahmen und Behandlungen würden Sie auf der Grundlage der in der ersten Untersuchung gewonnenen Erkenntnisse ergreifen?
  - Der Patient ist derzeit insgesamt stabil. Die Behandlung sollte sich darauf konzentrieren, die Atemwege offen zu halten und sicherzustellen, dass es nicht zu einer Beeinträchtigung der Atmung oder des Kreislaufs kommt. Dies erfordert eine sorgfältige Beurteilung und Neubewertung.

Detaillierte Untersuchung

Anamneseerhebung

Während Ihr Partner den Monitor anbringt, beginnen Sie mit einer detaillierten Anamnese.

OPQRST:

- **O**nset: Plötzlich
- **P**rovokation/Palliation: Keine
- **Q**ualität: Keine
- **R**adiation: Keine
- **S**everity: 0/10
- **T**ime: 15 Minuten

SAMPLER:

- **S**igns/Symptome: Veränderter mentaler Status, Schwindel, Kopfschmerzen, Herzklopfen und ein Gefühl der Enge in der Brust

- **A**llergien: Keine bekannten Allergien gegen Medikamente, Lebensmittel oder die Umwelt
- **M**edikamente: Keine
- **P**atientenvorgeschichte: Keine
- **L**etzte orale Einnahme: Er hat vor etwa 45 Minuten mit Freunden zu Mittag gegessen. Er gibt an, dass einer seiner Freunde ihm einen Brownie gegeben hat, den seine Schwester gebacken hat.
- **D**ie Ereignisse, die zu dem Notfall führten: Nach dem Mittagessen ging er zum Unterricht und hatte plötzlich Herzklopfen, ein Engegefühl in der Brust, Kopfschmerzen, einen veränderten mentalen Status, zufälliges Lachen und Schläfrigkeit.
- **R**isikofaktoren: Keine

Vitalparameter

Während Sie die Anamnese erhoben, wurde der Patient an den Monitor angeschlossen und die folgenden Vitalparameter wurden ermittelt (**Abbildung 7-6**):

Herzfrequenz:

- 70 Schläge/min
- Dies liegt im normalen Bereich.

SpO_2:

- 99% bei Raumluft (RA)

$ETCO_2$:

- 40 mm Hg

Atemfrequenz:

- 18 Atemzüge/min

Blutdruck:

- 116/68 mm Hg

Temperatur:

- 98.2°F (36.8°C)

Blutzucker:

- 94 mg/dL

Die Vitalzeichen dieses Patienten sind stabil, was bei einer Bewusstseinsstörung beruhigend ist.

Bei Schmerzen in der Brust ist es sinnvoll, ein 12-Kanal-Elektrokardiogramm und möglicherweise kardiale Marker zur Beurteilung einer Myokardischämie oder eines Myokardinfarkts zu bestimmen.

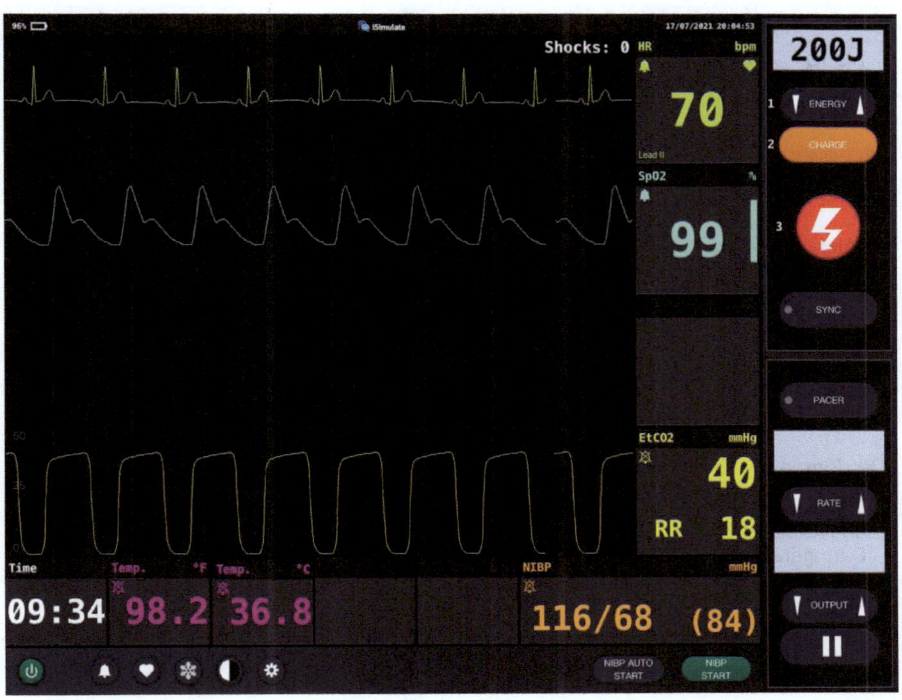

Abbildung 7-6 Der Monitor zeigt beruhigende Vitalzeichen für diesen Patienten.

Mit freundlicher Genehmigung von iSimulate.

Es handelt sich um einen 13-jährigen Jungen ohne vorherige Krankheitsgeschichte, der sich mit akut einsetzenden Bewusstseinsstörungen, Herzklopfen, Kopfschmerzen und Engegefühl in der Brust vorstellt, nachdem er von einem Freund einen selbstgebackenen Brownie bekommen hatte. Seine Vitalzeichen sind beruhigend und deuten nicht auf eine infektiöse Ätiologie oder Hypoglykämie hin. Er ist derzeit stabil, aber aufgrund seines veränderten Bewusstseinszustandes besteht das Risiko einer Dekompensation.

Ausführliche Prüfung

HEENT (Abbildung 7-7):

- **K**opf: Unauffällig
- **A**ugen: PERRL, unauffällig
- **O**hren: Unauffällig
- **N**ase: Unauffällig
- **R**achen: Unauffällig

Brustkorb, Herz und Lunge:

- Pulse: An allen Extremitäten tastbar
- Auskultation des Herzens: Regelmäßige Frequenz und Rhythmus ohne Reiben, Galopp oder Herzgeräusche
- Auskultation der Lunge: Beidseitig vesikuläre Atemgeräusche
- Untersuchung des Brustkorbs: Symmetrische Thoraxexkursionen

Neurologisch:

- Neurovaskulärer Status intakt. Schläfrig, aber leicht zu erwecken. Adäquat orientiert zu Person, Ort, Zeit und Ereignis.

Abdomen und Becken:

- Weich und unempfindlich. Die Darmgeräusche sind normal.

Extremitäten:

- Obere und untere Extremitäten: Unauffällig

Rücken:

- Unauffällig

Behandlung

Die primäre Behandlung dieses Patienten besteht in der Aufrechteerhaltung der Vitalparameter und der Erhebung von Daten, um herauszufinden, was er möglicherweise zu sich genommen hat. Die Ärzte sollten auf eine rasche Verschlechterung der Situation und

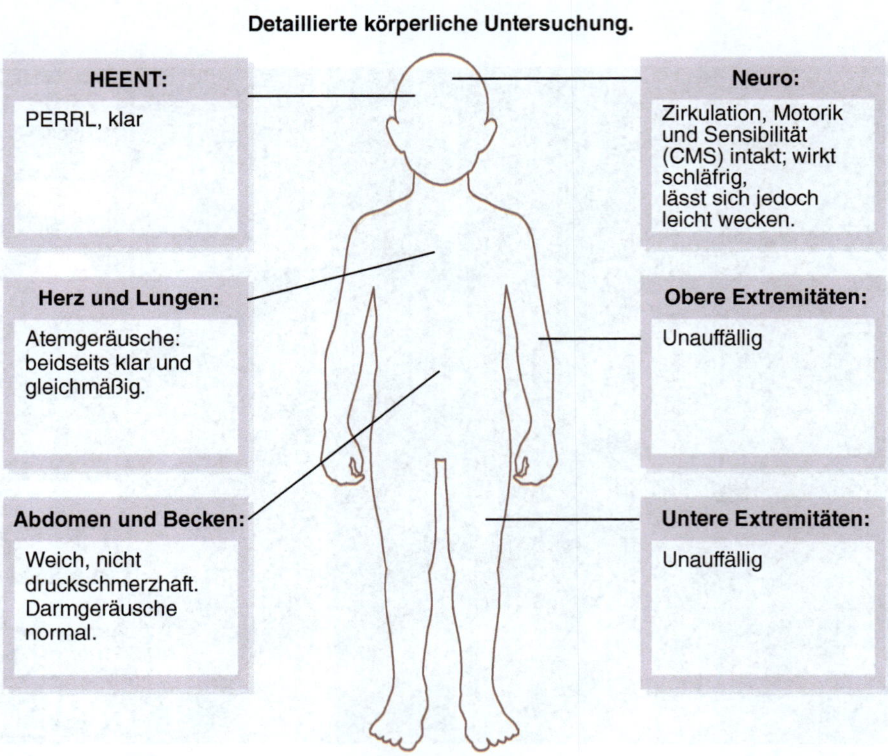

Abbildung 7-7 Die eingehende Untersuchung des Patienten ist beruhigend.

eine mögliche Beeinträchtigung der Atmung oder des Kreislaufs vorbereitet sein.

Die Differenzialdiagnose für diesen Patienten wird dadurch eingeschränkt, dass der Anfall akut auftrat und es keine Anzeichen für eine Infektion gibt. Sein Blutzuckerspiegel ist normal, und es wurde keine Anfallsaktivität beobachtet. Sein Verhalten ist nicht mit einem klassischen postiktalen Zustand vereinbar. Es gibt keine Anzeichen für ein Trauma und seine neurologische Untersuchung ist nicht fokal, was gegen einen Apoplex spricht. Ingestion steht bei diesem Patienten ganz oben auf der Differentialdiagnosenliste.

Weiterer Verlauf

Der Patient wird in den Krankenwagen verladen und bleibt während des Transports stabil. Sie bitten den Schulleiter, die Schüler, mit denen der Patient zu Mittag gegessen hat, zu fragen, ob die Möglichkeit besteht, dass er Drogen oder andere Substanzen zu sich genommen hat.

Fragen zum Fall

- Welches ist das am besten geeignete Krankenhaus?
  - Sie beschließen, den Patienten zur weiteren Abklärung in das örtliche Kinderkrankenhaus zu bringen.
- Können Sie dieses Kind sicher in Ihrem Krankenwagen transportieren?
  - Sie kontaktieren seine Mutter per Mobiltelefon und sie gibt ihr mündliches Einverständnis, ihn zu behandeln. Sie sagt, sie werde ihn in etwa 1 Stunde dort treffen.

NACHBEREITUNG DES FALLS

Diagnose: Verzehr eines Brownies, der Marihuana enthielt (essbar)

Kurz nachdem Sie den Patienten abgesetzt haben, teilt Ihnen die Zentrale mit, dass die Schulleiterin angerufen hat. Sie rufen sie zurück, und sie teilt Ihnen mit, dass die Freunde des Patienten zugegeben haben, ihm einen mit Marihuana versetzten Brownie gegeben zu haben (**Abbildung 7-8**). Sie gehen zurück in die Notaufnahme, um den Arzt über diese Information zu informieren. Während Sie dies tun, kommt die Krankenschwester auf Sie zu und teilt Ihnen mit, dass der toxikologische Urintest des Patienten positiv auf Marihuana ist, was die Diagnose bestätigt.

Die Einnahme von Marihuana und damit verbundener Vergiftung, sowohl absichtlich als auch unabsichtlich, sind ein wachsendes Problem, da immer mehr Staaten die Substanz legalisieren. Kinder können nach der Einnahme von Marihuana atypische Symptome zeigen, was die Diagnose erschwert. Die toxische Ingestion ist in der Praxis weitgehend eine Ausschlussdiagnose, es sei denn, der Patient gibt die Einnahme offen zu oder die Beweise für die Einnahme sind eindeutig vorhanden. Erschwerend kommt hinzu, dass synthetische Cannabinoide sowohl absichtlich als auch unabsichtlich vermehrt konsumiert werden und die negativen Auswirkungen der akuten Toxizität und des Entzugs zunehmen.

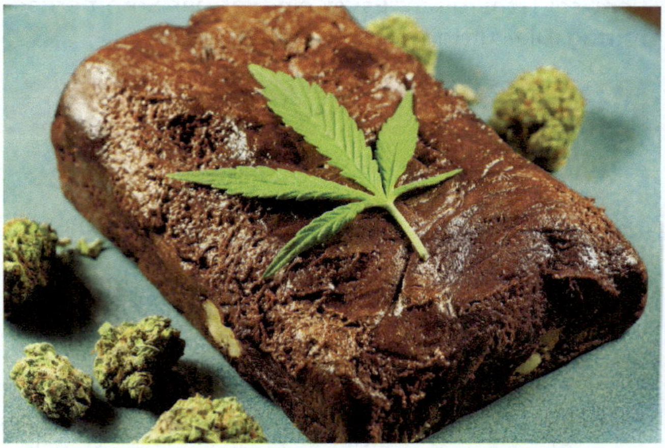

Abbildung 7-8 Die Einnahme von Marihuana kann beabsichtigt oder unbeabsichtigt sein.

Patienten mit toxischer Ingestion sollten auch auf Coingestion untersucht werden, insbesondere wenn Elektrolytanomalien oder QTc- oder QRS-Verlängerungen im EKG festgestellt werden.

Der Patient in diesem Fall wurde etwa 12 Stunden lang überwacht und entlassen, sobald sein neurologisches Ausgangsniveau wieder erreicht war. Die Schule hat nun ein umfassenderes Programm zur Drogenerziehung eingeführt, um solche Vorfälle in Zukunft zu vermeiden.

NACHRICHT ZUM MITNEHMEN

Die Ätiologie eines veränderten mentalen Zustands bei Kindern ist eine der schwierigsten Diagnosen, die man stellen kann. In den meisten Fällen kann die endgültige Diagnose nicht vor Ort gestellt werden; die Hinweise, die die Ersthelfer erhalten, können dem Krankenhauspersonal jedoch helfen, die Diagnose zu stellen. Die Behandlung einer Marihuana-Intoxikation besteht in der symptomorientierten Unterstützung. Das Ausmaß der Behandlung hängt von zahlreichen Faktoren ab, darunter das Alter der Person und die Menge des eingenommenen Cannabis.

Die Ingestion ist jedoch eine Ausschlussdiagnose, und es sollten alle möglichen medizinischen Ursachen untersucht werden, bevor einfach festgelegt wird, dass der Patient eine toxische Substanz aufgenommen hat. Die klinischen Anzeichen sollten dafür sprechen, dass die Ingestion die wahrscheinlichste Ursache ist.

FALLSTUDIE

Fall 2

Alarmierung

Sie und Ihr Partner werden zu einem Einfamilienhaus, in dem ein 3-jähriger Junge wegen möglicher Vergiftung behandelt werden soll (**Abbildung 7-9**) entsendet. Die Zentrale berichtet, dass der Anrufer angab, der Patient sei lethargisch. Es ist ein warmer Sommernachmittag. Die Lufttemperatur beträgt 27,8°C.

Fragen zum Fall

- Was sind Ihre ersten Überlegungen?
  - Wie bereits erwähnt, ist jeder Patient mit veränderter Bewusstseinslage auffällig.
- Wie lautet die mögliche Differenzialdiagnose für diesen Patienten auf der Grundlage der Alarmierungsinformationen?
  - Bei dem 3-jährigen Kind in diesem Fall umfasst die Differentialdiagnose Ingestions, Störungen des Glukosestoffwechsels, umweltassoziierte Notfälle und Trauma, um nur einige zu nennen. Für die Diagnose und Behandlung dieses Patienten sind eine sorgfältige Untersuchung des Einsatzortes und eine gründliche Anamnese erforderlich.

Ersteindruck

Als Sie am Unfallort eintreffen, kommt die Mutter verzweifelt auf den Krankenwagen zu. Sie teilt Ihnen mit, dass ihr Sohn heute Nachmittag im Zimmer seiner Großmutter spielte und sie ihn mit einer offenen Flasche "Herztabletten" in der Hand fand.

- Pädiatrisches Beurteilungsdreieck
  - Erscheinungsbild
    - Erschöpft und lethargisch

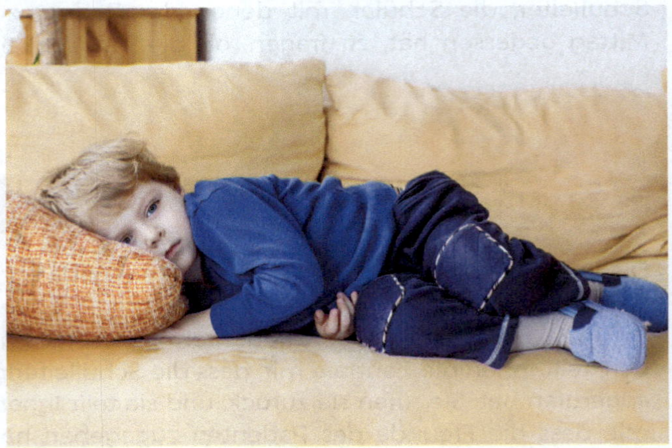

A

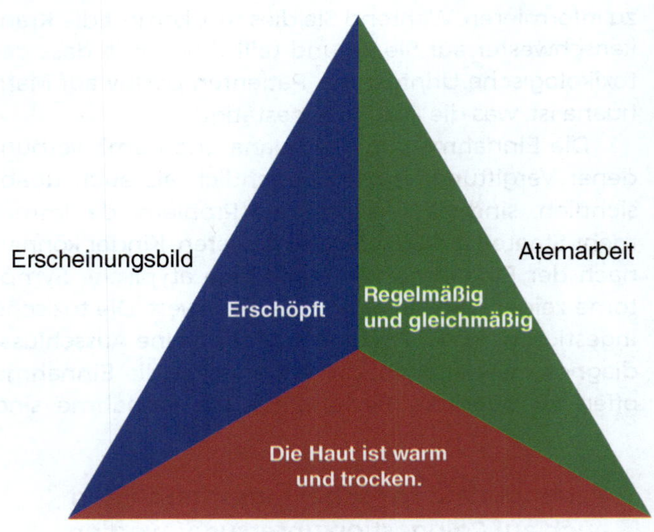

B

Abbildung 7-9 Ein lethargischer 3-Jähriger mit möglicher toxischer Ingestion.

- Atemarbeit
  - **N**asenflügeln nicht vorhanden
  - **E**inziehungen nicht vorhanden
  - **K**eine hörbaren Atemnebengeräusche
  - **K**eine bestimmte Positionierung des Patienten
- Kreislauf
  - Haut warm und trocken

Die Mutter überreicht Ihnen ein Tablettenfläschchen mit folgendem Etikett: "Digoxin 0,25 mg Tabletten. Menge 60." Sie zählen 10 Tabletten, die noch in der Flasche sind. Die Großmutter sagt, sie habe das Rezept vor 10 Tagen nachgefüllt und glaubt, dass nach der morgendlichen Einnahme noch etwa 40 übrig waren. Das Kind war längere Zeit unbeaufsichtigt, bevor es entdeckt wurde, und die Mutter schätzt, dass es bis zu 90 Minuten her sein könnte, als es das Medikament einnahm.

Fragen zum Fall

- Ist dieser Patient nach Ihrem ersten Eindruck "kritisch" oder "nicht kritisch"?
  - Dieser Patient ist "kritisch". Der veränderte Bewusstseinszustand und die große Menge an eingenommenem Digoxin machen ihn besonders anfällig für eine schnelle Dekompensation aufgrund von Herzrhythmusstörungen. Er sollte rasch in eine pädiatrische Einrichtung transportiert werden, die in der Lage ist, eine maximale Therapie zu gewährleisten.

Digoxin-Toxizität

Digoxin ist ein Herzglykosid, das häufig zur Behandlung von Herzrhythmusstörungen eingesetzt wird. Zu den typischen Anzeichen einer Toxizität gehören Herzrhythmusstörungen, neurologische Beeinträchtigungen und Magen-Darm-Beschwerden. Kinder sind zwar widerstandsfähiger gegen die kardiotoxischen Wirkungen von Digoxin, sind aber dennoch beeinträchtigt, wenn hohe Dosen eingenommen werden.

Bei pädiatrischen Patienten treten in erster Linie Bradykardie oder AV-Blockierungen auf, nicht aber ventrikuläre Rhythmusstörungen wie bei Erwachsenen. Die Behandlung ist weitgehend dieselbe wie bei Erwachsenen, wobei die Dosierung an das Gewicht angepasst wird.

Digoxin gehört zu den Medikamenten, bei denen eine Pille tödlich („one pill can kill") sein kann.

Primary Survey

Der primary survey für diesen Patienten ergab Folgendes:

X-Keine Blutung gefunden

A-frei

B-schnelle Atmung, Lunge beidseitig frei

C-Kräftige, langsame Radialpulse, mit zusätzlichen Schlägen palpierbar. Die Rekapillarisierungszeit ist zügig. Die Haut ist warm und trocken.

D-DieGCS beträgt 15 (E4, V5, M6). Der Patient ist wach, müde und reizbar. Er hatte drei Episoden von unblutigem Erbrechen.

E-Liegt auf der Couch

Fragen zum Fall

- Welche ersten Maßnahmen und Interventionen würden Sie auf der Grundlage der in der ersten Utersuchung gewonnenen Erkenntnisse ergreifen?
  - Die Erstbehandlung für diesen Patienten besteht darin, Atemwege, Atmung und Kreislauf zu unterstützen. Es sollte ein Monitoring angelegt und ein intravenöser (IV) Zugang gelegt werden. Wenn es die Zeit erlaubt, sollte der Giftnotruf kontaktiert werden, um weitere Unterstützung bzgl. einzuleitender Maßnahmen zu erhalten. Verzögern Sie den Transport nicht, um den Fall mit dem Giftnotruf zu besprechen.
- Haben Sie irgendwelche red flags erkannt?
  - Eine Bradykardie ist in diesem Fall ein Warnsignal.

Detaillierte Untersuchung

Anamneseerhebung

Während Ihr Partner den Monitor anlegt und den Zugang zur Infusion etabliert, beginnen Sie mit einer detaillierten Anamnese.

OPQRST:

- **O**nset: Plötzlich
- **P**rovokation/Palliation: Keine
- **Q**ualität: Keine
- **R**adiation: Keine
- **S**everity: Keine
- **T**ime: Vor ca. 90 Minuten

SAMPLER:

- **S**ymptome: Lethargie, Reizbarkeit und Bradykardie
- **A**llergien: Keine bekannten Allergien gegen Medikamente, Lebensmittel oder die Umwelt
- **M**edikamente: Keine
- **P**atientnevorgeschichte: Keine
- **L**etzte orale Aufnahme: Vor ca. 3 Stunden gefrühstückt, in den letzten 30 Minuten dreimal erbrochen
- **E**reignisse, die zu dem Notfall führten: Unbeaufsichtigtes Spielen im Schlafzimmer der Großmutter. Mit einer offenen Flasche Digoxin aufgefunden.
- **R**isikofaktoren: Alter und unbeaufsichtigtes Spielen in der Nähe von Medikamenten, die nicht ordnungsgemäß aufbewahrt werden

Vitalparameter

Während Sie die Krankengeschichte besprachen, wurde der Patient an den Monitor angeschlossen und die folgenden Vitalparameter wurden gemessen (**Abbildung 7-10**):

Herzfrequenz:

- 40 Schläge/min
- Bei diesem Patienten ist der Puls bradykard. In den pädiatrischen Wiederbelebungsrichtlinien wird im Allgemeinen empfohlen, die kardiopulmonale Reanimation (CPR) bei einem Puls von weniger als 60 Schlägen/Min. zu beginnen. In diesem Fall weist der Patient Anzeichen einer ausreichenden Durchblutung auf und hält sich gut. Bei Anzeichen einer schlechten Durchblutung oder Bewusstlosigkeit sollte mit der Wiederbelebung durch Thoraxkompressionen begonnen werden.
- Sie stellen auf dem Monitor einen AV-Block ersten Grades fest.

SpO_2:

- 98% RA

$ETCO_2$:

- 30 mm Hg

Atemfrequenz:

- 29 Atemzüge/min

Blutdruck:

- 98/52 mm Hg
- Dies ist ausreichend und zeigt, dass bei diesem Patienten keine Kompressionen erforderlich sind.

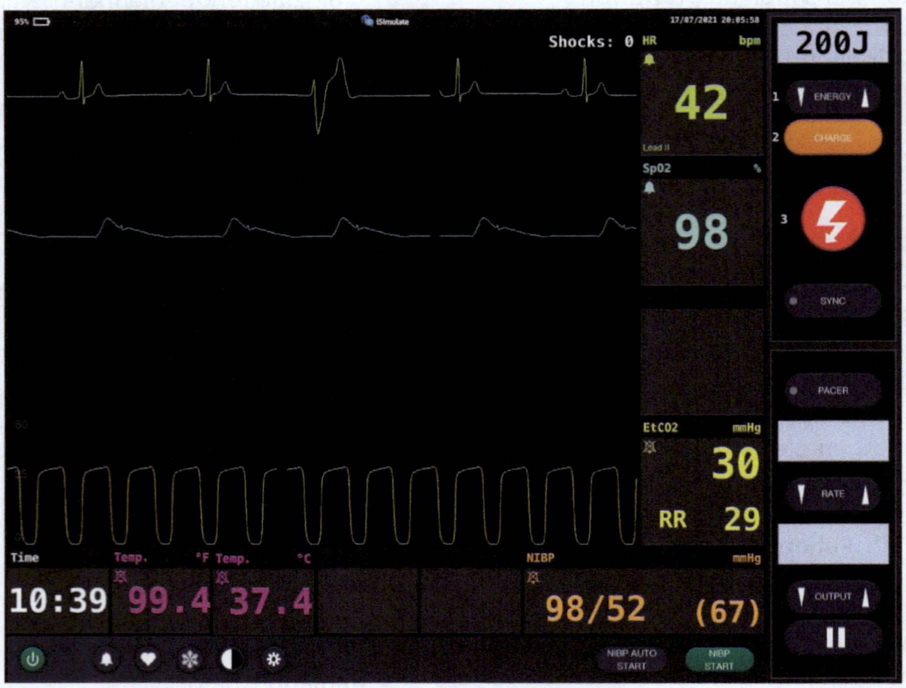

Abbildung 7-10 Die Vitalzeichen dieses Patienten weisen auf eine Digitalis-Toxizität hin.

Mit freundlicher Genehmigung von iSimulate.

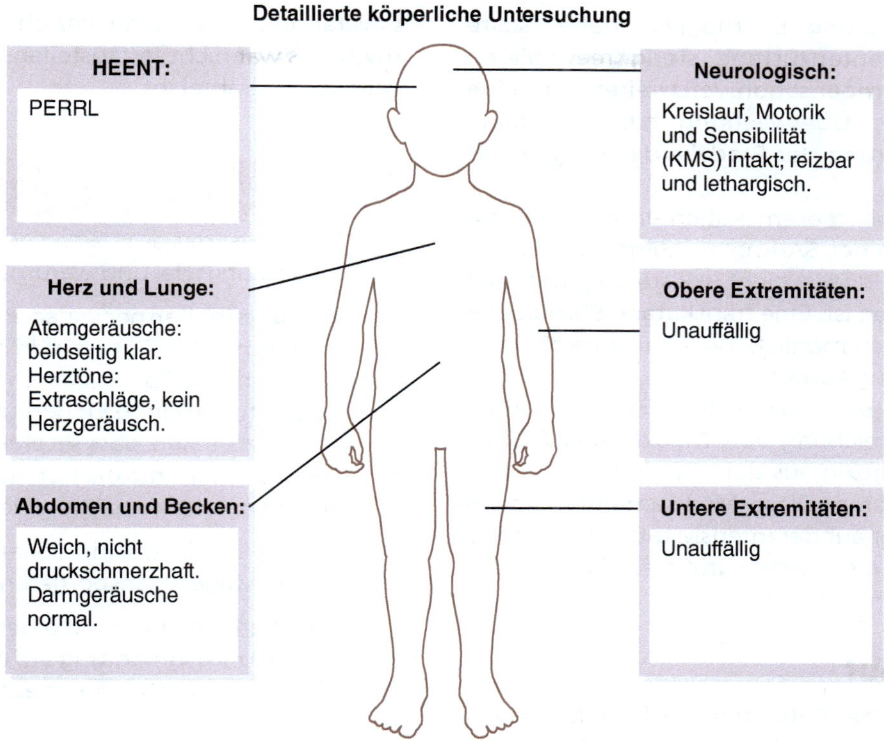

Abbildung 7-11 Die sekundäre Untersuchung ergab keine weiteren Anhaltspunkte für diesen Patienten.

Temperatur:

- 99.4°F (37.4°C)

Blutzucker:

- 84 mg/dL

Die Vitalzeichen stehen hier im Einklang mit einer Digoxin-Toxizität. Wie bereits erwähnt, sind pädiatrische Patienten anfälliger für Bradyarrhythmien und AV-Blockierungen als Erwachsene.

Es handelt sich um einen 3-jährigen Jungen ohne nennenswerte Vorgeschichte, der nach der Einnahme von etwa dreißig 0,25-mg-Digitalis-Tabletten einen veränderten mentalen Status, Bradykardie und einen AV-Block ersten Grades mit ausreichender Perfusion aufweist. Er ist derzeit hämodynamisch stabil, aber es besteht die Gefahr einer akuten Kreislauf- und Atemdekompensation als Folge der Medikamenteneinnahme (**Abbildung 7-11**).

Ausführliche Prüfung

HEENT:

- **K**opf: Unauffällig
- **A**ugen: PERRL, unauffällig
- **O**hren: Unauffällig
- **N**ase: Unauffällig
- **R**achen: Unauffällig

Brustkorb, Herz und Lunge:

- Pulse: Periphere Pulse an allen Extremitäten tastbar
- Auskultation des Herzens: Bradykardie, Extraschläge, keine Geräusche vorhanden
- Auskultation der Lunge: unauffällig
- Untersuchung des Brustkorbs: Symmetrische Thoraxexkursionen

Neurologie:

- Der neurovaskuläre Status ist intakt, der Patient ist lethargisch und reizbar, aber leicht zu erwecken.

Abdomen und Becken:

- Weich, nicht empfindlich. Die Darmgeräusche sind normal.

Extremitäten:

- Obere Extremitäten: Unauffällig
- Untere Extremitäten: Unauffällig

Rücken:

- Unauffällig

Therapie

Dieser Patient sollte umgehend in die nächstgelegene pädiatrische Einrichtung gebracht werden. Eine rasche Verschlechterung ist möglich, daher sollte der Arzt den Patientenzustand stetig reevaluieren und auf eine Dekompensation vorbereitet sein. Eine sorgfältige kardiale Überwachung zur Erkennung einer Verschlimmerung der Bradykardie ist ebenfalls erforderlich.

Atropin hätte bei diesem Patienten nur eine minimale Wirkung, da der SA-Knoten aufgrund des sich entwickelnden AV-Blocks nicht vollständig mit den Ventrikeln verbunden ist. Eine transkutane Stimulation könnte den Patienten möglicherweise in eine tödliche Herzrhythmusstörung konvertieren.

Die endgültige Behandlung für diesen Patienten umfasst die Verabreichung von Digoxin-spezifischen Antikörpern, die Digoxin aus dem Blutkreislauf abfangen und neutralisieren. Diese Medikamente sind im Rettungsdienst oder auf der Intensivstation nicht ohne Weiteres verfügbar; die meisten größeren Krankenhäuser sollten sie jedoch vorhalten.

Weiterer Verlauf

Der mentale Status des Patienten wurdekontinuierlich evaluiert und blieb während des gesamten Transports unverändert. Auch eine Verschlechterung des Herzrhythmus war nicht festzustellen. Es wurde ein Flüssigkeitsbolus verabreicht.

Fragen zum Fall

- Welches ist das am besten geeignete Behandlungsziel und warum?
  - Sie und Ihr Partner verladen den Patienten für den schnellen Transport in die nächstgelegene pädiatrische Spezialeinrichtung. Sie rufen die aufnehmende Einrichtung an, um sicherzustellen, dass sie weiß, dass der Patient eine Digoxin-Intoxikation hat, damit sie sich auf eine angemessene Therapie vorbereiten kann.
- Können Sie dieses Kind sicher in Ihrem Krankenwagen transportieren?
  - Der Patient wurde mit einer pädiatrischen Sicherungsvorrichtung auf der Trage sicher fixiert. Die Mutter durfte auf dem Vordersitz mitfahren.

NACHBEREITUNG DES FALLS

Diagnose: Digoxin-Intoxikation

Im Krankenhaus blieb der Patient lethargisch und bradykard. Er wurde auf der kardiologischen Intensivstation aufgenommen und auf weitere kardiale Beeinträchtigungen hin beobachtet, während Digoxinbindende Antikörper verabreicht und die Digoxin-Werte in Serie gemessen wurden (**Abbildung 7-12**). Er wurde nach 48 Stunden entlassen und angewiesen, sich bei seinem Kinderarzt zu melden, und hat nun einen Termin bei einem Kinderkardiologen. Der Sozialdienst besuchte den Patienten zu Hause und versorgte die Mutter mit Informationen zur sicheren Medikamentenaufbewahrung, um dies in Zukunft zu vermeiden.

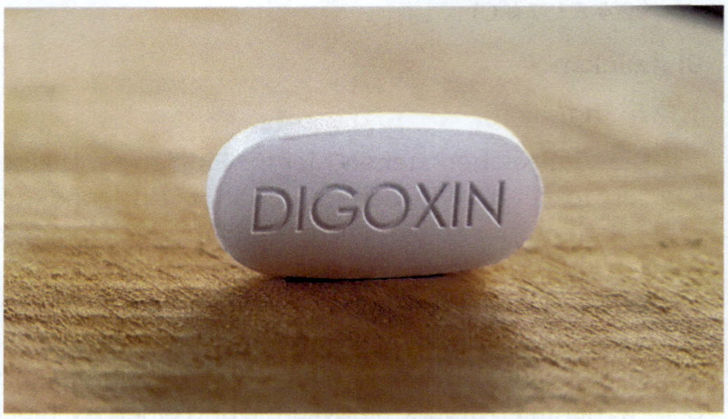

Abbildung 7-12 Digoxin ist ein häufig verwendetes Herzglykosid-Medikament.

NACHRICHT ZUM MITNEHMEN

Digoxin wird aus der Fingerhutpflanze gewonnen. Es wurde klassischerweise zur Behandlung von Ödemen eingesetzt und ist eines der am häufigsten verwendeten Herzglykosid-Medikamente. Es wird als Inotropikum zur Verbesserung der systolischen Funktion bei Patienten mit kongestiver Herzinsuffizienz und als Blocker des atrioventrikulären Knotens (AV) bei Patienten mit Vorhoftachykardie-Dysrhythmie eingesetzt. Wenn Sie wissen, wie und warum dieses Medikament verwendet wird, können Sie feststellen, ob Personen im Haushalt dieses Medikament verschrieben wird, und Ihren Verdachtsindex erhöhen, dass der pädiatrische Patient diese Substanz möglicherweise eingenommen hat.

ZUSAMMENFASSUNG

Eine sorgfältige Anamnese und eine gründliche Untersuchung sind notwendig, um die Diagnose von Ingestionen bei Kindern zu unterstützen. Das Akronym TART kann Ärzten helfen, sich daran zu erinnern, welche Fragen bei der Anamnese eines Patienten, der eine Ingestion erlitten hat, wichtig sind. Die angemessene Behandlung toxischer Expositionen erfordert eine schnelle Erkennung, und die Identifizierung der spezifischen Substanz ist bei der Planung der endgültigen Versorgung sehr hilfreich.

Es ist wichtig zu wissen, welche Ressourcen in Ihrer Region zur Verfügung stehen, um bei Ingestionsfällen zu helfen. Zu wissen, welche Krankenhäuser über toxikologische Kapazitäten und fortschrittliche Therapieformen wie Dialyse und extrakorporale Membranoxygenierung (ECMO) verfügen, kann für Patienten, die diese Behandlungen benötigen, während sie sich von ihrer Ingestion erholen, lebensrettend sein.

REFERENZEN

Burns C, Burns R, Sanseau E, et al. Pädiatrisches Notfallmedizin-Simulationscurriculum: Marihuana-Ingestion. *MedEdPORTAL*. 2018;14:10780. doi:10.15766/mep_2374-8265.10780

Cooper ZD. Unerwünschte Wirkungen von synthetischen Cannabinoiden: Management von akuter Toxizität und Entzug. *Curr Psychiatry Rep*. 2016;18(5):52. doi:10.1007/s11920-016-0694-1

Cummings ED, Swoboda HD. Digoxin-Toxizität. In: StatPearls [Internet]. Treasure Island, FL: StatPearls Publishing. Updated Oct 13, 2019. Abgerufen am 22. Dezember 2021. https://www.ncbi.nlm.nih.gov/books/NBK470568/

Dire D. Einnahme von Scheibenbatterien. Medscape. January 29, 2020. Abgerufen am 22. Dezember 2021. https://emedicine.medscape.com/article/774838-overview

Gummin DP, Mowry JB, Spyker DA, et al. 2018 Annual Report of the American Association of Poison Control Centers' National Poison Data System (NPDS): 36th annual report. *Clin Toxicol (Phila)*. 2019;57(12):1220-1413. doi:10.1080/15563650.2019.1677022

National Capital Poison Center. Vergiftungsstatistiken. Abgerufen am 22. Dezember 2021. https://www.poison.org/poison-statistics-national

Nationales Modell für klinische EMS-Leitlinien. Nationales Modell. January 2019. Abgerufen am 22. Dezember 2021. https://nasemso.org/wp-content/uploads/National-Model-EMS-Clinical-Guidelines-2017-PDF-Version-2.2.pdf

Wang GS, Hoyte C. Common substances of abuse. *Pediatr Rev*. 2018;39(8):403-418. doi:10.1542/pir.2017-0267

KAPITEL 8

Pädiatrische Misshandlung

ZIELE DER LEKTION

- Erörtern Sie die Epidemiologie pädiatrischer Misshandlung.
- Beschreiben Sie die verschiedenen Formen der Misshandlung.
- Identifizieren Sie ein mögliches Opfer von Misshandlung.
- Erfassen Sie eine angemessene Vorgeschichte.
- Stellen Sie eine adäquate Vorgehensweise sicher
- Lernen Sie den Umgang mit Betreuungspersonen

Einführung

Pädiatrische Misshandlung ist sowohl eine medizinische Diagnose als auch ein Verbrechen. Die rechtliche Definition von Misshandlung kann je nach Gerichtsbarkeit variieren; die medizinische Diagnose kann jedoch allgemein als körperliche und/oder emotionale Verletzung eines Kindes als direkte Folge von Handlungen eines Elternteils oder einer Betreuungsperson definiert werden. Rettungsdienst und Notaufnahme sind häufig die ersten Instanzen, die die Opfer von Kindesmisshandlung untersuchen.

Unter dem weit gefassten Begriff der *pädiatrischen Misshandlung* fallen mehrere Mechanismen der Misshandlung. Einige Formen der Misshandlung, wie z. B. körperliche Verletzungen, sind möglicherweise leichter zu erkennen. Andere Formen, wie Vernachlässigung oder medizinischer Kindesmissbrauch (z. B. Münchhausen Stellvertreter-Syndrom), können nuancierter und schwieriger zu erkennen sein. Alle Ärzte, die kranke und verletzte Kinder behandeln, müssen aufmerksam in Bezug auf Misshandlungen sein, da das Erkennen der erste Schritt ist, um weiteren Schaden für das Kind zu verhindern.

Arten der Misshandlung von Kindern

In **Tabelle 8-1** werden die Hauptkategorien der Misshandlung definiert. Der Täter ist in den meisten Fällen ein Elternteil, Vormund oder Betreuer.

In **Abbildung 8-1** wird die Gesamthäufigkeit der einzelnen Misshandlungsformen aufgeschlüsselt. Vielen Kindern wird mehr als eine Form der Misshandlung zugefügt, weshalb sich die einzelnen Kategorien zu mehr als 100 % addieren. Es ist auch wichtig zu bedenken, dass die Statistiken nur den Umfang der gemeldeten und nachgewiesenen Kindesmisshandlungen widerspiegeln. Es wird vermutet, dass ein großer Teil des Missbrauchs nicht gemeldet oder nicht erkannt wird. Wenn der Missbrauch schließlich aufgedeckt wird, kann er bereits über einen längeren Zeitraum stattgefunden haben.

Die häufigste Form der Misshandlung ist die Vernachlässigung, die mehr als die Hälfte der Fälle von Kindesmisshandlung ausmacht. Jüngste Daten deuten darauf hin, dass bei tödlichen Fällen von Kindesmisshandlung 72,8 % der Opfer unter Vernachlässigung

Tabelle 8-1 Arten der pädiatrischen Misshandlung

Körperliche Misshandlung	Wenn ein Elternteil, Vormund oder Betreuer ein Kind unter 18 Jahren verletzt oder dessen Verletzung zulässt.
Emotionaler Missbrauch	Ein beständiges Verhaltensmuster, das die normale soziale und psychologische Entwicklung eines Kindes beeinträchtigt.
Sexueller Missbrauch	Vornahme sexueller Handlungen an und mit einer abhängigen Person, Gestattung der Vornahme sexueller Handlungen mit einer abhängigen Person oder Erzwingen sexueller Handlungen durch eine abhängige Person.
Vernachlässigung von Kindern	Versäumnis, für das grundlegende soziale, medizinische oder emotionale Wohlergehen eines Kindes zu sorgen, was zu einem erheblichen Schaden oder der unmittelbaren Gefahr eines Schadens für dieses Kind führt.

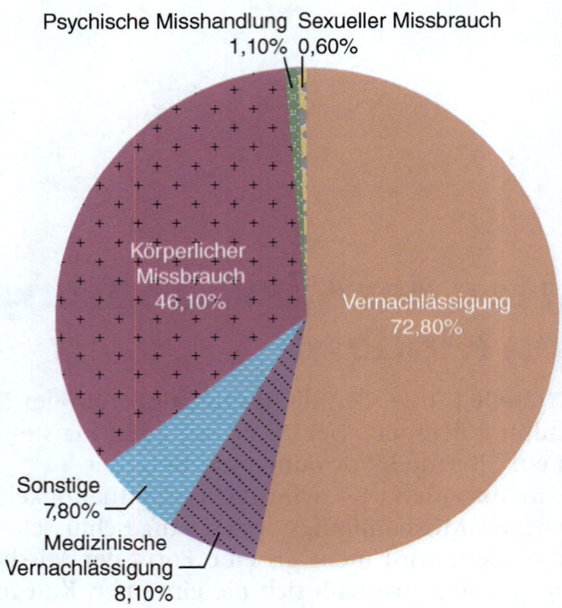

Abbildung 8-1 Es gibt verschiedene Formen von Misshandlung, und manche Kinder sind von mehr als einer Art von Misshandlung betroffen.

und 46,1 % unter körperlicher Misshandlung litten, entweder ausschließlich oder in Kombination mit einer anderen Art von Misshandlung.

Obwohl Vernachlässigung insgesamt die häufigste Form der Misshandlung ist, leiden die Opfer oft unter mehreren Formen von Missbrauch.

Epidemiologie, Demografie und Risikofaktoren

Das Risiko der Kindesmisshandlung nimmt mit dem Alter ab, obwohl sich die Art der Misshandlung mit zunehmendem Alter der Kinder ändert. Das Risiko der Misshandlung ist bei Kindern unter 1 Jahr am höchsten (es ist mehr als doppelt so hoch wie bei allen anderen Altersgruppen). Kinder unter 3 Jahren machen 28,7 % der Opfer von Kindesmisshandlung aus, und in den meisten dieser Fälle handelt es sich um körperliche Misshandlung. Obwohl Männer und Frauen in etwa das gleiche Risiko haben, misshandelt zu werden, scheinen Muster und Schweregrad der Misshandlung je nach Geschlecht zu variieren. Bei männlichen Kindern ist das Risiko körperlicher Misshandlung am höchsten, während bei weiblichen sexuelle Misshandlung deutlich häufiger vorkommt. Es wird geschätzt, dass insgesamt 25 % der Frauen und 10 % der Männer vor dem 18. Lebensjahr in irgendeiner Form sexuell missbraucht wurden. Diese Angaben sind jedoch möglicherweise unvollständig, da die tatsächliche Rate des sexuellen Missbrauchs bei männlichen Kindern aufgrund der Verheimlichung höher sein könnte. Bei diesen besteht ein höheres Risiko schwerer körperlicher Misshandlung mit Todesfolge. Unabhängig von den geschlechts- und altersbedingten Unterschieden ist klar, dass Kindesmisshandlung ein ernstes und weit verbreitetes Problem ist.

Kinder unter 3 Jahren sind am stärksten gefährdet, missbraucht und misshandelt zu werden.

Tabelle 8-2 Risikofaktoren für Kindesmissbrauch und -misshandlung

Kind	Umwelt	Betreuer
▪ Alter jünger als 3 Jahre ▪ Verzögerungen in der Entwicklung ▪ Geistige Behinderungen ▪ Medizinisch komplexe Erkrankung ▪ Verhaltensstörungen wie z. B. Aufmerksamkeitsdefizit-/Hyperaktivitätsstörung ▪ Ungeplante oder ungewollte Schwangerschaft ▪ Stiefkind	▪ Unverwandte männliche Betreuungsperson im Haushalt ▪ Häusliche Gewalt oder Gewalt durch Intimpartner ▪ Familiäre Stressfaktoren (Finanzen, Ehe, Krankheit, instabiler Arbeitsplatz) ▪ Armut ▪ Isolation von sozialen Unterstützungssystemen (keine Großfamilie oder Freunde in unmittelbarer Nähe)	▪ Junge oder alleinerziehende Eltern ▪ Geringere Bildung ▪ Vorgeschichte von Alkohol- oder Drogenmissbrauch ▪ Depressionen oder andere psychiatrische Erkrankungen in der Vorgeschichte ▪ Begrenzte Kenntnisse über die kindliche Entwicklung (unrealistische Erwartungen an das Kind) ▪ Negative Wahrnehmung von Verhaltensweisen, die für Kinder entwicklungsbedingt normal sind ▪ Missbrauch oder Vernachlässigung der Pflegeperson in der Vergangenheit

Kindesmissbrauch wird in 91,7 % der Fälle von einem oder beiden biologischen Elternteilen begangen. In 40 % der Fälle war die Mutter die alleinige Täterin, während in 21,7 % der Fälle der Vater der alleinige Täter war. Zu den anderen Tätern gehörten der unverheiratete Partner des Elternteils, Verwandte, Geschwister, Geistliche, Schulpersonal und Pflegeeltern.

Die Faktoren, die Kinder dem Risiko von Kindesmissbrauch und -misshandlung aussetzen, sind komplex. In den meisten Fällen ist kein einzelner Faktor dafür verantwortlich, dass ein Kind misshandlungsgefährdet ist; vielmehr ist es ein komplexes Zusammenspiel zwischen dem Umfeld, der Betreuungsperson und dem Kind, das zu Missbrauchsepisoden führt. Diese Faktoren wurden in Kategorien eingeteilt und in **Tabelle 8-2** aufgeführt.

Die Faktoren in Tabelle 8-2 sind zwar wichtig, sollten aber nicht die einzige Grundlage für den Verdacht auf Kindesmisshandlung oder -vernachlässigung sein. Fälle von Misshandlung und Vernachlässigung treten in allen demografischen Gruppen auf; daher sollte der Verdachtsmoment immer vorhanden sein, unabhängig von der Wahrnehmung, dass eine soziale Situation nicht in das stereotype Muster passt, das in Fällen von Misshandlung erwartet wird.

Red Flags für Missbrauch

Wie bereits erwähnt, sollten Missbrauch und Misshandlung immer dann in Betracht gezogen werden, wenn es keine klare Erklärung für die Krankheit oder Verletzung des Kindes gibt. Bestimmte Umstände können "red flags" für Missbrauch sein. Diese Umstände lassen sich häufig bei der Beurteilung des Szenerie und Situation, bei der Interaktion mit der Betreuungsperson und bei der Befragung und Interaktion mit dem Patienten feststellen.

Szenerie

Vor dem Zusammentreffen mit dem Patienten oder der Betreuungsperson sollten sich der Rettungsdienst die Szene genau ansehen. Berücksichtigen Sie die folgenden Punkte, wenn Sie sich ein Bild von der Situation machen:

- Sieht die Wohnung insgesamt wie eine sichere Umgebung für Kinder aus?
  - Wenn die Umgebung nicht sicher erscheint, ist eine sachliche und objektive Dokumentation der spezifischen unsicheren Bedingungen hilfreich.
  - Sind offene Medikamente oder illegale Substanzen vorhanden?
  - Gibt es legale Drogen (z. B. essbare Formen von Tetrahydrocannabinol [THC]), die für kleine Kinder verlockend und zugämglich sein könnten?
- Wie ist der Hygienestatus?
  - Sauberkeit ist etwas anderes als allgemeine Unordentlichkeit. Haushalte mit Kindern sind

oft unordentlich, aber nicht unbedingt unrein. Übermäßige Mengen an Müll, menschliche oder tierische Exkremente, Insekten oder Nagetiere, Haufen von Geschirr und Lebensmittelabfällen oder andere unhygienische Bedingungen sind Anzeichen für Vernachlässigung.

- Macht das Kind einen gepflegten und sauberen Eindruck?
  - Kinder können beim Spielen leicht schmutzig werden, aber das ist etwas anderes als ein Kind, das offensichtlich seit vielen Tagen nicht mehr gebadet worden ist.
  - Haben die Kinder einen Geruch, der darauf hindeutet, dass sie über einen längeren Zeitraum in verschmutzten Windeln oder Kleidern waren?
  - Gibt es Hautausschläge oder Hautverletzungen, die darauf hindeuten, dass die Hygiene zwischen den Windelwechseln nicht eingehalten wird?
- Wie interagieren die Geschwister im Haushalt?
  - Wirken die Geschwister ängstlich oder zögern sie, sich auf die Betreuungspersonen einzulassen?
  - Achten Sie darauf, dass Sie altersgemäße Skepsis gegenüber Fremden nicht mit Angst verwechseln.
- Gibt es andere Mitglieder im Haus, die verletzt zu sein scheinen?
  - Es ist zwar nicht angebracht, andere Personen als den Patienten zu untersuchen, aber es ist sinnvoll, sich einen Moment Zeit zu nehmen, um zu schauen ob andere Personen in der Wohnung äußere Anzeichen von Verletzungen aufweisen.
  - Wenn andere Personen im selben Haushalt Verletzungen aufweisen, die auf Misshandlung hindeuten, sollte der Rettungsdienst den Verdacht hegen, dass der Patient ebenfalls Opfer von Misshandlung sein könnte.

Verhalten der Betreuungsperson

Die erste Interaktion, die der Rettungsdienst mit der Betreuungsperson hat, ist die Erstanamnese. Wenn der Patient zu jung ist, um seine Anamnese zu erheben, ist es wichtig, die Anamnese der Betreuungsperson sorgfältig und genau zu dokumentieren. Ein Anzeichen dafür, dass eine Misshandlung vorliegt, ist eine sich entwickelnde oder verändernde Geschichte, die zur Erklärung der vorliegenden Erkrankung oder Verletzung vorgebracht wird. Es ist angemessen, zu dokumentieren, dass sich die Geschichte im Laufe der Behandlung des Patienten geändert oder weiterentwickelt hat, solange dies auf objektive Weise geschieht und so weit wie möglich die eigenen Worte der Betreuungsperson in direkten Zitaten verwendet werden. Die Dokumentation sollte nicht erzählerisch sein, urteilen oder versuchen zu erklären, warum sich die Geschichte verändert hat, sondern sie sollte die Geschichte des Pflegepersonals genau festhalten. Diese Anamnese wird wahrscheinlich mit der Anamnese verglichen, die sie in der Notaufnahme erzählen, und möglicherweise auch mit der Erzählung, die den Strafverfolgungsbehörden vorgelegt wird.

Eine sich entwickelnde Geschichte für die Verletzung oder den medizinischen Zustand eines Kindes ist verdächtig für Missbrauch. Wenn sich die gemeldeten Fakten ändern und eine plausiblere Erklärung ergeben, ist es wichtig, dies in Ihrer Dokumentation festzuhalten.

Kinder, die sprechen können, sind oft in der Lage, zumindest einen Teil ihrer Krankengeschichte zu erzählen. Der Umfang und die Zuverlässigkeit dieser Anamnese sind je nach Alter unterschiedlich. Es ist wichtig, das Kind anzusprechen, wenn es angebracht ist, und es zu fragen, was passiert ist. Wenn dies der Betreuungsperson unangenehm zu sein scheint, sie das Kind nicht sprechen lässt oder es häufig unterbricht oder korrigiert, versucht sie möglicherweise, die "Erzählung zu kontrollieren", um den Verdacht auf Missbrauch zu verringern oder zu beseitigen. Dies kann auch in Fällen vorkommen, in denen ein Elternteil der Missbraucher ist und dem anderen Elternteil oder der Betreuungsperson nicht erlaubt, eine Geschichte zu erzählen.

Einige spezifische Verhaltensweisen der Betreuungsperson, die den Verdacht auf Missbrauch oder Misshandlung nahelegen, sind in **Tabelle 8-3 aufgeführt**.

Konfrontation von Betreuern

Im Allgemeinen ist es in der prähospitalen Umgebung nicht notwendig, die anwesenden Betreuunngspersonen zu konfrontieren oder ihnen mitzuteilen, dass ein Verdacht auf Missbrauch besteht. Dies könnte eine Gefahr für das Personal darstellen und das Kind weiter

Tabelle 8-3 Besorgniserregendes oder verdächtiges Verhalten der Betreuer

Teilnahmslosigkeit oder mangelndes Interesse an dem Kind oder der Situation
Überreaktion auf das Verhalten oder Fehlverhalten des Kindes
Wechselnde oder sich entwickelnde Geschichte zur Erklärung der Verletzung oder des Zustands
Erklärungen, die in keinem Verhältnis zu den beobachteten Verletzungen stehen
Intoxikation
Über- oder Unterreaktion auf die Verletzung oder Krankheit des Kindes
Über das Kind sprechen oder dem Kind nicht erlauben, eine Geschichte zu erzählen
"Richtigstellung" von Aspekten der Erzählung des Kindes, die als belastend empfunden werden könnten

gefährden. Wenn der mutmaßliche Täter weiß, dass ein Verdacht auf Missbrauch besteht, kann er zudem versuchen einer Strafverfolgung zu entgehen.

Verhalten der Kinder

Eine enge Bindung zwischen dem Kind und der Betreuungsperson schützt vor Missbrauch und Misshandlung. Gut betreuete Kinder suchen Trost und Sicherheit bei Bezugspersonen und geliebten Menschen, weil sie darauf vertrauen, dass diese Personen sie beschützen werden. Die Fähigkeit eines Kindes, seine Emotionen zu kontrollieren und Stress zu bewältigen, hängt weitgehend von der sozialen und emotionalen Unterstützung ab, die es in angemessenen Bindungsbeziehungen erfährt. Wenn ein Kind unter Zwang steht, wird es dysreguliert.

Anzeichen, die auf Misshandlung hindeuten, lassen sich in zwei Kategorien einteilen: Verhaltensweisen und körperliche Anzeichen. In **Tabelle 8-4** sind Verhaltensweisen und körperliche Anzeichen aufgeführt, die auf Misshandlung hindeuten. Diese Liste ist nicht vollständig.

Tabelle 8-4 Anzeichen für Missbrauch bei Kindern

Körperlich	Verhalten
▪ Menschliche Bissspuren ▪ Ungeklärte Verbrennungen ▪ Verbrennungen durch Seile oder Einschnürungsspuren ▪ Verletzungen, die nicht den altersgemäßen Entwicklungsmeilensteinen entsprechen, z. B. Verletzungen durch Herunterrollen von einer erhöhten Oberfläche bei einem Kind, das jünger als 3 Monate ist, oder Sturzverletzungen bei nicht gehfähigen Kindern ▪ Prellungen oder Brüche in verschiedenen Stadien der Heilung ▪ Schwere Verletzungen ohne plausible Erklärung ▪ Gemusterte Blutergüsse (die auf einen Gegenstand oder ein Gerät zurückzuführen sind, mit dem das Kind geschlagen wurde) ▪ Verletzungen, die sich in Bereichen befinden, in denen eine unbeabsichtigte Verletzung unwahrscheinlich ist	▪ Ängstlichkeit gegenüber Erwachsenen (unangemessen für Alter und Entwicklung) ▪ Angst oder Besorgnis, wenn andere Kinder weinen ▪ Verhaltensextreme ▪ Übermäßig folgsam ▪ Muskelschmerzen oder ungeschickte Bewegungen ▪ Ein Kind, das Angst zu haben scheint, nach Hause zu gehen ▪ Von Eltern oder Betreuungspersonen als übermäßig unfallanfällig beschrieben werden ▪ Tragen von unangemessener Kleidung, um Verletzungen zu verbergen ▪ Weglaufen in der Vergangenheit ▪ Übermäßig emotionale oder entschuldigende Reaktion, wenn ein Erwachsener über sie verärgert ist ▪ Abneigung gegen Körperkontakt oder Berührung ▪ Gewalt oder Beschimpfungen gegenüber Gleichaltrigen oder kleineren "schwächeren" Kindern ▪ Sexuell expressives oder explizites Verhalten

Blutergüsse bei Kindern

Blutergüsse sind ein häufiger Befund bei der Untersuchung eines Kindes; es gibt jedoch bestimmte Umstände, unter denen ein Bluterguss den Verdacht auf eine mögliche Misshandlung wecken sollte. Die erste Frage, die man sich stellen sollte, ist, ob sich der Bluterguss in einem Bereich befindet, der anfällig für Verletzungen ist. So sind beispielsweise blaue Flecken an den vorderen Schienbeinen bei jungen, gehfähigen Kindern nicht unerwartet, wenn sie in der richtigen Altersgruppe auftreten und die blauen Flecken auf einen zufälligen Kontakt mit Gegenständen beim Gehen oder Laufen zurückzuführen sind. Andererseits ist ein Kind mit mehreren linearen oder gemusterten blauen Flecken entlang der vorderen oder hinteren Unterschenkel, insbesondere wenn das Kind nicht gehfähig ist, höchst verdächtig für eine Misshandlung.

Das Rettungsfachpersonal sollte auch prüfen, ob der Verletzungsmechanismus, der zu der gemeldeten Verletzung geführt hat, für den Patienten entwicklungsmäßig angemessen ist.

Blutergüsse bei nicht gehfähigen Kindern sind ungewöhnlich und in Ermangelung einer plausiblen Erklärung verdächtig für eine Misshandlung.

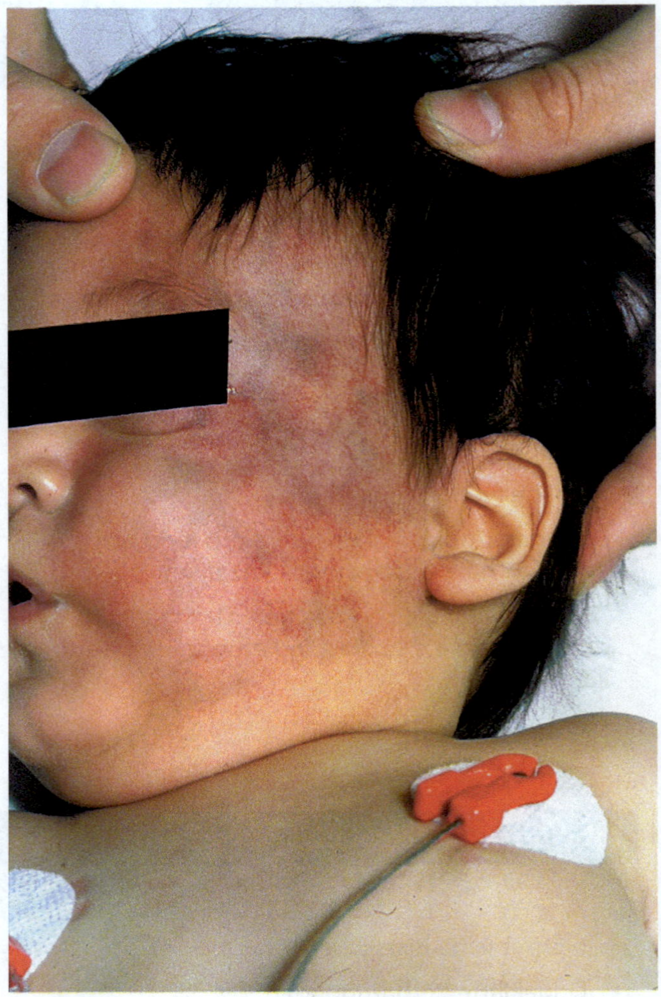

Abbildung 8-2 Bei einem nicht beweglichen Kind sind Prellungen im Gesicht und am Hals besonders besorgniserregend.

Mit freundlicher Genehmigung von Ron Deickmann, MD, FAAP.

Bei Kindern, die jünger als 1 Jahr sind, sind blaue Flecken im Gesicht, am Hals und am Rücken besonders besorgniserregend (**Abbildung 8-2**). Untersuchen Sie genau auf Blutergüsse an den Ohrläppchen, die bei Misshandlungen häufig eingeklemmt oder gezogen werden. Blumenkohlohren oder Blutungen an der Ohrmuschel zwischen Haut und Knorpel werden bei Kindern, die in der Vergangenheit keine Traumata in diesem Bereich erlitten haben, häufig mit Misshandlungen in Verbindung gebracht.

Wenn Kinder allmählich anfangen zu laufen, werden Verletzungen ein erwarteter Teil dieses Lernprozesses sein. Jüngere Kinder haben einen größeren Kopf und fallen beim Laufen oft "kopfüber". Stürze in diesem Entwicklungsstadium (etwa im Alter von 1 Jahr) hinterlassen häufig blaue Flecken und andere Weichteilverletzungen im Gesicht und an der Stirn. Es ist wichtig, die Verletzungen genau zu untersuchen und nach Mustern wie Finger- oder Handabdrücken zu suchen, um harmlose Prellungen von Misshandlungen zu unterscheiden.

Ab einem Alter von 4 Jahren werden Prellungen am Kopf und im Gesicht, die durch unkoordiniertes Laufen verursacht werden, seltener. Diese Kinder können sich zwar immer noch den Kopf stoßen, doch ist dies häufiger auf einen zu geringen Abstand zu Theken, Tischen oder anderen Gegenständen zurückzuführen. Diese Art von Verletzungen kann zu Prellungen und Risswunden führen, je nachdem, wie viel Energie bei dem Aufprall aufgewendet wurde. Prellungen an den knöchernen Vorsprüngen entlang der Schienbeine, Knie und Ellbogen sind bei Kindern häufig und treten immer häufiger auf, wenn sie beginnen, selbstständiger zu laufen und zu spielen. Kinder in dieser Altersgruppe klettern oft auf Spielplatzgeräte und andere Freizeiteinrichtungen, was zu häufigen zufälligen Kontakten mit den Knochenvorsprüngen beim Spielen führt.

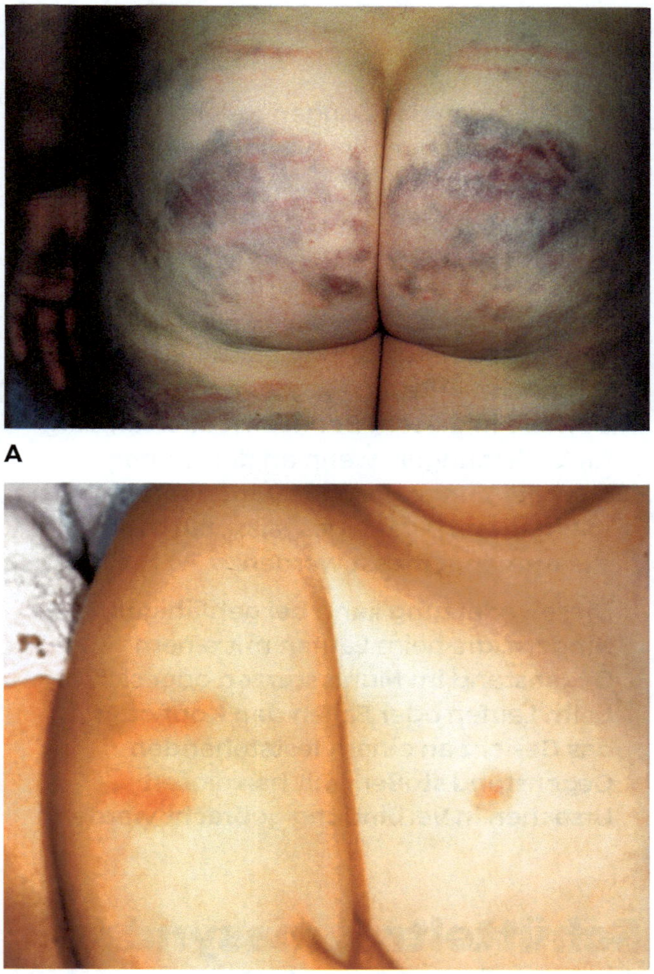

A

B

Abbildung 8-3 Blutergüsse an den Armen oder am Gesäß, wie hier gezeigt, sollten den Verdacht auf Missbrauch erwecken, insbesondere im Zusammenhang mit einer nicht plausiblen Erklärung.

A. Mit freundlicher Genehmigung von Ron Deickmann, MD, FAAP; **B.** Mit freundlicher Genehmigung der American Academy of Pediatrics.

Blutergüsse, die sich in Bereichen befinden, die nicht auf Knochenvorsprüngen liegen, sollten Anlass zur Sorge geben, dass das Kind misshandelt wurde, wenn es keine plausible Erklärung dafür gibt. Blutergüsse an den Händen, am Gesäß und am Bauch haben im Allgemeinen keine harmlosen Ursachen und sind höchst verdächtig (**Abbildung 8-3**). Wenn diese blauen Flecken groß sind, sich an mehreren nicht zusammenhängenden Stellen befinden und sich in verschiedenen Stadien der Heilung befinden, sind sie pathognomonisch für Misshandlung, wenn es keine plausible Erklärung gibt.

Blutergüsse können auch vielfältige medizinische (nicht-traumatische) Ursachen haben. Störungen der normalen Blutgerinnung und bestimmte Krebsarten können leichte Blutungen und Blutergüsse verursachen. Die Feststellung, ob die Blutergüsse unbeabsichtigt, die Folge eines medizinischen Problems oder einer Misshandlung sind, muss nicht vor Ort getroffen werden. Eine genaue Dokumentation ist entscheidend und hilft Ärzten und Ermittlern bei der Feststellung, ob der Verdacht auf Missbrauch gerechtfertigt ist.

TEN-4 GESICHTER P

Bei der Beurteilung eines Kindes mit Blutergüssen oder Weichteilverletzungen kann die Gedächtnishilfe TEN-4 FACES P hilfreich sein, um sich Verletzungen ins Gedächtnis zu rufen, die auf eine Misshandlung hindeuten könnten (Abbildung 8-4):

- **Bei Kindern unter 4 Jahren sind Blutergüsse am Rumpf (Trunk), an den Ohren (Ears) oder am Hals (Neck) verdächtig.**
- **Jeder Bluterguss oder jede Verletzung bei einem Kind, das 4 Monate oder jünger ist, ist verdächtig.**

Die FACES P-Merkhilfe kann hinzugefügt werden, um dem Gesundheitspersonal zu helfen, sich an zusätzliche Bereiche zu erinnern, in denen Verletzungen typischerweise nicht mit unfallbedingten Ursachen in Verbindung gebracht werden:

- **Frenulum**
- **Auricular Area (Ohrmuschelbereich)**
- **Cheek (Wange)**
- **Eyes (Augen)**
- **Skleren**

Darüber hinaus ist jede Verletzung mit einem Muster (Pattern) (ähnelt einem Gegenstand, einer Handfläche oder einem Finger) ein Hinweis auf Missbrauch.

All diese Informationen sind relevant, wenn es keine plausible Erklärung für die aufgetretene Verletzung oder den Zustand gibt.

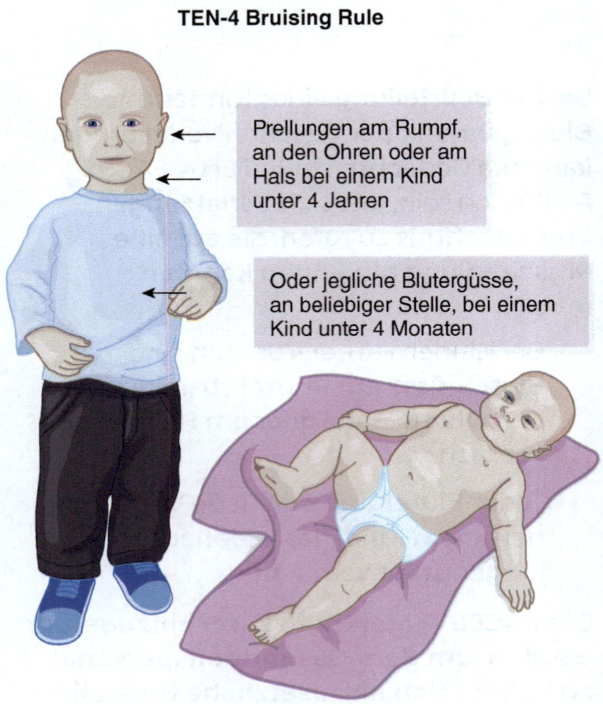

Abbildung 8-4 Praktiker können die Eselsbrücke 10-4 FACES P verwenden, um die Möglichkeit einer Kindesmisshandlung in Betracht zu ziehen.

FRENULUM-VERLETZUNGEN

Verletzungen des Zungen- oder Lippenbändchens, insbesondere bei nicht gehfähigen Patienten, die mit der Flasche oder dem Löffel gefüttert werden, sind verdächtig, dass ein Gegenstand in den Mund gepresst wurde. Zu diesen Gegenständen können eine Flasche, eine Schnabeltasse, ein Schnuller, ein Strohhalm oder ein Finger gehören. Das Gewebe in diesem Bereich ist auch anfällig für Verletzungen, wenn an den Lippen oder der Zunge gezogen wird oder die Wangen während eines Missbrauchs fest in zusammengepresst werden.

Diese Verletzung kann bei gehfähigen Kindern, die beim Laufen mit einem Gegenstand im Mund stürzen oder sich beim Laufen oder Fallen den Kopf oder das Gesicht an einem feststehenden Gegenstand stoßen, mit harmlosen Ursachen in Verbindung gebracht werden.

Verletzungsmuster

Verletzungen, die dem Muster eines Gegenstandes ähneln, sind ein deutlicher Hinweis auf ein Trauma, das nicht durch einen Unfall verursacht wurde. Wenn es keine plausible Erklärung dafür gibt, wie die Verletzung entstanden ist, und ein gemustertes Hämatom vorhanden ist, sollte eine Misshandlung vermutet werden.

Kinder, die mit der offenen Handfläche geschlagen werden, haben oft einen Abdruck der Hand auf ihrer Haut. Die Kapillaren zwischen den Fingern reißen, da das Blut schnell von der Aufschlagstelle in das umliegende Gewebe zwischen den Fingern gedrückt wird.

Kordeln und Seile hinterlassen oft scharfe, lineare Streifen an den Stellen, an denen sie das Kind berühren. Gegenstände, die am Ende einer Schnur, eines Seils oder eines Gürtels befestigt sind, hinterlassen oft deutliche Abdrücke, wenn sie auf die Haut treffen.

Fragen Sie bei jedem blauen Fleck oder jeder Verletzung, die ein Muster aufweist, danach und dokumentieren Sie die Antwort in der Krankengeschichte. Geben Sie keine Kommentare ab und äußern Sie sich nicht dazu, ob die Erklärung sinnvoll ist oder verdächtig klingt, sondern dokumentieren Sie einfach, was beobachtet und gesagt wurde, und zwar auf sachliche Weise.

Schütteltraumasyndrom (Abusive Head Trauma)

Wie bereits erwähnt, ist das Risiko, dass Kinder misshandelt werden, im ersten Lebensjahr am höchsten. Obwohl bei Kindern unter 2 Jahren zahlreiche Formen der Misshandlung auftreten, ist das Schütteltrauma die Form der Kindesmisshandlung, die am häufigsten zum Tod oder zu bleibenden Behinderungen führt. Es ist ebenso unter dem Begriff Shaken-Baby-Syndrom (SBS) bekannt. Dieser Begriff wurde zugunsten des Begriffs "abusive head trauma" aufgegeben, da letzteres die vielfältigen Formen von Verletzungen umfasst, die während einer Schüttelepisode auftreten können.

Das Schütteltraumasyndrom ist eine bekannte Form der Misshandlung, seit es Aufzeichnungen und Dokumentationen über Misshandlungen gibt. Die Daten deuten darauf hin, dass Schreien der häufigste Auslöser ist. In dem Bemühen, die Häufigkeit missbräuchlicher Schädelverletzungen zu verringern, wurden verstärkt Ressourcen, Aufklärungsmaßnahmen und Hilfsangebote für Eltern bereitgestellt, die mit einem untröstlich schreienden Neugeborenen oder Kleinkind konfrontiert sind.

Nach Angaben des National Center on Shaken Baby Syndrome (Nationales Zentrum für das Schütteltrauma bei Säuglingen) werden jährlich etwa 1.200 bis 1.400 Kinder durch ein Schütteltraumasyndrom verletzt oder sterben daran. Der häufigste Täter ist ein Elternteil oder eine Betreuungsperson. Die Mehrheit der Missbraucher sind Männer. Wenn Kinder eine Misshandlung überleben, haben 80 % von ihnen irgendeine Form von bleibenden Hirnschäden oder körperlichen Behinderungen.

Weinen und Untröstlichkeit in Verbindung mit unrealistischen Erwartungen hinsichtlich angemessener Entwicklungsschritte können zu Wutausbrüchen und Episoden missbräuchlicher Kopfverletzungen führen.

Die Eselsbrücke PURPLE Crying wurde verwendet, um Eltern und Betreuer über die Schreiphasen und die zu erwartenden Reaktionen von Säuglingen aufzuklären **Tabelle 8-5**.

- Die während eines Schütteltns erlittenen Verletzungen sind auf mehrere Ursachen zurückzuführen und werden im Folgenden aufgeführt:
- Das Hin- und Herschütteln führt zu einer schnellen Beschleunigung und Abbremsung des Gehirns gegen den Schädel und damit zu einem stumpfen Trauma. Dieses stumpfe Trauma führt zu diffusen axonalen Verletzungen und Schwellungen des Hirngewebes.
- Durch das Hin- und Herschütteln können die Brückengefäße im Gehirn einreissen, was zu intrakraniellen Blutungen führt.
- Schwellungen im Gehirn, erhöhter Augendruck und in einigen Fällen auch direkte absichtliche Verletzungen der Augen führen zu Netzhautblutungen.
- Oft liegt begleitend ein Thoraxtrauma durch den festen Griff der schüttelnden Person vor. Zu den häufigsten Frakturen gehören die Rippen und die Extremitäten. Bei schweren Episoden kann die Halswirbelsäule verletzt werden.
- Auch Verletzungen der inneren Organe wie Leber und Bauchspeicheldrüse können auftreten.
- Ein stumpfes Kopftrauma kann auftreten, wenn der Kopf des Patienten gegen eine harte Oberfläche geschlagen wird oder wenn der Täter das Opfer mit einer offenen Handfläche oder Faust schlägt (**Abbildung 8-5**).

Die Anzeichen für ein Schütteltrauma sind unspezifisch. Es ist üblich, dass Betreuungspersonen nach einer Misshandlung den Rettungsdienst rufen oder den Patienten mit einer vagen und widersprüchlichen

Tabelle 8-5 PURPLE Weinen

P-Peak (Höhepunkt) des Weinens	Die Schreiphasen können mit zunehmendem Alter des Babys wöchentlich zunehmen, wobei sie im Alter von 2 Monaten ihren Höhepunkt erreichen und in den Monaten 3 bis 5 wieder abnehmen.
U-Unerwartet	Das Weinen kann kommen und gehen, ohne dass offensichtliche auslösende oder lindernde Faktoren vorliegen.
R-Resistent gegen Beruhigungsversuche	Selbst wenn alle Bedürfnisse des Babys befriedigt wurden, kann es ohne erkennbaren Grund weiter schreien.
P- (Pain-Like) Schmerzhaft verzogenes Gesicht	Das Weinen kann sehr intensiv sein, und in manchen Fällen sieht das Baby sogar so aus oder verhält sich so, als ob es Schmerzen oder Unwohlsein hätte.
L-Lang andauernd	Babys können bis zu 5 Stunden am Tag schreien, in manchen Fällen sogar mehr. Wenn Babys intensiv weinen, können sich Minuten wie Stunden anfühlen.
E- (Evening) Abend	Babys können am späten Nachmittag oder am Abend mehr weinen.

Daten vom National Center on Shaken Baby Syndrome. PURPLE Crying. Abgerufen am 5. Dezember 2021. https://www.dontshake.org/purple-crying.

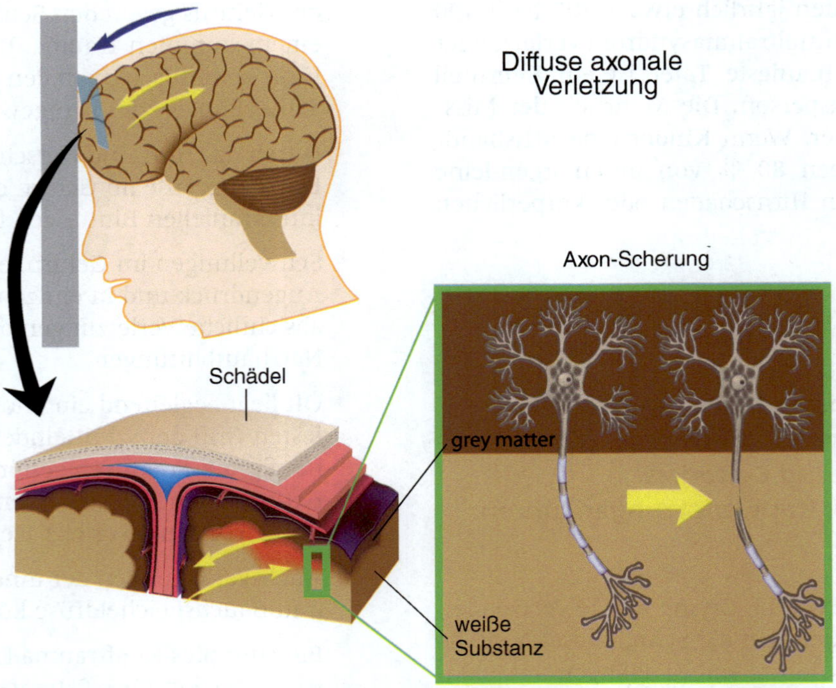

Abbildung 8-5 Verletzungen durch stumpfe Gewalteinwirkung auf den Kopf können auftreten, wenn das Kind bei Misshandlungen gegen eine harte Oberfläche schlägt. Muskel-Skelett-Verletzungen an den Rippen und Extremitäten können auch durch die Kraft entstehen, die auf das Kind ausgeübt wird, während es gehalten und geschüttelt wird.

Geschichte in die Notaufnahme bringen. Oft wird behauptet, dass der Patient sich in einem normalen Gesundheitszustand befand oder sich leicht krank fühlte und vage Symptome aufwies, als sie ihn unbeaufsichtigt zu einem Nickerchen hinlegten. Die Betreuungsperson kann berichten, dass sich das Kind, als sie nach ihm sehen wollte, erbrach, sich nicht richtig verhielt oder nicht in der Lage war, es zu wecken. Es kann eine Anamnese kleinerer Verletzungen vorliegen, die in keinem Verhältnis zu den gezeigten Symptomen stehen, wie z. B. Stolpern und Stürzen, Abrollen von der Couch oder dem Wickeltisch oder ein Geschwisterkind, das auf das Kind gefallen ist. Der Patient kann sich mit den folgenden Anzeichen oder Symptomen vorstellen:

- Veränderter mentaler Status (kann bei einem Säugling schwer zu beurteilen sein)
- Schläfrigkeit, Reizbarkeit oder schwer zu erwecken
- Krampfanfälle oder Spasmen
- Verminderter Appetit
- Erbrechen
- Haltung mit gekrümmtem Rücken und gestrecktem Hals (Folge eines erhöhten intrakraniellen Drucks, der zu meningealen Zeichen führt)
- Körperliche Verletzungen außerhalb des Körpers sind vielleicht nicht zu sehen, aber wenn sie zusammen mit den zusätzlichen Anzeichen auftreten, sollte ein starker Verdacht auf Missbrauch bestehen.

Die primäre Behandlung eines Schütteltraumasyndroms besteht in der sofortigen Behandlung von Atem- und Kreislaufstörungen, gefolgt von der Behandlung der Symptome eines erhöhten Hirndrucks. Ein sofortiger Transport in ein pädiatrisches Spezialzentrum mit traumatologisch und neurochirurgisch ausgebildeten Ärzten ist entscheidend.

Verbrennungen

Verbrennungen treten bei Kindern sowohl durch unbeabsichtigte als auch durch beabsichtigte Mechanismen auf. Absichtlich herbeigeführte Verbrennungen sind in der Regel schwerwiegender, da die Kinder gezwungen werden, mit der Hitzequelle in Kontakt zu bleiben. Bei unbeabsichtigten Verbrennungen neigt das Kind dazu, sich schnell von der Verbrennungsstelle wegzubewegen, wenn es entwicklungsmäßig dazu in der Lage ist. In seltenen Fällen können Kinder nicht in der Lage sein, sich bei einer unbeabsichtigten Verletzung von der Hitzequelle wegzuziehen oder sich zu wehren, was zu schwereren Verbrennungen führen kann. Diese Situationen sind selten, und im Allgemeinen passt die Geschichte zum Grad der Verletzung.

Thermische Verbrennungen werden durch direkten Kontakt mit starken Hitzequellen verursacht. Dies kann der Fall sein, wenn ein Patient seine Hand auf eine heiße Herdplatte legt oder gewaltsam in eine brühend heiße Flüssigkeit eingetaucht wird. Eine häufige Quelle für unbeabsichtigte Verbrennungen ist die Küche, wenn ein heißer Gegenstand berührt oder ein Gefäß mit heißer Flüssigkeit von der Arbeitsplatte oder dem Herd heruntergezogen wird. Vorsätzliche Verbrennungen können z.B. durch den Kontakt mit Zigaretten oder in der Badewanne auftreten, wenn ein Patient in zu heißes Badewasser getaucht wird.

Elektrische Verbrennungen treten auf, wenn ein Patient mit einer Stromquelle in Berührung kommt. Oberflächliche Verletzungen entstehen durch direkten Kontakt, ähnlich wie bei einer thermischen Verbrennung, und zusätzlich zu den inneren Verbrennungen, die entstehen können, wenn der Strom durch den Körper fließt. In einigen Fällen weisen elektrische Verbrennungen auch eine Austrittswunde auf. Eine häufige Ursache für Stromverbrennungen bei Kindern ist das Kauen auf Stromkabeln. Diese Kinder sollten unabhängig davon, wie stabil sie bei der Erstuntersuchung erscheinen, in die Notaufnahme gebracht werden. Sie benötigen eine kardiologische Untersuchung und eine Überwachung auf Herzrhythmusstörungen.

Chemische Verbrennungen entstehen, wenn Reizstoffe mit der Haut in Berührung kommen und zur Zerstörung von Gewebe führen. Dabei kann Wärme im Spiel sein, muss aber nicht. Haushaltsreiniger, Haarbehandlungen und Medikamente, die intravenös zugeführt werden, sind häufige Ursachen für chemische Verbrennungen. Das Rettungsfachpersonal sollten darauf achten, dass es nicht mit der Chemikalie in Kontakt kommt und sich selbst verletzt. Der erste Schritt bei der Behandlung von Verätzungen besteht darin, die Chemikalie zu entfernen und den Verbrennungsprozess zu stoppen. Je nach Art und Menge der Chemikalie kann eine Dekontamination erforderlich sein. Wenn Dämpfe im Spiel sind, ist beim Transport in geschlossenen Räumen Vorsicht geboten, und der Patient darf erst nach der Dekontamination ins Krankenhaus gebracht werden.

Wenn Chemikalien verschluckt oder in den Mund eines Patienten gepresst wurden, kann es zu Verätzungen der Mund- und Speiseröhrenstrukturen kommen. Eingeatmete Chemikalien können zu erheblichen Lungenverletzungen und chemischer Pneumonitis führen. Es kann zu einer schweren Beeinträchtigung der Atmung kommen.

Missbräuchliche Verbrennungen

Jüngere Kinder sind in der Regel das Ziel von missbräuchlichen Verbrennungen. Verbrennungen, die durch Missbrauch entstehen, sind in der Regel schwerwiegend. Das Eintauchen in eine brühend heiße Flüssigkeit und das absichtliche Verbrennen mit Zigaretten oder anderen heißen Gegenständen sind zwei der häufigsten Ursachen für absichtliche, missbräuchliche Verbrennungen.

Verbrennungen durch Zigaretten

Kontaktverbrennungen durch Zigaretten neigen dazu, gleichmäßige, kreisförmige Verletzungen zu bilden. Sie können gruppiert sein (**Abbildung 8-6**) und sich an Stellen befinden, die normalerweise nicht exponiert sind, um den Missbrauch zu verbergen (**Abbildung 8-7**). Wenn Kinder unbeabsichtigt durch Zigaretten verletzt werden, handelt es sich in der Regel um einen zufälligen, kurzzeitigen Kontakt mit einer exponierten Stelle, z.B. wenn sie beim Laufen oder Gehen an einem

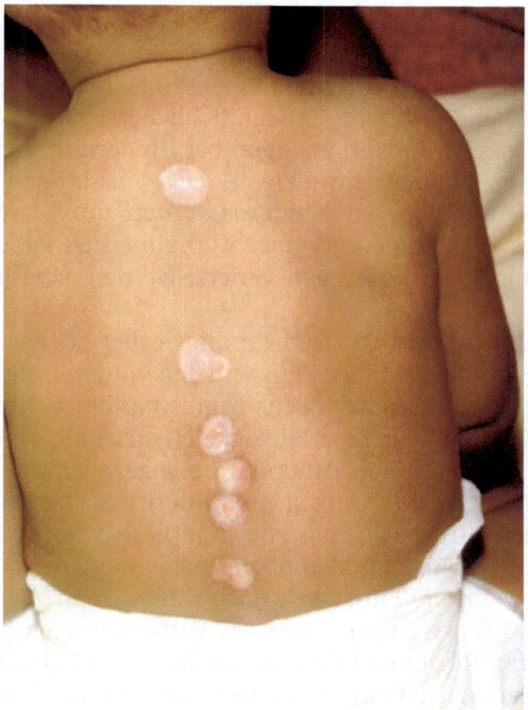

Abbildung 8-6 Diese Ansammlung gleichmäßig geformter Verbrennungen ist das Ergebnis einer absichtlichen Verbrennung. Man beachte, dass sie sich in einem diskreten Bereich befinden, der versteckt werden kann. Dies ist ein gutes Beispiel für eine gemusterte Verbrennung, die nur schwer durch unbeabsichtigte Mechanismen verursacht werden kann.

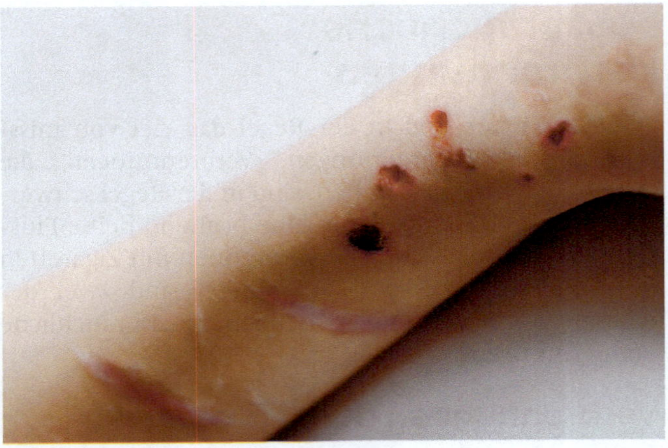

Abbildung 8-7 Die Verbrennungen in diesem Bild stammen von einer Zigarette. Verbrennungen an gut sichtbaren Hautpartien sind seltener, da sie vom Täter nicht so leicht versteckt werden können.

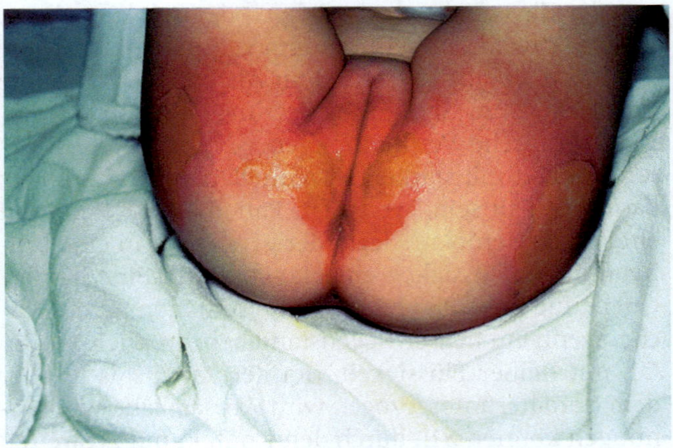

Abbildung 8-8 Verbrennungen durch Eintauchen sind die am häufigsten vorkommenden Verbrennungen. Sie betreffen in der Regel den unteren Rumpf, das Gesäß, das Perineum, die Arme und die Beine. Sie können als "Handschuh- und Strumpfverbrennungen" oder als "Donut"-Verbrennungen wie in dieser Abbildung auftreten.

Elternteil oder einer Betreuungsperson vorbeilaufen, die eine Zigarette an der Seite hält, was zu einer Verbrennung im Gesicht oder am Oberkörper führt.

Verbrühungen

Verbrühungen durch heißes Leitungswasser sind die häufigste Form von missbräuchlichen und unbeabsichtigten Brandverletzungen bei Kindern in den Vereinigten Staaten. Etwa 50 % aller missbräuchlichen Verbrennungen bei Kindern werden durch Verbrühungsverletzungen verursacht. Die meisten Patienten, die durch Verbrühungen verletzt werden, sind jünger als 2 Jahre.

Unbeabsichtigte Verbrühungen betreffen in der Regel das Gesicht, den Hals und den vorderen Brustbereich. Der häufigste Mechanismus besteht darin, dass ein Gefäß mit heißer Flüssigkeit von einer erhöhten Oberfläche auf den Patienten herabgezogen oder aufgenommen und dann auf das vordere Gesicht, den Hals und die Brust verschüttet wird. Diese Verbrühungen sind in der Regel in den oberen Regionen am schwersten. Wenn die Flüssigkeit nach unten tropft, kühlt sie ab, was zu weniger schweren Verbrennungen in den unteren Regionen führt. Wenn die Flüssigkeit abkühlt und sich zu einem Punkt verjüngt, während sie den Körper hinunterläuft, ist oft ein "Pfeil nach unten"-Muster zu erkennen. Die Ränder von unbeabsichtigten Verbrennungen sind meist unregelmäßig. Diese Verbrennungen sind in der Regel weniger schwerwiegend, da der Kontakt mit der kochenden oder heißen Flüssigkeit nicht übermäßig ist, im Gegensatz zu absichtlichen Verbrennungen durch Eintauchen, bei denen der erzwungene Kontakt länger andauert.

Ein häufiger Mechanismus für absichtliche und unabsichtliche Verbrennungen ist, dass ein Patient in eine Wanne mit zu heißem Wasser gesetzt wird. Wenn dies unbeabsichtigt geschieht, ist die Verbrennung in der Regel nicht vollständig und die Ränder sind asymmetrisch und unregelmäßig. Der Patient wird wahrscheinlich seine Hand sofort zurückziehen oder zurückweichen, um den Kontakt mit der heißen Flüssigkeit zu begrenzen.

Wenn Verbrennungen durch Eintauchen absichtlich herbeigeführt werden, gibt es möglicherweise Anzeichen, die darauf hinweisen, dass die Art der Verletzung nicht zufällig war. Wenn ein Kind absichtlich in ein Gefäß mit heißem Wasser getaucht wird, hebt es seine Beine an, was zu schwereren Verbrennungen an Gesäß und Damm führt. Wenn das Gesäß mit dem Boden der Badewanne in Berührung kommt, kann dieser Bereich verschont bleiben und zu einer donutförmigen Verbrennung führen, bei der ein Ring schwerer Verbrennungen einen verschonten oder leicht verbrannten Bereich umgibt. Wenn die Extremitäten gewaltsam in heißes Wasser getaucht werden, kann ein "Handschuh- und Strumpfmuster" festgestellt werden, mit einer scharfen Abgrenzung an der Stelle, an der die Extremität in die heiße Flüssigkeit gehalten wurde (**Abbildung 8-8**). Wenn Hand und Arm in eine heiße Flüssigkeit getaucht werden, ballt der Patient die Faust, und die Handfläche bleibt oft von schweren Verbrennungen verschont. Wenn diese Anzeichen vorhanden sind, sollte der Verdacht auf Missbrauch oder absichtliche Verletzung hoch sein.

Der Schweregrad von Verbrennungen durch Eintauchen hängt von mehreren Faktoren ab. Die

Temperatur der Flüssigkeit, die Dauer des Kontakts und die betroffenen Hautpartien beeinflussen alle die Schwere der Verletzung.

Verbrennungen durch Eintauchen sind bei 1- bis 4-Jährigen häufig und geschehen oft in der Nähe des Toilettentrainings oder bei Unfällen, bei denen sich das Kind verschmutzt hat. Die Täter ziehen das Kind aus und waschen es zur Bestrafung für einen Unfall in heißem Wasser. In manchen Fällen wird auch kaltes Wasser verwendet, und die Kinder können unterkühlt sein.

Menschenhandel mit Kindern

Es wird geschätzt, dass jedes Jahr weltweit 21 Millionen Menschen Opfer von Menschenhandel werden. Auch wenn diese Zahl hoch erscheint, spiegelt sie wahrscheinlich nicht das wahre Ausmaß des Problems wider, da viele Opfer von Menschenhandel nicht gemeldet werden. Es wird geschätzt, dass fast ein Viertel aller Opfer von Menschenhandel Kinder sind.

Menschenhandel gibt es in vielen Formen. Einige Beispiele für Menschenhandel sind die folgenden:

- Prostitution
- Versandhandel mit Bräuten
- Kinderpornographie
- Sexueller Missbrauch und Ausbeutung im Internet
- Auftritt in illegalen Sex-Treffpunkten für Pädophile
- Zwangsarbeit

Der Kinderhandel ist oft schwer zu erkennen, da die Kinder möglicherweise freiwillig mit dem Täter mitreisen und nicht um Hilfe schreien. Es kann sein, dass sie manipuliert werden, damit sie glauben, ihr Täter sei ein Beschützer. Der Täter sorgt oft für die Grundbedürfnisse der Opfer und kann sie mit Drogen oder Alkohol versorgen, um sie unter seinem Einfluss zu halten. Der Menschenhandel geht oft mit einer Bedrohung der Sicherheit des Kindes und seiner Angehörigen einher. Das Kind kann davon überzeugt sein, dass seiner Familie etwas zustößt, wenn es Hilfe sucht oder versucht zu fliehen.

Das Durchschnittsalter, in dem ein Opfer in die kommerzielle Sexindustrie eintritt, liegt bei 12 bis 14 Jahren. Jugendliche werden oft zur Zielscheibe, weil sie eine schlechte Impulskontrolle haben und leicht mit materiellen Gütern oder Versprechungen von Beliebtheit, Ruhm und Geld manipuliert werden können.

Teenager, die von zu Hause weggelaufen sind oder auf andere Weise von ihrer Familie getrennt wurden, verfügen oft nicht über die notwendigen Mittel, um ihre Grundbedürfnisse zu decken. Dies macht sie anfällig für Viktimisierung im Austausch für Grundbedürfnisse wie Nahrung und Unterkunft. Schätzungen zufolge haben 9 bis 28 % der weggelaufenen oder obdachlosen Teenager irgendeine Form von sexueller Aktivität gegen Dinge eingetauscht, die sie zum Überleben brauchen. Die Täter können diese sexuellen Handlungen dann gegen das Opfer einsetzen, um es zu beschämen, und sogar damit drohen, peinliche Informationen an die Familie oder Freunde des Opfers weiterzugeben. Mit der zunehmenden Nutzung sozialer Medien und von Mobiltelefonen, die Bilder aufnehmen und per Textnachricht versenden können, können Täter kompromittierende Fotos von ihren Opfern anhäufen und dieses Material dann dazu verwenden, das Opfer zu manipulieren, ihnen mehr Material zu schicken oder sich auf immer kompromittierendere und unerlaubte Handlungen einzulassen.

Sowohl Männer als auch Frauen können zum Zwecke der Zwangsarbeit und Knechtschaft gehandelt werden. Nach Angaben des US-Außenministeriums ist die Zwangsarbeit der größte Bereich des Menschenhandels in der Welt. In einigen Fällen werden den Opfern, wenn sie sich bereit erklären, in die Vereinigten Staaten zu kommen, falsche Versprechungen über Arbeit und Ausbildung gemacht. Die versprochenen Arbeitsbedingungen entsprechen jedoch nicht der Realität der Arbeit, zu der sie nach ihrer Ankunft gezwungen werden. Oft sprechen sie nicht genug Englisch, um um Hilfe zu bitten, und die Erwachsenen, denen sie begegnen, sind möglicherweise auch in andere illegale Aktivitäten verwickelt und würden ihnen daher wahrscheinlich nicht helfen, selbst wenn das Opfer um Hilfe bittet. Oft werden diesen Opfern ihre Pässe und Ausweispapiere abgenommen. Am Ende sind sie hilflos und völlig abhängig von ihren Tätern, um zu überleben.

Zu den häufigen Warnsignalen, die den Verdacht auf Menschenhandel wecken sollten, gehören folgende:

- Eine Person mit einem Kind, das sich nicht traut, allein mit dem medizinischen Personal zu sprechen
- Widersprüchliche oder unsinnige Geschichte
- Jugendliche, die ihre Adresse nicht kennen oder nicht wissen, wie sie nach Hause kommen, oder die gefälschte Angaben zu ihrer Identität machen

- Unkenntnis der Stadt oder Gemeinde, in der sie sich befinden
- Ungeklärte Abwesenheit von der Schule oder anderen sozialen Aktivitäten
- Arbeitsbedingte Verletzungen
- Sexuell expressives Verhalten
- Unbehandelte chronische Krankheiten
- Sexuell übertragbare Infektion
- Trauma der Vagina oder des Rektums
- Zigaretten-, Bügeleisen- oder Säureverbrennungen
- Frühere Abtreibungen oder Fehlgeburten
- Tätowierung oder "Branding" mit den Insignien einer Person oder Organisation

Bedingungen, die fälschlicherweise für Misshandlung gehalten werden

Es gibt einige häufige Erkrankungen in der Kindheit, die fälschlicherweise für blaue Flecken oder andere Anzeichen, die auf Missbrauch hindeuten, gehalten werden können. Zu diesen Zuständen gehören die folgenden:

- Angeborene dermale Melanozytose (mongolische Flecken)
- Coining (Cao Gio/Gua Sha/Kerikan)
- Schröpfen

Kongenitale Melanozytose der Haut

Bei der kongenitalen dermalen Melanozytose (CDM), früher auch als Mongolenflecken bezeichnet, handelt es sich um blau-graue Läsionen, die häufig im Bereich des Lumbosakrums, oft knapp oberhalb des Gesäßes, auftreten (**Abbildung 8-9**). Die Läsionen sind das Ergebnis von Melanozyten der Haut, die sich nach der Geburt nicht aufgelöst haben. Diese Läsionen sind oft schon bei der Geburt vorhanden und können zunächst dunkler werden, bevor sie im Laufe der folgenden Jahre verblassen. In der Regel sind die Läsionen bis zum Alter von 6 Jahren vollständig verblasst. Die CDM ist die häufigste pigmentierte Läsion bei Neugeborenen.

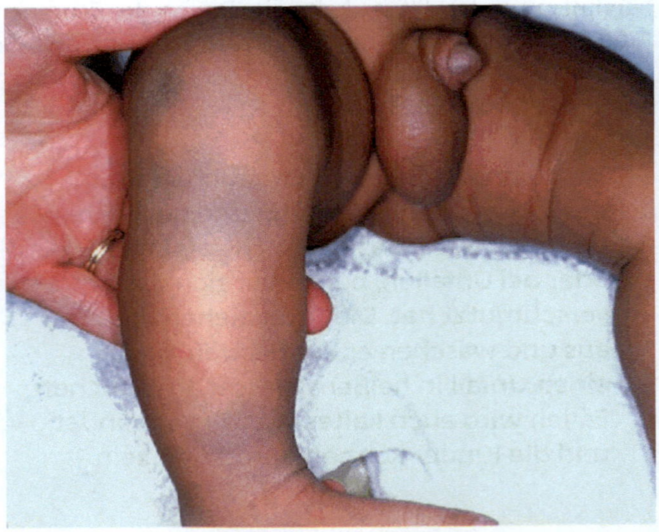

Abbildung 8-9 CDM kann auf dem Rücken, den Schultern oder den Extremitäten auftreten. Man beachte die unregelmäßigen Ränder und das Fehlen eines Musters, was für CDM spricht und nicht für Blutergüsse infolge von Missbrauch.

Mit freundlicher Genehmigung der American Academy of Pediatrics.

CDM tritt je nach ethnischer Zugehörigkeit des Säuglings mit unterschiedlicher Häufigkeit auf:

- Asiatische Neugeborene: 80%-100%
- Afroamerikanische Neugeborene: >90%
- Hispanische Neugeborene: 46%-70%
- Weiße Neugeborene: <10%

Die Läsionen der CDM haben typischerweise unregelmäßige Ränder und sind möglicherweise nicht einheitlich gefärbt. Sie sehen nicht gemustert aus, was sie von Blutergüssen unterscheidet, die durch Schläge mit der Hand oder einem anderen Gegenstand entstanden sind. Es ist wichtig, diese Läsionen zu dokumentieren, falls später Fragen auftauchen.

CDM ist eine gutartige Erkrankung. Die Läsionen sollten sich nicht schmerzhaft anfühlen, und sie neigen dazu, über Jahre hinweg zu verblassen, im Gegensatz zu Blutergüssen, die innerhalb von Tagen bis Wochen verblassen und sich verändern.

Coining (Cao Gio/Gua Sha/Kerikan)

Cao Gio (ausgesprochen gow yaw), auch bekannt als Münzen, Gua Sha oder Kerikan, wird in einigen südostasiatischen Kulturen (Kambodscha, Laos, Vietnam) praktiziert. Die wörtliche Übersetzung lautet "den Wind einfangen". Die östliche Medizin geht davon aus, dass Beschwerden wie Erkältung, Grippe, Kopfschmerzen,

Unwohlsein, Fieber, Müdigkeit und andere unspezifische Krankheiten durch "schlechten Wind" im Blut verursacht werden können. Die Haut wird an bestimmten Stellen mit Öl eingerieben, und dann wird mit einer Münze, einem Löffel oder einem anderen Gerät über diese Stellen gestrichen, was eine Art von Dermabrasion darstellt, die eine oberflächliche Kapillarauflösung bewirkt und den Blutfluss in diesen Regionen erhöht. In der östlichen Medizin geht man davon aus, dass diese verstärkte Durchblutung der Hautoberfläche dem "bösen Wind" ein Entkommen ermöglicht. Obwohl die Läsionen recht schmerzhaft aussehen können, sind sie in Wirklichkeit relativ schmerzlos und verursachen keine körperlichen Schäden oder Beeinträchtigungen für den Patienten. In seltenen Fällen, wenn das Verfahren nicht in Übereinstimmung mit den traditionell anerkannten Techniken und der Ausbildung durchgeführt wird, können einige Patienten Verbrennungen oder tiefere Blutergüsse erleiden (**Abbildung 8-10**). Dies kommt nicht häufig vor und spiegelt nicht die Absicht der Therapie oder die richtige Methode zur Durchführung der Behandlung wider.

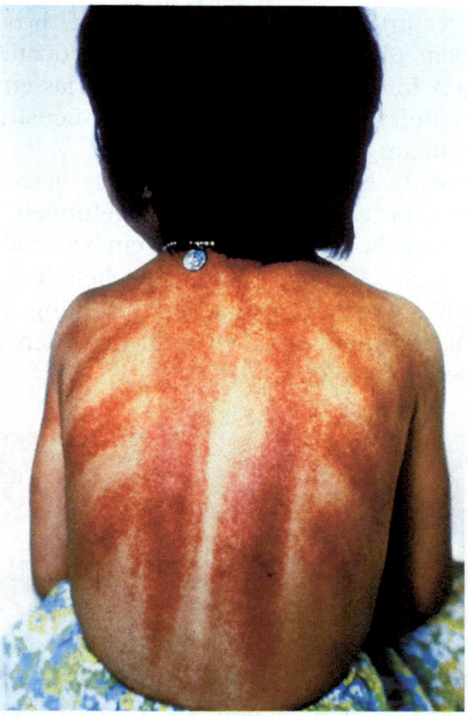

Abbildung 8-10 Diese Bilder zeigen das unterschiedliche Aussehen der Prägung je nach Technik, Zeitpunkt und Ort. Einige Techniken hinterlassen nur sehr leichte Markierungen, während andere ziemlich stark wirkende Kapillarbrüche verursachen können. Beachten Sie das lineare und chevronförmige Erscheinungsbild auf dem Rücken, das klassisch für Prägung ist. Diese Läsionen lassen sich nicht ertasten und sollten nicht aktiv bluten.

Schröpfen

Schröpfen ist eine uralte Tradition der östlichen Medizin, die dem Coining ähnelt. Bei dieser Technik werden Schröpfköpfe so eingesetzt, dass ein Sog entsteht und ein Teil der Haut, des weichen Gewebes und der darunter liegenden Muskeln in den Schröpfkopf gezogen wird, nachdem ein Vakuum erzeugt wurde. Das Konzept besteht darin, dass der Saugvorgang die Durchblutung des Bereichs fördert, was die Durchblutung und Erholung des darunter liegenden Gewebes verbessern kann.

Es gibt zwei verschiedene Methoden, um einen Sog zu erzeugen. Bei der traditionelleren Methode wird die Luft im Inneren der Schale mit einer Flamme erhitzt. Sie wird dann schnell auf die Haut aufgesetzt, und während die Luft abkühlt, entsteht im Inneren der Schale ein Vakuum, das die Haut und das weiche Gewebe einsaugt. Diese Methode birgt das Risiko von Verbrennungen, wenn sie nicht ordnungsgemäß durchgeführt wird. Eine alternative Methode ist die Verwendung moderner Sauger, die mit einem Anschluss an der Oberseite versehen sind, an den eine Vakuumpumpe angeschlossen werden kann. Die Pumpe wird an die Haut angeschlossen und die Luft wird abgesaugt, wodurch ein Sog entsteht, der die Haut und das weiche Gewebe ansaugt. Dies ist die heute am häufigsten angewandte Methode, obwohl viele Ärzte das Schröpfen noch immer mit der traditionellen Feuermethode durchführen.

Das Schröpfen erfreut sich zunehmender Beliebtheit, nachdem der Schwimmer Michael Phelps bei den Olympischen Spielen 2016 mit Markierungen gesehen wurde, die durch diese Praxis verursacht wurden. Sein Trainer setzte die Methode ein, um die Muskelerholung zwischen den Wettkämpfen zu unterstützen (**Abbildung 8-11**).

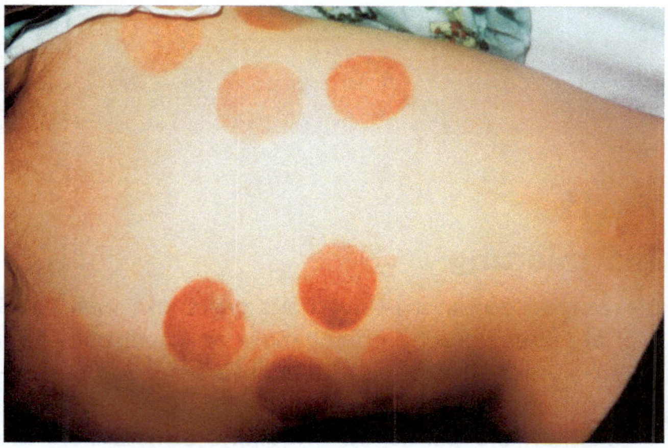

Abbildung 8-11 Schröpfen wird häufig zur Behandlung von Muskelkater eingesetzt und soll die Heilung durch Beseitigung negativer Kräfte und Förderung der Durchblutung fördern.

Anamneseerhebung

Die anfängliche Anamnese und die ausführliche körperliche Untersuchung sind die wichtigsten Beweismittel, die der Rettungsdienst bei einem Fall von Kindesmisshandlung erheben kann. Die Anamnese sollte, wenn möglich, sowohl von der Betreuungsperson als auch vom Kind erhoben werden. Kinder sollten nach Möglichkeit getrennt von den Eltern befragt werden, wobei eine Aufsichtsperson anwesend sein sollte. In einigen Fällen kann es vorkommen, dass ein Familienmitglied den Verdacht auf Missbrauch äußert, aber nur selten wird der tatsächliche Missbraucher zugeben oder offenlegen, dass ein Missbrauch stattgefunden hat. Kinder unter 3 Jahren sind nur begrenzt in der Lage, ihre Geschichte verbal wiederzugeben, und sind am stärksten von Missbrauch bedroht.

Bei der Befragung eines Kindes geht es in erster Linie darum, eine genaue Geschichte darüber zu erhalten, wie die Verletzungen entstanden sind. Offene Fragen bieten die beste Möglichkeit, detaillierte Antworten zu erhalten. Das Ziel der Anamnese ist es nicht, einen detaillierten Bericht über Missbrauch oder Misshandlung zu erhalten. Die Dokumentation sollte wortwörtliche Aussagen in Zitaten enthalten, wenn dies möglich ist. Eine detaillierte Missbrauchsanamnese und weitere Fragen sollten speziell geschulten Personen mit Erfahrung in forensischen Befragungen überlassen werden. In einigen Fällen haben Suggestivfragen die Ermittlungen bei Kindesmissbrauch so stark beeinträchtigt, dass eine Strafverfolgung erschwert oder unmöglich wurde.

Meldung von Verdachtsfällen

Ein Meldepflichtiger ist eine Person, die gesetzlich verpflichtet ist, vermutete oder bestätigte Fälle von Kindesmissbrauch zu melden. Meldepflichtige, die Fälle, in denen ein begründeter Verdacht auf Missbrauch besteht, nicht melden, können strafrechtlich zur Verantwortung gezogen werden.

Die meisten Staaten verlangen, dass nur ein begründeter Verdacht auf Missbrauch vorliegen muss, damit eine Meldung erfolgt. Die Aufgabe der Untersuchung und des Nachweises, ob ein Missbrauch vorliegt, obliegt dem Staat, nachdem eine Meldung erfolgte. Der Rettungsdienst ist nicht dafür verantwortlich, andere Untersuchungen durchzuführen als die anfängliche Anamnese und körperliche Untersuchung, die während der Behandlung des Patienten erfolgt.

Wenn ein Kind von Missbrauch erzählt, ist es wichtig, seine Gefühle zu kontrollieren und ohne Wut oder Unglauben zuzuhören. Offene Fragen wie "Was ist dann passiert?" sind hilfreich. Suggestivfragen können das Kind retraumatisieren und die Untersuchung beeinflussen. Die derzeit anerkannte beste Praxis besteht darin, eine "Minimalbefragung" durchzuführen, bei der es darum geht, was, wo, wann und durch wen geschehen ist. Der kognitive und emotionale Entwicklungsstand des Opfers wirkt sich darauf aus, wie gut es in der Lage ist, diese Fragen zu beantworten. Holen Sie im Zweifelsfall alle medizinisch notwendigen Informationen ein und überlassen Sie den Rest der Befragung dem Kinderschutzdienst oder den Strafverfolgungsbehörden.

Die Aufgabe des Rettungsdienstes besteht darin, zu prüfen, ob ein Missbrauch stattgefunden hat, und diesen Verdacht zu melden, wenn ein begründeter Verdacht besteht. Die meisten Staaten befreien die Meldepflichtigen von einer möglichen Haftung, wenn die Meldung in gutem Glauben und im besten Interesse des Patienten erfolgt.

FALLSTUDIE

Fall 1

Alarmierung

Sie werden zu einem Privathaus geschickt, weil ein 3 Monate altes Mädchen nicht mehr ansprechbar ist. Es ist ein kühler Herbstnachmittag mit einer Außentemperatur von 13,3°C.

Achten Sie genau auf mögliche Substanzen, die verschluckt worden sein könnten, oder auf das Vorhandensein von Gegenständen, die aspiriert worden sein könnten. In diesem Fall ist der Patient 3 Monate alt und nicht mobil, so dass es höchst unwahrscheinlich ist, dass der Patient unbeabsichtigt eine Substanz

Fragen zum Fall

- Was sind Ihre anfänglichen Bedenken?
  - Es handelt sich um einen nicht ansprechbaren pädiatrischen Patienten. Es besteht ein hohes Risiko, dass ein Atem- und möglicherweise ein Herzkreislaufstillstand vorliegt.
- Wie lautet die mögliche Differenzialdiagnose für diesen Patienten auf der Grundlage der Versandinformationen?
  - Die Differentialdiagnose für nicht ansprechbare pädiatrische Patienten ist breit gefächert

und umfasst sowohl traumatische als auch medizinische Ursachen. Einige der möglichen Ursachen für nicht ansprechbare Kinder sind:

- Intoxikation oder Ingestion
- Trauma
- Unterkühlung
- Plötzlicher unerklärlicher Tod
- Kindesmissbrauch
- Krampfanfälle
- Hypoglykämie oder andere Stoffwechselstörung
- Hypovolämie und Schock nach gastrointestinalen oder traumatischen Volumenverlusten

verschluckt oder einen Fremdkörper eingeatmet hat, es sei denn, dieser wurde in der Nähe des Patienten zurückgelassen.

Beobachten Sie das Verhalten der Betreuungsperson sorgfältig. Die Beurteilung des gesamten Umfelds und der Interaktionen der Betreuungsperson kann dazu beitragen, einen Verdacht auf möglichen Missbrauch oder kriminelle Aktivitäten zu äußern.

Ersteindruck

Als Sie am Einsatzort ankommen, eilt Ihnen ein verzweifeltes Ehepaar entgegen, das den schlaffen Körper eines 3 Monate alten Kind in den Armen hält. Sie drängen sie in Ihre Arme und schreien Sie an, Sie sollen ihr helfen. Sie wiederholen ständig: "Sie atmet nicht, helfen Sie ihr!" Das Kind ist schlaff, nicht ansprechbar und hat keinen offensichtlichen Tonus.

- Pädiatrisches Beurteilungsdreieck (**Abbildung 8-12**)
  - Erscheinungsbild
    - Nicht ansprechbar
  - Atemarbeit
    - Der Patient ist agonal ohne ausreichende Atemanstrengung
    - **N**asenflügeln nicht vorhanden
    - **E**inziehungen sind nicht vorhanden
    - **K**eine Atmenebengeräusche
    - **L**iegt schlaff auf dem Arm der Frau
  - Zirkulation
    - Blass-zyanotische Haut

Das Paar teilt Ihnen mit, dass es die Tante und der Onkel des Mädchens sind. Sie haben das Sorgerecht für die Patientin, weil sie sich Sorgen um den Drogenkonsum der Eltern machen. Sie machen einen angemessen besorgten Eindruck und erzählen Ihnen, dass sie das Mädchen vor etwa 30 Minuten zum Schlafen in ihren tragbaren Laufstall gelegt haben. Sie hörten ein lautes Klopfen aus dem Zimmer, und als sie nach ihr sahen, fanden sie sie weinend auf dem Boden liegen und vermuten, dass sie herausgeklettert sein und sich möglicherweise verletzt haben muss. Als sie sie aufhoben, erbrach sie sich und wurde dann schlaff. Daraufhin riefen sie um Hilfe.

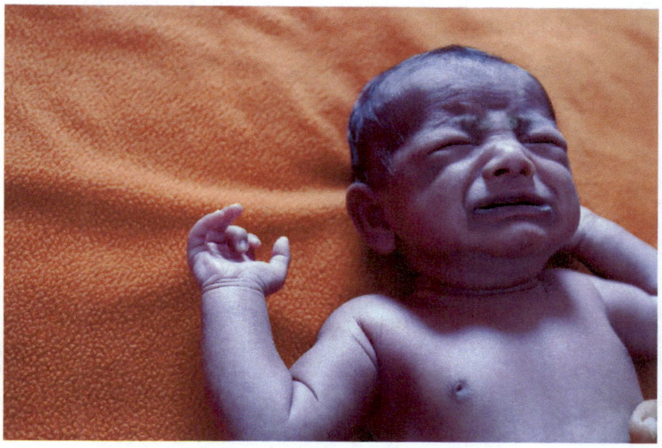

A

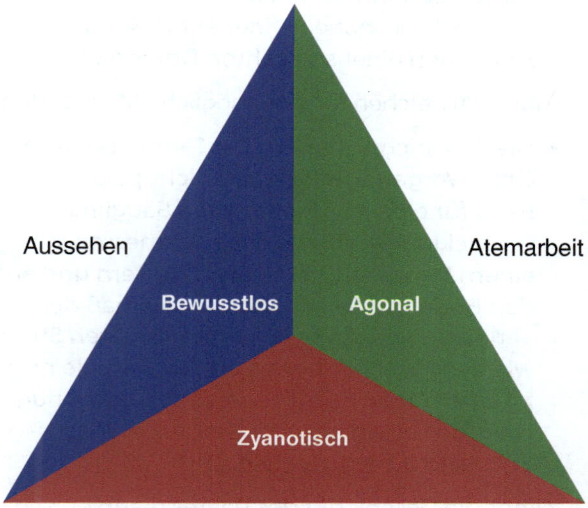

B

Abbildung 8-12 Das 3 Monate alte Kind wirkt schlapp und schlaff und ist nicht ansprechbar.

Primary Survey

Der Primary Survey für diesen Patienten ergab Folgendes:

X-Keine Blutung gefunden

A-frei

B-Agonal

C-Brachialpulse sind nicht vorhanden, die Haut ist zyanotisch.

D- nicht ansprechbar, Glasgow Coma Scale (GCS)-Score ist 3 (E1, V1, M1).

E-In den Armen der Tante; Bluterguss am rechten Oberarm des Patienten sichtbar

Fragen zum Fall

- Ist dieser Patient nach Ihrem ersten Eindruck "kritisch" oder "nicht kritisch"?
  - Diese Patientin ist "kritisch". Sie ist nicht ansprechbar, hat eine ineffektive Atmung und Anzeichen einer schlechten Durchblutung.
- Gibt es Anzeichen für eine mögliche Misshandlung?
  - Die Geschichte, die von der Tante und dem Onkel vorgetragen wird, ist nicht plausibel. Es ist für einen 3 Monate alten Säugling entwicklungsmäßig nicht angemessen, aus einem tragbaren Laufstall zu klettern und auf den Boden zu fallen, und das Ausmaß der Verletzungen, die er bei einem leichten Sturz wie dem beschriebenen erleidet, würde nicht zu einem Trauma führen, das schwer genug wäre, um einen plötzlichen Herz-Kreislauf-Stillstand zu verursachen.
- Klingt die Geschichte des Paares glaubwürdig?
  - Nein. Krabbeln, Laufen und Klettern sind ab einem Alter von 9 bis 15 Monaten entwicklungsmäßig angemessen.
  - Bei Stürzen aus weniger als einem Meter Höhe sind schwere Verletzungen unwahrscheinlich.
  - Bei Stürzen aus einer Höhe > 1m sind sichtbare Verletzungen wahrscheinlicher; die Schwere dieser Verletzungen dürfte jedoch in den meisten Fällen nicht schwer oder lebensbedrohlich sein. Wenn ein Patient aus einer Höhe von mehr als 3 Metern stürzt, ist die Wahrscheinlichkeit schwerer Verletzungen größer.
- Was sind Risikofaktoren für Kindesmissbrauch?
  - Kinder, die in Pflegefamilien untergebracht sind, sind einem höheren Risiko von Missbrauch und Misshandlung ausgesetzt. In diesem Fall handelt es sich bei den Pflegepersonen um Verwandte der leiblichen Eltern, die möglicherweise aus demselben Umfeld stammen, das zu Drogenmissbrauch und der Wegnahme der Kinder geführt hat.

Fragen zum Fall

- Welche ersten Maßnahmen und Behandlungen würden Sie auf der Grundlage der in der ersten Untersuchung gemachten Feststellungen ergreifen?
  - Die Erstbehandlung sollte sich auf eine hochwertige kardiopulmonale Unterstützung konzentrieren.
  - Die kardiopulmonale Reanimation (CPR) sollte sofort eingeleitet werden.
  - Es sollte ein IV-Zugang gelegt und ein Monitoring angelegt werden.
  - Wenn es die Zeit zulässt, sollte eine erweiterte Atemwegssicherung durchgeführt werden, andernfalls ist es angebracht, mit dem grundlegenden Atemwegsmanagement während der ersten Wiederbelebungphase fortzufahren.

Nach etwa 10 Minuten CPR wird die Rückkehr des Spontankreislaufs (ROSC) erreicht, und der Patient wird mit einem 3,5-mm-Endotrachealtubus intubiert.

Fokussierte Untersuchung

Anamneseerhebung

Die Tante und der Onkel erklären, dass sich die Patientin in ihrem normalen Gesundheitszustand befand, als sie sie zum Schlafen hinlegten. Sie hörten einen lauten Schlag im Schlafzimmer und fanden sie weinend am Boden liegend vor. Sie hoben sie sofort auf, um sie zu trösten. Prompt erbrach sie sich und war nicht mehr ansprechbar. Sie wählten sofort den Notruf. Es wurde eine zusätzliche Anamnese erhoben und wie folgt dokumentiert.

OPQRST:

- **O**nset: Plötzlich
- **P**rovokation/Palliation: Unklar, sie glauben, sie könnte aus dem tragbaren Laufstall gefallen sein
- **Q**uality: Nicht bewertbar
- **R**adiation: Kann nicht beurteilt werden
- **S**everity: Unbekannt
- **T**ime: Ungefähr 10 Minuten vor Ihrer Ankunft

SAMPLER:

- **S**ymptome: Nicht ansprechbar, zyanotisch und pulslos

- **A**llergien: Keine bekannten Allergien
- **M**edikamente: Keine
- **P**atientenvorgeschichte: Voll ausgetragene Geburt. Vor einigen Wochen eine virale Infektion der oberen Atemwege, die jedoch vollständig abgeklungen ist.
- **L**etzte orale Aufnahme: Der Patient hat heute Morgen eine Flasche Muttermilchersatz getrunken.
- **D**ie Ereignisse, die zu dem Notfall führten: Das Kind befand sich in einem tragbaren Laufstall, als man einen lauten Schlag hörte und es auf dem Boden des Schlafzimmers liegend fand.
- **R**isikofaktoren: Alter, Vernachlässigung in der Vorgeschichte, die zur Trennung von den biologischen Eltern führte (elterlicher Drogenkonsum)

Vitalparameter

Sobald der ROSC erreicht war, wurden die folgenden Vitalparameter ermittelt (**Abbildung 8-13**):

Herzfrequenz:

- 158 Schläge/min
- Die erwartete Herzfrequenz für einen Patienten in diesem Alter liegt bei 100-160 Schlägen/min.

SPO_2:

- 99% bei 100% FiO_2 über Endotrachealtubus

$ETCO_2$:

- 38 mm Hg
- Eine konsistente Wellenform zeigt an, dass der Patient richtig intubiert ist.

Atemfrequenz:

- 30 Atemzüge/min
- Der Patient wird mit einer Frequenz von einem Atemzug alle 2 Sekunden beatmet.

Blutdruck:

- 90/60 mm Hg
- Dies liegt innerhalb des erwarteten Bereichs für diesen Patienten.

Temperatur:

- 94°F (34.5°C)
- Die Temperatur deutet in diesem Fall darauf hin, dass der Patient möglicherweise länger gelegen hat, als von der Tante und dem Onkel beschrieben.

Blutzucker:

- 178 mg/dL
- Dabei handelt es sich um einen erhöhten Wert, der das Ergebnis einer Stressreaktion oder der Verabreichung von Epinephrin während der Wiederbelebungsmaßnahmen sein könnte.

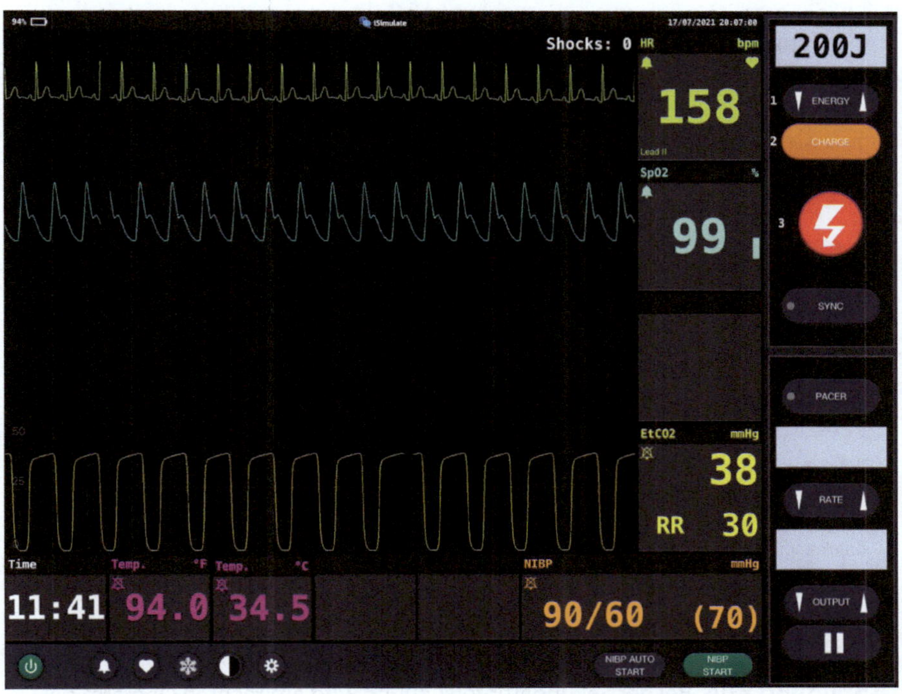

Abbildung 8-13 Vitalparameter des Patienten während der Beatmung.

Mit freundlicher Genehmigung von iSimulate.

Gewicht:

- Geschätzte 6 kg

Während Sie das Kind untersuchen, erleidet es einen generalisierten Krampfanfall.

Fragen zum Fall

- Welche Behandlung würden Sie durchführen, um die Anfallsaktivität zu beenden?
  - Zur Beendigung der Anfallsaktivität wurde Lorazepam 0,1 mg/kg intravenös verabreicht.

Es handelt es sich um ein zuvor gesundes 3 Monate altes Kind, das einen plötzlichen Herz-Kreislauf-Stillstand erlitt. Die Tante und der Onkel sind die gesetzlichen Vormünder und berichten, dass sie das Kind außerhalb ihres tragbaren Laufstalls auf dem Boden gefunden haben, nachdem sie ein lautes Klopfen gehört hatten. Sie glauben, dass sie möglicherweise herausgeklettert ist. Die Patientin war kurzzeitig ansprechbar, als sie nach dem lauten Schlag nach ihr sahen, musste sich dann aber einmal erbrechen, woraufhin sie nicht mehr ansprechbar war. Die Tante und der Onkel verständigten daraufhin den Rettungsdienst.

Beim Eintreffen des Rettungsdienstes befand sich der Patient in einem Herz-Kreislauf-Stillstand mit Anzeichen eines Traumas auf dem vorderen und hinteren Brustkorb. Nach 10-minütigen Wiederbelebungsmaßnahmen kam es zu einem ROSC des Patienten. Danach erlitt der Patient einen generalisierten Krampfanfall, der nach einer einmaligen Verabreichung von Lorazepam, 0,1 mg/kg intravenös, beendet wurde.

Die von den Erziehungsberechtigten vorgelegte Anamnese erklärt nicht den bei der körperlichen Untersuchung festgestellten Grad der Verletzung. Der Entwicklungsstand des Patienten ist nicht mit der Fähigkeit vereinbar, aus einem Laufstall zu klettern. Die Höhe des Sturzes, die bei einem solchen Ereignis auftreten würde, ist unwahrscheinlich, um das Ausmaß der Verletzungen zu verursachen. Das Szenario, wie es sich darstellt, ist höchst verdächtig für ein nicht unfallbedingtes Trauma. Die Anamnese, die körperliche Untersuchung und die Präsentation des Patienten sind speziell für ein absichtlich zugefügtes Kopftrauma (Schütteltrauma) bedenklich.

Weitere Untersuchung

HEENT (Abbildung 8-14):

- **K**opf: Keine äußeren Anzeichen eines Traumas. Die Fontanelle ist voll und leicht gewölbt.
- **A**ugen: Die Pupillen sind geweitet und reagieren nur verzögert auf Lichteinfall.
- **Ohren**: Unauffällig

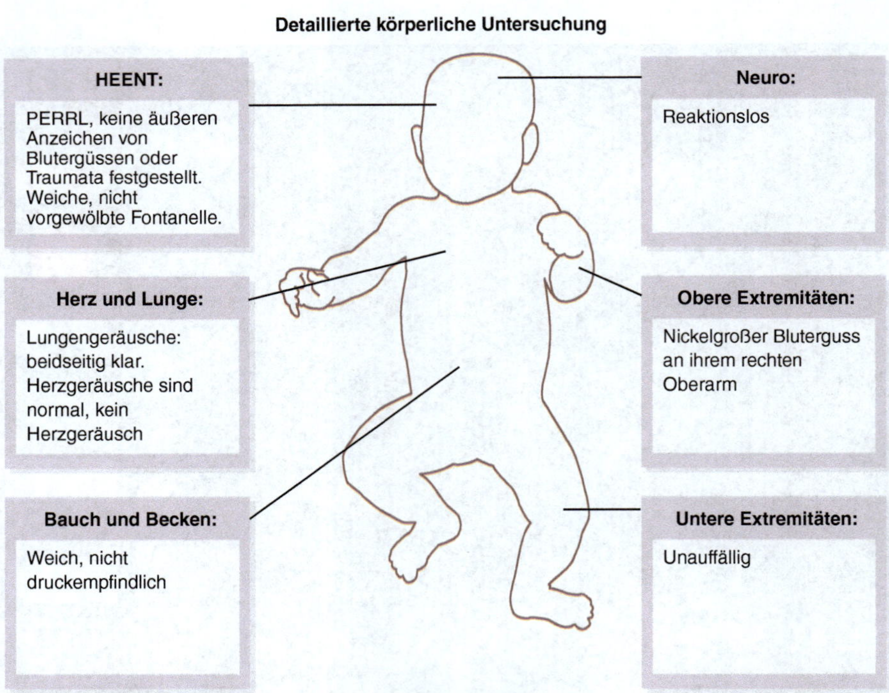

Abbildung 8-14 Bei der Sekundäruntersuchung wird am rechten Oberarm der Patientin ein etwa fünf Zentimeter großer Bluterguss festgestellt.

- **Nase**: Wenig Schleim vorhanden, keine Rhinorrhöe festgestellt
- **H**als/Rachen: Unauffällig

Brustkorb, Herz und Lunge:

- Pulse: Periphere Pulse tastbar
- Auskultation des Herzens: unauffällig
- Auskultation der Lunge: unauffällig
- Untersuchung des Brustkorbs: längliche Hämatome sichtbar

Neurologie:

- Nicht ansprechbar, mit durchgehend abwesendem Muskeltonus

Abdomen und Becken:

- Weich

Extremitäten:

- Obere Extremitäten: Am rechten Oberarm befindet sich ein nagelgroßer Bluterguss.
- Untere Extremitäten: Unauffällig

Rücken:

- Hämatome sichtbar

Therapie

Die Erstversorgung dieses Patienten umfasst grundlegende lebenserhaltende Maßnahmen mit CPR. Gegebenenfalls sollte ein Gefäßzugang gelegt und ein fortgeschrittener Atemweg etabliert werden. Bei Verdacht auf ein Trauma sind eine Ruhigstellung der Wirbelsäule und Vorsichtsmaßnahmen zu erwägen, sofern dies möglich ist.

Es sollte auf die Unterkühlung des Patienten geachtet werden. Es können warme Flüssigkeiten verabreicht werden, und der Patient sollte so weit wie möglich zugedeckt werden. Benzodiazepine zur Behandlung von Krampfanfällen sind angemessen.

Das Ziel der Behandlung dieses Patienten ist es, den kardiopulmonalen Status zu erhalten und gleichzeitig einen schnellen Transport in ein pädiatrisches Zentrum zu ermöglichen. Die fortlaufende Behandlung von Krampfanfällen und Hypothermie ist von entscheidender Bedeutung, um weitere Schäden auf dem Weg zum Transportziel zu verhindern. Der Rettungsdienst sollte auf eine rasche Verschlechterung des Zustands und wiederholte Atemstillstände während des Transports vorbereitet sein.

Dieser Patient wird eine spezialisierte neurologische und neurochirurgische Behandlung benötigen und sollte wenn möglich in ein Zentrum der Maximalversorgung transportiert werden..

Fragen zum Fall

- Welche Erkrankungen gehören zu Ihrer möglichen Differentialdiagnose?
  - Die Differentialdiagnose für diesen Patienten umfasst:
    - Ingestion
    - Trauma
    - Unterkühlung
    - Plötzlicher Herztod
    - Abusive Head Trauma (Schütteltraumasyndrom)

Weiterer Verlauf

Da eine mögliche Verschlechterung des Zustands befürchtet wurde, wurde der Patient während des Transports engmaschig überwacht und ständig neu untersucht. Es wurde warme Flüssigkeit verabreicht (20 ml/kg Bolus). Der Patient wurde entsprechend mit warmen Decken zugedeckt und der Kopf wurde bedeckt. Der Patient war weiterhin nicht ansprechbar und benötigte weder eine Sedierung noch paralytische Medikamente. Es traten keine weiteren Krampfanfälle auf, jedoch wurden zusätzliche Dosen Lorazepam für den Fall der Fälle bereitgehalten.

Fragen zum Fall

- Wo ist der geeignetste Behandlungsort und warum?
  - Das Kind wurde in das 20 Minuten entfernte universitäre Kinderkrankenhaus transportiert.
- Können Sie dieses Kind sicher in Ihrem Krankenwagen transportieren?
  - Ja, der Patient war in einem Autokindersitz angeschnallt.
- Erlauben Sie der Tante und dem Onkel, im Krankenwagen mitzufahren?
  - Der Onkel durfte sicher angeschnallt auf dem Vordersitz des Rettungsdienstes mitfahren.

Bei der Ankunft in der Notaufnahme wurde dem Empfangspersonal ein vollständiger Bericht vorgelegt, und die Bedenken hinsichtlich eines möglichen Missbrauchs wurden an den behandelnden Arzt weitergeleitet.

NACHBEREITUNG DES FALLS

Diagnose: Multiple subdurale Hämatome (nicht unfallbedingtes Trauma)

Bei der Ankunft in der Notaufnahme war die Patientin weiterhin unterkühlt, aber hämodynamisch stabil.

Auf der Grundlage der Anamnese, der körperlichen Untersuchung und des Einsatzberichtes des Rettungsdienstpersonals wurde eine CT-Untersuchung des Kopfes durchgeführt, die mehrere subdurale Hämatome ergab. Diese Informationen in Verbindung mit der Geschichte, die in dem Patientenversorgungsbericht festgehalten wurde, veranlassten eine Meldung an das Jugendamt und die örtlichen Strafverfolgungsbehörden.

Das Kind blieb 26 Tage lang im Krankenhaus, wo eine Entfernung des subduralen Hämatoms und eine neurologische Überwachung stattfanden. Aufgrund der neurologischen Schäden, die sie erlitten hatte, konnte sie nicht mehr schlucken und war nicht in der Lage, sicher über den Mund zu essen. Es wurde eine Magensonde gelegt, über die sie gefüttert werden konnte. Am 8. Aufnahmetag begann sie, ihre Augen spontan zu öffnen, konnte sie jedoch nicht fixieren oder verfolgen. Insgesamt verbesserte sich ihr neurologischer Befund und sie konnte alle Extremitäten spontan bewegen.

Das Kind wurde in staatliche Obhut entlassen und befindet sich derzeit in einer Langzeitpflegeeinrichtung, wo es weiterhin medizinisch versorgt wird und Entwicklungstherapien erhält, um sein Potenzial für die Wiedererlangung von Funktionen in der Zukunft zu maximieren.

NACHRICHT ZUM MITNEHMEN

Denken Sie daran, dass die Erklärung der Eltern oder der Betreuer für die Verletzung des Kindes mit den Entwicklungsfähigkeiten des Kindes übereinstimmen sollte. Ein Kind, das zu klein ist, um sich umzudrehen oder aufzusetzen, ist körperlich nicht in der Lage, aus einem Kinderbett oder Laufstall zu klettern. Teilen Sie den Verdacht auf Missbrauch immer dem Personal der aufnehmenden Einrichtung mit.

ZUSAMMENFASSUNG

Kindesmissbrauch und -misshandlung sind in den weltweit ein wachsendes Problem, trotz der Bemühungen, einzugreifen und diesen Anstieg einzudämmen. Das Rettungsfachpersonal spielt eine entscheidende Rolle bei der Erkennung und Durchbrechung des Missbrauchszyklus.

- Das US-Gesundheitsministerium berichtet, dass es im Jahr 2018 fast 700.000 gemeldete Fälle von Kindesmissbrauch gab. Die Zahlen steigen von Jahr zu Jahr.
- Ein Großteil der dauerhaften Behinderungen von Kindern ist das Ergebnis von Missbrauch und Misshandlung. Dazu gehören körperliche und psychische Verletzungen.
- Die jüngsten Opfer werden oft am schwersten körperlich misshandelt.
- Die geschätzten finanziellen Kosten im Zusammenhang mit Kindesmissbrauch und -vernachlässigung belaufen sich auf 124 Milliarden Dollar pro Jahr.

Es ist schwierig, über dieses Thema zu sprechen, und es ist noch schwieriger, einen solchen Fall im wirklichen Leben zu verarbeiten. Denken Sie daran, dass Sie - unabhängig davon, was vor Ihrem Eintreffen am Einsatzort passiert ist - die beste Chance für das Kind sind, zu überleben und dem Missbrauch zu entkommen, sobald Sie auf das Kind treffen und mit seiner Betreuung beginnen. Die Unterstützung, die Sie leisten, und die Dokumentation, die Sie führen, werden dazu beitragen, den Kreislauf des Missbrauchs zu durchbrechen.

REFERENZEN

Adamsbaum C, Grabar S, Mejean N, Rey-Salmon C. Missbräuchliches Kopftrauma: Gerichtliche Einweisungen weisen auf heftiges und wiederholtes Schütteln hin. *Pediatrics.* 2010;126(3):546-555.

Altimier L. Das Schüttelbaby-Syndrom. *J Perinat Neonatal Nurs.* 2008 Jan-Mar;22(1):68-76;quiz77-78.doi:10.1097/01.JPN.0000311877.32614.69

Barr RG, Treng RB, Cross J. Altersabhängige Inzidenzkurve von hospitalisierten Fällen des Schüttelbabysyndroms: konvergente Beweise für Weinen als Auslöser für Schütteln. *Child Abuse Negl.* 2006;30(1):7-16.

Berry J. Erkennen und Behandeln von mongolischen blauen Flecken. *Medizinische Nachrichten heute.* August 21, 2020. Abgerufen am 22. Dezember 2021. https://www.medicalnewstoday.com/articles/318853

Christianson CW, Block R, Ausschuss für Kindesmisshandlung und -vernachlässigung. Missbräuchliches Kopftrauma bei Säuglingen und Kindern. *Pediatrics.* 2009;123(5):1409-1411.

Chua RF, Pico J. Dermale Melanozytose. In: StatPearls [Internet]. Treasure Island, FL: StatPearls Publishing. Aktualisiert am 3. August 2021. https://www.ncbi.nlm.nih.gov/books/NBK557408/

Greenbaum J, Bodrick N, Ausschuss für Kindesmisshandlung und -vernachlässigung: Section on International Child Health, et al. Global human trafficking and child victimization. *Pediatrics.* 2017;140(6):e20173138.

Hankinson A, Lloyd B, Alweis R. Kalk-induzierte Phytophotodermatitis. *J Community Hosp Intern Med Perspect.* 2014;4(4). doi:10.3402/jchimp.v4.25090

Joyce T, Gossman W, Huecker MR. Pädiatrisches missbräuchliches Kopftrauma. In: StatPearls [Internet]. Treasure Island, FL: StatPearls Publishing. Aktualisiert am 26. August 2021. https://pubmed.ncbi.nlm.nih.gov/29763011/

New York State Department of Health. Shaken-Baby-Syndrom: Beschreibung des Problems. Abgerufen am 22. Dezember 2021. https://www.health.ny.gov/prevention/injury_prevention/shaken_baby_syndrome/description.htm

Ojo P, Palmer J, Garvey R, Atweh N, Fidler P. Pattern of burns in child abuse. *Am Surg.* 2007 Mar;73(3):253-255.

Reijnevelt SA, van der Wal MF, Brugman E, Hira Sing RA, Verloove-Vanhorick SP. Säuglingsschreien und Missbrauch. *Lancet.* 2004; 364(9442):1340-1342.

U.S. Department of Health & Human Services, Administration for Children and Families, Administration on Children, Youth and Families, Children's Bureau. Kindesmisshandlung 2018. Veröffentlicht 2020. Abgerufen am 22. Dezember 2021. https://www.acf.hhs.gov/cb/research-data-technology/statistics-research/child-maltreatment

Shmerling RH. Was genau ist Schröpfen? *Harvard Health Blog.* June 22, 2020. https://www.health.harvard.edu/blog/what-exactly-is-cupping-2016093010402

Zucker NF, Taylor JA, Feldman KW. Blutergüsse bei Säuglingen und Kleinkindern: Wer nicht kreuzt, hat selten blaue Flecken. Puget Sound Pediatric Research Network. *Arch Pediatr Adolesc Med.* 1999 Apr;153(4):399-403. doi:10.1001/archpedi.153.4.399

Tan A, Mallika P. Münzprägung: eine uralte, bei Asiaten weit verbreitete Behandlung. *Malays Fam Physician.* 2011;6(2-3):97-98.

Zahmani AR. Prägung: Was Sie wissen müssen. CCHP Fact Sheets for Families. Februar 2010. Abgerufen am 9. November 2021. https://cchp.ucsf.edu/sites/g/files/tkssra181/f/Coining_En0210.pdf

KAPITEL 9

Geburtshilfe/ Neugeborenenversorgung und angeborene Geburtsfehler

ZIELE DER LEKTION

- Besprechen Sie die physiologischen Veränderungen der schwangeren Patientin.
- Unterscheiden Sie zwischen verschiedenen Komplikationen, die während der Schwangerschaft auftreten können.
- Erörterung von Management und Entbindung unter Verwendung von XABCDE und des pädiatrischen Beurteilungsdreiecks.
- Erkennen von kardiopulmonalem Versagen und Behandlungsmaßnahmen bei einem Neugeborenen.
- Analysieren Sie angeborene Herzfehler.

Einführung

Die typische menschliche Schwangerschaftsdauer beträgt etwa 38 Wochen, gerechnet ab dem ersten Tag des letzten Menstruationszyklus. Während dieser Zeit kommt es zu zahlreichen physiologischen Veränderungen in verschiedenen Organsystemen. Die Reaktion der schwangeren Patientin auf Krankheiten und Traumata kann aufgrund der veränderten Kompensationsmechanismen, die durch diese physiologischen Veränderungen verursacht werden, von den Erwartungen der Ärzte abweichen. Außerdem können sich zugrundeliegende medizinische Störungen während der Schwangerschaft verschlimmern. Daher kann die typische Mustererkennung, die Ärzten in der Präklinik bei der schnellen Diagnose und Behandlung hilft, unzuverlässig sein.

Veränderungen des Herzkreislauf-Systems

Während der Fötus wächst und sich entwickelt, verändern sich das Volumen und der Inhalt des zirkulierenden Blutes. Das Volumen der roten Blutkörperchen nimmt um bis zu 30 % zu, um den wachsenden Bedarf an Sauerstoff für die sich schnell entwickelnden Organe und Gewebe zu decken. Parallel zum mütterlichen Kreislauf ist ein neues Kreislaufsystem hinzugekommen, und um diesen Kreislauf zu durchbluten, muss das mütterliche Herzzeitvolumen um bis zu 50 % steigen. Dies wird durch eine Erhöhung des Schlagvolumens um etwa 30 % und durch eine leichte Erhöhung der Ruheherzfrequenz erreicht. Um dieses neue Blutvolumen angemessen zu filtern und aufzubereiten, steigt die Durchblutung der Nieren um fast 80 %. Während der Wehen kommt es zu einem erheblichen Anstieg des Herzzeitvolumens - um fast 40 %. Unmittelbar nach der Geburt kann sie sogar noch weiter ansteigen.

Veränderungen des respiratorischen Systems

Mit dem Wachstum des Fötus wird Druck aus dem Bauchraum auf das Zwerchfell ausgeübt, was zu einer stetigen Abnahme der funktionellen Residualkapazität (FRC) der Lungen führt. Neben der Abnahme der FRC muss die mütterliche Minutenventilation erhöht werden, um die Oxygenierung des erhöhten zirkulierenden Blutvolumens zu erleichtern. Dies wird durch eine Erhöhung des Tidalvolumens und der Atemfrequenz erreicht. Während der Wehen kann sich die Minutenventilation verdoppeln oder sogar verdreifachen.

Veränderungen des renalen Systems

Die glomeruläre Filtrationsrate (GFR) steigt aufgrund des erhöhten Blutflusses in den Nieren um bis zu 50 % über den Normalwert. Das erhöhte zirkulierende Blutvolumen und die erhöhte GFR führen zu einer Vergrößerung der Nieren um bis zu 30 %. Die Blase ist so positioniert, dass der sich entwickelnde Fötus Druck auf sie ausübt, und schwangere Frauen müssen möglicherweise häufiger urinieren (manche Frauen leiden unter Harninkontinenz).

Gastrointestinale Veränderungen

Bei der schwangeren Frau kommt es zur Entspannung bestimmter anatomischer Schließmuskeln. Auch der Tonus der glatten Muskulatur verändert sich in einigen Regionen. In der Speiseröhre führen diese Veränderungen zu verstärktem gastroösophagealem Reflux und Sodbrennen. Sie können auch zu einem erhöhten Aspirationsrisiko während der Atemwegssicherung oder im Liegen bei vermindertem Bewusstsein führen. Ein erhöhter intra-abdominaler Druck verkompliziert diese Probleme zusätzlich. Die Transportzeit des Darms verlängert sich, und Verstopfung wird häufig zu einem Problem. Der Druck auf den unteren Gastrointestinaltrakt und der verminderte venöse Rückfluss können zu Krampfadern in Form von Hämorrhoiden im Bereich des Rektums und der Vagina führen.

Endokrine Veränderungen

Die körpereigene Freisetzung des Hormons Relaxin nimmt während der Schwangerschaft zu, wodurch die mütterlichen Bänder weicher werden. Es beeinflusst auch die Blutgefäße, was zu einer Gefäßerweiterung und einem niedrigeren Blutdruck führt. Der Schilddrüsenhormonspiegel steigt um etwa 50 %. Die Freisetzung von Endorphinen und Enkephalin ist ebenfalls erhöht, wodurch die mütterliche Schmerztoleranz steigt. Der Gesamtgehalt an freiem Cortisol steigt ebenfalls an.

Tabelle 9-1 fasst die physiologischen Veränderungen zusammen, die während der Schwangerschaft auftreten.

Tabelle 9-1 Physiologische Veränderungen in der Schwangerschaft

Tabelle 9-1 Physiologische Veränderungen in der Schwangerschaft
Veränderungen des Herz-Kreislauf-Systems
▪ Erhöhung der Erythrozytenzahl und des Blutvolumens
▪ Das Herzzeitvolumen steigt
▪ Schlagvolumen und Herzfrequenz steigen
▪ Die Nierendurchblutung steigt
Veränderungen des respiratorischen Systems
▪ FRC sinkt
▪ Tidalvolumen und Atemfrequenz nehmen zu
▪ Die gesamte Minutenventilation wird erhöht
Veränderungen des renalen Systems
▪ Vergrößerung der Nieren
▪ Erhöhte GFR und Nierendurchblutung
Gastrointestinale Veränderungen
▪ Verminderter Tonus des Ösophagussphinkters
▪ Erhöhtes Risiko eines GERD
▪ Erhöhtes Risiko für Aspiration
▪ Obstipationsneigung
▪ Hämorrhoiden
Endokrine Veränderungen
▪ Anstieg des Hormons Relaxin
▪ Lockerung des Bandapparates
▪ Anstieg der Schilddrüsenhormone
▪ Endorphine und Enkephalin sind erhöht
▪ Freies Kortisol steigt an

Abkürzungen: FRC, funktionelle Restkapazität; GERD, gastroösophageale Refluxkrankheit; GFR, glomeruläre Filtrationsrate; RBC, rote Blutkörperchen

Fundushöhe und Lebensfähigkeit

Die korrekte Messung der Fundushöhe ist eine wichtige Fähigkeit und kann zur Vorhersage möglicher Entwicklungsprobleme verwendet werden. Um die Fundushöhe richtig zu messen, legen Sie die Patientin auf den Rücken. Verwenden Sie ein flexibles Maßband und legen Sie das Ende an der Schambeinfuge an. Ziehen Sie das Maßband bis zur höchsten tastbaren Stelle des Uterus (**Abbildung 9-1**).

Etwa in der 20. Schwangerschaftswoche wird die Korrelation zwischen der Fundushöhe und dem Gestationsalter in den meisten Fällen genauer (**Abbildung 9-2**). Zu diesem Zeitpunkt sollte die

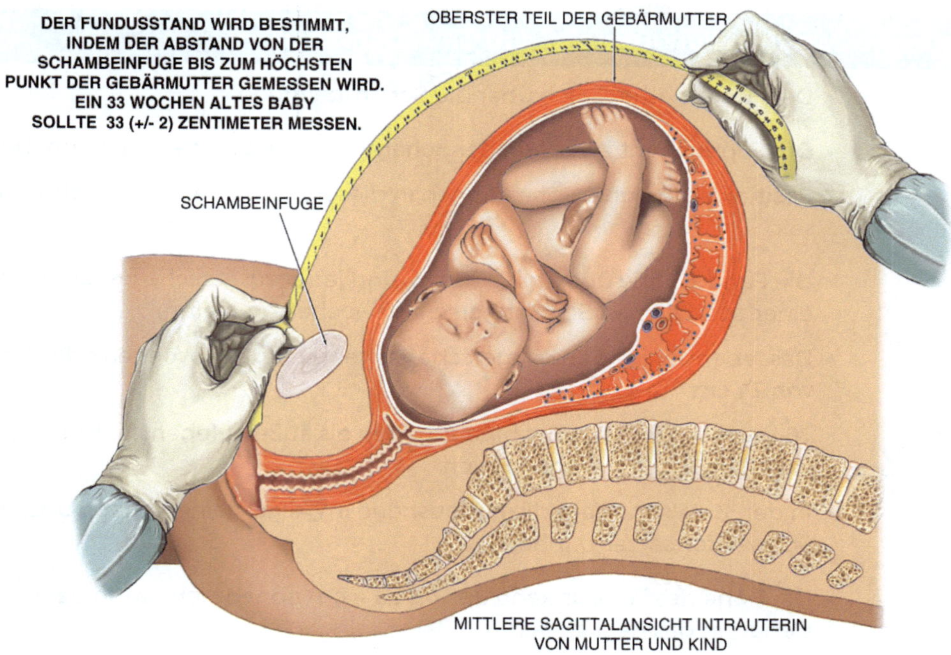

Abbildung 9-1 Messen Sie mit einem Maßband von der Schambeinfuge bis zur höchsten Stelle des Uterus, um die Fundushöhe zu erfassen.

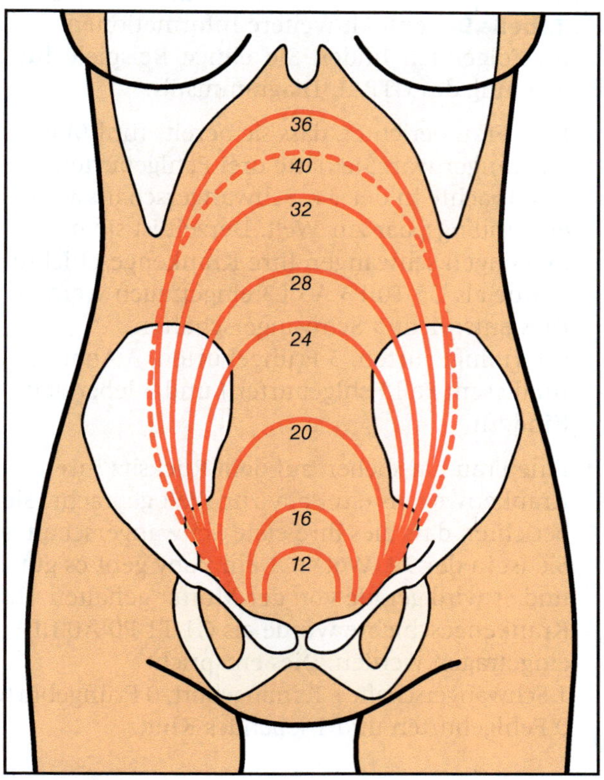

Abbildung 9-2 Die Messung der Fundushöhe sollte dem Gestationsalter entsprechen. Um die 37. bis 40. Woche herum bewegt sich der Fundus etwa 4 cm nach unten, da sich das Baby in die Beckenhöhle bewegt und der Körper sich auf die Geburt vorbereitet.

Fundushöhe den mütterlichen Bauchnabel überragt haben. Tabelle 9-2 beschreibt die Korrelation der gemessenen Fundushöhe mit dem Gestationsalter in Wochen.

Abweichungen zwischen der gemessenen Fundushöhe und dem gemeldeten Gestationsalter können auf mögliche Schwangerschaftskomplikationen hinweisen. Dazu könnten intrauterine Wachstumsstörungen, Oligo- oder Polyhydramnion, Mehrlingsgeburten oder Steißlage gehören.

Lebensfähiges Alter

Die Mediziner sind sich einig, dass die 24. Schwangerschaftswoche das weithin akzeptierte Lebensfähigkeitsalter darstellt - das Alter, in dem ein Überleben außerhalb des Mutterleibs möglich ist. Ein Überleben in diesem Schwangerschaftsalter ist nur mit umfassender medizinischer Unterstützung möglich. Obwohl einige Neugeborene, die vor der 24. Schwangerschaftswoche geboren wurden, überlebt haben, sind die Überlebensraten extrem niedrig und die medizinischen Komorbiditäten sind hoch.

Die Gesamtüberlebenschancen für Frühgeborene reichen von 0 % vor der 22. Schwangerschaftswoche bis zu 80 % in der 27.

Nach der 26. Schwangerschaftswoche steigt die Überlebensrate von Frühgeborenen erheblich. In einigen Gebieten liegt die Überlebensrate von Neugeborenen, die nach der 26. Woche geboren wurden,

Tabelle 9-2 Korrelate zwischen Fundusgröße und Gestationsalter

12 Wochen	▪ Der Fundus erhebt sich über die Schambeinfuge.
12-20 Wochen	▪ Der Fundus liegt zwischen der Schambeinfuge und dem Bauchnabel. ▪ Positionierung und Höhe können in dieser Zeit variieren und schwer einzuschätzen sein.
20-36 Wochen	▪ Die Fundushöhe übersteigt 20 cm, und jeder zusätzliche cm an Höhe sollte mit einer zusätzlichen Schwangerschaftswoche korrelieren. ▪ Das lebensfähige Schwangerschaftsalter beträgt 24 Wochen oder eine Fundushöhe von 24 cm. ▪ 26 Wochen und darüber hinaus gelten als äußerst lebensfähig, mit Überlebensraten von über 90 % in einigen Fällen. ▪ In der 36. Woche liegt die Fundushöhe im Allgemeinen knapp unterhalb des Schwertfortsatzes (Xiphoid).
37-40 Wochen	▪ Die Höhe des Fundus kann um bis zu 4 cm abnehmen, wenn der Fötus vor der Geburt in das Becken fällt.

bei 90 %. Generell gilt, dass die Überlebenschancen umso höher sind, je besser der Zugang zu spezialisierter Betreuung ist. Mütter, die Zugang zu pränataler Betreuung und zu Ärzten für Hochrisikopatienten haben, überleben in der Regel besser als Mütter ohne diese Möglichkeiten.

Dokumentation der Schwangerschafts-anamnese

Viele Prähospitalmediziner haben gelernt, wie man eine Schwangerschaft unter Verwendung der G/P-Nomenklatur (gravida/para) dokumentiert. Im Gesundheitswesen, insbesondere in der spezialisierten Geburtshilfe, sind mehr Informationen erforderlich, und die Dokumentation dieser Informationen ist wichtig.

GTPAL ist eine Eselsbrücke, mit der eine vollständige Schwangerschaftsanamnese ordnungsgemäß dokumentiert werden kann. Der Gravida-Anteil gibt die Gesamtzahl der Schwangerschaften der Frau an, unabhängig vom Ausgang der Schwangerschaft. Episoden mit mehreren Föten werden als eine Schwangerschaft gezählt. Para, ein Begriff, der verwendet wird, um die Anzahl der Schwangerschaften nach der 20. Schwangerschaftswoche zu dokumentieren, wird durch einen ausführlicheren TPAL-Teil ersetzt. Der TPAL-Anteil umfasst Termingeburten, Frühgeburten, Aborte oder Fehlgeburten und die Gesamtzahl der lebenden Kinder. Tabelle 9-3 enthält weitere Informationen.

Im Folgenden finden Sie einige Beispiele für die Verwendung des GTPAL-Diagrammstils:

- Eine Frau berichtet, dass sie bereits fünf Mal schwanger war. Sie hatte drei Fehlgeburten und brachte in der 34. Schwangerschaftswoche ein Drillingspaar zur Welt. Derzeit ist sie mit Zwillingen schwanger. Ihre Krankengeschichte würde als G5 T0 P3 A3 L3 eingetragen werden. Dies entspricht 5 Schwangerschaften, 0 Termingeburten, 3 Frühgeburten, 3 Aborten (in diesem Fall Fehlgeburten) und 3 lebenden Kindern.
- Eine Frau hat soeben auf dem Rücksitz Ihres Krankenwagens ein Baby zur Welt gebracht. Sie berichtet, dass dies ihre erste Schwangerschaft ist. Sie ist in der 39. Woche. Dem Baby geht es gut und es wird gerade von der Mutter gehalten. Ihre Krankengeschichte würde als G1 T1 P0 A0 L1 eingetragen werden. Dies entspricht 1 Schwangerschaft, 1 Termingeburt, 0 Frühgeburten, 0 Fehlgeburten und 1 lebendes Kind.

Hochrisikoschwanger-schaften

Geburtshilfliche Notfälle können aus vielen Gründen als risikoreich eingestuft werden. Es ist hilfreich,

Tabelle 9-3 GTPAL-Dokumentation der mütterlichen Schwangerschaftsanamnese

G-Gravida	▪ Gesamtzahl der Schwangerschaften, die die Frau hatte ▪ Alle Schwangerschaften werden unabhängig vom Ergebnis gezählt ▪ Mehrlingsschwangerschaften werden als eine einzige Schwangerschaft gezählt
T-Term	▪ Anzahl der Geburten zum Zeitpunkt der Entbindung ▪ Jede Geburt in der 37. Woche und 0 Tagen oder später ist hier eingeschlossen
P-Preterm	▪ Anzahl der Frühgeburten, die zwischen 20 Wochen und 0 Tagen und 36 Wochen und 6 Tagen schwanger sind
A-Abortion	▪ Alle Schwangerschaften, die vor der 20. Schwangerschaftswoche und 0 Tagen enden ▪ Der Begriff "Abtreibung" umfasst spontane (Fehlgeburt) und induzierte
L-Living	▪ Die Anzahl der derzeit lebenden Kinder

Hochrisikosituationen in die folgenden drei Kategorien zu unterteilen:

- Mütterliche Faktoren
- Faktoren während der Schwangerschaft
- Faktoren die den Geburtsvorgang betreffen

Tabelle 9-4 enthält eine kurze Auflistung potenzieller Faktoren, die das Risiko in geburtshilflichen Notfallsituationen erhöhen können.

Mehrere frühere Geburten

Schwangere Frauen mit mehreren vorangegangenen Geburten haben ein erhöhtes Risiko für einen schnellen Verlauf der Geburt. Es kann sein, dass die Wehen

Tabelle 9-4 Risikofaktoren für geburtshilfliche Notrufe

Mütterliche Faktoren	▪ Mehrere frühere Geburten
	▪ Fehlende pränatale Betreuung
	▪ Substanzmissbrauch
	▪ Schwangerschaftsbedingte medizinische Notfälle:
	  ▪ Präeklampsie
	  ▪ Eklampsie
	  ▪ HELLP-Syndrom
	  ▪ Schwangerschaftsdiabetes
	  ▪ Schwangerschaftsinduzierter Hypertonus (SIH)
	▪ Chronische, vorbestehende mütterliche Krankheiten
	  ▪ Autoimmunkrankheiten
	    ▪ Lupus
	      • Morbus Crohn
	      • Colitis ulcerosa
	    ▪ Schilddrüsenkrankheit
	    ▪ Diabetes (nicht-schwangerschaftsbedingt)
	    ▪ Psychische Gesundheit und psychiatrische Erkrankungen

Schwangerschaft	▪ Mehrlingsschwangerschaften ▪ Frühgeburtlichkeit ▪ Angeborene Krankheiten ▪ Mütterliche Infektion oder Fieber ▪ Groß- oder Minderwuchs im Bezug auf das Schwangerschaftsalter
Geburtsphase	▪ Plazenta abruptio ▪ Plazenta praevia ▪ Steißlage ▪ Nabelschnurvorfall ▪ Nabelschnurumwicklung des Kindes ▪ Mekonium

Abkürzungen: HELLP, Hämolyse, erhöhte Leberenzyme und niedrige Blutplättchen

nur kurze Zeit andauern. Dies sollte bei der Entscheidung berücksichtigt werden, ob Sie sofort transportiert werden oder vor Ort bleiben, um die Entbindung vorzubereiten.

Frühgeburtlichkeit

Bei Neugeborenen, die vor der 36. Woche und 6 Tagen geboren wurden, besteht ein erhöhtes Risiko, dass Maßnahmen erforderlich sind, die über die Standardschritte Trocknen, Wärmen, Absaugen und Stimulation hinausgehen. Der Rettungsdienst sollten darauf vorbereitet sein, Neugeborene unabhängig vom Gestationsalter reanimieren zu müssen. Bei Frühgeborenen sollte jedoch auf Details geachtet werden, wie z. B. eine erweiterte Atemwegsausrüstung, einen Gefäßzugang und die Vorbereitung von Wiederbelebungsmedikamenten. Es ist auch wichtig, die Mutter auf diese Möglichkeit vorzubereiten und sie wissen zu lassen, dass es nicht in allen Situationen möglich ist, sofort Haut-zu-Haut-Kontakt mit dem Neugeborenen herzustellen.

Mehrlingsschwangerschaften

Bei Mehrlingsschwangerschaften (Zwillinge, Drillinge usw.) besteht ein höheres Risiko einer Frühgeburt, eines niedrigen Geburtsgewichts und der Notwendigkeit einer erweiterten Versorgung. Diese Neugeborenen benötigen wahrscheinlich eine spezielle Betreuung in einer Einrichtung mit einer hochmodernen neonatologischen Intensivstation (NICU).

Wenn eine Entbindung vor Ort bevorsteht, sollte zusätzliches Personal herbeigerufen werden, damit Mutter und Babys angemessen versorgt werden können. Die aufnehmende Einrichtung sollte ebenfalls benachrichtigt werden.

Mekonium

Mekonium ist der erste Stuhl, den ein Neugeborenes absetzt. Dabei handelt es sich oft um dickes, grünbraunes Material, das besonders klebrig und zähflüssig (Kindspech) ist. Wenn der Fötus gestresst ist oder über den voraussichtlichen Geburtstermin hinaus getragen wird, kann dieser erste Stuhlgang bereits im Mutterleib erfolgen. Das Vorhandensein von Mekonium an sich ist kein Notfall, aber es zeigt an, dass der Fötus in Not ist und die Möglichkeit besteht, dass das Mekonium aspiriert wird.

Die Wiederbelebung von Neugeborenen, bei denen Mekonium festgestellt wurde, verläuft nicht anders als die Wiederbelebung anderer Neugeborener. Die einzige Ausnahme ist, dass in Fällen, in denen ein starker Verdacht auf Aspiration von Mekonium besteht, eine frühere Anlage eines erweiterten Atemwegs in Betracht gezogen werden kann.

Plazenta-Anomalien

Die Plazenta ist für die Gesundheit des Fötus lebenswichtig. Sie trägt zur Sauerstoffversorgung des Fötus und zur Beseitigung von Stoffwechselendprodukten bei. Anomalien der Plazenta können aus verschiedenen Gründen auftreten, z. B:

- Position
  - Die Implantation in bestimmten Bereichen kann die Entbindung oder den Kaiserschnitt erschweren oder unmöglich machen.
  - Die Positionierung über dem Muttermund kann zu schweren Blutungen führen.
- Zirkulation
  - Eine schlechte Durchblutung der Plazenta kann zu einer Plazentainsuffizienz führen, die wiederum ein schlechtes Wachstum und eine schlechte Entwicklung des Fötus zur Folge hat.
  - Bestimmte illegale Substanzen, wie Kokain und andere Stimulanzien, können das Wachstum der Plazentagefäße hemmen und die Durchblutung verringern.
  - Eine vorzeitige Ablösung der Plazenta kann zu schlechter Durchblutung, Blutungen und dem Absterben des Fötus führen.

Spezifische plazentare Notfälle werden im Folgenden ausführlicher behandelt.

Plazenta Praevia

Der häufigste Ort für die Einnistung der Plazenta ist der Fundus der Gebärmutter. Diese Position ermöglicht es dem Fötus, den Geburtskanal zu passieren. Wenn sich die Plazenta so einnistet, dass sie die Zervikalöffnung bedeckt, spricht man von einer Plazenta praevia (**Abbildung 9-3**). Während der Schwangerschaft sind die Komplikationen durch die Plazenta praevia minimal. Sobald die Wehen einsetzen und sich der Gebärmutterhals zu weiten beginnt, werden die Gefäße, die die Plazenta mit der Gebärmutter verbinden, durchtrennt, und das Plazentagewebe reißt. Da die Plazenta sehr gefäßreich ist und das Organ stark durchblutet wird, kann es beim Einreißen dieses Gewebes zu massiven Blutungen kommen, die sowohl die Mutter als auch den Fötus in Gefahr bringen.

Zu den Risikofaktoren für eine Plazenta praevia gehören unter anderem frühere Fälle von Plazenta praevia, Mehrlingsgeburten und ein fortgeschrittenes Alter der Mutter.

Die Plazenta praevia ist in der Regel schmerzlos. Es treten mäßige bis große Mengen hellroten Blutes auf, meist im dritten Trimester. Eine Hypotonie kann

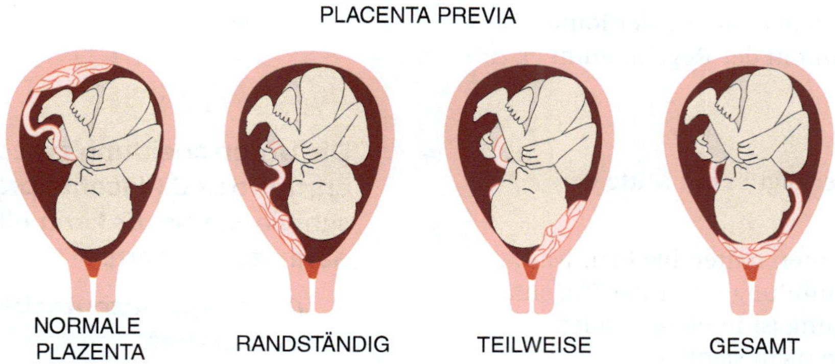

Abbildung 9-3 Bei der Plazenta praevia handelt es sich um eine abnorme Einnistung der Plazenta in der unteren Hälfte der Gebärmutterwand, die den Muttermund teilweise oder vollständig bedeckt.

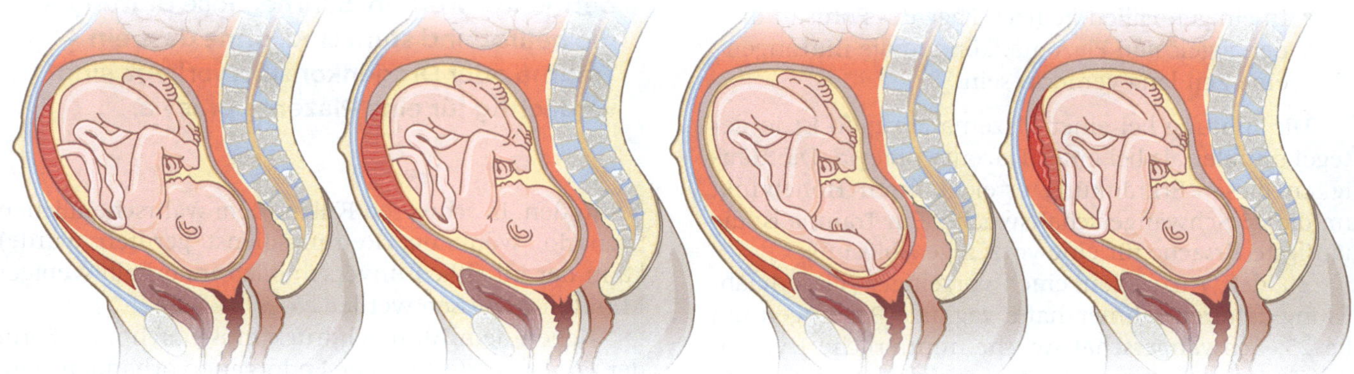

Abbildung 9-4 Bei einer Plazenta abruptio löst sich die Plazenta vor der Geburt vom Uterus. Berücksichtigen Sie das Ausmaß der Ablösung (teilweise oder vollständig) und den Ort der Ablösung (marginal oder zentral).

zusammen mit einer Tachykardie auftreten. Denken Sie daran, dass schwangere Frauen zu Beginn der Schwangerschaft eine erhöhte Herzfrequenz haben und ihr Blutdruck aufgrund des erhöhten zirkulierenden Volumens verzögert auf eine Hypovolämie reagieren kann.

Die prähospitalen Interventionen bei Plazenta praevia sind begrenzt. Der wichtigste Schritt besteht darin, den Zustand zu erkennen und schnell in die nächstgelegene geeignete Einrichtung zu transportieren. Eine Damenbinde sollte über die Vagina gelegt werden, und es sollte versucht werden, den Blutverlust im Auge zu behalten. Legen Sie die Patientin in die linke Seitenlage. Legen Sie einen großlumigen intravenösen (IV) Zugang und behandeln Sie den hypovolämischen Schock. Die Patientin wird wahrscheinlich ein hochqualifiziertes geburtshilfliches Team und große Mengen an Blutprodukten benötigen; planen Sie daher den Transportort entsprechend den lokalen Protokollen.

Plazenta Abruptio (vorzeitige Plazentaablösung)

Bei normalen Wehen und einer normalen Geburt wird der Fötus entbunden, und kurz darauf löst sich die Plazenta ab und entbindet. Im Idealfall ist das Neugeborene bereits entbunden, wenn diese Ablösung stattfindet, und die Plazenta sollte nicht mehr für die Sauerstoffversorgung und die Blutaufbereitung zuständig sein. In manchen Situationen löst sich die Plazenta zu früh oder abrupt ab, was zu einem Zustand führt, der als Plazentaablösung (abruptio placentae; **Abbildung 9-4**) bekannt ist.

Die Plazenta abruptio kann nach Lage und Schweregrad (Ausmaß) des abgetrennten Segments eingeteilt werden.

- Partielle Abrisse werden durch die Lage des abgelösten Segments beschrieben.
  - Marginal

    - Die Ablösung erfolgt entlang der Ränder der Plazenta, und in der Regel kommt es zu Blutungen.
  - Zentrale
    - Die Trennung erfolgt in der Mitte der Plazenta.
    - Die Ränder können haften bleiben, was zu einer Blutansammlung unter der Plazenta führt. Die Blutung ist in diesen Fällen möglicherweise nicht sichtbar.
- Eine vollständige Abruptio liegt vor, wenn sich die Plazenta vollständig von der Gebärmutterwand gelöst hat.
  - Der Blutverlust kann in diesen Situationen erheblich sein.
  - In einigen Fällen, je nach Lage des Fötus und der abgelösten Plazenta, können die Blutungen eine Zeit lang verdeckt sein.

Die Blutung bei einer Plazenta abruptio ist in der Regel dunkler als bei einer Plazenta praevia. Die Häufigkeit dieser Erkrankung erreicht ihren Höhepunkt um die 25 Schwangerschaftswoche. Ein Trauma ist die häufigste Ursache für eine vorzeitige Ablösung.

Zu den Anzeichen einer vorzeitigen Plazentaablösung gehören schmerzhafte vaginale Blutungen um die 25. Schwangerschaftswoche, mütterliche Hypotonie, Tachykardie und andere Anzeichen von Not. Im Falle eines Traumas sollten Blutungen aus der Vagina einer Schwangeren bis zum Beweis des Gegenteils als vorzeitige Plazentaablösung angesehen werden.

Die prähospitalen Maßnahmen umfassen das Auflegen von Binden auf die Vagina, um den Blutverlust abzuschätzen, den Transport in der linken Seitenlage und die Behandlung von Hypotonie und Schock. Eine fetale Notlage kann vor einer mütterlichen Notlage vorhanden sein. Das Ausstopfen der Vagina ist kontraindiziert. Wenn möglich, sollte ein fetales Monitoring durchgeführt werden. Die Patientin wird wahrscheinlich ein hochqualifiziertes geburtshilfliches Team und große Mengen an Blutprodukten benötigen, daher sollten Sie den Transportort entsprechend planen.

PLAZENTA ABRUPTIO VERSUS PLAZENTA PREVIA

Die Unterscheidung zwischen Placenta abruptio und Placenta praevia kann schwierig sein. Es kann hilfreich sein, sich daran zu erinnern:

Vorzeitige Plazentaablösung - immer schmerzhaft

Plazenta previa - praktisch schmerzlos

Jede Blutung, die schmerzhaft ist und mit einem Trauma oder Kokainkonsum in Verbindung gebracht wird, sollte bis zum Beweis des Gegenteils als Plazenta abruptio betrachtet werden. Schmerzlose Blutungen, die hellrot und stark sind, ohne dass ein Trauma oder Drogenkonsum vorliegt, sind verdächtig für eine Plazenta praevia.

Präeklampsie

Bei der Präeklampsie handelt es sich um eine Schwangerschaftserkrankung, bei der bei einer zuvor normotensiven Frau ein Bluthochdruck und eine Form von Funktionsstörung der Endorgane vorliegt. Bluthochdruck ist in diesem Fall definiert als systolischer Blutdruck von mehr als 140 mm Hg und/oder diastolischer Blutdruck von mehr als 90 mm Hg. Der Blutdruck sollte kontrolliert werden - in der Regel innerhalb von etwa 4 Stunden. In schweren Fällen (dem wahrscheinlichen Szenario, wenn der Rettungsdienst gerufen wurde) kann der inhaltlich unverständlich innerhalb weniger Minuten gemessen werden.

Neben dem Bluthochdruck muss auch eine Form der Funktionsstörung der Endorgane vorhanden sein. Das klassische Beispiel ist Eiweiß im Urin, das ein Element der Nierenfunktionsstörung darstellt. Andere Beispiele für Funktionsstörungen der Endorgane, die auf eine Präeklampsie hindeuten können, sind unter anderem folgende:

- Periphere Ödeme
- Starke Kopfschmerzen
- Sehstörungen wie schwebende Flecken, Lichtempfindlichkeit, verschwommenes Sehen oder vorübergehender Verlust der Sehkraft
- Übelkeit und/oder Erbrechen
- Bauch- und/oder Schulterschmerzen, in der Regel auf der oberen rechten Seite, was auf eine mögliche Beteiligung der Leber hinweist
- Kurzatmigkeit
- Verringertes Urinproduktion

Die genaue Pathogenese der Präeklampsie ist nicht vollständig geklärt; sie hängt jedoch mit einer mütterlichen Reaktion auf die Plazenta zusammen. Zu den Risikofaktoren gehören Bluthochdruck während der letzten Schwangerschaft, Adipositas, Zwillinge/Drillinge oder mehr sowie eine chronische Hypertonie oder Diabetes in der Vorgeschichte der Patientin. Die Geburt und Entbindung der Plazenta ist gleichzeitig die Therapie der Präeklampsie, obwohl in einigen wenigen Fällen die Erkrankung in den folgenden Tagen bis Wochen fortbestehen oder erneut auftreten kann. Obwohl selten, kann sich eine Präeklampsie innerhalb der ersten 6 Wochen nach der Entbindung entwickeln (normalerweise innerhalb der ersten 48 Stunden nach der Geburt). Aus diesem Grund ist es wichtig, bei der Behandlung einer Patientin, die vor kurzem entbunden hat, eine Präeklampsie in die Differentialdiagnose einzubeziehen.

Die präklinische Behandlung der Präeklampsie besteht darin, die Atemwege, die Atmung und den Kreislauf zu schützen und die mütterliche Sauerstoffversorgung zum Schutz des Fötus zu optimieren. Die Überwachung des Elektrokardiogramms (EKG) und die Etablierung eines Gefäßzugangs ist wichtig. Aufgrund der erhöhten Proteinurie sind die Mütter oft hypovoläm; da die Patientin jedoch hypertensiv ist, sollte die Flüssigkeitszufuhr mit Bedacht erfolgen.

Eklampsie

Die Eklampsie kann als Fortschreiten einer unbehandelten, schweren Präeklampsie angesehen werden. Sie tritt auf, wenn die Kriterien für eine Präeklampsie erfüllt sind und der Zustand der Frau zu unkontrollierten Grand-Mal-Anfällen fortschreitet, ohne dass ein Anfallsleiden bekannt ist. Alle Symptome der Präeklampsie sind möglich, zusammen mit der Entwicklung von Hyperreflexie, Oligurie, neurologischen Defiziten, Angst und Verwirrung.

Die Behandlung der Eklampsie ist die gleiche wie die der Präeklampsie, allerdings ist die Dringlichkeit wesentlich höher. Die optimale Magnesiumsulfat-Dosierung für die Behandlung von Präeklampsie und Eklampsie ist noch nicht ermittelt worden, so dass die Verabreichung nach lokalen Protokollen erfolgen sollte. Es wird angenommen, dass Magnesiumsulfat eine zerebrale Vasodilatation auslöst, weshalb es zur Vorbeugung von Krampfanfällen bei Frauen und zur Kontrolle der Anfallsaktivität eingesetzt wird. Vor der Verabreichung ist sicherzustellen, dass der Patient eine angemessene Atemfrequenz hat (normalerweise mehr als 16 Atemzüge/Minute), da die Wirkung von Magnesium zu Atembeschwerden führen kann. Der Patient sollte engmaschig auf Anzeichen von Toxizität, wie Hypotonie, überwacht werden. Falls sich eine Toxizität entwickelt, kann Kalziumglukonat entsprechend den lokalen Protokollen verabreicht werden.

Ist ein intravenöser Zugang nicht möglich, gibt es Empfehlungen für eine intramuskuläre (IM) Dosierung. Es kann eine 10-Gramm-IM-Einmaldosis Magnesiumsulfat verabreicht werden. Dazu sollte die Dosis auf zwei Spritzen aufgeteilt und 5 Gramm in jede Gesäßbacke verabreicht werden, je nach Bedarf alle 4 Stunden.

Neugeborene von Müttern, die eine Magnesiuminfusion erhalten haben, haben oft einen schlechten Muskeltonus und können eine Atemdepression haben. Sie benötigen möglicherweise mehr Unterstützung bei der Atmung, während das Magnesium nachlässt.

Abnormale fetale Präsentation

Fruchtblase

Bei der Überprüfung der Kopfentwicklung kann es vorkommen, dass Sie nur eine prall gefüllte Fruchtblase sehen (**Abbildung 9-5**). Bei einer ansonsten unkomplizierten Schwangerschaft und Geburt (volle Laufzeit, angemessene Schwangerschaftsvorsorge usw.) ist dies kein Problem. Ärzte können die Fruchtblase mit einem behandschuhten Finger einklemmen und einschneiden, damit sie platzt und die Entbindung stattfinden kann, sofern dies nach den örtlichen Protokollen zulässig ist.

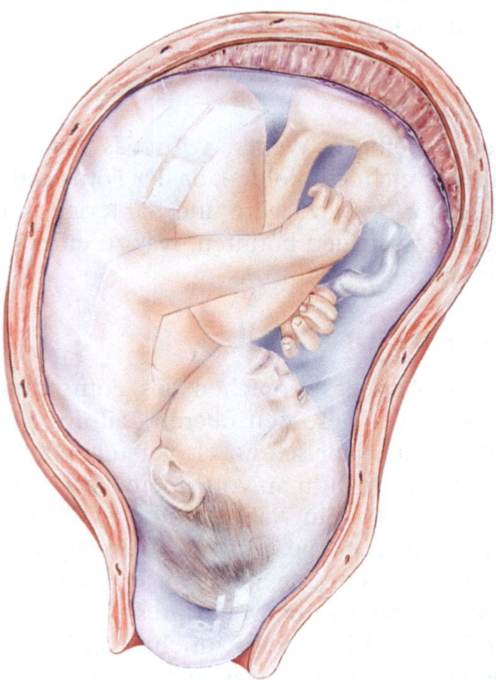

Abbildung 9-5 Eine prall gefüllte Fruchtblase bedeutet, dass die Fruchtblase bei der Zervixuntersuchung sichtbar ist.

HELLP-SYNDROM

Das HELLP-Syndrom ist eine seltene Erkrankung (sie tritt bei 1-2 von 1.000 Schwangerschaften auf), die zum Spektrum der Präeklampsie und Eklampsie gehört. Die charakteristischen Symptome sind Hämolyse, erhöhte Leberenzyme und niedrige Blutplättchen (daher der Name).

Es handelt sich um eine eigenständige Pathologie, da die Trias aus Hämolyse, Transaminasenastieg und Thormbozytopenie nur selten isoliert auftritt - wenn eines der Symptome auftritt, sind die beiden anderen höchstwahrscheinlich vorhanden oder entwickeln sich weiter. Wenn starke Schmerzen im rechten oberen Quadranten auftreten, sollten Sie das HELLP-Syndrom als Teil Ihrer Differentialdiagnose in Betracht ziehen. Das HELLP-Syndrom entwickelt sich in der Regel im dritten Trimester der Schwangerschaft, kann aber auch erst in der ersten Woche nach der Geburt auftreten.

HELLP ist ein echter Notfall und erfordert eine dringende Behandlung durch spezialisiertes Personal.

Bei vorzeitigen Wehen wird das Aufreißen der Fruchtblase nicht empfohlen, da der Fötus dadurch der Außenwelt ausgesetzt wäre und Bakterien in den Geburtskanal aufsteigen könnten, was zu einer Infektion führen würde.

Nabelschnurvorfall

Wenn ein Arzt das Köpfchen des Fötus untersucht, sollte er idealerweise den oberen Teil des Kopfes sehen. Wenn die Nabelschnur als vorstehender Teil festgestellt wird, spricht man von einem *Nabelschnurvorfall* (**Abbildung 9-6**). Ein Nabelschnurvorfall ist eine seltene Komplikation, die jedoch schwerwiegende Folgen haben kann, wenn sie nicht angemessen behandelt wird. Wenn die Mutter weiter presst und der Kopf in das Becken eindringt, wird zunehmend Druck auf die Nabelschnur ausgeübt, was zu fetaler Hypoxie und Stress führt.

Mehrlingsgeburten, Steißlage und Schulterdystokie erhöhen das Risiko eines Nabelschnurvorfalls.

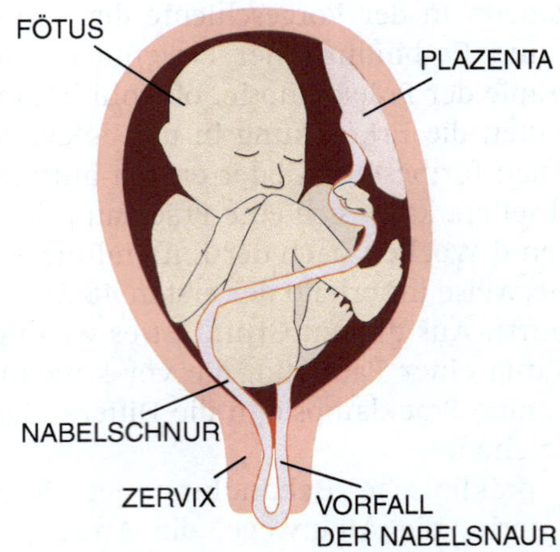

Abbildung 9-6 Der Nabelschnurvorfall ist eine seltene, aber tödliche Komplikation.

Wenn ein Nabelschnurvorfall festgestellt wird, sollte die Mutter sofort in eine Knie-Brust-Lage gebracht werden, bei der die Hüften erhöht sind. Weisen Sie die Mutter an, nicht zu pressen, da dies die fetale Hypoxie verstärken würde. Ein schneller Transport zu einer medizinischen Einrichtung, die in der Lage ist, einen Notkaiserschnitt durchzuführen und eine fortgeschrittene Wiederbelebung von Mutter und Kind durchzuführen, wird empfohlen. Die aufnehmende Einrichtung sollte explizit über den Nabelschnurvorfall informiert werden, damit sie über die nötigen Ressourcen verfügt, um einen Notkaiserschnitt schnell durchführen zu können.

Nabelschnurumschlingung

Eine Nabelschnurumschlingung entsteht, wenn sich die Nabelschnur während der Geburt um den Hals des Fötus wickelt (**Abbildung 9-7**). In einigen Fällen kann sich die Nabelschnur sogar mehrmals um den Hals wickeln. Dies birgt die Gefahr, dass sich die Nabelschnur zusammenzieht und das Kind im Geburtskanal eingeklemmt und unterversorgt wird.

In den meisten Fällen einer einzelnen Nacbelschnurumschlingung kann das Problem gelöst werden, indem ein Finger unter die Schnur geschoben und das Nackensegment vom Kopf des Neugeborenen abgezogen wird. Von diesem Punkt an können die Wehen und die Geburt normal verlaufen. Wenn die Nabelschnur zu eng ist, um dies zu erreichen, sollten Klemmen in einem Abstand von etwa 2 bis 4 Zentimetern angebracht und das Segment durchtrennt werden, um das Lösen des umwickelten Segments zu erleichtern. Dies ist die letzte Möglichkeit, da die Wehen ab diesem Zeitpunkt schnell voranschreiten müssen, da das Baby nicht mehr von der Plazenta unterstützt wird.

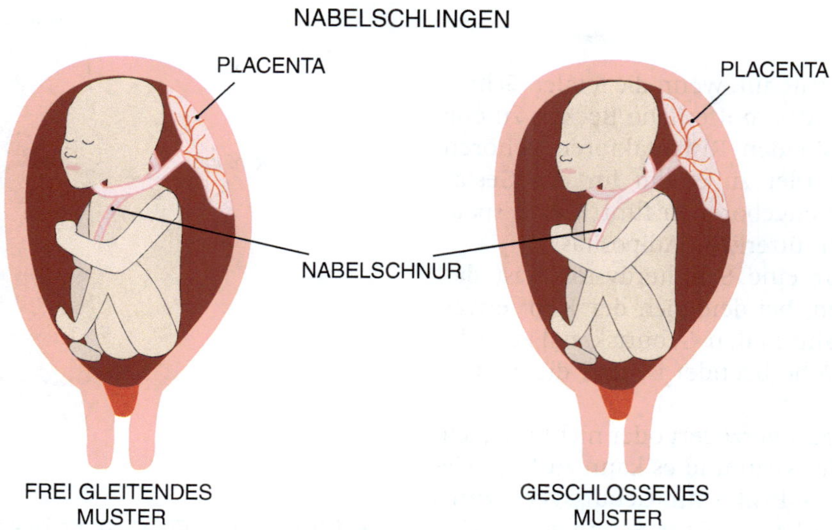

Abbildung 9-7 Als Nabelschnurumschlingung bezeichnet man eine Situation, in der die Nabelschnur während der Geburt um den Hals des Fötus gewickelt ist.

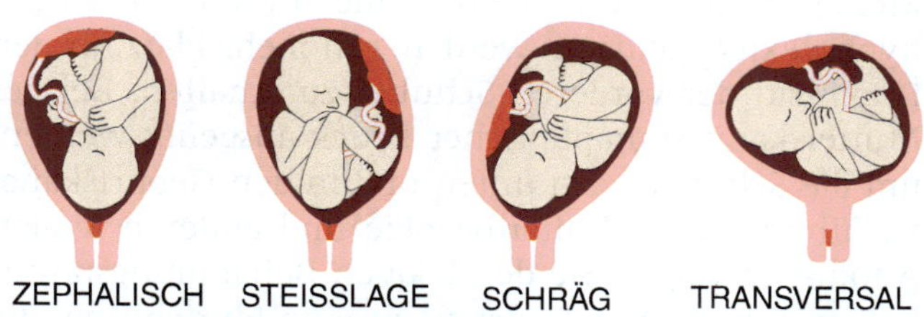

Abbildung 9-8 Die Steißlage erschwert die Geburt und erhöht das Risiko eines Nabelschnurvorfalls.

Steißlage

Eine Steißlage liegt vor, wenn ein anderer Teil als der Kopf am Gebärmutterhals liegt (**Abbildung 9-8**). Es gibt drei Arten von Steißgeburten:

- Reine Steißlage
  - Das Gesäß des Babys ist zuerst da. Beide Hüften sind gebeugt und beide Knie gestreckt, so dass sich eine "in der Mitte gefaltete" Position ergibt, bei der die Füße neben dem Kopf aufgestellt sind.
  - Dies macht die Mehrheit (66 %) der Steißgeburten aus.
- Vollständige Steißlage
  - Die Hüften und Knie des Babys sind beidseitig gebeugt, die Füße befinden sich neben dem Gesäß.
  - In dieser Situation kann es zu einer Gliedmaßenpräsentation am Gebärmutterhals kommen.
- Unvollständige Steißlage
  - Beide Hüften sind gebeugt, ein Knie gebeugt und ein Knie gestreckt.
  - Dies führt dazu, dass ein Fuß neben dem Kopf und ein Fuß neben dem Gesäß steht.
  - In dieser Situation kann es zu einer Gliedmaßenpräsentation am Gebärmutterhals kommen.

Das Hauptproblem bei der Steißlage besteht darin, dass sich der Gebärmutterhals nicht in der gleichen Weise öffnet wie bei einer Kopfgeburt. Dies erschwert eine erfolgreiche Entbindung. Eine Steißlage erhöht auch das Risiko eines Nabelschnurvorfalls, was die Sache weiter verkompliziert.

In Situationen, in denen die Geburt nicht unmittelbar bevorsteht, legen Sie die Mutter in die Knie-Brust-Lage mit erhöhter Hüfte und transportieren Sie sie schnell in die nächstgelegene geeignete Einrichtung.

Wenn die Entbindung unmittelbar bevorsteht, bereiten Sie sich wie gewohnt vor und benachrichtigen Sie die Entbindungsstation. Stützen Sie die Füße oder das Gesäß bei der Entbindung. Wenn der Rumpf entbindet, lassen Sie die Füße baumeln, während Sie den entbindenden Rumpf stützen. Der Kopf wird normalerweise mit dem Gesicht nach unten entbunden. Wenn es Schwierigkeiten gibt, den Kopf vollständig durch den Geburtskanal zu führen, ist dies der einzige Fall, in dem das Einführen von behandschuhten Fingern in die Vagina empfohlen wird. Führen Sie Ihre Finger V-förmig in die Vagina ein, so dass eine Tasche entsteht, in der das Neugeborene atmen kann. Falls erforderlich, kann Sauerstoff durch Vorhalten verabreicht werden.

Schulterdystokie

Eine Schulterdystokie tritt auf, wenn die fetalen Schultern zu breit sind oder das mütterliche Becken zu eng ist (**Abbildung 9-9**). Zu den Risikofaktoren gehören mütterlicher Diabetes (der zu einem für das Gestationsalter zu großen Neugeborenen führt), eine späte Schwangerschaft und mütterliche Adipositas.

Ein Anzeichen für eine Schulterdystokie ist das "Schildkröten"-Zeichen, bei dem sich der Kopf etwas vorschiebt und sich dann in den Geburtskanal zurückzieht, nachdem die Wehe beendet ist und die Mutter aufhört zu pressen.

Wenn sich die Geburt verzögert oder nicht möglich ist, nimmt die fetale Stress zu und es kann zu Hypoxie oder Tod kommen. Das Risiko für Geburtsverletzungen steigt mit dem Vorliegen einer Schulterdystokie. Eine Schlüsselbeinfraktur ist zwar möglich, aber aufgrund der erhöhten Gelenklaxität und Knochencompliance des Neugeborenen selten. Die Hyperextension des Schultergürtels während der Geburt führt zu einer hohen Spannung auf die Nervenstrukturen im Plexus brachialis. Nervenverletzungen des Plexus brachialis sind häufig, da das Nervengewebe durch die extreme Spannung während der Geburt abgeschert wird. Es kann zu Lähmungen der oberen Extremitäten kommen. Diese können das Leben des Neugeborenen während seines Wachstums und seiner Entwicklung stark einschränken. Die Erb-Lähmung ist eine häufige Form der Plexus-brachialis-Lähmung, bei der die betroffene Gliedmaße des Säuglings von der Schulter herabhängt und das Handgelenk und die Hand in Beugung sind.

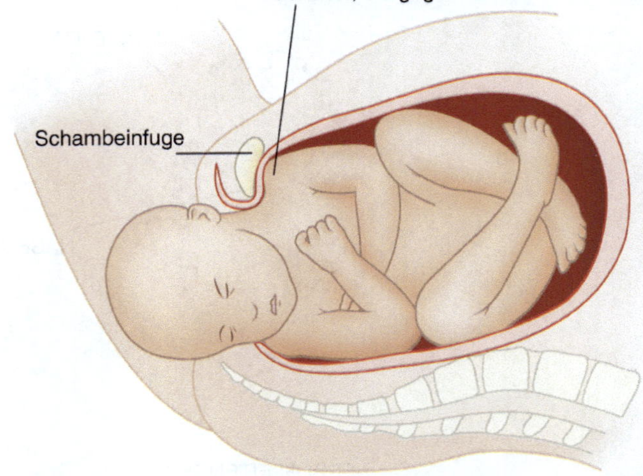

Abbildung 9-9 Eine Schulterdystokie tritt auf, wenn die fetalen Schultern zu breit sind oder das mütterliche Becken zu eng ist, um eine Entbindung ohne Hilfe zu ermöglichen.

Die Behandlung der Schulterdystokie umfasst das McRoberts-Manöver, bei dem die Hüften der Mutter hyperflexibel gemacht werden, um mehr Platz für den Durchtritt der vorderen Schulter zu schaffen. Bei der Mutter kann suprapubischer Druck ausgeübt werden, um die Schulter nach unten und in den Geburtskanal zu führen. Bei Schulterdystokie und anderen fetalen Anomalien folgen Sie den lokalen Behandlungsprotokollen. Ein rascher Transport in eine Einrichtung, die einen Notkaiserschnitt und eine erweiterte neonatale Versorgung durchführen kann, wird empfohlen.

FALLSTUDIE

Fall 1

Alarmierung

Sie und Ihr Partner betreuen eine 18-jährige Frau mit Wehen. Es ist ein milder Frühlingsmorgen mit einer Temperatur von 15,6°C (60°F).

Fragen zum Fall

- Was sind Ihre anfänglichen Bedenken?
  - Dies ist eine 18-Jährige in den Wehen. Bei jungen Müttern besteht das Risiko, dass sie nur unzureichend Zugang zur pränatalen Gesundheitsversorgung haben. Es ist wichtig festzustellen, ob ihre Schwangerschaft durch medizinische oder soziale Probleme erschwert wurde.
- Wie lautet die mögliche Differenzialdiagnose für diesen Patienten auf der Grundlage der Alarmierungsinformationen?
  - Dies könnten "falsche Wehen" oder Braxton-Hicks-Kontraktionen sein.
  - Dies könnte auch auf die Wehen zutreffen, und der Rettungsdienst sollten auf mögliche Komplikationen vorbereitet sein.
- Welche Ausrüstungen sollten vorbereitet und an den Einsatzort gebracht werden, wenn eine Entbindung unmittelbar bevorsteht?
  - Es sollte ein komplettes Geburtshilfeset bereitstehen. Dieses Set sollte Folgendes enthalten:

- Steriles Skalpell oder sterile Schere
- Einweghandtücher
- Decke
- Absaugung
- Nabelschnurklemmen
- Großer Plastikbeutel zur Aufnahme der entbundenen Plazenta
- Kittel, Maske, Gesichtsschutz und Handschuhe als persönliche Schutzausrüstung (PSA)
- Sauerstoff- und Beatmungsbeutel für Mutter und Neugeborenes
- Pädiatrische Tasche mit Material für die Wiederbelebung von Neugeborenen, falls erforderlich

- Welche Maßnahmen können ergriffen werden, um das Patientenabteil im Rettungswagen für eine mögliche Entbindung und den Transport vorzubereiten?
  - Berücksichtigen Sie den Bedarf an zusätzlicher Ausrüstung und Ressourcen, wenn es Komplikationen bei der Mutter oder dem Baby gibt, und stellen Sie die Ausrüstung entsprechend bereit.
  - Beginnen Sie mit der Erwärmung der Umgebung, um eine Unterkühlung zu vermeiden. Schalten Sie die Klimaanlage aus und drehen Sie die Heizung auf. Die Umgebung sollte so warm sein, dass sie für das Personal als grenzwertig angenehm empfunden wird. Dadurch sinkt die Wahrscheinlichkeit, dass das Neugeborene unbeabsichtigt bis zum Punkt der Unterkühlung abgekühlt wird.
- Wenn Familienangehörige vor Ort sind, kann es hilfreich sein, ihnen Aufgaben zu übertragen, damit sie helfen können. Dies trägt auch dazu bei, dass die Umgebung der Entbindung übersichtlich und kontrolliert bleibt. Welche Aufgaben können Familienangehörige bei einer Hausgeburt übernehmen?
  - Bitten Sie jemanden, Handtücher oder Bettwäsche in den Trockner zu legen, um sie zu erwärmen, damit das Baby in eine warme Decke gewickelt werden kann.
  - Bitten Sie die Familienmitglieder, einen Weg freizumachen, damit die Mutter auf der Trage herausgefahren werden kann, wenn sie transportbereit ist.
  - Es ist wichtig, die Mutter zu fragen, wen sie im Raum haben möchte und wen nicht. Es ist völlig angemessen, Personen zu bitten, den Entbindungsraum zu verlassen, wenn die Mutter dies wünscht. Die Mutter hat ein Recht auf so viel Privatsphäre wie möglich während der Geburt.
  - Es ist wichtig, dass der Partner der Patientin oder eine andere Person, die sie unterstützt, bei der Geburt dabei sein kann, wenn die Mutter dies wünscht. Dies ist ein einmaliger Moment im Leben, und es sollte das Ziel sein, ihn so weit wie möglich zu normalisieren.

Ersteindruck

Als Sie am Haupteingang des Hauses ankommen, werden Sie von der Mutter der Patientin empfangen, die sehr besorgt wirkt. Sie erklärt, dass die Fruchtblase der Patientin vor ein paar Stunden geplatzt ist. Sie versuchten zu warten, bis die Arztpraxis für den Tag geöffnet war, aber die Wehen wurden so häufig, dass sie befürchteten, das Baby könnte bald kommen. Sie führt Sie ins Wohnzimmer, wo Sie die Patientin auf der

Fragen zum Fall

- Welche zusätzlichen Schritte könnten auf der Grundlage der ersten Beobachtungen zu diesem Zeitpunkt gerechtfertigt sein?
  - Wenn Sie feststellen, dass die Geburt unmittelbar bevorsteht, kann es sicherer sein, die Mutter auf eine feste, flache Unterlage zu legen.
  - Die Entbindung eines Babys auf dem auf der Trage des Rettungswagens während des Transports ist nicht ideal und stellt in den meisten Fällen ein größeres Risiko dar als die Verzögerung des Transports und die Entbindung vor Ort.
  - In Fällen, in denen die Entbindung nicht innerhalb von 30 Minuten erfolgt ist, ist es sinnvoll, einen Transport einzuleiten.
  - Es kann sinnvoll sein, ein zweites Transportteam anzufordern, da in Kürze zwei Patienten vor Ort sein werden. Fordern Sie lieber früher als später Verstärkung an.
  - Lassen Sie ein Familienmitglied die Bettwäsche zusammenlegen, damit Flüssigkeiten und mögliche Urin-/Stuhlabgänge aufgefangen werden können.

Wenn die Wehen mehr als 5 Minuten auseinander liegen, steht die Geburt wahrscheinlich nicht unmittelbar bevor. Sobald die Wehen in einem Abstand von 5 Minuten oder weniger auftreten, beginnt die Geburt schneller zu verlaufen.

Jede Situation, in der ein Köpfchen zu sehen ist oder ein anderer fetaler Teil auf Höhe der Vagina vorhanden ist, deutet auf eine bevorstehende Geburt hin.

Couch liegen sehen, die offensichtlich gerade durch eine Wehe durch atmet (**Abbildung 9-10**). Sie ist wach und orientiert, mit guten Kreislaufanzeichen und intakten Atemwegen und Atmung.

Während Sie mit der Mutter der Patientin sprechen, werden Sie von den Schreien der Patientin unterbrochen: "Hilfe! Das Baby kommt und ich muss sofort pressen!"

Die Entscheidung zwischen einem unverzüglichen Transport oder für eine Geburt vor Ort ist schwierig. Es gibt zahlreiche Faktoren, die Ihre Entscheidung beeinflussen können. In den meisten Fällen verläuft eine Schwangerschaft ohne pränatale Komplikationen Probleme mit geringem Risiko für Wiederbelebung oder Geburtskomplikationen. Wenn in diesen Fällen die Entbindung unmittelbar bevorsteht, ist es sinnvoll, zusätzliche Ressourcen zu kontaktieren und vor dem Transport einen Entbindungsversuch am Einsatzort zu unternehmen.

In Fällen, in denen es sich um eine Frühgeburt handelt oder erhebliche pränatale Komplikationen festgestellt wurden, oder wenn bei der Mutter ein lebensbedrohlicher Zustand vorliegt, wie z. B. eine Plazentaanomalie oder ein hypertensiver Notfall (Präeklampsie, Eklampsie, HELLP), ist es sinnvoll, den Transport so schnell wie möglich in eine geeignete Einrichtung einzuleiten. Es ist wahrscheinlich, dass erhebliche Ressourcen benötigt werden und die Wahrscheinlichkeit groß ist, dass Mutter, Kind oder beide fortgeschrittene erweiterte Wiederbelebungsmaßnahmen benötigt benötigen. Wenden Sie sich an die medizinische Leitung, wenn Sie nicht sicher sind, ob eine Entbindung vor Ort oder ein schneller Transport erforderlich ist.

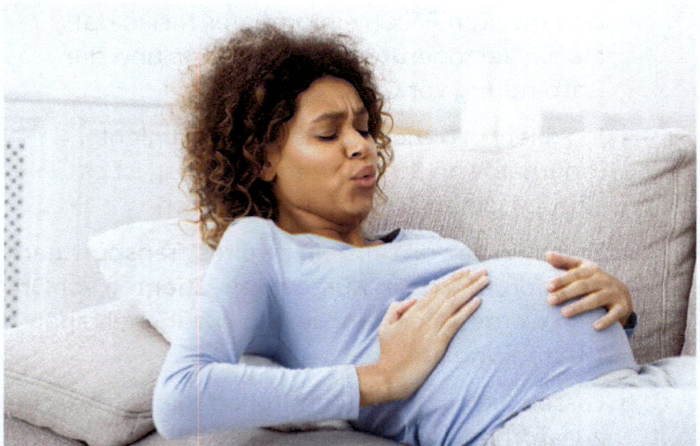

Abbildung 9-10 Bei der Patientin scheinen die Wehen eingesetzt zu haben.

Vergewissern Sie sich, dass Sie wissen, welche Einrichtungen in Ihrer Nähe über fortgeschrittene Wiederbelebungsmöglichkeiten verfügen und bei Bedarf Zugang zu einer fortgeschrittenen neonatologischen Versorgung haben. Einrichtungen, die auf Hochrisikogeburtshilfe und Neonatologie spezialisiert sind, sollten bevorzugt werden, sofern sie verfügbar sind.

Primary Survey

Die Primärerhebung primary survey für diesen Patienten ergab Folgendes:

X-Keine Blutung festgestellt.

A-offen und durchlässig.

B- Schnelle Atmung, verlangsamt sich aber zwischen den Wehen auf eine angemessene Geschwindigkeit und Atemarbeit.

C-Radialpulse sind stark, regelmäßig und schnell. Die Kapillarfüllung ist zügig. Die Haut ist warm und schweißig.

D-Wach und ängstlich. Der Wert der Glasgow Coma Scale (GCS) beträgt 15 (E4, V5, M6).

E-Die Patientin liegt auf der Couch. Ihr Fundus befindet sich auf der Höhe des Xiphoids. Die Wehen kommen etwa alle 3 Minuten. Eine kurze visuelle Untersuchung der Vagina zeigt, dass das Köpfchen des Kindes sichtbar ist.

Fragen zum Fall

- Ist dieser Patient nach Ihrem ersten Eindruck "kritisch" oder "nicht kritisch"?
  - Diese Patientin wird als "kritisch" eingestuft, aber ein schneller Transport ist in diesem Fall vielleicht nicht die beste Entscheidung. Es wurde das Köpfchen gesichtet, und die Wehen liegen 3 Minuten auseinander.
    Die Mutter verspürt den starken Drang zu pressen. Dies sind alles Anzeichen dafür, dass die Entbindung unmittelbar bevorsteht.
- Welche Fragen sollten gestellt werden, um das Komplikationsrisiko bei der Entbindung besser einschätzen zu können?

- Wie weit ist sie fortgeschritten?
  - Diese Patientin ist in der 36. Schwangerschaftswoche. Bei Frühgeburten (36 Schwangerschaftswochen oder weniger) ist die Wahrscheinlichkeit größer, dass Komplikationen auftreten und/oder erweiterte Versorgungsmaßnahmen erforderlich sind.
- War sie schon einmal schwanger? Wenn ja, wie war das Ergebnis?
  - Es handelt sich um die erste Schwangerschaft der Patientin. Bei einer Frau, die noch nie entbunden hat, verlaufen die Wehen im Allgemeinen langsamer. Außerdem deuten Komplikationen in früheren Schwangerschaften auf ein erhöhtes Risiko für ähnliche Komplikationen in der aktuellen Schwangerschaft hin.
- Wurde die Mutter regelmäßig vorgeburtlich betreut?
  - Eine regelmäßige Schwangerenvorsorge erhöht die Chancen, dass gesundheitliche Probleme bei Mutter oder Kind früher erkannt und behandelt werden, bevor sie ein erhebliches Risiko darstellen.
  - Medizinische Erkrankungen wie Diabetes, Bluthochdruck und Herz- oder Lungenerkrankungen stellen ein erhöhtes Risiko für Mutter und Kind dar, insbesondere wenn sie nicht angemessen von einem Arzt überwacht werden.
- Nimmt die Mutter verschriebene Medikamente ein?
  - Einige verschreibungspflichtige Medikamente werden mit fötalen Geburtsfehlern in Verbindung gebracht.
  - Wenn Sie wissen, welche verschreibungspflichtigen Medikamente die Mutter einnimmt, kann dies helfen, zugrunde liegende Symptome einzuordnen.
- Hat die Mutter während der Schwangerschaft illegale Substanzen eingenommen?
  - Es ist wichtig, diese Frage ohne Vorurteile zu stellen. Betonen Sie, dass diese Frage allen Müttern gestellt wird und die Informationen nur notwendig sind, um sicherzustellen, dass Sie sich sowohl um sie als auch um das Baby kümmern können.
  - Manche Mütter haben Angst, diese Frage ehrlich zu beantworten, weil sie befürchten, dass ihnen das Baby vom Jugendamt weggenommen werden könnte.
  - Je besser das Verhältnis zwischen Ihnen und der Mutter ist, desto wahrscheinlicher ist es, dass Sie eine ehrliche Antwort erhalten, die sowohl der Mutter als auch dem Baby eine optimale Betreuung ermöglicht.
  - Sie sollten wissen, welche illegalen oder verschreibungspflichtigen Medikamente zu Atemdepression, Hypoglykämie, Unruhe oder anderen Komplikationen für Mutter und Kind führen können. Im Allgemeinen ist es am besten, davon auszugehen, dass jede Substanz, die die Mutter eingenommen hat, die Plazenta passieren und die Gesundheit des Babys beeinträchtigen kann.
- Hat die Patientin während der Schwangerschaft an risikoreichen Aktivitäten teilgenommen?
  - Alkohol-, Tabak- und/oder Nikotinkonsum, mehrere Sexualpartner, ungeschützter Geschlechtsverkehr, schlechte Ernährung und Essstörungen können die Gesundheit des Fötus beeinträchtigen.
- Auf welche möglichen Komplikationen sollten Sie vorbereitet sein?
  - Übermäßige Blutungen sind die häufigste Komplikation während der Entbindung. Der erwartete Blutverlust bei der Entbindung beträgt etwa 500 ml. Wenn der Blutverlust 1.250-1.500 ml erreicht, kann es zu Hypotonie und hämodynamischer Dysregulation kommen.

- Was ist Ihre erste Behandlung für diese Patientin?
  - Die Behandlung sollte sich auf die Vorbereitung der Entbindung des Neugeborenen am Unfallort konzentrieren.
  - Fordern Sie zusätzliche Ressourcen für die Betreuung des Babys nach der Geburt an.
  - Bereiten Sie die gesamte geburtshilfliche Ausrüstung vor, so dass sie bei der Geburt des Kindes zur Verfügung steht.
  - Wenn die Zeit es zulässt frage beim Telenotarzt oder in der Klinik telefonisch an, informiere sie, dass du eine präklinischen Geburt durchführen möchtest. Bei Komplikationen meldest du dich erneut. Es können Ressourcen mobilisiert werden (Gynäkologie, Neonatologen) entweder zur Konsultation oder zur präklinischen Unterstützung.

Geburtsphasen

Die normalen Wehen und die Geburt werden in vier Phasen unterteilt. In Tabelle 9-5 werden diese Phasen näher beschrieben.

Betreuung der Mutter nach der Entbindung

Nach der Geburt und der notwendigen Versorgung ist es wichtig, das Kind Haut-zu-Haut an die Mutter zu legen, wenn dies sicher möglich ist. Auch wenn keine Milch produziert wird und das Neugeborene nur schwach saugt, führt die Stimulation der Brust und des Brustwarzengewebes zu einer Kontraktion der Gebärmutter und hilft bei der Ablösung der Plazenta und der Tamponade der Gebärmutterblutung. Eine Massage des Gebärmutterfundus kann ebenfalls hilfreich sein, doch sollte eine aggressive Uterusmassage vermieden werden, da sie Blutgerinnsel auflösen und zu einer Gebärmutteratonie führen kann.

Tabelle 9-5 Stadien der Geburt

Erste Phase (Einleitungsphase)	■ Beginnt mit dem Einsetzen der Wehen und endet, wenn der Gebärmutterhals vollständig geweitet ist ■ Die Wehen dauern etwa 45 Sekunden und liegen anfangs im Abstand von 5-30 Minuten. ■ Die Fruchtblase kann platzen und der Schleimpfropf kann ausgestoßen werden (blutiger Ausfluss, "Zeichnung") ■ Die aktive Wehentätigkeit beginnt, wenn die Wehen häufiger und länger werden (60 Sekunden lang, 5 Minuten Abstand). ■ Die Erweiterung des Gebärmutterhalses beginnt ■ Der Fötus beginnt, in das Becken hinabzusinken, und der Schädel tritt tiefer in den Geburtskanal. ■ Mit Beginn der Übergangsphase nehmen die Kontraktionen an Häufigkeit zu und kommen alle 2-3 Minuten ■ Der Gebärmutterhals ist bei 10 cm vollständig geweitet, was die erste Phase der Wehen beendet und den Übergang zur zweiten Phase signalisiert
Zweite Phase (Austreibungsphase)	■ Beginnt mit der vollständigen Dilatation des Gebärmutterhalses und endet mit der Geburt des Neugeborenen ■ Als Austreibungsphase oder Pressphase bezeichnet ■ Die Kontraktionen verlängern sich auf eine Dauer von etwa 90 Sekunden mit 3-5 Minuten dazwischen. ■ Das Baby sinkt mit jeder Kontraktion weiter nach unten, da die Bauchmuskeln anfangen zu helfen. ■ Das Baby schreitet langsam voran, bewegt sich mit den Wehen vorwärts und zwischendurch leicht rückwärts, wobei es mit jedem weiteren Schub etwas weiter vorankommt.
Dritte Phase (Nachgeburtsphase)	■ Beginnt, wenn das Baby vollständig entbunden ist, und endet mit der Entbindung der Plazenta ■ Die Gebärmutter beginnt sich wieder zusammenzuziehen, wodurch die Plazenta von der Gebärmutterwand getrennt wird. ■ Die Uteruskontraktionen tamponieren auch die blutenden Gefäße und verlangsamen die Restblutung. ■ Die Plazenta wird schließlich innerhalb von etwa 5-30 Minuten nach der Geburt ausgestoßen.
Vierte Phase	■ Kann auch als postpartale Phase bezeichnet werden ■ Die erste Stunde nach der Entbindung ■ Die Mutter-Baby-Bindung findet statt. Haut-zu-Haut-Kontakt ist wichtig ■ Hormonelle Veränderungen beginnen den Prozess der Erstmilch

Das Perineum der Mutter sollte auf Risse untersucht werden. Jede äußere Blutung sollte durch direkten Druck gestoppt werden. Wunden sollten niemals gepackt werden, es sei denn, dies ist notwendig um einen weiteren massiven Blutverlust zu verhindern. Wenn doch gepackt wird, ist es wichtig, die verwendeten Tamponaden sorgfältig zu zählen, um den Blutverlust abzuschätzen und sicherzustellen, dass nach Entfernung des Materials nichts in der Vagina verbleibt.

Die Lebenszeichen sollten kontinuierlich überwacht werden, und alle Anzeichen eines Schocks sollten aggressiv behandelt werden. Falls noch nicht geschehen, sollte ein intravenöser Zugang gelegt werden, und bei Bedarf sollten Flüssigkeiten verabreicht werden.

Verzögern Sie den Transport nicht, um den Plazentaabgang abzuwarten. Sie sollte innerhalb von 15 bis 30 Minuten nach der Geburt des Neugeborenen entbunden werden. Die Entbindung der Plazenta erfolgt in der Regel spontan und stellt selten einen Notfall dar. Sobald die Plazenta entbunden ist, sollte sie asserviert werden um im Empfängerkrankenhaus untersucht zu werden. Untersuchen Sie die Plazenta visuell, um festzustellen, ob Risse vorhanden sind oder Teile fehlen. Jeder Teil der Plazenta, der in der Gebärmutter oder der Vagina verbleibt, kann bei der Mutter eine schwere Blutung, Infektion und Sepsis verursachen.

Eine postpartale Blutung sollte einen Blutverlust von 500 ml nicht überschreiten. Sobald der Blutverlust diese Menge überschreitet, steigt das Risiko eines Schocks. Verwenden Sie Kompressen, um Blut aufzusaugen. Diese können im Krankenhaus gewogen werden, um den Blutverlust abzuschätzen. Visuelle Schätzungen des Blutverlustes unterschätzen oft den Schweregrad.

Secondary Survey

Anamneseerhebung

Während Ihr Partner die Ausrüstung für die Entbindung vorbereitet und Sie auf das Eintreffen zusätzlicher Ressourcen warten, beginnen Sie, eine detaillierte Anamnese zu erstellen.

OPQRST:

- **O**nset: Intermittierend mit Kontraktionen alle 2 bis 3 Minuten, die etwa 50 Sekunden dauern
- **P**rovokation/Palliation: Der Schmerz wird durch eine Kontraktion ausgelöst.
- **Q**uality: Starke, schmerzhafte Rückenschmerzen mit Druckgefühl im Becken
- **R**adiation: Rücken und Unterbauch
- **S**everity: 10/10 während der Wehen
- **T**ime: 2 Stunden

SAMPLER:

- **S**ymptome: Wehen mit Kontraktionen
- **A**llergien: Keine
- **M**edikamente: Vitamine
- **P**atientenvorgeschichte: Primärgravida, angemessene Schwangerschaftsvorsorge, keine medizinischen Probleme oder verschreibungspflichtige Medikamente, kein illegaler Drogenkonsum
- **L**etzte orale Einnahme: Abendessen gestern Abend
- **E**reignisse, die zu dem Notfall führten: Hat sich in den letzten 2 Stunden seit dem Blasensprung deutlich verschlechtert
- **R**isikofaktoren: 36. SSW

Lebenszeichen

Während Sie die Anamnese besprachen, wurde der Patient an den Monitor angeschlossen und die folgenden Vitalparameter wurden ermittelt (**Abbildung 9-11**):

Herzfrequenz:

- 101 Schläge/min
- Erwartete Tachykardie während der aktiven Wehen

SpO_2:

- 100% bei Raumluft (RA)

$ETCO_2$:

- 35 mm Hg

Atemfrequenz:

- 32 Atemzüge/min
- Erwartete Tachypnoe während aktiver Wehen

Blutdruck:

- 118/70 mm Hg

Temperatur:

- 99.4°F (37,4°C)

Blutzucker:

- 107 mg/dL

Sie stellen fest, dass die fetale Herzfrequenz 125 Schläge/Min. beträgt.

Die Patientin ist eine 18-jährige Frau mit G1 T0 P0 A0 L0 in der 36+0 oder 36+4. Schwangerschaftswoche, die sich wahrscheinlich in der zweiten Phase der aktiven Wehen befindet. Sie ist volljährig und es gibt keine größeren Risikofaktoren für eine komplizierte Entbindung, die bei der Anamnese oder Untersuchung festgestellt

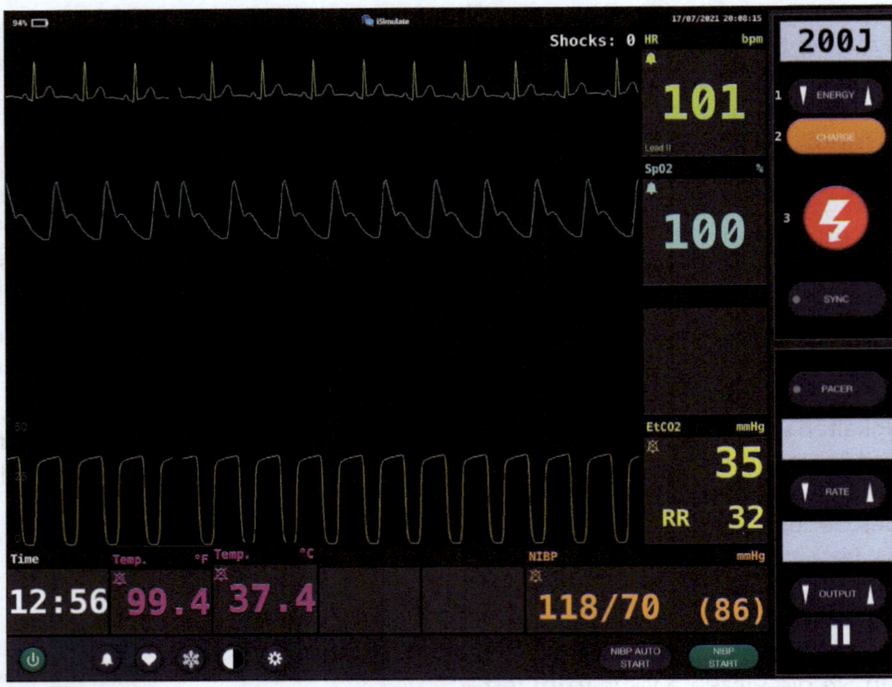

Abbildung 9-11 Die Vitalzeichen der Patientin entsprechen denen einer Patientin in den Wehen.

Mit freundlicher Genehmigung von iSimulate.

Fragen zum Fall

- Wie hoch ist die zu erwartende fetale Herzfrequenz während der aktiven Wehen?
  - Die erwartete fetale Herzfrequenz bei aktiven Wehen beträgt 140-180 Schläge/min. Niedrigere oder höhere Herzfrequenzen können auf fetale Depressionen und Stresszustände hinweisen.

wurden. Die Entbindung steht unmittelbar bevor, wenn man den Scheitelpunkt sowie die Häufigkeit und Dauer der Wehen sieht (**Abbildung 9-12**). Das Rettungsteam sollte sich am Einsatzort auf die Entbindung vorbereiten. Zusätzliche Ressourcen sind auf dem Weg.

Ausführliche Prüfung

HEENT:

- **K**opf: Unauffällig
- **A**ugen: PERRL
- **O**hren: Unauffällig
- **N**asen: Unauffällig
- **R**achen/Hals: Unauffällig

Brustkorb, Herz und Lunge:

- Pulse: Kräftige periphere und zentrale Pulse ertastet, allseits kräftig
- Auskultation des Herzens: Regelmäßige Frequenz und Rhythmus, keine Reibungen, Gallops oder Herzgeräusche unauffällig
- Auskultation der Lunge: Beidseitig in allen Bereichen unauffällig
- Untersuchung des Brustkorbs: Unauffällig

Neurologie:

- Neurovaskulärer Status intakt

Abdomen und Becken:

- Der Unterleib ist während der Wehen hart. Gravider Uterus mit einer Fundushöhe von ca. 39 cm ertastet.

Genitalbereich:

- Der Scheitel des Kindes ist sichtbar. Keine Anzeichen einer offenen Blutung. Keine Anzeichen für einen Nabelschnurvorfall oder eine Plazenta praevia. Es gibt Hinweise auf dicken braunen/grünen Ausfluss, der auf Mekonium schließen lässt.

Extremitäten:

- Obere Extremitäten: Unauffällig. Die Kapillarfüllung ist rege.
- Untere Extremitäten: Unauffällig

Rücken:

- Unauffällig

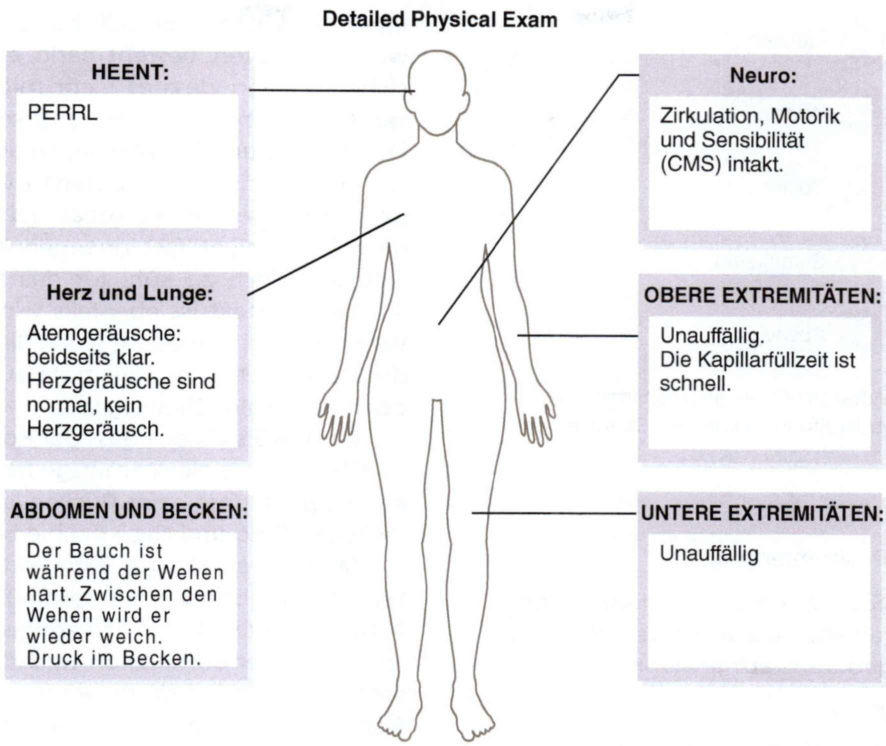

Abbildung 9-12 Bei der Sekundäruntersuchung der Patientin werden starke Pulse und ein sich krönender Fötus festgestellt.

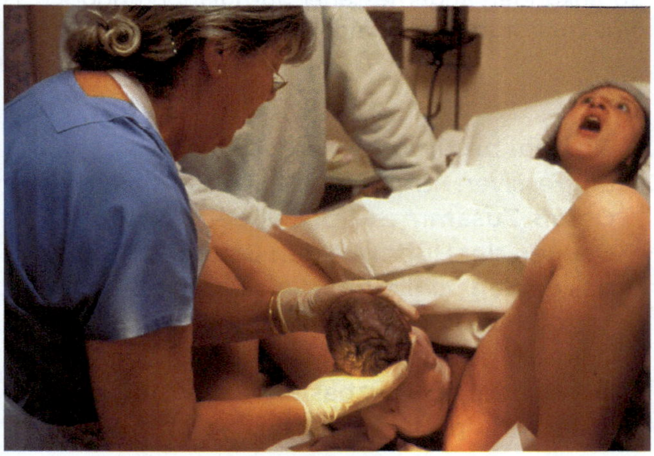

Abbildung 9-13 Wenn der Kindskopf sichtbar ist und die Mutter den Drang verspürt, zu pressen, sollte die Entscheidung getroffen werden, noch vor Ort zu entbinden.

Verlauf des Falles

Da das Köpfchen bereits sichtbar ist und die Mutter den Drang verspürt, zu pressen, wird die Entscheidung getroffen, vor Ort zu entbinden (**Abbildung 9-13**). Bei der Entbindung wurde dickes, grünes Mekonium festgestellt.

Da Mekonium vorhanden ist, ist es wahrscheinlich, dass der Fötus in Not ist. Dies wird auch durch die Tatsache untermauert, dass die Herztöne des Fötus leicht erniedrigt waren. Zusätzlich zu den Maßnahmen, die bei einer Routineentbindung ergriffen werden, sollten die anwesenden Helfer darauf vorbereitet sein, ein aggressives Atemwegsmanagement und eine Wiederbelebung durchzuführen, wenn das Neugeborene nicht auf die Routineschritte der Neugeborenenversorgung reagiert, zu denen Trocknen, Wärme, Absaugen und Stimulation gehören. Ein Mekonium-Absauger kann nützlich sein, wenn dickes Mekonium in den Nasenlöchern oder im Oropharynx festgestellt wird.

Erste Schritte bei der Pflege Versorgung von Neugeborenen

Es gibt eine Eselsbrücke, mit der man sich die ersten Schritte der Neugeborenenpflege Neugeborenenversorgung merken kann: Do What Probably Seems Simple (**Abbildung 9-14**). Dies steht für das Folgende:

- Dry (Abtrocknen)
  - Verwenden Sie zum Abtrocknen des Kindes warme, saubere Tücher.
- Warm (Wärmen)
  - Sorgen Sie für eine warme Umgebung und bieten Sie gegebenenfalls Haut-zu-Haut-Kontakt mit der Mutter an.

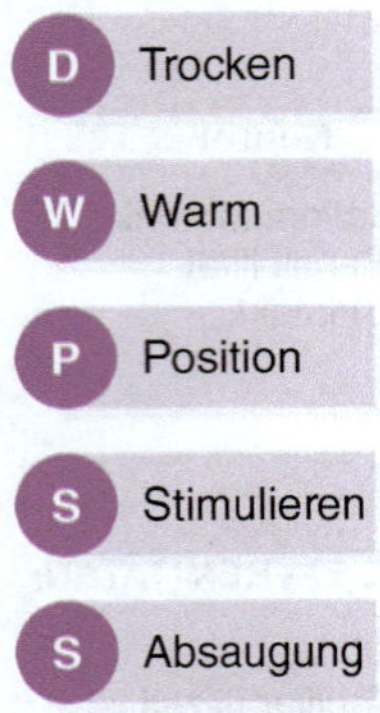

Abbildung 9-14 Do What Probably Seems Simple ist eine hilfreiche Gedächtnishilfe für die ersten Schritte der Neugeborenenpflege.

- Positionioning (Positionierung)
  - Vergewissern Sie sich, dass die Lagerung des Kindes zum freihalten der Atemwege führt, so dass das Neugeborene atmen kann.
- Suction (Absaugung)
  - Wenn zähe Sekrete festgestellt werden, verwenden Sie eine Ballspritze, um sie abzusaugen. Nicht bei allen Neugeborenen ist eine tiefe Absaugung der Atemwege erforderlich.
- Stimulate (Stimulieren)
  - Stimulieren Sie das Neugeborene, indem Sie über die Fußsohlen streichen und sie es mit sauberen, warmen Tüchern abtrocknen.

Saugen Sie beim Absaugen mit dem Sauger immer zuerst den Mund und dann die Nase ab (denken Sie daran, dass M-Mund vor N-Nase kommt). Wenn Sie zuerst die Nase absaugen, könnten Sie den Säugling zum Atmen anregen, was dazu führen kann, dass er Mekonium und Flüssigkeit in die Lunge einatmet.

Wenn Sie das Neugeborene abtrocknen und aufwärmen, unternehmen Sie Schritte, um eine Unterkühlung zu vermeiden. Unterkühlung ist ein immenser Komplikationsfaktor, der zu weiterem Leid Stress und Schwierigkeiten beim Übergang nach der Geburt führen kann. Ausgekühlte Babys wirken oft wie unter Schock stehend. Um unnötigen Wärmeverlust zu vermeiden, sollte eine Kopfbedeckung aufgesetzt werden. Einer der wichtigsten Schritte, um das Neugeborene warm zu halten, besteht darin, es abzutrocknen und sicherzustellen, dass es nicht mit feuchten oder nassen Oberflächen in Berührung kommt. Wechseln Sie Handtücher und Decken häufig aus, wenn Sie sie zum Abtrocknen des Neugeborenen verwenden. Wenn es dem medizinischen Personal in der Wiederbelebungsumgebung nicht fast unangenehm warm ist, ist es wahrscheinlich zu kühl für das Neugeborene. Haut-zu-Haut-Kontakt ist ebenfalls wichtig für die Wärme. Wenn es stabil genug ist, legen Sie das Baby direkt auf die Haut der Mutter. Dies trägt auch zur Verringerung der postpartalen Blutung bei.

Achten Sie darauf, dass der Kopf des Babys so positioniert ist, dass die Atemwege frei bleiben. Achten Sie auch darauf, dass beim Pucken, swaddeln, einwickeln ins Tuch Mund und Nase frei bleiben.

Stimulieren Sie das Baby, indem Sie es mit dem Leinentuch abtrocknen und die Fußsohlen streicheln. Achten Sie darauf, nicht zu aggressiv vorzugehen - fast jede Form der Stimulation wird die Atmung eines ansonsten gesunden Neugeborenen auslösen. Wenn die Apnoe auf Medikamente, Toxine oder ein längeres hypoxisches ischämisches Ereignis zurückzuführen ist, hilft keine noch so starke Stimulation, und Sie müssen eine Beatmung, sowie ggf. ein erweitertes Atemwegsmanagement einleiten. Bleibt das Neugeborene nach 30 Sekunden angemessener Stimulation apnoisch, ist eine Überdruckbeatmung (PPV) erforderlich.

Obwohl bestimmte Methoden der aggressiven Stimulation wie Klopfen auf das Gesäß, Zusammendrücken des Brustkorbs, Beugen der Hüften in den Bauch, Dehnung des analen Schließmuskels und heiße oder kalte Reize in der Vergangenheit verwendet wurden, gelten diese Methoden nicht als sicher oder evidenzbasiert. Sie weichen vom Standard der Behandlung ab.

Das Absaugen kann hilfreich sein, wenn die Atemwege durch Sekrete wie Fruchtwasser oder Mekonium verstopft sind. Das Absaugen bietet jedoch keinen Schutz vor Flüssigkeitsaspiration, und das routinemäßige intrapartale Absaugen wird nicht mehr empfohlen.

Wenn Sekrete deutlich sichtbar sind, verwenden Sie eine Nasensauger (Absaugung), um sie zu entfernen. Saugen Sie zuerst den Mund und dann die Nase ab. Denken Sie daran, die Spritze zusammenzudrücken, bevor Sie sie in den Mund stecken, und dann das abgesaugte Material vom Neugeborenen den

Nasensauger zu entleeren. Wenn ein flexibler Absaugkatheter verwendet wird, vermeiden Sie tiefes oder übermäßig starkes Absaugen. Dies kann die vagale Reaktion des Babys stimulieren und aufgrund des erhöhten Vagustonus und konsekutiv zu einem abrupten Abfall der Herzfrequenz führen. Ein kurzes, sanftes Absaugen mit einer Nasensauger (Absaugung) ist fast immer mehr als ausreichend, um die Atemwege zu befreien. Tritt während des Absaugens eine Bradykardie auf, brechen Sie den Vorgang ab und beatmen Sie das Kind bei Bedarf mit Überdruck, um die Herzfrequenz wiederherzustellen.

Das Rettungsfachpersonal sollten sich darüber im Klaren sein, dass leichtes Mekonium nur selten zu einer erheblichen Beeinträchtigung der Atemwege führt. Bei einem kräftigen, schreienden Säugling müssen keine zusätzlichen Maßnahmen ergriffen werden, wenn Mekonium vorhanden ist, aber das aufnehmende Krankenhaus sollte unbedingt über das Vorhandensein von Mekonium bei der Geburt informiert werden. Wenn das Baby nicht kräftig ist und eine Wiederbelebung erforderlich ist, können die Standardalgorithmen befolgt werden, ohne dass besondere Schritte zur Behandlung der Mekoniumaspiration vor Ort erforderlich sind. Schwere Mekoniumaspiration erfordert manchmal aggressive lebenserhaltende Therapien wie hochfrequente oszillierende Beatmung oder extrakorporale Membranoxygenierung (ECMO).

Verzögertes Abklemmen der Nabelschnur

Wenn keine Komplikationen vorliegen und das Neugeborene nicht wiederbelebt werden muss, ist es sinnvoll, die Abnabelung um 30 bis 60 Sekunden zu verzögern. Dies hat viele Vorteile, darunter die folgenden:

- Erhöhte Hämoglobin- und Eisenspeicher für das Neugeborene
- Besseres Volumen der roten Blutkörperchen (RBC) und weniger Bedarf an RBC-Transfusionen
- Geringere Inzidenz von nekrotisierender Enterokolitis und intraventrikulären Blutungen

Die erste Klemme sollte etwa 10 cm vom Baby entfernt angebracht werden, die zweite Klemme etwa 5 cm distal von der ersten. Die Nabelschnur kann dann mit einem Skalpell oder einer Schere durchtrennt werden.

Während des Abklemmens und Durchschneidens der Nabelschnur ist es wichtig, das Baby auf der Höhe der Mutter zu halten, um größere Blutübertragungen zum oder vom Neugeborenen zu vermeiden. Wird das Baby zu hoch gehalten, begünstigt dies den Blutfluss zur Plazenta und kann beim Neugeborenen eine Anämie verursachen. Wird das Baby zu tief gehalten, begünstigt dies den Blutfluss zum Neugeborenen und kann zu einer sogenannten Polyzythämie führen, bei der das Blut durch zu viele Erythrozyten verdickt ist.

Apgar-Bewertungssystem

Das Apgar-Bewertungssystem ist eine Schnellbewertung von Aussehen, Puls, Grimasse, Aktivität und Atemanstrengung, die 1, 5 und 10 min nach der Geburt durchgeführt wird (**Abbildung 9-15**). Zusätzliche Bewertungen können in anderen Zeitabständen durchgeführt werden, wenn die Wiederbelebung fortgesetzt wird oder sich der Zustand des Neugeborenen ändert.

Der 1-Minuten-Wert ist ein Indikator dafür, wie gut das Baby den Geburtsvorgang verkraftet hat. Der 5-Minuten-Score ist ein Indikator dafür, wie gut das Baby den Übergang außerhalb des Mutterleibs bewältigt. Der Apgar-Score hat keinen prognostischen Wert in Bezug auf eine mögliche Entwicklungsverzögerung oder andere Defizite, die als Folge des eingeschränktendepressiven Zustands unmittelbar nach der Geburt auftreten können.

	Aktivität (Muskeltonus)	Puls	Grimassieren (Reflexreizbarkeit)	Erscheinungsbild (Hautfarbe)	Atmung			
0 Punkte	Abwesend	Fehlend	Schlaff	Blau, blass	Abwesend			
1 points	Arme und Beine angewinkelt	Unter 100 Schlägen pro Minute	Etwas Beugung der Gliedmaßen	Körper rosa, Extremitäten blau	Langsam, unregelmäßig	Stark deprimiert	Mäßig beeinträchtigt	Ausgezeichneter Zustand
2 points	Aktive Bewegung	Über 100 Schläge pro Minute	Aktive Bewegung (Niesen, Husten, Zurückziehen)	Komplett rosa	Kräftiges Schreien			
Gesamtpunktzahl						0–3	4–7	8–10

Abbildung 9-15 Das Apgar-Bewertungssystem.

Insgesamt korreliert die Punktzahl a mit den folgenden Zuständen:

- Schwer eingeschränkt: 0-3
- Mäßig eingeschränkt: 4-7
- Ausgezeichneter Zustand: 8-10

Das Pädiatrische Beurteilungsdreieck (PATPBD) kann ebenfalls zur schnellen Beurteilung des Patientenstatus verwendet werden. Befolgen Sie Ihre lokalen Richtlinien. Einige Behörden verlangen, dass die Apgar-Werte berechnet und gemeldet werden.

Erscheinungsbild

Beurteilen Sie den allgemeinen Tonus des Babys. Wenn es sich kräftig bewegt, ist wahrscheinlich keine aggressive Wiederbelebung Unterstützung erforderlich, und es reicht aus, es trocken und warm zu halten. Wenn es schlaff ist und sich kaum oder gar nicht bewegt, ist schnelles Handeln erforderlich. Dazu gehören Stimulation und andere Maßnahmen zur Erhöhung der Herz- und Atemfrequenz, falls erforderlich.

Atemarbeit

Die gleichen Anzeichen für Atemnot bei Säuglingen können auch bei Neugeborenen mit Atemnot beobachtet werden. Nasenflügeln, Einziehungen und Geräusche wie Grunzen sind allesamt bedenkliche Anzeichen. Ein Baby, das heftig weint, hat intakte Atemwege und eine ausreichende Atmung. Ein Baby, das keine Geräusche von sich gibt, ist möglicherweise apnoeisch oder leidet unter Atemnot.

Untersuchen Sie die Atemwege auf Sekrete und achten Sie genau auf mögliches Mekonium. Mekonium kann das Gesicht des Babys braun oder grün färben. Es kann sich im Mund und in den Atemwegen befinden und sehr reizend sein, wenn es in die Lunge aspiriert wird. Mekonium reicht von sehr dünn und wässrig bis zu sehr dick und suppig. Je dicker das Mekonium ist, desto wahrscheinlicher ist es, dass es Komplikationen in den Atemwegen verursacht. Atemnot und Lungenversagen aufgrund von Mekoniumaspiration sind möglicherweise nicht sofort erkennbar. In einigen Fällen können sich die Lungenschäden in den nächsten Stunden bis Tagen entwickeln. Es ist wichtig, mitzuteilen, ob Mekonium vorhanden ist oder nicht, damit andere weiterversorgende Fachkräfte des Gesundheitswesens genauer auf Anzeichen von Atemnot achten können.

Jedes Neugeborene mit schwachem Schreien, flacher Atmung, schlechtem Muskeltonus oder Anzeichen für eine Durchblutungsstörung muss sofort behandelt werden, einschließlich assistierter Beatmung und Herzdruckmassage, wenn der Puls unter 60 Schläge/Min. fällt und nicht auf die Sauerstoffzufuhr reagiert.

Frühgeborenen fehlt es an Muskelentwicklung und neurologischer Reife, um Atemnot gut zu ertragen. Sie sind nicht in der Lage, ihre akzessorischen Muskeln umfassend zu nutzen und können selbst bei scheinbar kleinen Komplikationen der Atemwege ein Atemversagen erleiden.

"Schnellkritisch" versus "nicht schnellkritisch" für Neugeborene

Es ist leicht zu glauben, dass alle Neugeborenen, die im die in der Präklinik entbunden werden „kritisch krank" sind. Das ist aber nicht unbedingt der Fall. Obwohl Geburten ausserhalb des Krankenhauses mit einigen erhöhten Risiken verbunden sind, werden die meisten Babys völlig gesund und ohne Komplikationen geboren. **Tabelle 9-6** enthält allgemeine Überlegungen zu "kritischen" und "nicht kritischen" Neugeborenen.

Tabelle 9-6 Merkmale von "kritisch" versus "nicht kritisch" bei Neugeborenen

Nicht kritisch	kritisch
Termingeborene	Fühgeburten
Klares Fruchtwasser	Schlechter Muskeltonus
Guter Muskeltonus	Mekonium vorhanden
Keine Atembeschwerden	Apnoe oder Anzeichen von Atemnot
Aktives Weinen	Schwaches oder fehlendes Schreien
Tolerieren von Haut-zu-Haut mit der Mutter	Keuchende Atmung
Anfangs-Apgar von 8 oder höher	Apgar-Wert von 7 oder weniger, der nicht auf erste Maßnahmen anspricht

In Situationen, in denen der Säugling als "nicht kritisch krank" eingestuft wird, ist eine routinemäßige Versorgung des Neugeborenen vorzunehmen, das Baby darf Haut-an-Haut mit der Mutter sein, und der Transport erfolgt routinemäßig. Mutter und Säugling können sicher zusammen transportiert werden, wenn die Vorschriften dies zulassen; allerdings sollte ein zusätzlicher Helfer im hinteren Teil des Krankenwagens mitgenommen werden, der bei der Überwachung des zusätzlichen Patienten hilft.

In Situationen, in denen das Kind als "kritisch" eingestuft wird, müssen Wiederbelebung und Stabilisierung durchgeführt werden. Die Beatmung sollte unterstützt werden - damit lassen sich fast alle Fälle von Bradykardie bei Neugeborenen beheben. Reagiert das Neugeborene nicht auf die Beatmungshilfe, sollte der Rettungsdienst nach einer tieferen Ursache suchen. Zu diesen Ursachen können die folgenden gehören:

- Drogenkonsum von Müttern
- Angeborene Herzfehler
- Hypoglykämie
- Aspiration
- Fehlbildungen der Lunge oder der Atemwege

In Fällen, in denen Drogenkonsum der Mutter als Ursache vermutet wird, ist zu beachten, dass eine Behandlung mit Naloxon (Narcanti®) oder anderen Medikamenten wegen des Risikos von Entzugserscheinungen wie Krampfanfällen nicht in jedem Fall indiziert ist.

Wiederbelebung von Neugeborenen

Wenn ein Neugeborenes nicht auf die Routineschritte der Neugeborenenversorgung (trocknen, wärmen, lagern, absaugen, stimulieren) reagiert oder wenn es unmittelbar nach der Geburt eindeutig apnoisch und pulslos ist, muss der Prähospitalmediziner mit der Wiederbelebung beginnen. Die Wiederbelebung eines Neugeborenen umfasst mehrere Komponenten: Wärme, Trocknen, Stimulation, Absaugen, PPV, Herzdruckmassage und Medikamente. Zu den weiteren Schritten der Wiederbelebung gehören das Legen eines IV-Zugangs und das Etablieren eines erweiterten Atemwegs. Die Wiederbelebung wird systematisch durchgeführt, und nicht alle Neugeborenen benötigen alle Komponenten. Die meisten Neugeborenen, die in der prähospitalen Umgebung entbunden werden, benötigen jedoch keine über die wärmenden, trocknenden und stimulierenden Schritte hinausgehende Behandlung (möglicherweise noch Absaugen).

Ventilation und Oxygenierung

Bei apnoeischen Neugeborenen oder bei Neugeborenen mit einem Puls von weniger als 100 Schlägen/Min. sollte sofort mit der Beatmung begonnen werden, nachdem die ersten Schritte (trocknen, wärmen, lagern, absaugen, stimulieren) durchgeführt wurden. Eine zentrale Zyanose, die nicht innerhalb von 30 Sekunden nach der Geburt auf Sauerstoff anspricht, ist ebenfalls eine Indikation für eine Beatmung (PPV, positive pressure ventilation). Bestehen Zweifel am Aussehen des Neugeborenen oder scheint die Atmung unzureichend zu sein, ist wahrscheinlich eine PPV indiziert.

Die Überdruckbeatmung kann dem Neugeborenen den Übergang zum Leben außerhalb des Mutterleibs erleichtern, indem sie einen Öffnungsdruck auf die unteren Atemwege ausübt. Dieser Öffnungsdruck kann für schwache oder gestresste Neugeborene schwer zu erzeugen sein.

Bei der Verabreichung von PPV an Neugeborene sollte man sehr vorsichtig sein. Die Lungen sind winzig und benötigen nur etwa 20 bis 25 ml Luft für ein Neugeborenes. Der Arzt sollte nur so viel Luft, dass sich der Brustkorb leicht hebt. Zu den häufigsten Problemen bei der Beatmung gehören eine schlechte Abdichtung der Maske und eine Überdehnung der Atemwege. Es muss bedacht werden, dass die Atemwege von Neugeborenen flexibel sind und eine Überdehnung in der Regel zu einer Verengung der Atemwege und damit zu einem größeren Widerstand bei der Beatmung führt.

Die anfängliche Beatmungsrate für Neugeborene liegt bei 40 bis 60 Atemzügen/min. Achten Sie auf eine ausreichende Zeit für die Ausatmung. Ziel ist es, die Herzfrequenz über 100 Schläge/min zu halten.

Bei Verwendung eines Beatmungsbeutels mit PEEP-Ventil, sollte ein PEEP von 5 cm $_{H2O}$ verwendet werden, um einen Alveolarkollaps am Ende der Ausatmung zu verhindern. Damit der PEEP wirkt, muss die Maske dicht gehalten werden. Zusätzlich kann anfangs ein inspiratorischer Spitzendruck (PIP) von 20 bis 25 cm_{H2O} erforderlich sein, um die Alveolen zu rekrutieren. Wenn Sie mit weiteren Atemzügen fortfahren, können die Spitzendrücke allmählich sinken, während die Lungencompliance zunimmt.

Die Herzfrequenz ist der wichtigste Indikator für die Wirksamkeit der Wiederbelebungsmaßnahmen bei Neugeborenen.

Wenn die Herzfrequenz auf über 100 Schläge/Min. ansteigt, sich die Gesamtfarbe verbessert und das Neugeborene Anzeichen von zunehmender Aktivität und Atemanstrengung zeigt, sollten Sie versuchen, die PPV abzusetzen und das Neugeborene zu stimulieren, um zu sehen, ob es seine eigene Atemanstrengung aufrechterhalten kann. Wenn es weiterhin aktiv ist und die Herzfrequenz konstant bleibt, sollten Sie erwägen, es Haut-an-Haut mit der Mutter zu legen und genau zu überwachen.

Seien Sie immer auf eine Verschlechterung vorbereitet und setzen Sie die PPV gegebenenfalls fort. Wenn es während der PPV zu einer Verschlechterung kommt, prüfen Sie, ob es technische Probleme gibt, wie z. B. eine Unterbrechung der Sauerstoffzufuhr, geknickte oder blockierte Endotrachealtuben (ET-Tuben), eine schlechte Abdichtung der Maske oder andere Gerätefehler. Auskultieren Sie die Atemgeräusche und achten Sie auf Asymmetrie, die auf einen verlegten oder verschobenen Endotrachealtubus oder Pneumothorax hinweisen könnte. Ergreifen Sie gegebenenfalls Korrekturmaßnahmen - überprüfen Sie die Maske und passen Sie sie gegebenenfalls an, lagern Sie den Kopf neu, um die Atemwege zu öffnen, saugen Sie zuerst den Mund und dann die Nase ab, erhöhen Sie den Druck, wenn sich der Brustkorb nicht hebt, und ziehen Sie einen erweiterten Atemweg in Betracht.

Thoraxkompressionen

Es ist wichtig, sich daran zu erinnern, dass die überwiegende Mehrheit (über 90 %) der Neugeborenen auf die routinemäßigen Schritte der Neugeborenenversorgung anspricht. Von denjenigen, die nicht auf die Routineversorgung ansprechen, reagieren die meisten auf eine einfache Beatmungshilfe. Nur eine kleine Gruppe von Neugeborenen benötigt eine Thoraxkompression oder Medikamente, wenn die Routinemaßnahmen der Neugeborenenversorgung und eine angemessene Beatmungshilfe durchgeführt worden sind. In diesen Fällen gibt es wahrscheinlich einen außergewöhnlichen Faktor, der den Zustand des Neugeborenen während der Schwangerschaft oder der Geburt erschwert hat.

Jedes Neugeborene mit einer Herzfrequenz von weniger als 60 Schlägen/Min., das innerhalb von 30 Sekunden nach zusätzlicher PPV nicht mit der Herzfrequenz ansteigt, sollte eine Herzdruckmassage erhalten. Das Anlegen eines EKGs kann im weiteren Verlauf geschehen.

Sauerstoffzufuhr und Beatmung sind die wirksamsten Maßnahmen zur Wiederbelebung von Neugeborenen. Aus diesem Grund ist die Koordination bei der Kardiopulmonalen Reanimation (CPR) anders als bei den Standardmaßnahmen für Kinder (30:2 oder 15:2). Die Anzahl der Kompressionen und Atemzüge pro Minute ist insgesamt höher. Dies ist notwendig, um den hohen Stoffwechselbedarf von Neugeborenen zu decken.

Das Verhältnis zwischen Kompression und Beatmung beträgt bei Neugeborenen 3:1 , was 120 Kompressionen pro Minute ergibt. Überprüfen Sie die Wiederbelebung alle 30 bis 60 Sekunden oder wenn der Patient Lebenszeichen von sich gibt oder sich sein klinischer Zustand ändert.

Wenn das Neugeborene eine Herzfrequenz von über 60 Schlägen/Min. bei guter peripherer Durchblutung hat, kann die Thoraxkompression eingestellt werden. Häufig muss der Patient noch eine Zeit lang beatmet werden.

Medikamente

Das einzige Medikament, das bei der Wiederbelebung von Neugeborenen routinemäßig eingesetzt wird, ist Epinephrin. Die Standarddosis beträgt 0,01 mg/kg einer 1:10.000-Lösung. Epinephrin ist angezeigt, wenn die Herzfrequenz eines Neugeborenen trotz angemessener Beatmung, Sauerstoffzufuhr und Thoraxkompression für mindestens 30 Sekunden unter 60 Schlägen pro Minute bleibt.

Epinephrin kann über den ET-Tubus verabreicht werden, dies ist jedoch der unzuverlässigste Verabreichungsweg und sollte nach Möglichkeit vermieden werden. Bei endotrachealer Verabreichung ist die Dosis wesentlich höher: 0,05-0,1 mg/kg. Die Verabreichung von Epinephrin kann alle 3-5 Minuten wiederholt werden, während die Wiederbelebung fortgesetzt wird.

Eine Volumenreanimation mit normaler isotoner Vollelektrolytlösung kann in Betracht gezogen werden, wenn eine signifikante mütterliche Blutung vorliegt und eine neonatale Hypovolämie zu befürchten ist. Der anfängliche Startbolus beträgt 10 mL/kg. Im Allgemeinen sollte das Gesamtvolumen pro Bolus 40 ml nicht überschreiten. In Fällen, in denen ein bekannter Herzfehler vorliegt, sollte eine Volumenreanimation vorsichtig in Betracht gezogen werden, da es leicht zu einer kardialen Überlastung kommen kann. In diesen Fällen sollten kleinere Bolusmengen von 5 ml/kg verwendet werden, und zwar nur, wenn dies unbedingt erforderlich ist.

Ersteindruck

- Pädiatrisches Beurteilungsdreieck (**Abbildung 9-16**)
  - Erscheinungsbild
    - Schwaches Schreien, bräunlich-grüne Färbung um Gesicht und Mund
  - Atemarbeit
    - Nasenflügeln vorhanden
    - Einziehungen sichtbar mit langsamer Atemfrequenz
    - Gurgelnde Atemgeräusche vorhanden
    - Positionierung-der Kopf ist in Schnüffelstellung gelagert
  - Zirkulation
    - Zentral gute Durchblutung, Akrozyanose vorhanden

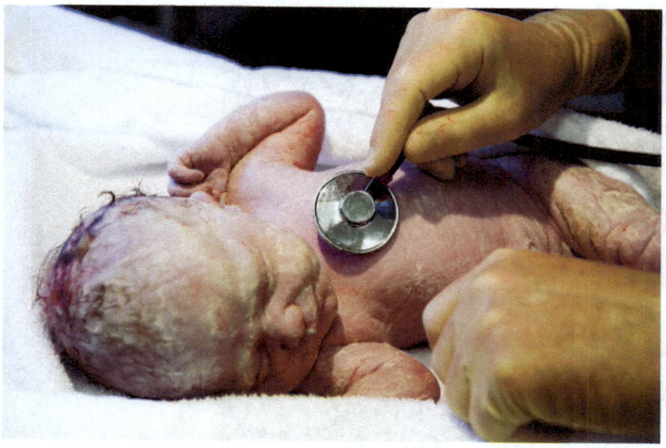

A

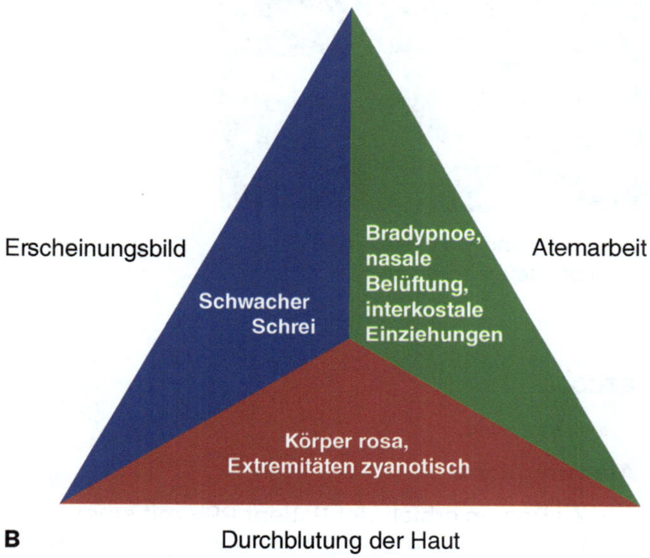

B

Abbildung 9-16 Das Neugeborenes oder Säugling ist jetz auch ein Patient.

A. © RapidEye/E+/Getty Images; **B.** Verwendet mit Genehmigung der American Academy of Pediatrics, Pediatric Education for Prehospital Professionals, © American Academy of Pediatrics, 2000

Fragen zum Fall

- Ist dieser Patient "kritisch" oder "nicht kritisch"?
  - Aufgrund der langsamen Atemfrequenz und des offensichtlichen Anstiegs der Atemarbeit benötigt dieser Patient schnelle erste Maßnahmen zur Unterstützung der Atemarbeit und zur Aufrechterhaltung des Kreislaufs.

Akrozyanose oder Zyanose der peripheren Extremitäten, wie Hände und Füße, ist ein häufiger Befund bei Neugeborenen. Bei normaler Atmung, starker Aktivität und guten Anzeichen für eine zentrale Durchblutung gilt sie als gutartig und verschwindet normalerweise innerhalb von 24 bis 48 Stunden.

Primary Survey

Der primary survey für diesen Patienten ergab Folgendes:

X-Keine Blutung festgestellt

A-gurgelndes Atemgeräusch

B-Schwache Atemanstrengung mit interkostalen Einziehungen. gurgelndes Atemgeräusch, sowie vermehrte Anstrengung bei der Inspiration

C - Tastbare Brachialpulse mit einer Frequenz von weniger als 100 Schlägen/min.

Rekapillarisierungszeit von etwa 4 Sekunden. Periphere Zyanose vorhanden, aber gute Perfusion zentral.

D-eingeschränkte Vigilanz. Apgar = 6 (A1, P1, G1, A1, R2)

E-gelb-grüne Färbung der Haut

Fragen zum Fall

- Welche ersten Maßnahmen und Behandlungen würden Sie auf der Grundlage der in der ersten Untersuchung gemachten Feststellungen ergreifen?
  - Die Erstbehandlung dieses Neugeborenen sollte die Routineschritte der Neugeborenenversorgung und einen schnellen Übergang zur Beatmungsunterstützung umfassen, wenn sich die Atemanstrengungen nicht innerhalb von 30 Sekunden verbessern. Ein zusätzliches Absaugen von Nase und Mund kann erforderlich sein, wenn Sekrete sichtbar sind.
  - Wenn es die Zeit erlaubt, überprüfen Sie den Blutzuckerspiegel des Neugeborenen. Eine Hypoglykämie ist eine leicht reversible Ursache für eine Atemdepression bei Neugeborenen.

Das Rettungsfachpersonal sollte sich darüber im Klaren sein, dass die akzeptablen Blutzuckerwerte bei Neugeborenen im Allgemeinen niedriger sind als bei Erwachsenen. Jeder Wert über 45 mg/dL ist bei einem Neugeborenen akzeptabel.

Fokussierte Untersuchung

Vitalparameter

Während Sie die Initialversorgung durchführen und die Beatmung unterstützen, wurde der Patient an den

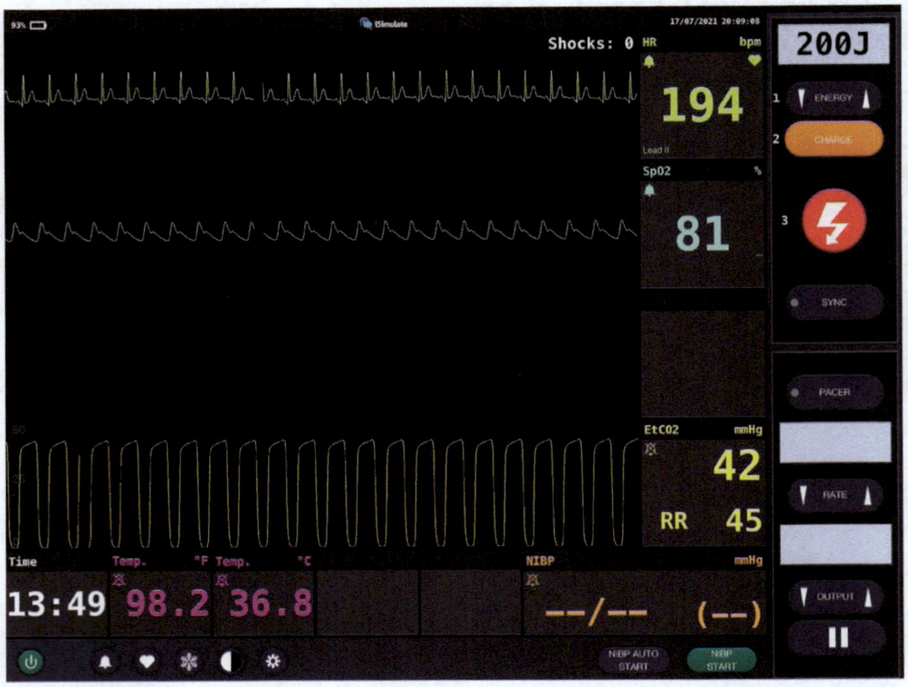

Abbildung 9-17 Herzfrequenz und Atemanstrengung sind die wichtigsten Indikatoren für die Wiederbelebungsmaßnahmen bei Neugeborenen.
Mit freundlicher Genehmigung von iSimulate.

Monitor angeschlossen und die folgenden Vitalparameter wurden ermittelt (**Abbildung 9-17**):

Herzfrequenz:

- 194 Schläge/min
- Dies ist eine Verbesserung gegenüber dem Puls von weniger als 100 Schlägen pro Minute, der bei der Erstuntersuchung festgestellt wurde.
- Dies ist für ein Neugeborenes tachykard, doch ist eine Tachykardie im Allgemeinen einer Bradykardie vorzuziehen. Das Neugeborene ist gestresst, aber basierend auf dem PBD scheint die zentrale Perfusion zunächst ausreichend zu sein.

SpO_2:

- 81% RA
- Dies verbessert sich mit der Überdruckbeatmung.
- Die SpO2 ist zwar ein Messwert, an dem sich Trends ablesen lassen, er sollte jedoch nicht als alleiniger Indikator für die Wiederbelebung herangezogen werden.
- Herzfrequenz, Atemanstrengung und Gesamtaktivität sollten als Schlüsselindikatoren für den Erfolg der Wiederbelebung herangezogen werden.
- Im Allgemeinen dauert es mindestens 10 Minuten, bis die Sauerstoffsättigung bei Säuglingen im mittleren 90er-Bereich liegt.

$ETCO_2$:

- 42 mm Hg

Atemfrequenz:

- Zu Beginn erhielt der Patient PPV mit einer Frequenz von etwa 40 Atemzügen pro Minute.
- Nach 1 Minute PPV hat das Neugeborene nun eine Atemfrequenz von 45 Atemzügen/Min. bei angemessener Anstrengung und verbesserter Atemarbeit.

Blutdruck:

- Nicht gemessen
- Die zentrale Kapillarfüllung beträgt jetzt 2 bis 3 Sekunden

Temperatur:

- 98.2°F (36,8°C)

Blutzucker:

- 64 mg/dL

Neugeborenen-Pulsoximetrie

Unmittelbar nach der Geburt findet ein Übergang vom fötalen zum neonatalen Kreislauf statt. Dies beinhaltet die Auflösung der kardialen Shunts, die für das Leben im Mutterleib erforderlich waren. Diese Shunts lösen sich jedoch nicht sofort auf, und die Abnahme des pulmonalen Gefäßwiderstands erfolgt schrittweise in den ersten Lebensstunden. Wenn sich Shunts wie der Ductus arteriosus und das Foramen ovale auflösen, nimmt die Vermischung von sauerstoffreichem und sauerstoffarmem Blut allmählich ab. Dies spiegelt sich in der präduktalen Sauerstoffsättigung wider, die an der rechten oberen Extremität des Neugeborenen gemessen wird.

Tabelle 9-7 zeigt die erwarteten präduktalen Sauerstoffsättigungen in Abhängigkeit vom Alter des Neugeborenen in Minuten.

Tabelle 9-7 Erwartete präduktale Sauerstoffsättigung bei Neugeborenen

1 Minute	60-65%
2 Minuten	65-70%
3 Minuten	70-75%
4 Minuten	75-80%
5 Minuten	80-85%
10 Minuten	85-95%

Mekonium Geburt

Das Vorhandensein von Mekonium allein stellt noch keinen Notfall dar. Bei den meisten Patienten mit Mekonium im Fruchtwasser tritt kein Mekoniumaspirationssyndrom auf, und sie haben einen normalen Übergang zum Neugeborenenleben (**Abbildung 9-18**). Bei anhaltender Atemnot oder schlechtem Kreislauf kann die Wiederbelebung von Neugeborenen nach dem normalen Algorithmus erfolgen, wobei den Atemwegen und der möglichen Notwendigkeit einer invasiven Beatmung mit einem ET-Tubus besondere Aufmerksamkeit gewidmet wird.

Behandlung

In diesem Szenario dürfen die Helfer nicht aus den Augen verlieren, dass es immer noch zwei Patienten gibt, die zu versorgen sind.

Management von Neugeborenen

Das Gesamtmanagement für das Neugeborene umfasst in diesem Fall die grundlegenden Lebenserhaltung (BLS) der grundlegenden Maßnahmen (BLS) der Lebenserhaltung. Überdruckbeatmung und Sauerstoff, soweit erforderlich, um die erwarteten präduktalen

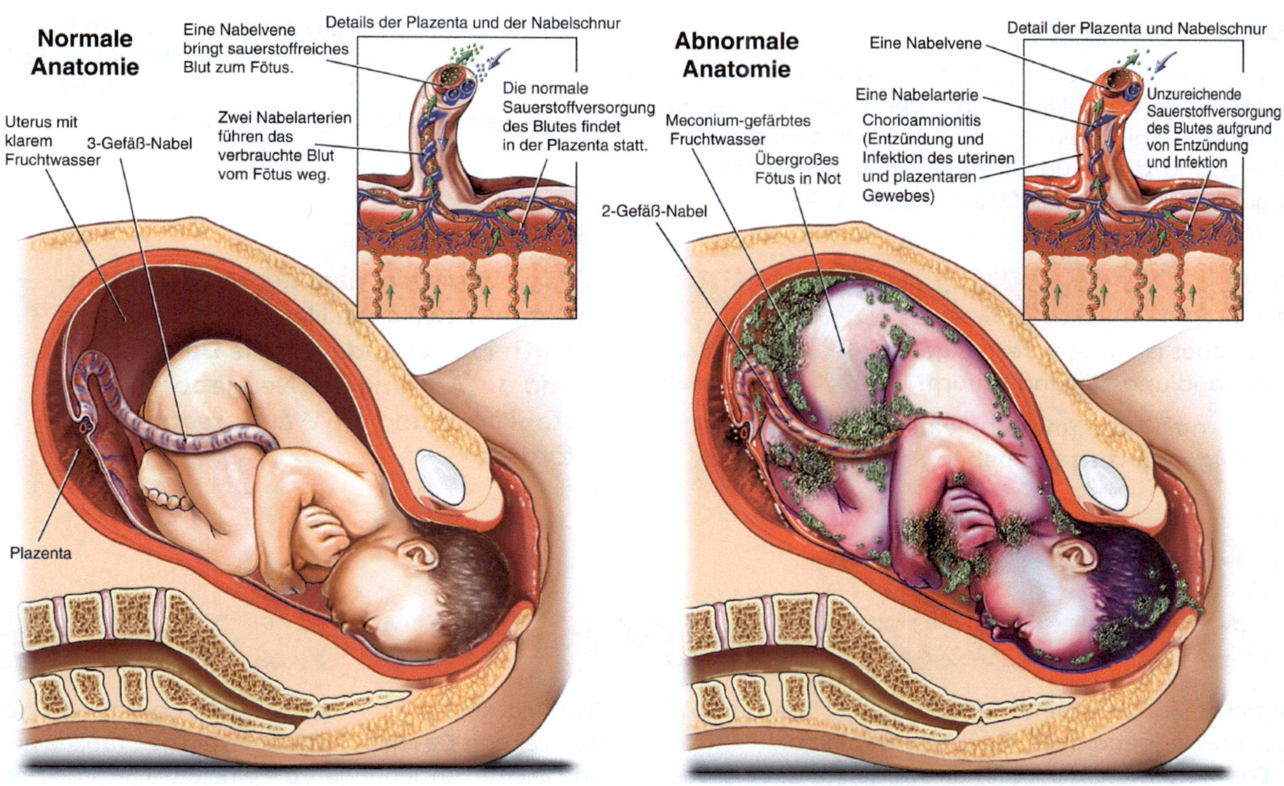

Abbildung 9-18 In die Lunge aspiriertes Mekonium verursacht eine Entzündung der Lunge (Pneumonitis) und erhöht das Risiko einer Lungeninfektion.

Sauerstoffsättigungswerte zu erreichen, sollten angemessen sein. Das Absaugen der Nase und der Atemwege ist ebenfalls hilfreich, um die Atemwege freizuhalten und die Atemarbeit zu verringern.

Anwender sollten sich darüber im Klaren sein, dass eine routinemäßige Intubation allein zum Zweck der tiefen Tracheal- und Atemwegsabsaugung nicht empfohlen wird. Wenn die PPV die Atemanstrengungen nicht verbessert, kann eine Intubation und Absaugung erforderlich sein, was jedoch nur in wenigen Fällen notwendig ist.

Versorgung der Mutter

In der unmittelbaren Postpartalperiode sollte besonders auf Anzeichen einer übermäßigen Blutung geachtet werden. Zur Abschätzung des Blutverlustes sollten Damenbinden oder Kompressen verwendet werden. Mengen von bis zu 500 ml gelten im Allgemeinen als normal. Wenn sich diese Menge 1.000 ml oder mehr nähert, besteht die Gefahr eines hypovolämischen Schocks. Bei Verdacht auf Hypovolämie ist ein Gefäßzugang zu legen und Flüssigkeit zu verabreichen. Falls erforderlich, sollte eine Fundusmassage durchgeführt werden.

Die gesamte Betreuung sollte sich auf die Mutter-Baby-Bindung konzentrieren, wenn beide Patienten stabil genug sind, um dies zu tolerieren.

Weiterer Verlauf

Während des Transports werden Mutter und Kind ständig auf eine Verschlechterung der Lebensumstände untersucht. Es gibt keine Anzeichen für eine mütterliche Blutung, und die 5- und 10-Minuten-Apgar-Scores des Neugeborenen steigen auf 9 (A2, P2, G1, A2, R2).

Fragen zum Fall

- Welches ist das am besten geeignete Behandlungsziel und warum?
  - Wenn Mutter und Kind einen guten Allgemeinzustand haben und stabil sind, können sie im Allgemeinen gemeinsam in die nächstgelegene geeignete Einrichtung transportiert werden. Wenn möglich, sollte der Transport in das Krankenhaus erfolgen, in dem die Mutter ihr Kind zur Welt bringen wollte.
- Können Sie dieses Kind sicher in Ihrem Rettungswagen transportieren?
  - Es gibt nur wenige im Handel erhältliche Geräte, mit denen ein Patient von der Größe eines Neugeborenen sicher transportiert werden kann. Orientieren Sie sich bei der Einleitung des Transports an den örtlichen Protokollen. Die ideale Transportmethode für instabile Neugeborene ist ein Inkubator.
  - In Fällen, in denen sowohl die Mutter als auch das Baby stabil sind, müssen Sie den Nutzen der Mutter-Baby-Bindung durch Haut-zu-Haut-Kontakt gegen das Risiko abwägen, das Neugeborene ungesichert auf der Brust der Mutter zu transportieren.
- Darf die Großmutter im Rettungswagen mitfahren?
  - Wenn es die Protokolle erlauben, lassen Sie ein Familienmitglied sicher auf einem Sitz im Rettungswagen mitfahren. In diesem Fall beschloss die Mutter der Patientin in ihrem eigenen Fahrzeug mitzufahren.

Es ist erwiesen, dass der Haut-zu-Haut-Kontakt zwischen Neugeborenem und Mutter unter anderem die Herzfrequenz und die Atmung des Neugeborenen stabilisiert und die Wärmeregulierung fördert.

NACHBEREITUNG DES FALLS

Diagnose: Mutter, vaginale Entbindung ohne Komplikationen; Neugeborenes, Mekoniumaspiration.

Die Mutter und die Patientin wurden in das örtliche Krankenhaus eingeliefert. Die Mutter wurde auf der Wochenbettstation aufgenommen und das Neugeborene kam vorsorglich auf die Neugeborenen-Intensivstation. Antibiotika wurden verabreicht, während die Ärzte auf die Blutkulturen warteten, um zu sehen, ob diese ein Wachstum zeigten. Das Baby hatte auch einige Grunzgeräusche und leichte Einziehungen, die eine etwa 36-stündige Behandlung mit einer High-Flow-Nasenkanüle erforderlich machten, bevor es an die Raumluft gewöhnt werden konnte. Der Säugling wurde nach 3 Tagen der Behandlung auf die Normalstation entlassen.

NACHRICHT ZUM MITNEHMEN

Mit Mekonium im Fruchtwasser und mögliche Mekoniumaspiration ist häufig und tritt bei bis zu 15 % der Entbindungen auf. Nur sehr wenige dieser Patienten entwickeln später das schwerwiegendere Mekoniumaspirationssyndrom, das eine erweiterte lebenserhaltende Versorgung erfordert.

Ärzte sollten darauf vorbereitet sein, in jeder Geburtssituation mit mekoniumverschmierter Flüssigkeit umzugehen. Allerdings besteht bei Frühgeburten, bei stressigen, langwierigen Wehen oder bei voll ausgetragenen und für das Gestationsalter kleinen Babys ein höheres Risiko, dass Mekonium austritt und möglicherweise aspiriert wird.

Die Versorgung dieser Babys vor Ort umfasst die routinemäßige Entbindung und Wiederbelebung, die Vorbereitung für eine fortgeschrittene Atemwegsversorgung und den Transport in ein Krankenhaus, das über die nötigen Kapazitäten für eine fortgeschrittene Versorgung von Neugeborenen verfügt.

Angeborene Herzdefekte

Angeborene Herzfehler sind das Ergebnis einer Fehlbildung in der Struktur des Herzens, der Klappen oder der Kreislaufanatomie im Mutterleib. Angeboren bedeutet, dass sie bei der Geburt vorhanden sind. Diese Defekte sind also nicht erworben, sondern entstehen während der Entwicklung. Die Begriffe *Defekt*, *Krankheit* und *Läsion werden* häufig synonym verwendet, wenn es um angeborene Herzfehler geht.

Herzfehler werden häufig nach dem Vorhandensein oder Nichtvorhandensein von Zyanose klassifiziert. Sie können auch danach klassifiziert werden, ob sie eine Obstruktion des systemischen Blutflusses verursachen. In **Tabelle 9-8** werden einige der wichtigsten angeborenen Herzfehler klassifiziert.

Eine praktische Kurzformel, die Ärzten bei der Unterscheidung der wichtigsten Arten von angeborenen Defekten hilft, ist die Hautfarbe des Säuglings; Säuglinge mit einem Herzfehler sind in der Regel entweder rosa (oder bei dunkelhäutigen Kindern gut durchblutet), blau oder grau:

- "Rosa Baby": Azyanotischer Herzfehler
- "Blaues Baby": Zyanotischer Herzfehler
- "Graues Baby": Obstruktiver Herzfehler

Tabelle 9-9 enthält weitere Informationen zu den rosa/blauen/grauen Babypräsentationen.

In den folgenden Abschnitten werden einige der am häufigsten auftretenden Defekte beschrieben. Diese Informationen sind als Einführung gedacht und erheben keinen Anspruch auf Vollständigkeit. Eine vollständige Beschreibung der Defekte, der Therapie und des Intensivpflege-Managements würde den Rahmen dieses Kapitels sprengen.

Tabelle 9-8 Wichtige angeborene Herzfehler

Zyanotisch	Azyanose	Obstruktiv
Fallot-Tetralogie	Septumdefekte ▪ Vorhofseptumdefekt (ASD) ▪ Ventrikelseptumdefekt (VSD)	Koarktation der Aorta
Transposition der großen Arterien (TGA)*	Persistierender Ductus arteriosus (PDA)	
Total anomaler pulmonal-venöser Rückfluss (TAPVR)**		
Truncus arteriosus		
Trikuspidalatresie		

*In manchen Texten wird sie auch als Transposition der großen Gefäße (TGV) bezeichnet.

**In manchen Texten wird sie auch als total anomale pulmonalvenöse Verbindung (TAPVC) bezeichnet.

Tabelle 9-9 Angeborene Herzdefekte: Präsentation bei Säuglingen

Hautcolorit	Blau	Grau	Rosa	Blau
Alter	<2 Wochen	<2 Wochen	1-6 Monate	1-6 Monate
Pulmonale vs. systemische Stauung	Schlechte Lungendurchblutung	Schlechte Lungenzirkulation und -durchblutung	Stauung der Atemwege	Der Blutrückfluss in der Lunge ist behindert
Klasse	Rechtsseitige Obstruktion	Linksseitige Obstruktion	Links-Rechts-Shunt	Rechts-Links-Shunt
Aussehen/ Symptomatik	Zentrale Zyanose	Kardiogener Schock	Herzversagen	Zyanose und Herzinsuffizienz
Befunde	SpO_2 <80%; Röntgenbild der Brust: schwarze Lunge EKG: RVH	Unterschiedlicher SpO_2, Blutdruck und Puls in der rechten oberen Extremität im Vergleich zu den unteren Extremitäten Langsame Kapillarfüllung; Röntgenaufnahme des Brustkorbs: weiße Lunge EKG: LVH; in >7 Lebenstagen RVH bei Neugeborenen	Hepatomegalie; Herzgeräusch; Röntgenaufnahme des Brustkorbs: weiße Lunge EKG: Möglicherweise extreme Achsenabweichung oder AV-Block	SpO_2 <80%; Hepatomegalie; Röntgenaufnahme des Brustkorbs: weiße Lunge
Behandlungen	Prostaglandin E1; Intubation; Sauerstoff und inhaliertes Stickstoffmonoxid	Prostaglandin E1; Intubation; minimaler Sauerstoff mit PPV und inhaliertem Stickstoffoxid; Antibiotika; Flüssigkeitstherapie; Epinephrin und Dopamin; Milrinon oder Dobutamin	Minimaler Sauerstoff mit PPV oder Intubation; sorgfältige intravenöse Flüssigkeitstherapie; Diuretika; Milrinon oder Dobutamin	Minimaler Sauerstoff mit PPV; Antibiotika; eingeschränkte intravenöse Flüssigkeitstherapie; Diuretika
Bedingungen	Trikuspidalatresie; Pulmonalatresie; Pulmonalstenose; Ebstein- Anomalie	Hypoplastisches Linksherzsyndrom; Koarktation der Aorta; unterbrochener Aortenbogen; Aortenstenose oder Aortenatresie	Offener Ductus arteriosus; Ventrikelseptumdefekt; arteriovenöse Fehlbildung; AV-Kanal-Defekt	Totaler anomaler pulmonalvenöser Rückfluss; Truncus arteriosus; rechter Ventrikel mit doppeltem Abgang; Transposition der großen Arterien mit Ventrikelseptumdefekt oder offenem Ductus arteriosus

Abkürzungen: LVH, linksventrikuläre Hypertrophie; RVH, rechtsventrikuläre Hypertrophie

Daten aus Strobel AM, Lu Le N. The critically ill infant with congenital heart disease. *Emerg Med Clin North Am*. 2015;33(3):501-518.

Zyanotische Herzfehler

Zyanotische Herzfehler treten auf, wenn es zu einer Vermischung von sauerstoffarmem Blut aus der rechten Herzhälfte mit sauerstoffreichem Blut aus der linken Herzhälfte kommt, was zu einem niedrigeren arteriellen Sauerstoffgehalt im Blut führt, das den Körperkreislauf durchströmt. Zyanotische Herzläsionen werden manchmal als die "schrecklichen Ts" bezeichnet:

- Fallot-Tetralogie
- Transposition der großen Arterien
- Totale anomale pulmonalvenöse Verbindung
- Truncus arteriosus
- Trikuspidalatresie

Fallot-Tetralogie

Die Fallot-Tetralogie (ToF) macht etwa 10 % der Fälle von angeborenen Herzerkrankungen aus (4-5 Geburten pro 10.000) und ist einer der häufigsten Herzfehler, die im frühen Alter operiert werden müssen (**Abbildung 9-19**). Obwohl die ToF aus vier Defekten besteht , handelt es sich in Wirklichkeit um einen einzigen Defekt, der zu vier Manifestationen führt. Bei Patienten mit ToF kann das Septum infundibulare nicht verschmelzen und die Ventrikel nicht teilen, was zu den folgenden Symptomen führt:

- Großer Ventrikelseptumdefekt (VSD)
- Reitende Aorta
- Pulmonalklappenstenose (in einigen Texten als Obstruktion des rechtsventrikulären Ausflusstrakts bezeichnet)
- Rechtsventrikuläre Hypertrophie

Der Schweregrad der ToF hängt weitgehend vom Grad der Pulmonalklappenstenose und der Obstruktion des rechtsventrikulären Ausflusstrakts ab. Patienten mit relativ ungehindertem Fluss können bis ins Kleinkindalter hinein wachsen und werden erst dann betroffen, wenn eine Steigerung der Herzleistung erforderlich ist. Bei Patienten mit stark stenotischen Pulmonalklappen kann schon das Füttern mit der Flasche oder an der Brust als Neugeborenes ausreichen, um einen zyanotischen Anfall zu verursachen.

Die Ursache für zyanotische Schübe bei ToF ist multifaktoriell, und die genaue Ätiologie ist noch umstritten. Wenn ein Patient mit ToF azyanotisch und nicht gestresst ist, fließt das Blut durch den VSD von links nach rechts, und der pulmonale Blutfluss ist weitgehend ungehindert. Unter Bedingungen, in denen der pulmonale Gefäßwiderstand erhöht ist, begünstigt der Blutflussgradient über den VSD den Fluss von rechts

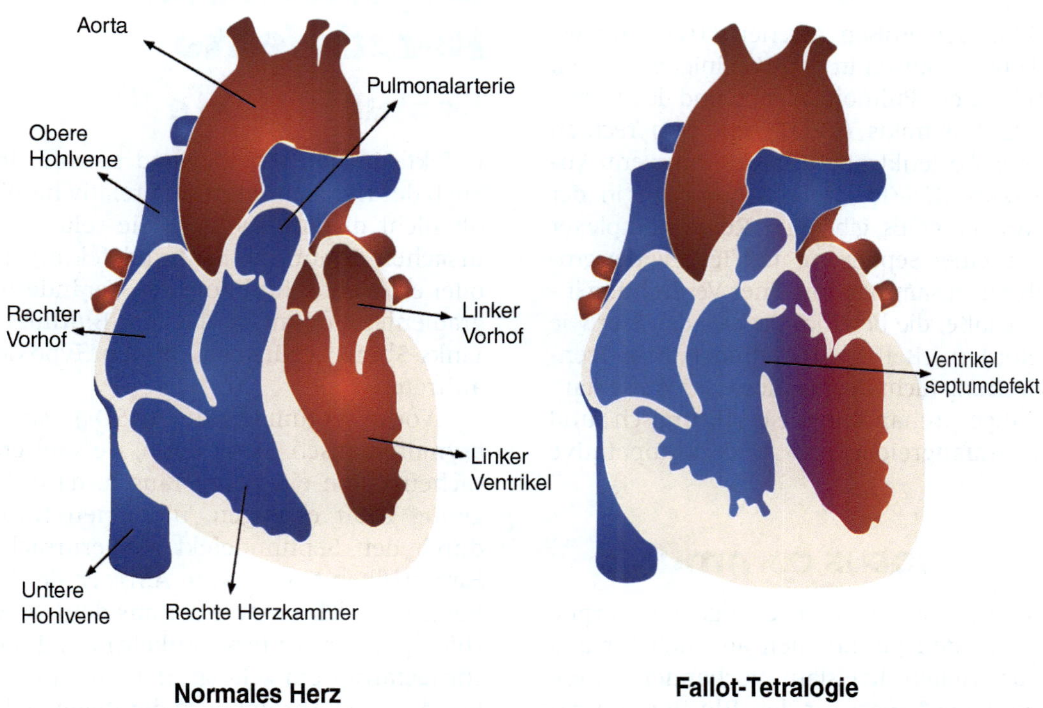

Abbildung 9-19 Die Fallot-Tetralogie ist ein einzelner Defekt, der zu vier Erscheinungsformen führt.

nach links, was dazu führt, dass eine größere Menge desoxygenierten Blutes in das linke Herz fließt und anschließend in den systemischen Kreislauf gelangt. Dies tritt auf, wenn der Säugling weint, gefüttert wird oder anderweitig in Not ist. Bei Kleinkindern kann dies in Phasen intensiven Spielens auftreten.

Um dies rasch zu korrigieren, muss der Gradient so verändert werden, dass er wieder den Fluss von links nach rechts begünstigt. Das bedeutet, dass der systemische Gefäßwiderstand so weit erhöht werden muss, dass der linke Ventrikel mehr Blut durch den VSD pumpt als durch die Aortenklappe. Die einfachste Form der Korrektur besteht darin, dass der Patient in die Hocke geht oder bei Kindern in Rückenlage die Knie zur Brust geschoben werden. Auch Medikamente oder Eingriffe, die den pulmonalen Gefäßwiderstand verringern, können den gleichen Effekt erzielen.

Die endgültige Behandlung für Kinder mit ToF ist eine chirurgische Korrektur. Der Zeitpunkt der Operation richtet sich nach dem Schweregrad und erfolgt idealerweise, nachdem der Patient ausreichend Zeit hatte, zu wachsen und an Gewicht zuzunehmen. Der Zeitpunkt richtet sich auch nach der Symptombelastung. Patienten, die nicht gedeihen und eine erhebliche Symptombelastung aufweisen, benötigen eine frühere chirurgische Linderung als Patienten, die gedeihen und eine geringe Symptombelastung aufweisen.

Transposition der großen Arterien

Eine Transposition der großen Arterien (TGA) tritt bei etwa 5 von 10.000 Geburten in den Vereinigten Staaten auf. Die Verbindung der Pulmonalklappe und des rechtsventrikulären Ausflusstrakts (RVOT) mit dem rechten Herzen sowie der Aortenklappe und des linksventrikulären Ausflusstrakts (LVOT) erfolgt schon früh in der Embryonalentwicklung. Es gibt eine Reihe komplexer Ereignisse, die zu einer Septierung und Teilung der großen Gefäße führen, zusammen mit einer Verdrehung innerhalb dieser Gefäße, die bewirkt, dass sie das Blut wie vorgesehen befördern. Bei der TGA findet diese Trennung und Verdrehung nicht in angemessener Weise statt.

Die endgültige Behandlung ist chirurgisch und erfordert eine umfangreiche prä- und postoperative Nachsorge.

Truncus arteriosus communis

Beim Truncus arteriosus ist eine einzige dysmorphe Klappe sowohl für den pulmonalen als auch für den systemischen arteriellen Kreislauf vorhanden. Diese einzige "Stammklappe" sorgt für den Blutfluss im gesamten pulmonalen, systemischen und koronaren Kreislauf. Der Blutfluss kommt sowohl aus dem linken als auch aus dem rechten Ventrikel. Die Klappe befindet sich oberhalb des Ventrikelseptums und ermöglicht eine erhebliche Vermischung von sauerstoffhaltigem und sauerstoffarmem Blut.

Die Behandlung ist chirurgisch und erfordert ein modernes Kinderkrankenhaus mit spezieller Expertise.

Trikuspidalatresie

Bei der Trikuspidalatresie ist die Trikuspidalklappe nicht vorhanden oder stark dysmorphologisch verändert. Da die Trikuspidalklappe bei einer Trikuspidalatresie im Wesentlichen fehlt, muss der rechte Vorhof das Blut durch einen Vorhofseptumdefekt leiten. Das Blut fließt dann durch den linken Vorhof und dann in die linke Herzkammer. Damit eine Oxygenierung stattfinden kann, muss ein VSD vorhanden sein, damit das Blut in die verkleinerte rechte Herzkammer fließen kann, wo es dann zur Oxygenierung in den Lungenkreislauf fließt. Es muss ein großer Links-Rechts-Shunt vorhanden sein, sonst fehlt der pulmonale Blutfluss. Der linke Ventrikel leistet die Arbeit sowohl für den pulmonalen als auch für den systemischen Kreislauf.

Die Gabe von Prostaglandin zur Aufrechterhaltung eines persistierenden ductus arteriosus ist schon früh im Leben notwendig, um den Blutfluss zwischen dem pulmonalen und dem systemischen Kreislauf zu steuern. Ein dreistufiger chirurgischer Eingriff ist erforderlich, um diese Erkrankung endgültig zu behandeln.

Azyanotische Herzdefekte

Septumdefekte

Defekte in der Scheidewand sowohl der Vorhöfe als auch der Herzkammern sind relativ häufig und werden oft nicht diagnostiziert, da sie selten Symptome verursachen. Wenn die Septumdefekte jedoch groß sind oder es zu einer funktionellen Veränderung des Druckgradienten kommt, so dass der Blutfluss einen Rechts-Links-Shunt begünstigt, können Hypoxie und Zyanose auftreten.

Vorhofseptumdefekte (ASDs) sind fast immer asymptomatisch, es sei denn, sie sind groß. Sie verursachen selten ein Herzgeräusch, da die Vorhöfe nicht genug Kraft erzeugen, um einen turbulenten Fluss durch den Septumdefekt zu verursachen. Eines der Hauptrisiken bei intakten ASDs ist der Schlaganfall als Folge eines Thrombus, der aus dem venösen Kreislauf (häufig in den Unterschenkeln) durch den ASD in das Hirngefäßsystem gelangt. Bei einem normalen Herzen würde dieser Thrombus in der Regel in die Lunge wandern, wo er zu einer Lungenembolie führen würde. Im Falle eines ASD kann der Thrombus vom rechten in den linken Vorhof wandern und anschließend über die Halsschlagadern ins Gehirn gelangen. Dies ist ein bekanntes Risiko, und die Korrektur eines ASD allein aus diesem Grund wird oft von Fall zu Fall entschieden, je nach Größe und anderen Risikofaktoren.

Ventrikelseptumdefekte (VSDs) sind ebenfalls häufig. Diese Defekte können je nach Größe ein Herzgeräusch aufweisen. Obwohl es kontraintuitiv ist, haben große VSDs oft leise oder gar keine Geräusche. Die Strömung wird mit abnehmendem Radius des Defekts turbulenter, was bedeutet, dass kleine Defekte oft die turbulenteste Strömung aufweisen, was zu stärkeren Geräuschen führt.

VSDs können sich von selbst schließen (wie es bei den meisten muskulären VSDs der Fall ist), sie können unkorrigiert bleiben und müssen beobachtet werden, oder in einigen Fällen wird eine Korrektur vorgenommen. Dies wird von Fall zu Fall in Absprache mit einem Kinderkardiologen und einem Herz-Thorax-Chirurgen entschieden.

Atriale und ventrikuloseptale Defekte führen in der Regel nicht zu Zyanose, da der Druckgradient einen Links-Rechts-Shunt des Blutes begünstigt und die Menge des geshunteten Blutes nicht ausreicht, um eine Symptomatik zu verursachen.

Obstruktive Herzdefekte

Koarktation der Aorta

Eine Coarctation der Aorta (CoA) liegt vor, wenn eine Verengung in der Aorta vorliegt, typischerweise in der Nähe des Bereichs, in dem der Ductus arteriosus die Lungenarterie mit dem Aortenbogen verbindet. Dies führt zu einem eingeschränkten Blutfluss in den distalen Kreislauf.

Zu den klinischen Manifestationen der CoA gehören eine differentielle Zyanose (dunkle oder zyanotische untere Extremitäten bei gut durchbluteten oberen Extremitäten), tastbare Pulse der oberen Extremitäten bei schwachen oder fehlenden Pulsen der unteren Extremitäten und Blutdruckunterschiede zwischen den oberen und unteren Extremitäten.

Das Ausmaß der Symptome hängt von der Größe der Striktur ab. Einige Patienten haben nur sehr wenige Symptome, während andere bereits in der ersten Lebenswoche stark betroffen sein können.

Anzeichen und Symptome von angeborenen Herzfehlern

Angeborene Herzfehler oder kritische Läsionen sollten bei jedem Neugeborenen oder Säugling mit Atemnot, die nicht auf eine angemessene Beatmung und Sauerstoffzufuhr anspricht, zur Differentialdiagnose gehören. Nahezu alle Atemprobleme sollten auf eine wirksame Oxygenierung und Beatmung ansprechen, und eine anhaltende Zyanose bei Anwendung von zusätzlichem Sauerstoff oder assistierter Beatmung deutet in der Regel darauf hin, dass die Pathologie nicht in der Lunge begründet ist. Das Herz ist der nächste wahrscheinliche Schuldige.

Das Alter kann auch ein Hinweis darauf sein, welche Art von angeborener Herzläsion vorliegen könnte. In Tabelle 9-10 ist das Eintrittsalter bei einigen angeborenen Herzfehlern angegeben. Diese Informationen sind nur ein Anhaltspunkt, und Sie sollten sich darüber im Klaren sein, dass sich jeder Patient je nach dem Grad seines Defekts und anderen Umständen anders verhält.

Tabelle 9-10 Angeborene Herzfehler, die eine Herzinsuffizienz zu verschiedenen Zeitpunkten im Säuglingsalter verursachen

Alter	Art des angeborenen Herzfehlers
Neugeborene	Hypoplastisches linkes Herz Schwere Pulmonalinsuffizienz Fallot-Tetralogie Schwere Trikuspidalinsuffizienz Atrioventrikulärer Block dritten Grades (AV-Block III°) Supraventrikuläre Tachykardie (SVT) Totaler anomaler pulmonalvenöser Rückfluss Transposition der großen Gefäße
Erster Monat	Aortenkoarktation mit offenem Ductus arteriosus Ventrikelseptumdefekt (VSD) Trikuspidalatresie Truncus arteriosus communis
Erste 6 Monate	Ventrikelseptumdefekt (VSD) Persistierender Ductus arteriosus
6-12 Monate	Ventrikelseptumdefekt (VSD) Endokardiale Fibroelastose

FALLSTUDIE

Fall 2

Alarmierung

Sie und Ihr Partner werden zu einem Mehrfamilienhaus gerufen, weil ein 10 Monate alter Junge blau anläuft und weint. Es ist ein kühler Sommerabend. Die Umgebungstemperatur beträgt 24,4°C (**Abbildung 9-20**).

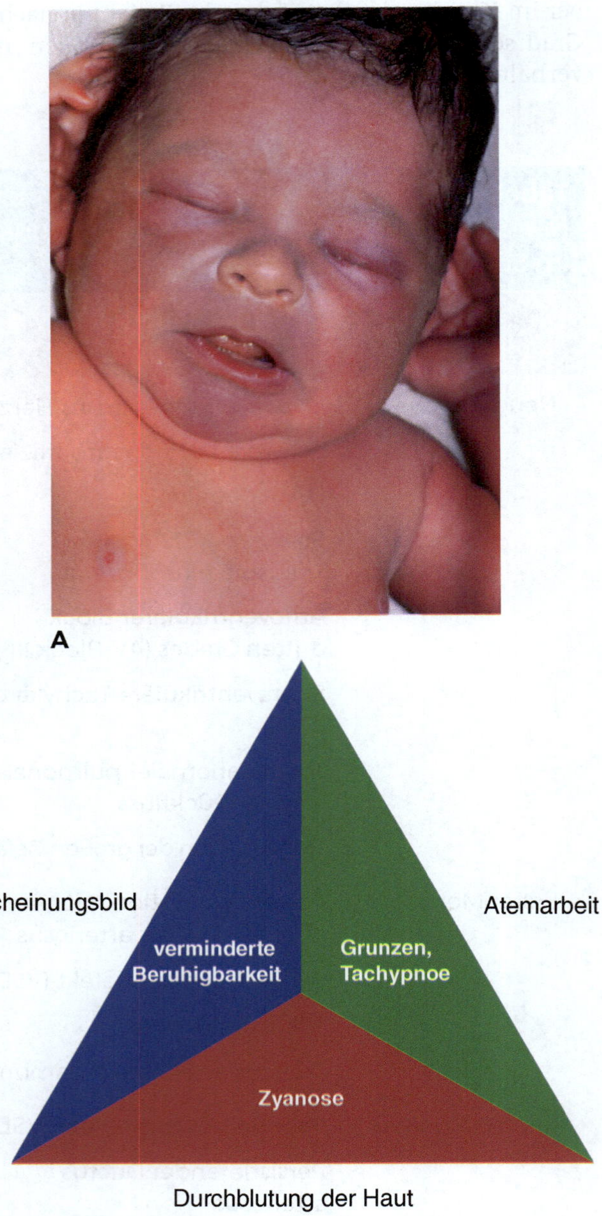

Abbildung 9-20 Bei diesem Patienten wurde eine Zyanose festgestellt, die im Alter von 6 Wochen begann.

A. © St Bartholomew's Hospital, London/Science Source **B.** Verwendet mit Genehmigung der American Academy of Pediatrics, Pediatric Education for Prehospital Professionals, © American Academy of Pediatrics, 2000

Fragen zum Fall

- Was sind Ihre ersten Bedenken?
  - Die Meldung, dass ein Kind blau wird, ist immer besorgniserregend. Das bedeutet, dass es etwas gibt, das Hypoxie und Zyanose verursacht.
- Wie lautet die mögliche Differenzialdiagnose für diesen Patienten auf der Grundlage der Alarmierungsinformationen?
  - Auf der Grundlage dieser Informationen ist die wahrscheinlichste Differenzialdiagnose ein Problem der Atemwege. Eine virale Infektion der oberen Atemwege, eine bakterielle Infektion, Asthma oder ein anderes pulmonales Problem könnte die Zyanose verursachen. Auch ein Erstickungsanfall sollte in Betracht gezogen werden. Die Möglichkeit eines angeborenen Herzfehlers kann nicht ausgeschlossen werden.

Ersteindruck

Als Sie am Einsatzort eintreffen, werden Sie vom Vater an der Tür empfangen. Er begleitet Sie in ein Schlafzimmer des Hauses, wo die Mutter das Baby im Arm hält und verzweifelt versucht, es zu trösten. Der Vater teilt Ihnen mit, dass der Patient seit seinem sechsten Lebensmonat an einer intermittierenden Zyanose leidet, wenn er aufgeregt ist. Bei ihm wurde eine Fallot-Tetralogie diagnostiziert, die jedoch noch nicht operiert wurde, da die Symptome unter Kontrolle sind und er sich gut entwickelt. Sie haben nächsten Monat einen Termin bei ihrem Kardiologen, um eine chirurgische Korrektur zu besprechen, da die zyanotischen Episoden immer häufiger auftreten.

- Pädiatrisches Beurteilungsdreieck
  - Erscheinungsbild
  - Untröstlich, weint laut und anhaltend. Sie stellen fest, dass der Patient stark tachypnoisch ist.
- Atemarbeit
  - Zu den hörbaren Atemwegsgeräuschen gehören anhaltendes Grunzen
  - Positionierung auf dem Arm der Mutter
  - Atmung/Atemarbeit
  - Kein Nasenflügeln
  - Keine Einziehungen
- Zirkulation
  - Zyanose vorhanden

Bei vielen Patienten mit ToF bleiben die Symptome unter Kontrolle, bis sie ein Alter erreichen, in dem der Bedarf an Herzleistung ihre Fähigkeit zur Kompensation übersteigt. Wenn die Kinder älter werden und anfangen zu krabbeln oder zu laufen, kann die Häufigkeit der Anfälle zunehmen und eine chirurgische Korrektur erforderlich machen.

Fragen zum Fall

- Ist dieser Patient nach Ihrem ersten Eindruck "kritisch" oder "nicht kritisch"?
- Dieser Patient ist "kritisch". Jeder Patient mit Zyanose und einem bekannten Herzfehler sollte unverzüglich in ein pädiatrisches Spezialzentrum transportiert werden. Da es sich nicht um ein Atemwegsproblem handelt, können Sie die Sauerstoff. Die Zufuhr ist steuerbar. Sauerstoffsättigung wäre das richtige Wort dieses Patienten vor Ort nur begrenzt steuern.

Primary Survey

Der primary survey für diesen Patienten ergab Folgendes:

X-Keine Blutung gefunden

A-frei

B-schnelle Atmung mit hörbarem Grunzen

C-Brachialpulse sind tastbar und schnell. Die kapillare Wiederauffüllungszeit beträgt 3 Sekunden. Die Haut ist zyanotisch.

D-Der pädiatrische GCS beträgt 12 (E4, V2, M6).

E-Keine Ausschläge oder Blutergüsse festgestellt. Die Mutter hält das Baby.

Fragen zum Fall

- Welche ersten Maßnahmen und Behandlungen würden Sie auf der Grundlage der in der ersten Umfrage gemachten Feststellungen ergreifen?
- Da dieser Patient an ToF leidet und sich in einem zyanotischen Anfall befindet, sollte die Erstbehandlung die sofortige Lagerung in Knie-Brust-Lage umfassen, wie in **Abbildung 9-21** dargestellt.
- Um den Blutrückfluss über den VSD von links nach rechts zu fördern, wird durch das Anlegen der Knie an den Brustkorb der systemische Gefäßwiderstand erhöht, wodurch der linksventrikuläre Druck ansteigt und das Blut den Weg des geringsten Widerstands nimmt - in den rechten Ventrikel. Dadurch erhöht sich der rechtsventrikuläre Druck und der Blutfluss durch die Pulmonalklappe in die Lunge zur Sauerstoffzufuhr wird verstärkt.
- Die Beruhigung des Patienten trägt auch dazu bei, den Lungendruck zu senken und den pulmonalen Blutfluss zu erhöhen.

Hyperzyanotische Anfälle treten auf, wenn der pulmonale Gefäßwiderstand zunimmt und das Blut von rechts nach links über den großen VSD fließt. Ältere Kinder spüren diese Anfälle möglicherweise und gehen instinktiv in die Hocke, um den systemischen Gefäßwiderstand zu erhöhen. Jüngere Kinder benötigen dabei gegebenenfalls Hilfe.

Die Behandlung durch den Rettungsdienst umfasst die sofortige Knie-Brust-Lagerung, die Beruhigung des Kindes und die Versorgung mit Sauerstoff, um den pulmonalen Gefäßwiderstand zu senken Abbildung 9-21.

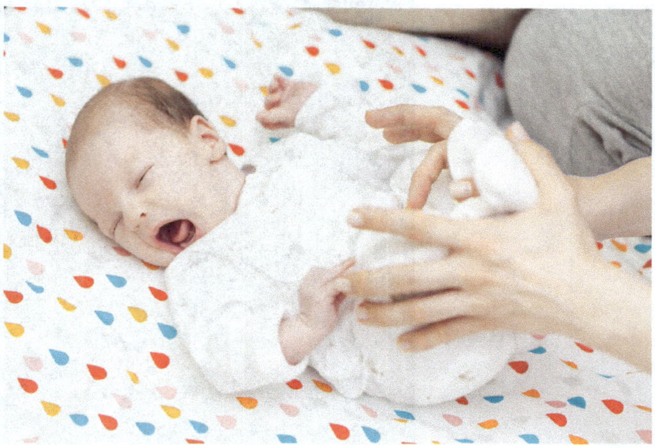

Abbildung 9-21 Die Erstbehandlung eines besteht darin, den Patienten in die Knie-zu-Brust-Lage zu bringen.

WEITERE ANZEICHEN UND SYMPTOME EINER FALLOT´SCHEN TETRALOGIE

- **Bläuliche Färbung der Haut aufgrund einer niedrigen O_2-Konzentration im Blut (Zyanose)**
- **Kurzatmigkeit**
- **Synkopale Episoden**
- **Geringe Gewichtszunahme, Gedeihstörung**
- **Leicht ermüdbar**
- **Reizbarkeit**
- **Anhaltendes Weinen**
- **Mögliche Herzgeräusche**

OPQRST:

- **O**nset: Plötzlich
- **P**rovokation/Palliation: Erhöhte Unruhe und Weinen führen zu Zyanose
- **Q**uality: Kein Unbehagen
- **R**adiation: Keiner
- **S**everity: Kann nicht abgerufen werden
- **T**ime: 20 Minuten

SAMPLER:

- **S**ymptome: Tachypnoe, Zyanose, Grunzen
- **A**llergien: Keine
- **M**edikamente: Keine
- **P**atientenvorgeschichte: Fallot´sche Tetralogie, unkorrigiert
- **L**etzte orale Aufnahme: Flasche vor ca. 2 Stunden
- **E**reignisse, die zu dem Notfall führten: Hat sich in den letzten 20 Minuten verschlimmert
- **R**isikofaktoren: Vorgeschichte mit unkorrigierter ToF und Zyanose

Secondary Survey

Anamneseerhebung

Während Ihr Partner den Monitor anlegt und die Vitalparameter misst, beginnen Sie mit der ausführlichen Anamnese.

Vitalparameter

Während Sie die Anamnese erhoben, wurde der Patient an den Monitor angeschlossen und die folgenden Vitalparameter wurden ermittelt (**Abbildung 9-22**):

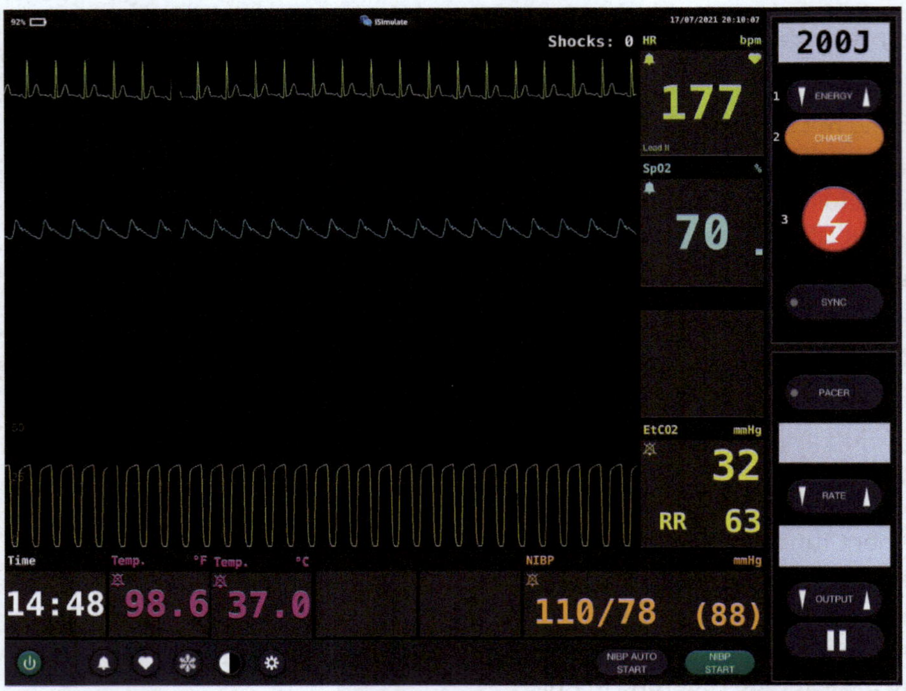

Abbildung 9-22 Es ist wichtig, die Ausgangssauerstoffsättigung des Patienten zu bestimmen.

Mit freundlicher Genehmigung von iSimulate.

Herzfrequenz:

- 177 Schläge/min
- Der Patient ist tachykard, wahrscheinlich aufgrund der Unruhe und der Hypoxie.

SPO_2:

- 70% RA
- Obwohl dieser Patient hypoxisch und zyanotisch ist, ist es vielleicht nicht so schlimm, wie es scheint. Patienten mit unkorrigierten angeborenen Herzfehlern haben oft eine niedrigere Ausgangssauerstoffsättigung als die Allgemeinbevölkerung.
- Es ist wichtig, die Eltern nach dem Ausgangswert des SpO_2 des Patienten zu fragen.
- In diesem Fall teilen Ihnen die Eltern mit, dass sein Ausgangs-SpO_2-Wert normalerweise 82 % und mehr beträgt.

$ETCO_2$:

- 32 mm Hg

Atemfrequenz:

- 63 Atemzüge/min
- Der Patient erhöht seine Minutenventilation in dem Bemühen, die systemische Hypoxie zu korrigieren.

Blutdruck:

- 110/78 mm Hg

Temperatur:

- 98.6°F (37°C)
- Das Fehlen von Fieber verringert die Sorge um eine infektiöse Ätiologie oder Komplikation.

Blutzucker:

- 94 mg/dL

Bei dem Patienten handelt es sich um einen 10 Monate alten Jungen mit einer unkorrigierten Fallot-Tetralogie, der 20 Minuten lang unruhig war, weinte und zyanotisch wurde. Zu diesem Zeitpunkt gibt es keine Anzeichen oder Symptome einer infektiösen Ätiologie und die klinische Anamnese, Präsentation und Untersuchung des Patienten stimmen mit einer Umkehrung des Shuntflusses über den VSD überein, die zu einem symptomatischen Anfall führt (**Abbildung 9-23**).

Ausführliche Prüfung

HEENT:

- **K**opf: Unauffällig
- **A**ugen: PERRL
- **O**hren: Unauffällig
- **N**asen: Unauffällig
- **H**als/Rachen: Unauffällig

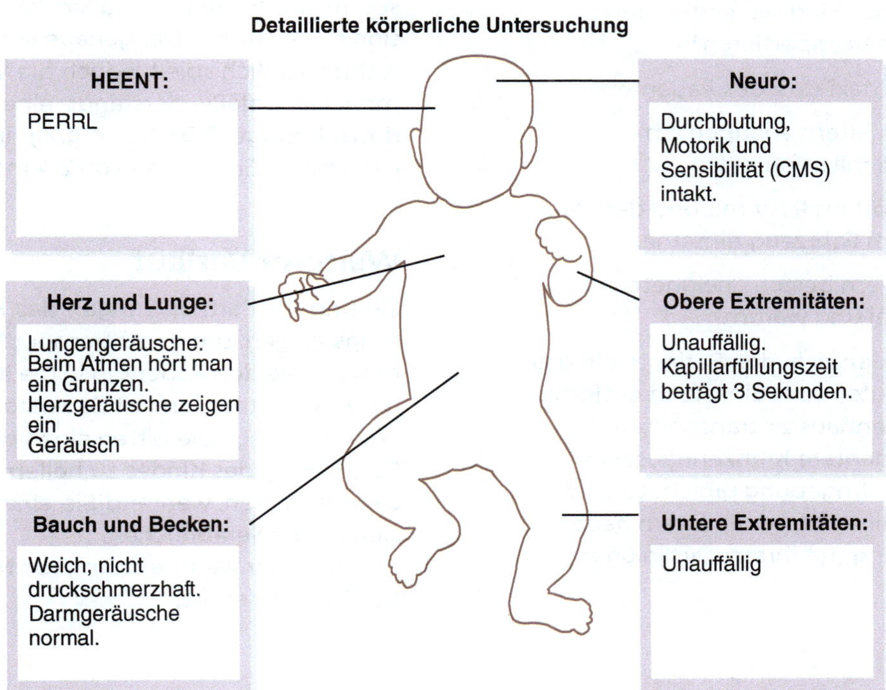

Abbildung 9-23 Ergebnisse der Sekundärbefragung des Patienten.

Brustkorb, Herz und Lunge:

- Pulse: Spürbar und stark
- Auskultation des Herzens: heftiges systolisches Geräusch vorhanden
- Auskultation der Lunge: Hörbares Knarzen, sonst klar
- Untersuchung des Brustkorbs: Symmetrische Bewegung und kein Trauma sichtbar, diffuse Zyanose vorhanden

Neurologie:

- Neurovaskulärer Status intakt
- Der Patient ist unruhig und weint.

Abdomen und Becken:

- Unauffällig

Extremitäten:

- Obere Extremitäten: Diffuse Zyanose vorhanden. Die kapillare Wiederauffüllungszeit beträgt 3 Sekunden.
- Untere Extremitäten: Diffuse Zyanose vorhanden.

Rücken:

- Unauffällig

Fragen zum Fall

- Können Sie dieses Kind sicher in Ihrem Rettungswagen transportieren?
  - Transport im Maxi-Cosi des Patienten.
- Werden Sie den Eltern erlauben, im Rettungswagen mitzufahren?
  - Die Mutter fährt im RTW mit und der Vater folgt in seinem Fahrzeug hinterher.
- Welches ist das am besten geeignete Behandlungsziel und warum?
  - Sie entscheiden sich, den Patienten in das etwa 35 Minuten vom Einsatzort entfernte Kinderkrankenhaus zu transportieren. Obwohl es mehrere Krankenhäuser in der näheren Umgebung gibt, hat sich der Patient stabilisiert, und die Eltern haben die Versorgung mit ihrem Kardiologen und Herz-Thorax-Chirurgen in diesem Krankenhaus gebündelt. Sie besprechen mit Ihrem Partner, dass Sie im Falle einer Dekompensation des Patienten ein näher gelegenes Krankenhaus aufsuchen werden, in dem eine Notfallbehandlung durchgeführt und ein Weitertransport organisiert werden kann.

Therapie

Die prähospitalen Behandlungsmöglichkeiten für diesen Patienten sind begrenzt; es gibt jedoch einige erste Therapien, die eine verbesserte pulmonale Durchblutung und Oxygenierung fördern können.

Bringen Sie den Patienten sofort in eine Knie-Brust-Lage. Beruhigen Sie den Patienten und sorgen Sie für eine reizarme Umgebung. Legen Sie einen IV-Zugang an, da eine medikamentöse Behandlung erforderlich sein kann, wenn der Patient weiter dekompensiert. Stellen Sie sicher, dass ein Monitoring angebracht ist und der Patient stetig reevaluiert wird.

Zusätzlicher Sauerstoff ist nützlich, um den pulmonalen Gefäßwiderstand zu senken. Zielen Sie auf die Basissättigung des Patienten ab und achten Sie darauf, diese nicht zu überschreiten. In diesem Fall sollte eine Basissättigung von 82 % angestrebt werden.

Legen Sie unterwegs eine intravenöse Kochsalzsperre an. In einigen Fällen kann eine Morphininfusion hilfreich sein. Der genaue Mechanismus ist unklar; wahrscheinlich spielt jedoch die Verringerung des pulmonalen Gefäßwiderstands eine Rolle. Die Anfangsdosis beträgt 0,05-0,2 mg/kg intravenös, mit einer maximalen Einzeldosis von 2-4 mg.

Weiterer Verlauf

Sie und Ihr Partner bringen das Kind sofort zum Rettungs wagen, um es zu transportieren. Auf dem Trage bringen Sie den Patienten in die Knie-Brust-Lage, während Ihr Partner ihn mit Sauerstoff versorgt und einen IV-Zugang legt. Sie bitten einen der Elternteile, bei der Beruhigung des Kindes zu helfen und es in Knie-Brust-Lage zu halten, während Sie eine Morphiumdosis aufziehen und verabreichen.

Nach der Verabreichung von Morphin beruhigt sich der Patient deutlich.

NACHBEREITUNG DES FALLS

Diagnose: Fallot-Tetralogie mit zyanotischem Anfall

Bei der Ankunft im Krankenhaus war der Patient in einem stabilen Zustand. Er wurde auf der pädiatrischen Herzintensivstation aufgenommen, wo sein Zustand optimiert wurde, und er wurde für eine erste palliative Operation aufgenommen, die den Blutfluss zur Lunge verbessern sollte. Die vollständige Korrekturoperation wurde für einige Monate später angesetzt, wobei der Chirurg den VSD und die Pulmonalstenose reparierte. Die beiden anderen Defekte wurden durch die Behebung der ersten beiden Defekte korrigiert.

Dieser Patient erholte sich innerhalb von etwa 6 Wochen nach der Operation vollständig.

NACHRICHT ZUM MITNEHMEN

Die Fallot-Tetralogie ist der häufigste Herzfehler bei Kindern, der unbehandelt über die Neugeborenenperiode hinaus überlebt wird. Sie betrifft Männer und Frauen gleichermaßen, mit einer Rate von 3 bis 5 pro 10.000 Lebendgeburten, und macht 7 bis 10 % der angeborenen Defekte aus. In der Regel ist ein chirurgischer Eingriff erforderlich, um den Defekt innerhalb des ersten Lebensjahres zu beheben, wobei die prognostizierte 30-Tage-Überlebensrate nach der Reparatur bei 90 bis 99 % liegt.

ZUSAMMENFASSUNG

Die Erkennung geburtshilflicher und neonataler Komplikationen kann schwierig sein, aber die Rettungsdienstmitarbeiter müssen darauf vorbereitet sein.

Vernachlässigen Sie nicht die Pflege der Mutter nach der Geburt. Es kann leicht sein, sich auf das Neugeborene zu konzentrieren, aber mütterliche Blutungen und andere postpartale Komplikationen erfordern sofortige Aufmerksamkeit, um das Mortalitätsrisiko für die Mutter zu senken.

Machen Sie sich mit angeborenen Herzfehlern vertraut. Die prähospitalen Behandlungsmöglichkeiten für diese Defekte sind begrenzt, aber es gibt einige Maßnahmen, die man kennen sollte. Sie können lebensrettend sein.

REFERENZEN

American College of Obstetricians and Gynecologists. Verzögertes Abklemmen der Nabelschnur nach der Geburt. ACOG Committee Opinion Nr. 814. *Obstet Gynecol.* 2020;136:e100-106.

American College of Obstetricians and Gynecologists. Quantitativer Blutverlust bei geburtshilflichen Blutungen. ACOG Committee Opinion No. 794. *Obstet Gynecol.* 2019;134:e150-156.

Aziz K, Lee HC, Escobedo MB, et al. Teil 5: Neonatale Wiederbelebung 2020 Leitlinien der American Heart Association für kardiopulmonale Wiederbelebung und kardiovaskuläre Notfallversorgung. *Pediatrics.* 2021;147(Suppl 1):e2020038505E.

Beaird DT, Kahwaji CI. EMS, prähospitale Entbindungen. In: StatPearls [Internet]. Treasure Island, FL: StatPearls Publishing. Aktualisiert am 25. Februar 2019. https://www.ncbi.nlm.nih.gov/books/NBK525996/

Zentren für Krankheitskontrolle und Prävention. Verbesserte nationale Prävalenzschätzungen für 18 ausgewählte schwere Geburtsfehler - Vereinigte Staaten, 1999-2001. *Morb Mortal Wkly Rep.* 2006; 54(51):1301-1305.

Dayan PS, Starc TJ, Berezow J, Vitberg YM, Tsze DS. Behandlung des hypoxischen Anfalls bei Fallot-Tetralogie mit intranasalem Fentanyl. *Pediatrics.* 2014;134(1):E266-E269.

Diaz-Frias J, Guillaume M. Tetralogie der Fallot. In: StatPearls [Internet]. Treasure Island, FL: StatPearls Publishing. Aktualisiert am 14. Oktober 2019. https://www.ncbi.nlm.nih.gov/books/NBK513288/

Kanter KR, Kogon BE, Kirshbom PM, Carlock PR. Symptomatische neonatale Fallot-Tetralogie: Reparatur oder Shunt? *Ann Thorac Surg.* 2010;89(3):858-863. doi:10.1016/j.athoracsur.2009.12.060

Mayo-Klinik. Fallot-Tetralogie. Abgerufen am 23. Dezember 2021. https://www.mayoclinic.org/diseases-conditions/tetralogy-of-fallot/symptoms-causes/syc-20353477

Mazurek P. Prähospitale Erkennung und Versorgung von neonatalen angeborenen Herzfehlern. EMS1. Aktualisiert im Mai 2017. Abgerufen am 23. Dezember 2021. https://www.ems1.com/ems-products/neonatal-pediatric/articles/prehospital-recognition-and-care-of-neonatal-congenital-heart-defects-C0SLoetllXO4CULD/

McCowan LM, Figueras F, Anderson NH. Evidenzbasierte nationale Leitlinien für die Behandlung einer vermuteten fetalen Wachstumsrestriktion: Vergleich, Konsens und Kontroverse. *Am J Obstet Gynecol.* 2018 Feb;218(2):S855-S868.

Myrhaug HT, Brurberg KG, Hov L, Markestad T. Überleben und Beeinträchtigung von extrem frühgeborenen Kindern: eine Meta-Analyse. *Pediatrics.* 2019;143(2):e20180933.

O'Brien C, Marshall AC. Fallot-Tetralogie. *Circulation*. 2014;130(4): e26-e29. doi:10.1161/CIRCULATIONAHA.113.005547

Papageorghiou AT, Ohuma EO, Gravett MG, et al. Internationale Standards für die Symphysenfundusgröße auf der Grundlage von Serienmessungen aus der Fetal Growth Longitudinal Study des INTERGROWTH-21st-Projekts: prospektive Kohortenstudie in acht Ländern. *BMJ*. 2016;355:i5662. doi:10.1136/bmj.i5662

Sayed Ahmed WA, Hamdy MA. Optimale Behandlung des Nabelschnurvorfalls. *Int J Womens Health*. 2018;10:459-465. doi:10.2147/IJWH.S130879

Snyder SR. Frühgeburt Teil 2: Fötale Komplikationen. *EMS World Online*. Veröffentlicht im November 2013. Abgerufen am 23. Dezember 2021. https://www.hmpgloballearningnetwork.com/site/emsworld/article/11192112/prehospital-childbirth-part-2-fetal-complications

Touati GD, Vouhé PR, Amodeo A, et al. Primary repair of tetralogy of Fallot in infantry. *J Thorac Cardiovasc Surg*. 1990 Mar;99(3): 396-403.

KAPITEL 10

Kinder mit besonderen Gesundheitsbedürfnissen

ZIELE DER LEKTION

- Beschreiben Sie die besonderen Probleme bei der Arbeit mit Kindern mit besonderen Gesundheitsbedürfnissen.
- Identifizierung von Änderungen in den Beurteilungsmethoden für Kinder mit besonderen Gesundheitsbedürfnissen.
- Unterscheiden Sie zwischen den verschiedenen Arten von Komplikationen, die bei Kindern mit besonderen Gesundheitsbedürfnissen auftreten.
- Besprechen Sie die Behandlung von pädiatrischen Patienten mit besonderen Bedürfnissen.

Einführung

In den Vereinigten Staaten hat jedes fünfte Kind einen besonderen Bedarf an medizinischer Versorgung. In manchen Fällen handelt es sich dabei um ein einzelnes Problem, in anderen Fällen kann das Kind eine komplexe Erkrankung haben, die mehrere Organsysteme betrifft. Das Spektrum der besonderen Gesundheitsbedürfnisse umfasst medizinische, entwicklungsbedingte, körperliche und emotionale Probleme, die über das hinausgehen, was routinemäßig für eine gute Kinderbetreuung erforderlich ist.

Kinder mit besonderen Bedürfnissen haben eine ganze Reihe von Bedürfnissen. In einigen Fällen umfassen diese Bedürfnisse die Betreuung durch einen Facharzt, häufige Krankenhausaufenthalte, psychologische Betreuung, häusliche Gesundheitsdienste und verschreibungspflichtige Medikamente. Die vielfältigen Bedürfnisse dieser Kinder können eine erhebliche emotionale und finanzielle Belastung für die gesamte Familie darstellen.

Dank der Fortschritte in der medizinischen Versorgung und der Technologie leben Kinder, die im frühen Kindesalter gestorben wären, heute bis ins Erwachsenenalter. In den 1970er Jahren lebten Menschen mit Erkrankungen wie Mukoviszidose aufgrund der Komplikationen ihrer Krankheit selten länger als bis zum Teenageralter. Heute leben diese Menschen bis weit in ihre 40er Jahre hinein. Das bedeutet fast eine Verdreifachung der Lebenserwartung in nur fünf Jahrzehnten. Die Tatsache, dass diese Kinder länger leben, erhöht den Bedarf an Sensibilisierung des Rettungsdienstes.

Kognitive versus körperliche Behinderungen

In den vergangenen Jahrzehnten wurde der Begriff *geistige Behinderung* allgemein für alle Menschen mit einer kognitiven Beeinträchtigung verwendet. Dieser Begriff ist inzwischen in Ungnade gefallen, und die bevorzugte Terminologie *"intellektuelle Beeinträchtigung"* wird nun häufiger verwendet und akzeptiert.

Kognitive Beeinträchtigung ist ein weiterer Begriff, der zur Beschreibung einer geistigen Behinderung verwendet werden kann. Beispiele für kognitive Beeinträchtigungen sind Autismus-Spektrum-Störung (ASD) und Aufmerksamkeitsdefizit-/Hyperaktivitätsstörung (ADHS). Diese beiden Erkrankungen werden in Kapitel 11, *Pädiatrische Verhaltensmedizin*, behandelt.

Körperliche Behinderungen sind solche, die die Fähigkeit des Kindes beeinträchtigen, seine Aktivitäten des täglichen Lebens selbstständig durchzuführen. Es ist wichtig zu wissen, dass bestimmte intelektuelle

Beeinträchtigungen auch die Fähigkeit eines Kindes, altersgemäße Aktivitäten des täglichen Lebens durchzuführen, behindern können. Auch wenn in einigen Fällen körperliche und kognitive Beeinträchtigungen bei demselben Patienten auftreten, sollte man nie davon ausgehen, dass eine körperlich beeinträchtigte Person eine kognitive Beeinträchtigung hat oder dass eine körperlich fähige Person über volle kognitive Fähigkeiten verfügt.

Zu den chronischen Erkrankungen, die zu körperlichen Beeinträchtigung führen, gehören Asthma, zerebrale Lähmung, Trisomie 21, zystische Fibrose, Muskeldystrophie, Spina bifida, Hämophilie, bronchopulmonale Dysplasie und angeborene Herzfehler.

Bewertung

Die Betreuungspersonen des Kindes ist die beste Ressource, um das Rettungsdienstpersonal bei der Beurteilung eines Kindes mit besonderen Gesundheitsbedürfnissen zu unterstützen. Sie kennen den Ausgangszustand des Kindes und können bei der Beurteilung helfen, ob das Kind im Vergleich zu seinem Ausgangszustand verändert ist. Außerdem können sie das Krankenhauspersonal bei der Verwendung spezieller Geräte oder anderer Hilfsmittel unterstützen, die das Kind benötigt. Es ist wichtig, dass Sie sich nicht von der Ausrüstung des Kindes ablenken lassen. Es ist völlig in Ordnung, die Betreuer um Hilfe zu bitten - es wird nicht von Ihnen erwartet, dass Sie wissen, wie man jedes Spezialgerät bedient, dem Sie im Einsatz begegnen.

In vielen Fällen wird es wahrscheinlich notwendig sein, die Art und Weise, wie Sie Ihre Beurteilung durchführen, zu ändern. Kleinere Krankheiten können für Kinder mit besonderen Bedürfnissen verheerend und sogar lebensbedrohlich sein. Es ist wichtig, das Kind im Vergleich zu seiner eigenen Ausgangssituation zu beurteilen, nicht im Vergleich zu anderen Kindern desselben Alters. Selbst bei Kindern mit ähnlichen besonderen Bedürfnissen kann es eine große Bandbreite an Fähigkeiten und Auffälligkeiten geben. Es ist von entscheidender Bedeutung, dass Sie genau feststellen, was von der gesundheitlichen Ausgangssituation des Kindes abweicht. Ein Kind mit einem Tracheostoma kann z. B. immer Sekrete im Ausgangszustand haben, aber eine Betreuungsperson könnte den Notruf wählen, weil sich die Farbe der Sekrete verändert hat und sie vermehrt auftreten.

Die Pflegekräfte wissen auch, welche Maßnahmen helfen und welche den Zustand verschlimmern könnten. Sie wissen auch, wie sie ein Kind bewegen und mobilisieren müssen, um eine vollständige Untersuchung zu ermöglichen. Einige Kinder mit Erkrankungen wie zerebraler Lähmung oder Muskeldystrophie können Kontrakturen aufweisen, die es gefährlich oder schmerzhaft machen, sie auf bestimmte Weise zu bewegen. Die Betreuung weiß, wie sie das Kind so lagern kann, dass es sicher und vollständig untersucht werden kann.

Kommunizieren Sie mit dem Kind, indem Sie einen entwicklungsgerechten Ansatz wählen.

Tracheostoma

Bei Kindern mit chronischem Atemversagen, das eine mechanische Beatmung erfordert, oder bei Kindern, die Schwierigkeiten haben, ihre oralen Sekrete abzusondern, was zu wiederholter Aspiration oder Lungeninfektionen führt, kann eine Trachealkanüle erforderlich sein, um die Atemwege offen und frei von oralen Sekreten zu halten (**Abbildung 10-1**).

Tracheostomiekanülen gibt es wie Endotrachealtuben (ET) sowohl mit als auch ohne Cuff. Wie ein ET-Tubus wird der Cuff mit Luft oder sterilem Wasser gefüllt.

Es gibt ein- und zweilumige Tracheostomiekanülen. Eine doppellumige Ausführung hat eine hohle äußere Kanüle, die an Ort und Stelle bleibt, und eine abnehmbare innere Kanüle, die zum Absaugen und Reinigen leicht entfernt werden kann. Viele Patienten mit einem Tracheostoma produzieren reichlich Sekret, das an der Kanüle haften bleiben und den Durchmesser verringern kann, was zu einem erhöhten Atemwegswiderstand führt und konsekutiv die Atemarbeit für den Patienten erhöht. Die doppellumige Ausführung bietet den Vorteil, dass die innere Kanüle, die in einigen Fällen als Einwegkanüle verwendet werden kann, leicht entfernt und gereinigt werden kann. Bei kleineren Patienten würde eine Innenkanüle innerhalb einer Außenkanüle den Durchmesser für eine praktische Anwendung zu stark reduzieren. Für diese Patienten

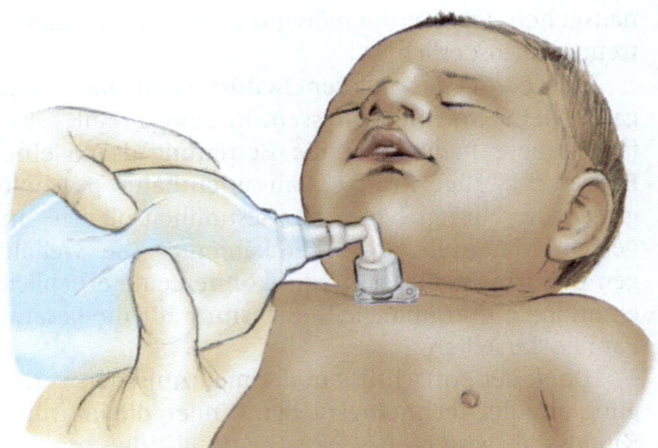

Abbildung 10-1 Sauerstoff und Beatmungshilfe können über eine Trachealkanüle verabreicht werden.

wird eine einlumige Kanüle verwendet. Kanülen können auch mit einem Fenster am oberen Ende ausgestattet sein, damit Luft durch den Schlauch in den Oropharynx aufsteigen kann. Dies erleichtert dem Patienten das Sprechen. Sauerstoff und Beatmungshilfe können bei Bedarf über eine Trachealkanüle bereitgestellt werden. Für die Therapie können Blow-by-Sauerstoff, eine spezielle Tracheostomiemaske oder eine an der Tracheostomiekanüle befestigte Beutel-Ventil-Maske verwendet werden.

Eine der häufigsten Komplikationen bei Tracheostomiekanülen sind Obstruktionen durch Sekret. Dies kann zu erheblicher Atemnot und sogar zum Versagen der Atmung führen. Um eine verstopfte Trachealkanüle zu befreien, führen Sie die folgenden Schritte durch:

- Legen Sie eine Polsterung unter die Schultern des Kindes, um die Positionierung der Atemwege zu optimieren.
- Vergewissern Sie sich, dass das Röhrchen nicht verrutscht ist, indem Sie sich vergewissern, dass die Flügel des Röhrchens am Hals anliegen und dass der Obturator (ein starres Kunststoffstück, das die Form des Röhrchens während des Einführens beibehält) nicht im Inneren des Röhrchens ist.
- Wenn das Kind einen gefensterten Schlauch hat, entfernen Sie den Dekanülierungsstopfen.
- Wenn das Kind einen zweilumigen Schlauch hat, entfernen Sie das innere Lumen.
- Wenn die vorherigen Schritte nicht funktionieren, kann ein flexibler Absaugkatheter eingeführt werden, um den Schleim abzusaugen. Achten Sie darauf, den Absaugkatheter nicht zu weit einzuführen, da er die Atemwege reizen und zu einer Bradykardie führen kann.
- Wenn der Obturator verfügbar ist, kann er durch den Schlauch geführt werden, um Pfropfen zu entfernen, die sich im Gerät selbst befinden. Pfropfen, die sich unterhalb der Vorrichtung befinden, werden jedoch nicht durch den Obturator entfernt.

Ventrikulo-peritoneale/-atriale-Shunts

Einige Kinder haben Erkrankungen, die zu einer übermäßigen Menge an Liquor (Liquor cerebrospinalis) im Gehirn führen (**Abbildung 10-2**). Dies kann auf eine schlechte Drainage, eine schlechte Absorption oder eine übermäßige Produktion zurückzuführen sein. In diesen Fällen kann ein Shunt eingesetzt werden, um einen erhöhten intrakraniellen Druck aufgrund von

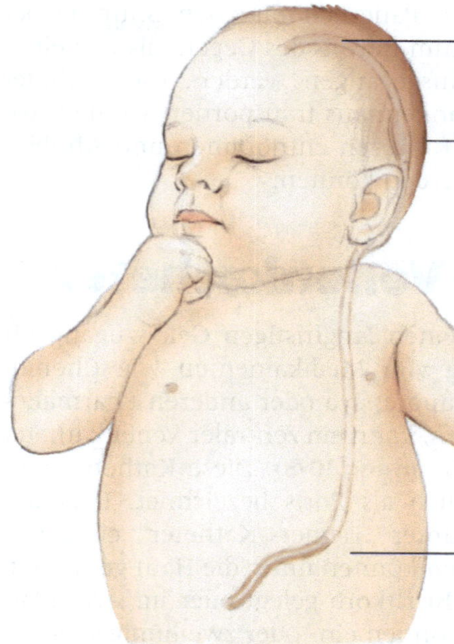

Abbildung 10-2 Ein Liquor-Shunt hilft, den normalen Hirndruck bei einem Kind mit Hydrocephalus aufrechtzuerhalten.

Liquoransammlungen zu verhindern. Diese Shunts leiten überschüssige Flüssigkeit aus den Hirnventrikeln ab. Am häufigsten wird diese Drainage in das Bauchfell geleitet, wo sie resorbiert werden kann - dies wird als ventrikuloperitonealer Shunt (VP-Shunt) bezeichnet. In einigen Fällen wird die Flüssigkeit aus den Herzkammern in den rechten Vorhof des Herzens abgeleitet - dies wird als ventrikuloatrialer Shunt (VA-Shunt) bezeichnet. Beide Arten von Shunts sind anfällig für Verstopfungen, Infektionen oder andere Fehlfunktionen.

Wenn ein Shunt verstopft ist, sind die häufigsten ersten Beschwerden Kopfschmerzen. Bei nichtsprechenden Kindern kann sich dies als erhöhte Reizbarkeit oder Untröstlichkeit äußern. Es kann zu Ataxie, Bewusstseinsstörungen, Cushing-Trias, Herniation und schließlich zum Tod kommen, wenn die Obstruktion nicht sofort behoben wird. Einige Shunts verfügen über ein Reservoir, welches den Zugang zum Gerät und die Entfernung des Liquors ermöglicht. Dieser Eingriff sollte unter sterilen Bedingungen in einem Krankenhaus durchgeführt werden. Wenn der Patient Anzeichen einer Einklemmung zeigt (erhöhter Blutdruck, Bradykardie und verändertes Atemmuster), sollten Sie ihn wie jede andere Kopfverletzung mit erhöhtem Hirndruck behandeln. Halten Sie die Atemwege frei und optimieren Sie die Atmung. Legen Sie den Kopf auf 30 bis 45 Grad hoch. Unterstützen Sie die Beatmung und ziehen Sie eine Hyperventilation in Betracht, wenn das Kind Anzeichen der Cushing-Trias zeigt.

Wenn bei einem Patienten mit einem Shunt Fieber auftritt, sollte bis zum Beweis des Gegenteils von einer Shunt-Infektion ausgegangen werden. Diese Kinder müssen in ein Krankenhaus transportiert werden, wo Liquorproben für Kulturen entnommen und Antibiotika verabreicht werden können.

Zentrale Venenkatheter

Bei Kindern, die einen langfristigen Gefäßzugang für die Verabreichung von Medikamenten wie Chemotherapie, Immunsuppressiva oder anderen Pharmakotherapien benötigen, kann ein zentraler Venenkatheter gelegt werden (**Abbildung 10-3**). Diese Katheter werden manchmal auch als Ports bezeichnet. Ebenfalls kann ein sogenannter „Demers-Katheter" einliegen. Diese Vorrichtungen können unter die Haut getunnelt, direkt durch den Brustkorb gelegt oder im Arm platziert werden. Sie können ein- oder zweilumig sein.

Eine der schwerwiegendsten Komplikationen bei diesen Kathetern ist eine Infektion. Bei Kindern mit infizierten Kathetern tritt häufig Fieber auf, obwohl in einigen Fällen, z. B. bei krebskranken Kindern, die Immunsuppressiva einnehmen, keine typischen Anzeichen einer Infektion zu erkennen sind. Der Bereich um den Katheter kann rot und entzündet sein und sich schmerzhaft anfühlen. Bei neutropenischen Patienten ist nicht mit einer eitrigen Ansammlung oder Abszessbildung zu rechnen, da sie nicht über eine ausreichende Immunreaktion verfügen, um einen Abszess zu bilden. Das häufigste Anzeichen bei diesen Patienten sind Schmerzen und Rötungen in der Umgebung des Katheters.

Diese Katheter können auch beim Husten oder durch zu starkes Ziehen verrutschen. Dies ist vor allem bei Kindern von Bedeutung, die sich oft nicht bewusst sind, dass sie mit diesen Geräten vorsichtig umgehen müssen. Die Luftembolie ist eine seltene Komplikation.

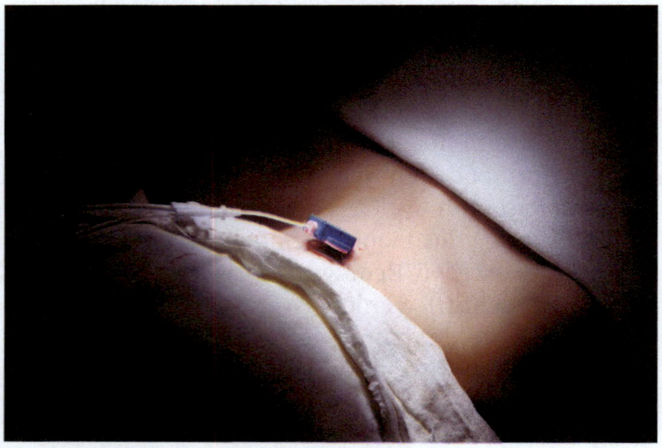

Abbildung 10-3 Zentrale Venenkatheter ermöglichen die Verabreichung von Nahrungsergänzungsmitteln oder Medikamenten wie Chemotherapie und Antibiotika.

Bei Kindern, die über diese Geräte eine totale parenterale Ernährung (TPN) erhalten, kann es zu einer Hypoglykämie kommen, wenn das Gerät während der Ernährungsinfusion verstopft wird. In solchen Fällen kann es notwendig sein, einen intravenösen Zugang zu legen und glukosehaltige Flüssigkeiten zu infundieren.

Wenn Sie auf einen Katheter stoßen, der nicht richtig zu funktionieren scheint, können Sie einige Schritte unternehmen, um die Situation unter Kontrolle zu bringen. Wenn ein zentraler Venenkatheter undicht ist, klemmen Sie das freiliegende Ende ab (wenn möglich), um den Blutfluss zu stoppen. Verwenden Sie eine saubere Gefäßklemme, deren Klemmbacken mit Gaze umwickelt sind, um weitere Schäden am Katheter zu vermeiden. Wenn Sie das Gerät aus irgendeinem Grund nicht abklemmen können, üben Sie direkten Druck mit sauberer, steriler Gaze aus. Wenn Sie den Verdacht auf eine Luftembolie haben (Husten, Brustschmerzen, Kurzatmigkeit), sollte der Katheter abgeklemmt werden und Sauerstoff verabreicht werden. Legen Sie den Patienten mit dem Kopf nach unten auf die linke Seite, um zu verhindern, dass die Embolie ins Gehirn wandert. Wie bereits erwähnt, benötigen Patienten, die über diese Geräte ernährt werden, möglicherweise eine Glukoseinfusion über einen peripheren Zugang, wenn der Katheter verstopft oder anderweitig nicht funktionsfähig ist. Wenn der Patient auf die über den Katheter verabreichten Flüssigkeiten oder Medikamente reagiert, stoppen Sie die Infusion sofort und bringen Sie den Patienten ins Krankenhaus. Bringen Sie die Flüssigkeit zur Analyse mit. Seien Sie beim Umgang mit Chemotherapie-Medikamenten vorsichtig, da diese giftig sein und über die Haut aufgenommen werden können.

Ernährungssonden

Manche Kinder verfügen nicht über die erforderlichen oralen Fähigkeiten, um sich sicher mit dem Mund zu ernähren. In diesen Fällen besteht bei der Nahrungsaufnahme durch den Mund ein erhebliches Risiko für Aspiration und Lungeninfektion. Ernährungssonden können verwendet werden, um diese Patienten sicher zu ernähren, ohne dass die Gefahr einer Aspiration besteht (**Abbildung 10-4**). Ernährungssonden können auch in Situationen verwendet werden, in denen eine anatomische Obstruktion oder eine Störung der Speiseröhre eine orale Nahrungsaufnahme verhindert.

Ernährungssonden gibt es in vielen verschiedenen Ausführungen. Der Name der Sonde sagt dem Arzt im Allgemeinen, wie die Sonde positioniert wird. In **Tabelle 10-1** sind verschiedene Arten von Ernährungssonden und deren Positionierung aufgeführt.

Die häufigste Komplikation, die bei Ernährungssonden auftritt, ist die Dislokation. In vielen Fällen kann die Sonde einfach aus ihrer Position rutschen. Dies kann passieren, wenn der Cuff oder der Ballon, der die perkutanen Sonden (die durch die Bauchdecke geführt werden) festhält, reißt und die Sonde nicht mehr sicher sitzt. Bei orogastralen (OG) oder nasogastralen (NG) Schläuchen, die durch die Nase oder den Mund eingeführt werden, ist das häufigste Symptom einer Verlegung die Aspiration von Nahrung, was zu Husten, Würgen und Erbrechen führt.

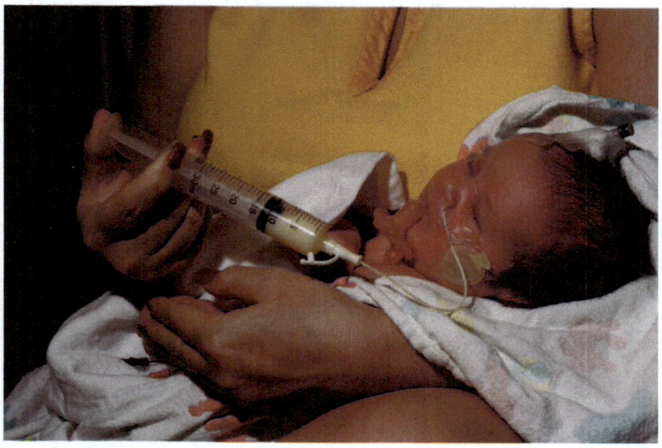

Abbildung 10-4 Ernährungssonden können verwendet werden, um Patienten sicher zu ernähren, die nicht über die oralen motorischen Fähigkeiten verfügen, um sich selbst sicher über den Mund zu ernähren.

Wenn sich ein durch die Bauchdecke eingeführter Schlauch löst, untersuchen Sie den Bereich auf Blutungen oder Leckagen. Achten Sie auf Anzeichen einer Infektion wie Rötung, Wärme oder Druckempfindlichkeit. Legen Sie einen sterilen Verband auf die Stelle und bringen Sie den Patienten in die Notaufnahme, um ihn wieder einzuführen. Wenn Sie den Verdacht haben, dass sich eine NG- oder OG-Sonde gelöst hat, können Sie versuchen, aus der Sonde zu aspirieren und den Inhalt mit Lackmuspapier testen, um festzustellen, ob er sauer ist. Wenn dies nicht möglich oder praktisch ist, bringen Sie den Patienten einfach in die Notaufnahme, wo Röntgenbilder angefertigt werden können, um die Platzierung zu bestätigen. In vielen Fällen werden die Eltern in der Wiedereinführung einer NG- oder OG-Sonde geschult.

Wenn Sie einen Patienten mit einer dislozierten Ernährungssonde in die Notaufnahme transportieren, sollten Sie die Originalsonde mitbringen. Es kann dem Personal in der Notaufnahme helfen, die benötigte Ersatzgröße zu bestimmen.

Vagalnerv-Stimulator

Vagusnervstimulatoren (VNS) sind Geräte, die ähnlich wie ein Herzschrittmacher chirurgisch unter die Haut auf der linken Brustseite eingesetzt werden (**Abbildung 10-5**). Diese Geräte sind so programmiert, dass sie den Vagusnerv stimulieren, wenn sie durch einen Magneten aktiviert werden. Sie werden in der Regel zur Behandlung von Krampfanfällen eingesetzt, können aber auch zur Behandlung von Depressionen verwendet werden.

Tabelle 10-1 Arten von Zuführungsschläuchen

Nasogastral	Wird durch das Nasenloch eingeführt, wobei die distale Spitze im Magen liegt
Nasojejunal	Wird durch ein Nasenloch eingeführt, wobei die distale Spitze transpylorisch im Jejunalbereich des Dünndarms liegt
Orogastral	Wird durch den Mund eingeführt, wobei die distale Spitze im Magen liegt
Orojejunal	Wird durch den Mund eingeführt, wobei sich die distale Spitze transpylorisch im Jejunalbereich des Dünndarms befindet
Gastrostomie	Dieser Schlauch wird chirurgisch durch die Bauchdecke gelegt, wobei die distale Spitze im Magen liegt. Dies wird manchmal auch als G-Sonde oder G-Knopf bezeichnet.
Gastrojejunal	Dieser Schlauch wird chirurgisch durch die Bauchdecke gelegt und hat zwei Lumen. Ein Lumen befindet sich im Magen (das Magenlumen) und das andere Lumen im Jejunum (das Jejunal-Lumen).
Perkutane endoskopische Gastrostomie (PEG)	Hierbei handelt es sich um eine Untergruppe der Gastrostomiesonden, die endoskopisch durch die Bauchdecke mit der distalen Spitze in den Magen gelegt wird.

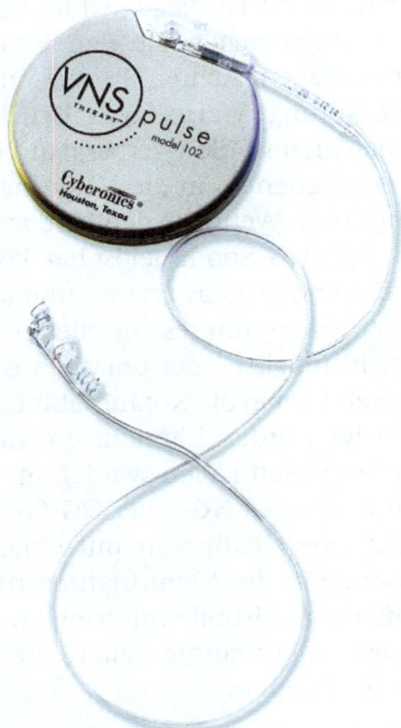

Abbildung 10-5 Ein Vagusnerv-Stimulator ist so programmiert, dass er den linken Vagusnerv, der zum Gehirn führt, intermittierend stimuliert.

Wenn Sie einen krampfenden Patienten mit einem VNS antreffen, können Sie den Eltern bei der Aktivierung des Geräts helfen. Wenn der Rettungsdienst gerufen wurde, ist es wahrscheinlich, dass das Gerät den Anfall nicht beendet hat, und Sie sollten so vorgehen, wie Sie es normalerweise bei einem Patienten mit Krampfanfall tun würden. Konzentrieren Sie sich auf die Atemwege, die Atmung und den Kreislauf. Seien Sie vorsichtig, wenn Sie defibrillieren oder Verfahren wie eine Nadeldekompression durchführen. Darüber hinaus müssen sich die Ärzte bewusst sein, dass sie bei der Defibrillation oder Nadeldekompression möglicherweise ihre Orientierungspunkte ändern müssen, um das VNS-Gerät zu umgehen.

Zusätzliche Arten der unterstützenden Technologie

Es gibt eine Vielzahl von Hilfsmitteln, die Kindern mit komplexen medizinischen Problemen bei den Aktivitäten des täglichen Lebens helfen (**Abbildung 10-6**). Diese Geräte erfüllen alle möglichen Aufgaben. **Tabelle 10-2**

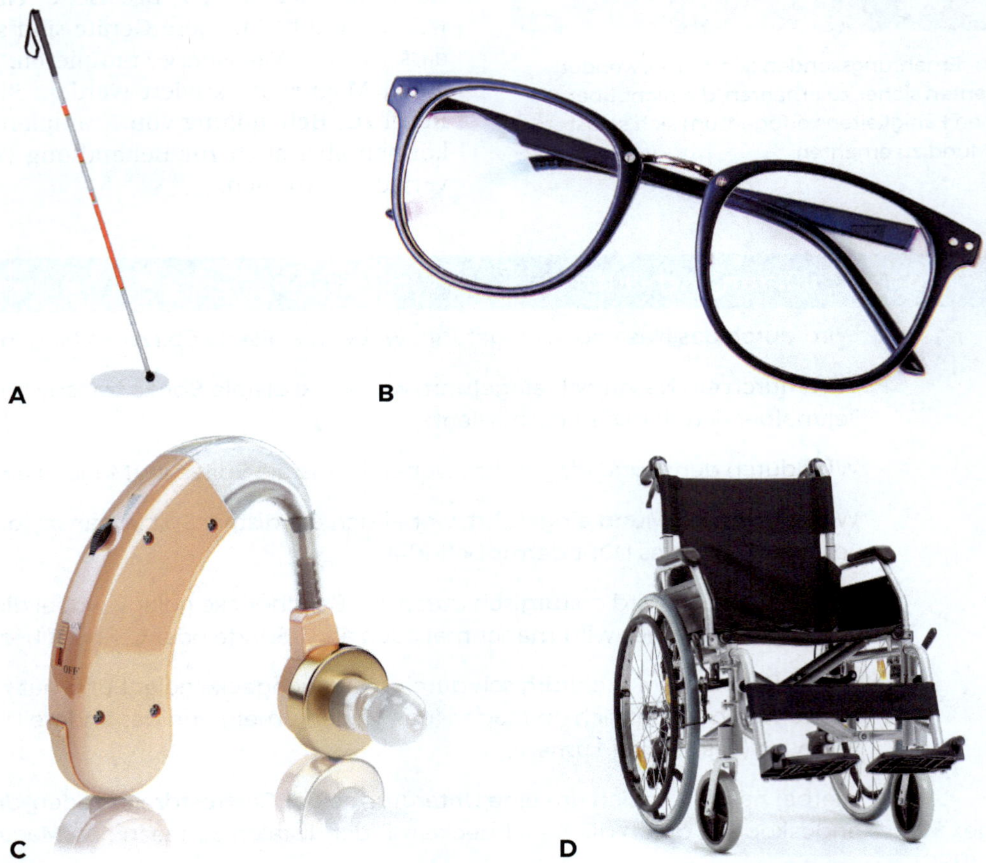

Abbildung 10-6 Arten von Hilfsmitteln. **A.** Gehstock. **B.** Brille. **C.** Hörgerät. **D.** Rollstuhl.

Tabelle 10-2 Arten von technischen Hilfsmitteln

Mobilität	▪ Rollstühle ▪ Gehhilfen ▪ Prothesen ▪ Stützkorsette ▪ Sitzvorrichtungen	Kommunikation	▪ Kommunikationskarte ▪ Kommunikationstablet ▪ Spracheingabegeräte ▪ Wort- oder Bildtafel
Visuell	▪ Brillen ▪ Lupen ▪ Blindenstöcke	Kognition	▪ Aufgabenliste ▪ Bildhafte Anleitungen ▪ Zeitschaltuhren
Auditiv	▪ Kopfhörer ▪ Hörgeräte ▪ Cochlea-Implantate	Stimulation	▪ Gewichtskompressionsweste ▪ Beschwerende Decke ▪ Kopfhörer mit Geräuschunterdrückung oder Schalldämpfung

enthält eine kleine Auflistung von Hilfsmitteln, denen das Rettungsdienstpersonal in der Praxis begegnen können.

Der Rettungsdienst sollte sich bemühen, angemessene Vorkehrungen zu treffen und diese Geräte zusammen mit dem Patienten zu transportieren, wenn dies sicher möglich ist. Stimmen Sie sich mit dem Pflegepersonal ab, um Geräte zu transportieren, die zu groß sind, um sicher in den Rettungswagen zu passen, wie z. B. Spezialrollstühle.

FALLSTUDIE

Fall 1

Alarmierung

Sie und Ihr Partner werden zu einem 2-jährigen Mädchen mit einem Tracheostoma gerufen, das Schwierigkeiten beim Atmen hat (**Abbildung 10-7**). Es ist ein kalter Frühlingsabend. Die Außentemperatur beträgt 7,2°C.

Fragen zum Fall

- Was sind Ihre ersten Überlegungen?
  - Wenn die Tracheostomie versagt, besteht die Gefahr, dass das Kind nicht mehr beatmet und mit Sauerstoff versorgt werden kann.
- Wie lautet die mögliche Differenzialdiagnose für diesen Patienten auf der Grundlage der Alarmierungsinformationen?
  - Die Differentialdiagnose für diesen Fall umfasst eine Tracheostomieverstopfung, eine Dislokation oder ein Versagen. Zusätzlich zu den Problemen mit der Trachealkanüle könnte die Patientin auch Atemprobleme haben, die nicht mit der Tracheostomie selbst zusammenhängen. Dazu könnten virale oder bakterielle Atemwegsinfektionen, Asthma oder Bronchiektasen gehören.

Erster Eindruck

Als Sie am Haupteingang des Heims ankommen, werden Sie von den Eltern der Patientin empfangen. Die Patientin wird von ihrer Mutter gehalten und scheint unter Atemnot zu leiden. Der Vater teilt Ihnen mit, dass sie Mukoviszidose hat.

- Pädiatrisches Beurteilungsdreieck
  - Erscheinungsbild
    - Rastlos
  - Atemarbeit

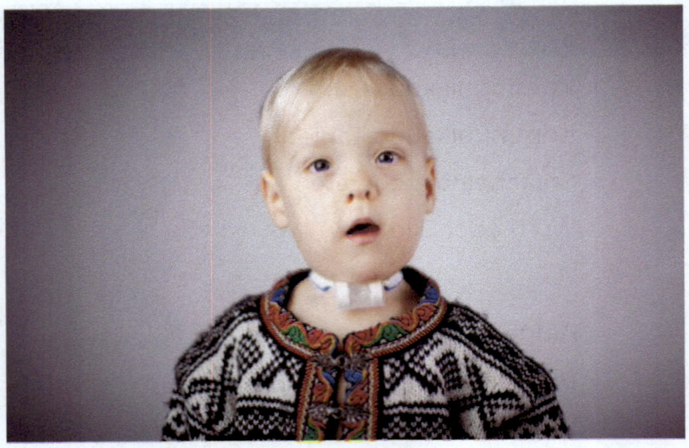

A

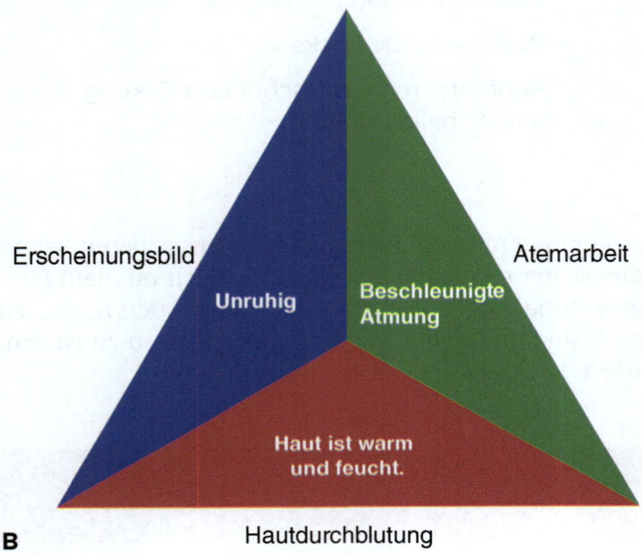

B

Abbildung 10-7 Ihr Patient ist ein 2-jähriges Kind mit einer Trachealkanüle, das Probleme beim Atmen hat.

A. © PVstock.com/Alamy Stock Photo; **B.** Verwendet mit Genehmigung der American Academy of Pediatrics, Pediatric Education for Prehospital Professionals, © American Academy of Pediatrics, 2000

- **N**asenflügeln vorhanden
- **E**inziehungen vorhanden
- **E**s sind hörbare Atemwegsgeräusche vorhanden. Es gibt reichlich Sekret und hörbare Rasselgeräusche.
- **P**ositionierung auf dem Arm der Mutter

- Kreislauf
  - Haut warm und feucht

Die Eltern teilen Ihnen mit, dass der Patientin vor etwa einer Woche eine neue Trachealkanüle wegen wiederkehrender Lungeninfektionen infolge ihrer Mukoviszidose gelegt wurde.

Mukoviszidose ist ein genetischer Defekt des Chloridionentransporters, der zu einer zähen Schleimabsonderung führt. Mukoviszidose wird in Kapitel 2, *Respiratorische Notfälle,* näher erläutert. Durch diese Beeinträchtigung kommt es zu wiederkehrenden Atemwegsinfektionen und einer eingeschränkten Atemfunktion. Ebenfalls führt die Erkrankung zu einer Störung des exokrinen Pankreas mit Schwierigkeiten bei der Verdauung bestimmter Nährstoffe.

Da diese Patientin eine neue Tracheostomiekanüle hat, sind die Eltern möglicherweise nicht ganz routiniert im Umgang mit dieser. Auch wenn die meisten Krankenhäuser ein umfangreiches Unterstützungs- und Schulungsprogramm für Patienten mit neuen Tracheostomiekanülen anbieten, um den Eltern die Mittel an die Hand zu geben, die sie für die Pflege dieser medizinisch fragilen Kinder benötigen sind die Eltern selten auf eine Situation vorbereitet, in der ihr Kind aktiv dekompensiert.

Fragen zum Fall

- Ist dieser Patient nach Ihrem ersten Eindruck "kritisch" oder "nicht kritisch"?
  - Diese Patientin hat wahrscheinlich ein verstopftes Tracheostoma. Aufgrund ihrer Grunderkrankung ist es schwierig einzuschätzen, wie weit ihr aktueller Grad der Atemnot von ihrem Ausgangswert entfernt ist. Diese Patientin ist "kritisch". Weil ihr einziger verfügbarer Atemweg derzeit verstopft ist, und wenn das Rettungspersonal die Blockade nicht beseitigen kann, besteht die Möglichkeit, dass es zu einem "cannot ventilate-cannot oxygenate"-Szenario kommt.

Primary Survey

Der primary survey für diese Patientin ergab Folgendes:

X-Keine Blutung

A - Es liegt eine offene Trachealkanüle vor, aus der blubbernde, schleimige Sekrete austreten.

B-schnell und regelmäßig. Beidseitig sind Rasselgeräusche hörbar.

C-Brachialpulse sind stark und schnell. Die Rekapillarisierungszeit ist zügig. Die Haut ist warm und schwitzig.

D-Glasgow-Koma-Skala (GCS): Wert 15 (E4, V5, M6). Die Patientin ist wach und unruhig.

E-auf dem Arm der Mutter

Absaugen eines Tracheostomas

Das Absaugen wird durchgeführt, wenn Schleim oder andere Ablagerungen den Tracheostomiekanal

Fragen zum Fall

- Welche ersten Maßnahmen und Behandlungen würden Sie auf der Grundlage der in der ersten Untersuchung gemachten Feststellungen ergreifen?
  - Die Erstbehandlung dieses Patienten sollte ein aggressives Absaugen der Trachealkanüle umfassen, um den Schleimpfropfen zu entfernen. Falls verfügbar, sollte befeuchteter Sauerstoff verwendet werden, um den Pfropfen zu lösen. Die Verwendung von nicht befeuchtetem Sauerstoff ist zu vermeiden, da er die Sekrete durch Austrocknung verdicken kann. Obwohl die Kochsalzspülung manchmal im Krankenhaus eingesetzt wird, sollte sie nur von erfahrenen Ärzten durchgeführt werden, die in der Lage sind, die Kochsalzspülung so durchzuführen, dass die Kochsalzlösung nicht in die Lunge gelangt, wo sie sich ansammelt und den Gasaustausch weiter beeinträchtigt.
- Was sind Ihre Differentialdiagnosen für diese Patientin?
  - Obwohl ein Schleimpfropf die wahrscheinlichste Ursache für die Atemnot dieser Patientin ist, sollten auch andere Differentialdiagnosen in Betracht gezogen werden. Die Patientin könnte sich auch an einem Fremdkörper verschluckt, oder sie könnte eine Atemwegsinfektion haben.

verstopfen. Es kann dazu beitragen, Verstopfungen der Kanüle zu verhindern oder zu beheben. Wenn Sekret zu sehen oder zu hören ist, der Patient unter Atemnot leidet, entsättigt ist und den Tubus nicht selbst bereinigen kann, ist eine Absaugung angezeigt.

Für das Absaugen benötigen Sie eine Absaugvorrichtung, einen flexiblen Absaugkatheter geeigneter Größe, steriles Wasser, etwas 4 × 4-Mull und eine geeignete persönliche Schutzausrüstung (PSA; einschließlich Augen- und Gesichtsschutz). Siehe **Tabelle 10-3** für empfohlene Absaugkathetergrößen.

Die meisten Familien haben zu Hause ein eigenes Absauggerät. Es ist sinnvoll, dies zu verwenden, wenn es funktionstüchtig ist. Wahrscheinlich ist es bereits einsatzbereit. Ist dies nicht der Fall, müssen Sie Ihre eigene Ausrüstung verwenden.

Stellen Sie sicher, dass der Patient vor dem Absaugen wenn möglich voroxygeniert wird. Geben Sie 1 bis 2 ml normale Kochsalzlösung oder steriles Wasser in den Tubus, um dickflüssige Sekrete zu lockern. Wählen Sie einen Absaugkatheter geeigneter Größe und führen Sie den Katheter nicht weiter als bis zur Länge der Trachealkanüle ein, in den meisten Fällen etwa 5 cm (2 Zoll). Eine Ersatztrachealkanüle kann verwendet werden, um die Einführstrecke abzuschätzen. Wenn der Patient zu husten und zu würgen beginnt, haben Sie den Absaugkatheter wahrscheinlich zu weit eingeführt. Führen Sie den Absaugkatheter niemals mit Gewalt gegen einen Widerstand ein.

Der Sog sollte 80 bis 120 mm Hg betragen. Überschreiten Sie niemals einen Sog von 120 mm Hg, da dies zu einer Verletzung des Gewebes, das in den Katheter gezogen wird, oder zu einem Kollaps der unteren Atemwege führen kann. Decken Sie die Absaugöffnung ab und saugen Sie beim Zurückziehen des Katheters 3 bis 5 Sekunden lang ab. Verwenden Sie eine mit Kochsalzlösung oder sterilem Wasser gefüllte Schale, um den Absaugkatheter zu reinigen, und lassen Sie den Patienten wenn möglich seine Sauerstoffsättigung wiedererlangen, bevor Sie einen weiteren Absaugvorgang durchführen. Wenn der Patient zyanotisch oder bradykard wird, brechen Sie den Absaugversuch sofort ab und führen Sie eine assistierte Beatmung durch.

Setzen Sie die Absaugvorgänge fort, bis der Atemweg frei ist. Reoxygenieren Sie den Patienten zwischen den Versuchen mit Blow-by-Sauerstoff oder einer Beutel-Beatmung.

Detaillierte Untersuchung

Anamneseerhebung

Während Ihr Partner die Absaugung vorbereitet und den Patientenmonitor anlegt, beginnen Sie mit der Erhebung der Krankengeschichte.

OPQRST:

- **O**nset: Allmählich
- **P**rovokation/Palliation: Keine
- **Q**ualität: Keine

Tabelle 10-3 Empfohlene Absaugkathetergrößen

Kathetergröße	3,0 mm	3,5 mm	4,0 mm	4,5 mm	5,0 mm	6,0 mm	7,0 mm
Fr Größe	7	8	8	10	10	10-12	12

- **R**adiation: Keine
- **S**everity: Unbekannt
- **T**ime: 60 Minuten

SAMPLER:

- **A**nzeichen / Symptome: Atembeschwerden
- **A**llergien: Keine bekannten Allergien gegen Medikamente, Lebensmittel oder die Umwelt
- **M**edikamente: Pankrelipase, Multivitamine, Pulmozyme, Ivacaftor, Albuterol, inhaliertes Tobramycin
- **P**atientenvorgeschichte: Mukoviszidose, diagnostiziert im Alter von 8 Monaten, Steatorrhoe, Pankreasinsuffizienz, chronisch rezidivierende Infektionen der Atemwege. Einsetzen einer Trachealkanüle vor etwa 1 Woche.
- **L**etzte orale Aufnahme: Abendessen 2 Stunden vor dem Notruf der Eltern
- **E**reignisse, die zu dem Notfall führten: Atembeschwerden kurz nach der Mahlzeit
- **R**isikofaktoren: Mukoviszidose, neue Tracheostomie

Vitalparameter

Während Sie die Anamnese besprachen, wurde der Patient an den Monitor angeschlossen und die folgenden Vitalparameter wurden ermittelt (**Abbildung 10-8**):

Herzfrequenz:

- 153 Schläge/min
- Dieser Patient ist tachykard, was wahrscheinlich auf die Unruhe und Hypoxie zurückzuführen ist.

SpO_2:

- 92% RA Die obstruierte Trachealkanüle hat zu einem verminderten SpO_2-Wert geführt.

$ETCO_2$:

- 44 mm Hg

Atemfrequenz:

- 44 Atemzüge/min
- Die Patientin ist tachypnoeisch.

Blutdruck:

- 94/64 mm Hg
- Dies ist ein angemessener Blutdruck für diese Patientin.

Temperatur:

- 98.8 °F (37.1 °C)

Blutzucker:

- 102 mg/dL

Zusammen mit den Rasselgeräuschen und der Sekretion zeigen die Vitalwerte, dass der Patient eine intakte Perfusion mit Atemnot und leichter Hypoxie hat.

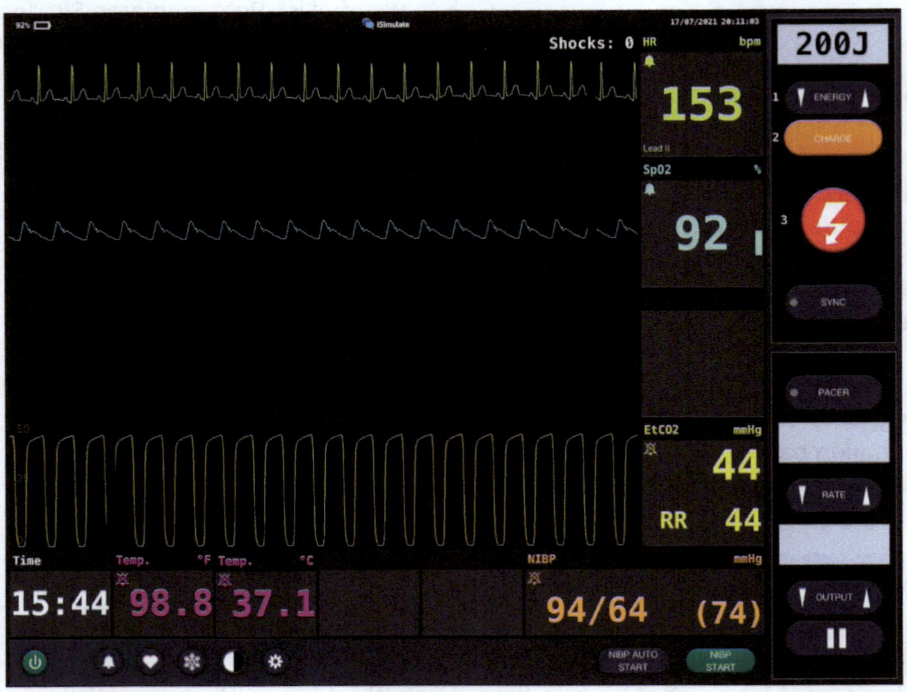

Abbildung 10-8 Die Vitalzeichen des Patienten zeigen Tachypnoe und Tachykardie.

Bei der Patientin handelt es sich um ein 2-jähriges Mädchen mit Mukoviszidose in der Anamnese, das vor kurzem eine Trachealkanüle gelegt bekommen hat und bei dem eine plötzliche Atemnot aufgetreten ist, die wahrscheinlich auf eine Schleimverstopfung zurückzuführen ist. Sie ist derzeit hämodynamisch stabil mit Anzeichen einer leichten Hypoxie.

Ausführliche Prüfung

HEENT (Abbildung 10-9):

- **K**opf: Unauffällig
- **A**ugen: PERRL, unauffällig
- **O**hren: Unauffällig
- **N**ase: Einiges an Sekret
- **R**achen/Hals: Es wurde ein neues Tracheostoma angelegt. Um die Einstichstelle herum sind keine Undichtigkeiten oder Blutungen festzustellen. Im Inneren der Sonde befindet sich reichlich Sekret.

Brustkorb, Herz und Lunge:

- Pulse: Vorhanden und peripher tastbar
- Auskultation des Herzens: unauffällig
- Auskultation der Lunge: Rhonchien sind beidseitig zu hören, mit deutlicher Stauung der oberen Atemwege, die auf eine Schleimverstopfung hinweist.
- Untersuchung des Brustkorbs: symetrische Thoraxexkursion

Neurologie:

- Neurovaskulärer Status intakt. Der Patient ist unruhig und leicht erregbar.

Abdomen und Becken:

- Unauffällig

Extremitäten:

- Obere Extremitäten: Unauffällig
- Untere Extremitäten: Unauffällig

Rücken:

- Unauffällig

Behandlung

Dieser Patient sollte mit aggressiver Atemunterstützung behandelt werden, um die Obstruktion der oberen Atemwege zu beseitigen. Die Behandler sollten auf eine schnelle Verschlechterung vorbereitet sein.

Das Rettungsdienstpersonal sollte die Absaugung der Atemwege vorbereiten. Falls verfügbar, sollte befeuchteter Sauerstoff verabreicht werden. Die Trachealkanüle kann ggf. ersetzt werden, wenn ein Ersatz vorhanden ist und das Absaugen nicht erfolgreich ist.

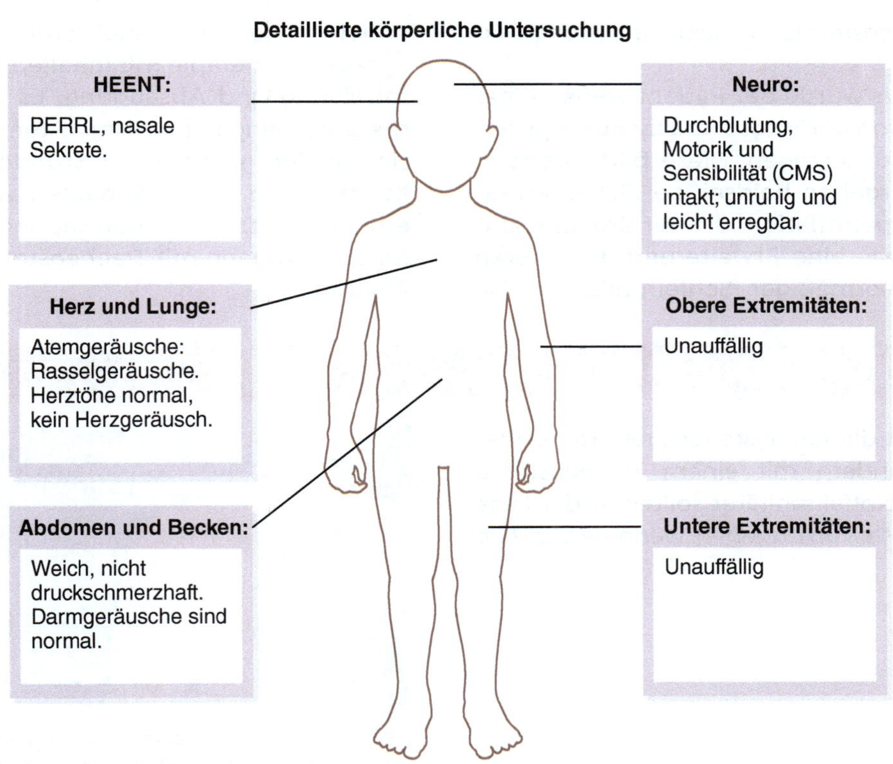

Abbildung 10-9 Details der Sekundärerhebung des Patienten.

In diesem Fall spielen Bronchodilatatoren und inhalative oder systemische Steroide kaum eine Rolle. Das Hauptproblem ist die Obstruktion der oberen Atemwege durch Sekrete, nicht die Entzündung. Wenn jedoch Keuchen oder Anzeichen einer Obstruktion der unteren Atemwege vorhanden sind, können inhalative Beta-Agonisten und Kortikosteroide von Nutzen sein.

Eine pharmakologisch unterstützte Intubation (PAI) kann notwendig sein, wenn der Patient nicht beatmet werden kann und keine Sauerstoffzufuhr möglich ist. Wenn die Entscheidung zur Intubation eines Patienten mit Tracheostoma getroffen wird, sollte der erfahrenste Arzt die Intubation durchführen. Die Anatomie des Patienten ist wahrscheinlich abnormal, und die Ärzte sollten sich auf schwierigen Atemwege einstellen. Dies sollte der letzte Ausweg sein und nur dann versucht werden, wenn die Beatmung mittels Beutel erfolglos ist.

Weiterer Verlauf

Nach dem Absaugen der Patientin stieg die Sauerstoffsättigung mit befeuchtetem Sauerstoff auf 95 % an. Die Patientin wurde für den Transport verladen, und die Eltern baten darum, dass Sie die Physiotherapieweste für den Brustkorb der Patientin mit ins Krankenhaus nehmen. Die Patientin blieb während des gesamten Transports stabil.

Fragen zum Fall

- Welches ist das am besten geeignete Behandlungsziel und warum?
  - Das Kind wurde in das akademische Kinderkrankenhaus gebracht.
- Können Sie dieses Kind sicher in Ihrem Krankenwagen transportieren?
  - Sie haben den Autositz der Patientin aus dem Fahrzeug ihrer Eltern benutzt, um sie sicher auf der Krankentrage zu befestigen.
- Werden Sie den Eltern erlauben, im Krankenwagen mitzufahren?
  - Die Mutter fuhr im Patientenabteil sicher auf der Sitzbank befestigt mit, während der Vater hinterherfuhr und die anderen Geräte des Patienten mitnahm.

NACHBEREITUNG DES FALLS

Die Diagnose: Tracheostomie-Blockade und Bronchiektasie

Im Krankenhaus wurde der Patient wegen einer möglichen Aspiration geröntgt und einer Computertomographie (CT) unterzogen. Diese bildgebenden Untersuchungen ergaben beidseitige „Schienenzeichen" und eine Hyperinflation, die auf Bronchiektasen hinweisen, sowie eine Erweiterung der oberen Atemwege mit übermäßiger Schleimbildung. Sie erhielt weiterhin befeuchteten Sauerstoff und eine aggressive Therapie mit inhalierter hypertoner Kochsalzlösung und Absaugung. Es wurde eine Physiotherapie eingeleitet. Ihr Atemstatus verbesserte sich in den nächsten 24 Stunden deutlich und sie konnte nach Hause entlassen werden. Die Familie erhielt zusätzliche Informationen und Ressourcen für den Umgang mit Tracheostomie-Notfällen in der Zukunft.

NACHRICHT ZUM MITNEHMEN

Eine Obstruktion ist die häufigste respiratorische Notfallsituation bei Kindern mit einem Tracheostoma (**Abbildung 10-10**). Notfallsanitäter sollten in der Lage sein, mit diesem Notfall umzugehen, wenn sie zur Hilfe gerufen werden.

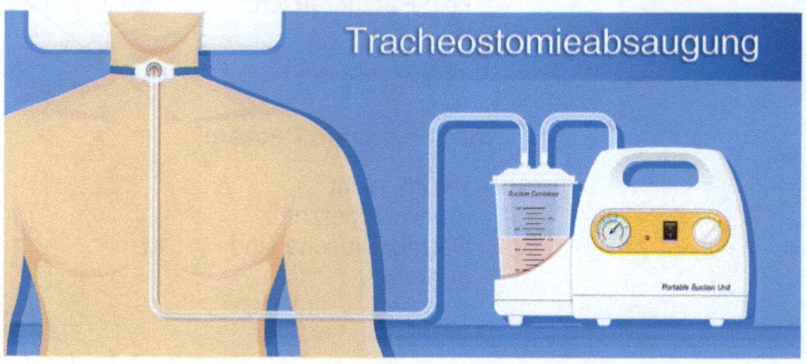

Abbildung 10-10 Obstruktion ist die häufigste Ursache für schwere Atemnot bei pädiatrischen Patienten mit einem Tracheostoma.

FALLSTUDIE

Fall 2

Alarmierung

Sie und Ihr Partner werden zu einem 5-jährigen Jungen mit Krampfanfall gerufen (**Abbildung 10-11**). Es ist ein heißer Sommernachmittag. Die Außentemperatur beträgt 31,1°C.

Fragen zum Fall

- Was sind Ihre anfänglichen Überlegungen?
  - Unbehandelt können anhaltende Krampfanfälle zu Atem- und möglicherweise Herzstillstand führen.
- Was sind die möglichen Differentialdiagnosen für diesen Patienten auf der Grundlage der Alarmierungsinformationen?
  - Die Differentialdiagnose für Krampfanfälle ist breit gefächert. Krampfanfälle können auf Epilepsie oder Fieber zurückzuführen sein. Auch eine toxische Exposition oder Ingestion sowie eine Hypoglykämie können zu Krampfanfällen führen. Ein Trauma, das zu einer Hirnverletzung führt, sollte ebenfalls in Betracht gezogen werden.

Erster Eindruck

Als Sie am Einsatzort ankommen, werden Sie an der Haustür von einem Kind im Teenageralter empfangen, das Ihnen mitteilt, dass sich alle im hinteren Teil des Hauses auf der Terrasse befinden. Als Sie nach hinten gehen, sehen Sie zwei Eltern, die neben einem schulpflichtigen Kind auf der Terrasse kauern, von dem Sie annehmen, dass es sich um den Patienten handelt, und in dessen Nähe ein Spezialrollstuhl steht. Der Patient hat keine Anfälle mehr, und die Eltern sagen Ihnen, dass sie ihm rektal Diazepam verabreicht haben.

- Pädiatrisches Beurteilungsdreieck
  - Erscheinungsbild
    - Lethargisch
  - Atemarbeit
    - Die Atmung ist langsam und regelmäßig
    - **N**asenflügeln nicht vorhanden
    - **E**inziehungen nicht vorhanden
    - **K**eine hörbaren Atemwegsgeräusche vorhanden
    - **a**uf dem Boden liegend
  - Kreislauf
    - Die Haut ist gerötet.

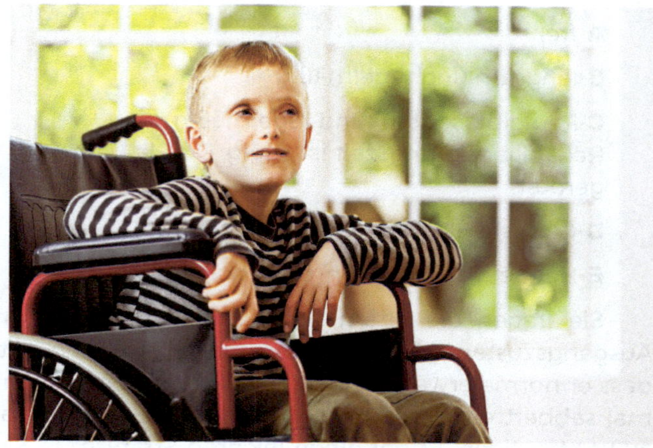

A

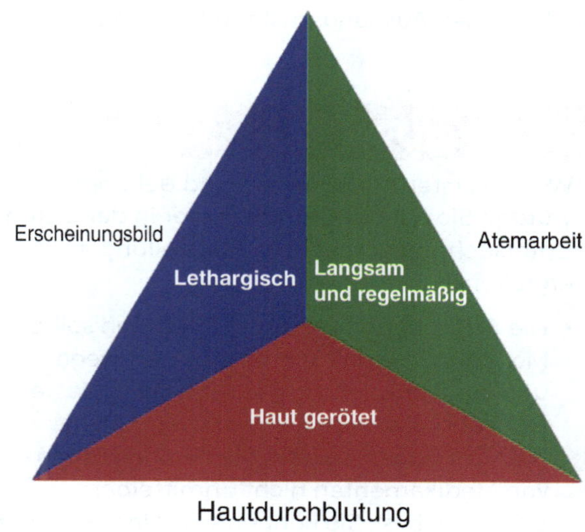

B

Abbildung 10-11 Bei dem Patienten handelt es sich um einen 5-jährigen Jungen, bei dem ein unkontrollierter Anfall festgestellt wurde.

Fragen zum Fall

- Ist dieser Patient nach Ihrem ersten Eindruck "kritisch" oder "nicht kritisch"?
- Dieser Patient ist "kritisch". Er hat einen veränderten Bewusstseinszustand und kürzlich einen Krampfanfall erlitten. Auch wenn Sie noch keine Anamnese erhoben haben, deutet das Vorhandensein eines medizinischen Rollstuhls darauf hin, dass er eine komplexe Grunderkrankung haben könnte.

Primary Survey

Der primary survey für diesen Patienten ergab Folgendes:

X-Keine Blutung

A-frei

B-langsam und regelmäßig

C-Radialpulse stark und regelmäßig, die Rekapillarisierungszeit ist zügig. Die Haut ist gerötet.

D-GCS ist 9 (E2, V2, M5).

E-Liegt auf dem Boden; postiktaler Zustand

Sie fragen die Eltern nach dem neurologischen Ausgangszustand des Patienten. Sie teilen Ihnen mit, dass er normalerweise wach und orientiert ist. Manchmal sabbert er leicht, ist aber in der Lage, sich verbal zu verständigen. Er hat einen leichten Strabismus. Sie teilen Ihnen ganz klar mit, dass er sich nicht in seinem neurologischen Ausgangszustand befindet.

Fragen zum Fall

- Welche ersten Maßnahmen und Behandlungen würden Sie auf der Grundlage der in der ersten Untersuchung gemachten Feststellungen ergreifen?
  - Die Erstbehandlung dieses Patienten sollte Maßnahmen zum Schutz der Atemwege und zur Optimierung der Atmung umfassen. Der Patient scheint keine aktiven Anfälle mehr zu haben, so dass die Verabreichung von Medikamenten nicht unmittelbar erforderlich ist. Sie können eine Untersuchung der Atemwege in Betracht ziehen, um sicherzustellen, dass kein Erbrochenes oder Sekret vorhanden ist, das aspiriert werden könnte, und gegebenenfalls absaugen. Erwägen Sie einen IV-Zugang für den Fall, dass die Anfallsaktivität wieder einsetzt.

Detaillierte Untersuchung

Anamneseerhebung

Während Ihr Partner den Monitor anlegt und den Zugang zur Infusion vorbereitet, beginnen Sie mit einer detaillierten Anamnese.

OPQRST:

- **O**nset: Plötzlich
- **P**rovokation/Palliation: Keine
- **Q**ualität: Keine
- **R**adiation: Keine
- **S**everity: Keine
- **T**ime: 10 Minuten

SAMPLER:

- **A**nzeichen / Symptome: Anfallsaktivität von etwa 5 Minuten Dauer
- **A**llergien: Keine bekannten Allergien
- **M**edikamente: Rektales Diazepam
- **P**atientenvorgeschichte: Niedriges Geburtsgewicht, insulinabhängiger Diabetes mellitus und Präeklampsie der Mutter, Krampfanfälle am 2. Lebenstag
- **L**etzte orale Einnahme: Mittagessen 1 Stunde vor dem Anfall
- **E**reignisse, die zu dem Notfall führten: Draußen beim Spielen mit seiner Familie
- **R**isikofaktoren: Zerebralparese, Krampfanfälle in der Krankengeschichte

Arten von zerebraler Lähmung

Die Zerebralparese ist die häufigste motorische Störung bei pädiatrischen Patienten. Sie ist ein Sammelbegriff für eine Gruppe von Störungen, die die Fähigkeit des Einzelnen, sich zu bewegen und das Gleichgewicht zu halten, beeinträchtigen. In einigen Fällen geht die Erkrankung mit einer intellektuellen Beeinträchtigung einher; viele Patienten sind jedoch kognitiv intakt.

Die zerebrale Lähmung wird in der Regel nach der Art der Bewegungsstörung eingeteilt. Die Bewegungsstörung wird durch das betroffene Hirnareal bestimmt. Tabelle 10-4 beschreibt die Klassifizierung, Prävalenz, Ätiologie und klinische Beschreibung einiger der häufigsten Formen der Zerebralparese.

Zerebralparese ist ein Spektrum, und die Anzeichen und Symptome reichen von subtil bis hin zu ganz offensichtlich. Kinder, deren motorische oder koordinative Entwicklung verzögert ist, sollten von ihrem Kinderarzt auf Zerebralparese untersucht werden, vor allem, wenn Risikofaktoren vorhanden sind.

Vitalparameter

Während Sie die Anamnese besprachen, wurde der Patient an den Monitor angeschlossen und die folgenden Vitalparameter wurden gemessen (**Abbildung 10-12**):

Herzfrequenz:

- 81 Schläge/min
- Dies liegt innerhalb des erwarteten Bereichs für diesen Patienten.

Tabelle 10-4 Arten von Zerebralparese

Klassifizierung	Prozentsatz Betroffener	Häufige Ätiologien	Klinische Beschreibung
Spastische Diplegie	13-25%	Periventrikuläre Leukomalazie	Beide Beine > Arme
Spastische Hemiplegie	21-40%	Neonataler Schlaganfall Kortikale Fehlbildungen	Eine Seite des Körpers Arm > Bein Sensorische Defizite
Spastische Tetraplegie	20-43%	ZNS-Infektion Zerebrale Dysgenesie Perinatale/postnatale Ereignisse	Alle Gliedmaßen Arme ≥ Beine
Dyskinetik	12-14%	Schwere perinatale Asphyxie	Unwillkürliche Bewegungen Verschlimmert durch Stress, Aufregung oder Fieber
Ataxie	4-13%	Frühe pränatale Ereignisse Genetisch	Unkoordinierte, unsichere Bewegungen Langsames, ruckartiges und/oder explosives Sprechen

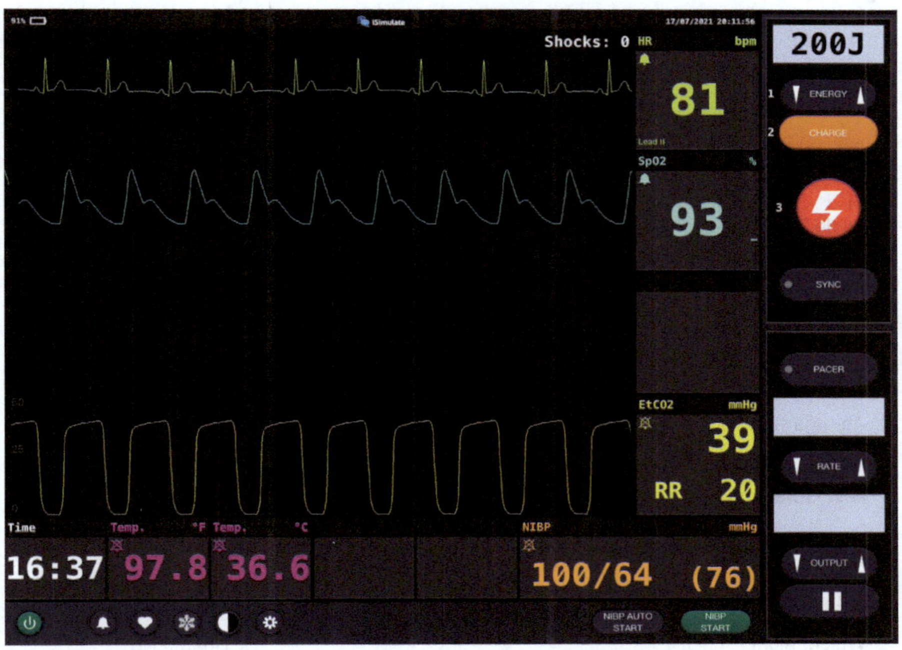

Abbildung 10-12 Die Vitalzeichen dieses Patienten sind beruhigend.

Mit freundlicher Genehmigung von iSimulate.

SpO_2:

- 93% RA

$ETCO_2$:

- 39 mm Hg

Atemfrequenz:

- 20 Atemzüge/min

Blutdruck:

- 100/64 mm Hg

Temperatur:

- 97.8°F (36.6 °C)

Blutzucker:

- 100 mg/dL

Die Vitalparameter dieses Patienten sind adäquat. Er hat einen intakten Kreislauf und Atemstatus. Er hat weder Fieber noch andere Anzeichen einer Infektion, die für einen möglichen Fieberkrampf sprechen würden. Er scheint nicht von einer Dekompensation bedroht zu sein.

Bei dem Patienten handelt es sich um einen 2-jährigen Jungen mit einer Vorgeschichte von Krampfanfällen und einer zerebralen Lähmung. Er ist derzeit hämodynamisch stabil und weist keine Anzeichen einer Beeinträchtigung der Atmung auf. Sein neurologischer Ausgangszustand ist noch nicht wiederhergestellt.

Ausführliche Prüfung

HEENT (Abbildung 10-13):

- **K**opf: Unauffällig
- **A**ugen: PERRL, Reaktionsschwäche, links Esotropie festgestellt
- **O**hren: Unauffällig
- **N**ase: Unauffällig
- Rachen/Hals: Unauffällig
- **M**und: Leichter Speichelfluss vorhanden

Brustkorb, Herz und Lunge:

- Pulse: Periphere Pulse durchgehend tastbar
- Auskultation des Herzens: unauffällig
- Auskultation der Lunge: unauffällig
- Untersuchung des Brustkorbs: unauffällig

Neurologie:

- Veränderter mentaler Status; lethargisch und schwer zu erwecken

Abdomen und Becken:

- Weich und unempfindlich. Die Darmgeräusche sind vorhanden und normal.

Extremitäten:

- Obere Extremitäten: Unauffällig
- Untere Extremitäten: Unauffällig

Rücken:

- Unauffällig

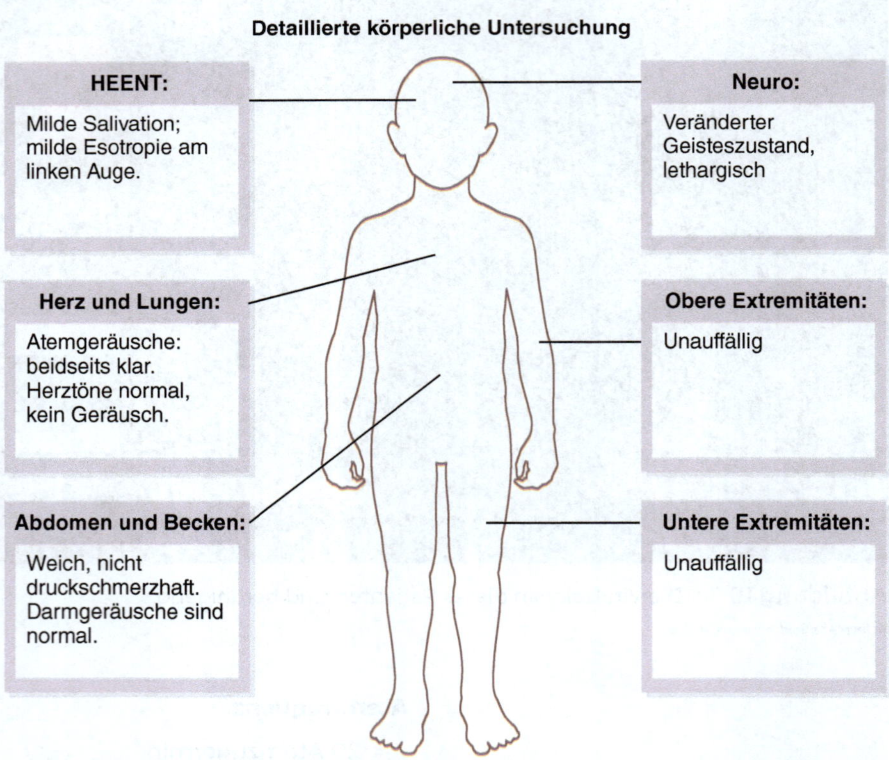

Abbildung 10-13 Die eingehende Untersuchung zeigt, dass der Patient noch nicht wieder seinen Ausgangszustand erreicht hat.

Therapie

Die anfängliche Behandlung für diesen Patienten sollte die sorgfältige Aufrechterhaltung eines offenen und durchlässigen Atemwegs mit Atemunterstützung beinhalten, um eine angemessene Sauerstoffversorgung und Ventilation aufrechtzuerhalten. Es sollte zusätzlicher Sauerstoff verabreicht werden, um die $SpO_2 > 94\%$ zu halten.

Für den Fall, dass ein weiterer Anfall auftritt, sollte ein iv-Zugang gelegt werden. Es ist ratsam, sofern möglich die patienteneigene Dauermedikation fortzuführen, damit es keine Verzögerung bei der Verabreichung der Medikamente gibt.

Ein schneller Transport zu einem pädiatrischen Spezialzentrum sollte unverzüglich eingeleitet werden.

Weiterer Verlauf

Der Patient wird in den Rettungswagen verladen und mit einer entsprechend großen pädiatrischen Transportvorrichtung auf der Trage gesichert. Er bleibt während des gesamten Transports lethargisch, und es treten keine weiteren Anfälle auf.

Fragen zum Fall

- Welches ist das am besten geeignete Behandlungsziel und warum?
  - Sie bringen ihn in das akademische Kinderkrankenhaus, in dem er bereits angebunden ist.
- Können Sie dieses Kind sicher in Ihrem Krankenwagen transportieren?
  - Der Patient wurde sicher auf der Trage befestigt.
- Werden Sie den Eltern erlauben, im Krankenwagen mitzufahren?
  - Seine Mutter fährt vorne im Krankenwagen mit, und sein Vater folgt ihm und transportiert den Rollstuhl des Patienten ins Krankenhaus.

NACHBEREITUNG DES FALLS

Diagnose: Krampfanfall aufgrund einer zugrunde liegenden zerebralen Lähmung

Im Krankenhaus wird der Patient in der Notaufnahme engmaschig auf weitere Anfallsaktivität überwacht. Innerhalb weniger Stunden nach der Ankunft kehrt er zu seinem neurologischen Ausgangszustand zurück. Seine Laborwerte sind normal, und es besteht kein Verdacht auf eine andere zugrunde liegende Pathologie. Seine Eltern sind damit einverstanden, ihn nach Hause zu bringen und ihn weiter zu beobachten. Er wird nach Hause entlassen, wo er von seinem Kinderarzt und Neurologen weiter beobachtet wird.

NACHRICHT ZUM MITNEHMEN

Eine infantile Zerebralparese ist eine der häufigsten Ursachen für motorische Bewegungsstörungen bei Kindern. Sie wird im Allgemeinen während der Schwangerschaft oder bei der Geburt erworben. Sie tritt bei 2 von 1.000 Lebendgeburten in den Vereinigten Staaten auf. Krampfanfälle treten bei Zerebralparesen häufig auf, bei bis zu 30 % der Patienten. Das Alter des Ausbruchs liegt im Allgemeinen in den ersten 2 Lebensjahren.

ZUSAMMENFASSUNG

Kinder mit besonderen Gesundheitsbedürfnissen ist ein Überbegriff, der ein breites Spektrum pädiatrischer Patienten mit chronischen Erkrankungen und Beeinträchtigungen umfasst. Rettungsdienstler sollten versuchen, ihr Wissen über chronische pädiatrische Erkrankungen zu erweitern. Dies wird dazu beitragen, die prähospitale Behandlung und die Gesamtergebnisse zu verbessern.

Bei Kindern mit chronischen Erkrankungen ist die Betreuungsperson oft die wichtigste Informationsquelle für die Beurteilung des psychischen Ausgangszustands des Patienten. Sie kann auch bei der Bedienung der medizinischen Geräte des Patienten und gegebenenfalls bei der medizinischen Behandlung helfen. Sie ist oft Experte für den Zustand ihres Kindes.

Lassen Sie sich von der Technologie nicht einschüchtern. Die Betreuungsperson ist eine wertvolle Hilfe bei der Nutzung dieser Geräte. Es wird nicht von Ihnen erwartet, dass Sie wissen, wie das Gerät zu bedienen ist, und es ist völlig angemessen, um Hilfe zu bitten, wenn Sie versuchen, es zu bedienen.

REFERENZEN

American Academy of Pediatric Dentistry. Besondere Bedürfnisse in der Gesundheitsfürsorge [Definition]. In: *The Reference Manual of Pediatric Dentistry*. Chicago, IL: AAPD; 2020:19.

Amerikanische Gesellschaft für Thoraxchirurgie. Pflege des Kindes mit einem chronischen Tracheostoma. *Am J Resp Crit Care Med.* 1999;161(1). doi:10.1164/ajrccm.161.1.ats1-00

Blumenstein I, Shastri YM, Stein J. Gastroenterische Sondenernährung: Techniken, Probleme und Lösungen. *World J Gastroenterol.* 2014;20(26):8505-8524. doi:10.3748/wjg.v20.i26.8505

Centers for Disease Control and Prevention. Kinder und Jugendliche mit besonderen Gesundheitsbedürfnissen in Notfällen. Überarbeitet am 6. Januar 2021. Abgerufen am 23. Dezember 2021. https://www.cdc.gov/childrenindisasters/children-with-special-healthcare-needs.html

Zystische-Fibrose.de. Wie lange leben Patienten mit Mukoviszidose? Veröffentlicht am 30. Juli 2019. Abgerufen am 10. November 2021. https://cystic-fibrosis.com/life-expectancy

Harris CA, McAllister JP. Obstruktion von Liquordrainagesystemen. In: *The Cerebrospinal Fluid Shunts.* Nova Science Publishers; 2016:273-291.

Jones S, Ausschuss für klinische Wirksamkeit in der Krankenpflege. Tracheostomie-Management. The Royal Children's Hospital Melbourne. Aktualisiert im April 2018. Abgerufen am 23. Dezember 2021. https://www.rch.org.au/rchcpg/hospital_clinical_guideline_index/Tracheostomy_management/

Mehta AK, Chamyal PC. Tracheostomie-Komplikationen und ihre Behandlung. *Med J Armed Forces India.* 1999;55(3):197-200. doi:10.1016/S0377-1237(17)30440-9

Ross KR, Chmiel JF, Konstan MW. Die Rolle von inhalativen Kortikosteroiden bei der Behandlung von Mukoviszidose. *Paediatr Drugs.* 2009;11(2):101-113. https://doi.org/10.2165/00148581-200911020-00002

Trieschmann U, Cate UT, Sreeram N. Zentrale Venenkatheter bei Kindern und Neugeborenen: Was ist wichtig? *Bilder Paediatr Cardiol.* 2007;9(4):1-8.

Weltgesundheitsorganisation. Hilfsmittel für Kinder mit Behinderungen, Chancen für Bildung, Inklusion und Teilhabe schaffen: ein Diskussionspapier. 2015. Abgerufen am 23. Dezember 2021. https://sites.unicef.org/disabilities/files/Assistive-Tech-Web.pdf

KAPITEL 11

Pädiatrische verhaltensbezogene Gesundheit

ZIELE DER LEKTION

- Arten von pädiatrischen Verhaltensstörungen zu identifizieren.
- Erkennen von Anzeichen und Symptomen von Verhaltensstörungen.
- Erörterung der Behandlung von pädiatrischen Verhaltensstörungen.
- Verwendung der am besten geeigneten Maßnahme auf der Grundlage der Beurteilungsergebnisse des Patienten.

Einführung

Der Begriff "*Verhaltensstörung*" umfasst ein breites Spektrum von Erkrankungen, die sich auf die Stimmung, das Denken und das Verhalten von Menschen auswirken. Während Kinder wachsen und sich in ihren ersten Lebensjahren entwickeln, erreichen sie bestimmte Meilensteine in ihrer Entwicklung. Zu diesen Meilensteinen gehört das Erlernen der richtigen Sozialisierung und Integration unter Gleichaltrigen. Dazu gehört, dass sie lernen, auf soziale Situationen zu reagieren, Gefühle zu regulieren und Bewältigungsstrategien für alltägliche Ängste und Sorgen zu entwickeln.

Obwohl alle Kinder kurze Phasen erleben können, in denen sie dysreguliert sind und sich nicht in der Lage sehen, mit stressigen Situationen umzugehen, stellt das gelegentliche Auftreten von störendem Verhalten an sich noch keine Verhaltensstörung dar. Wenn Kinder jedoch dauerhaft nicht in der Lage sind, Stresssituationen zu bewältigen, und ihre Dysregulation ihr tägliches Leben, ihre sozialen Interaktionen und ihre Beziehungen zu Gleichaltrigen dauerhaft beeinträchtigt, haben sie möglicherweise eine Verhaltensstörung entwickelt. Eltern und medizinisches Fachpersonal sollten darauf achten, ob ein Kind schwerwiegende, anhaltende Veränderungen in seinem Verhalten oder im Umgang mit seinen Emotionen zeigt und ob diese Veränderungen das tägliche Leben beeinträchtigen.

Aufmerksamkeitsdefizit-/ Hyperaktivitätsstörung (ADS/ADHS)

ADHS ist die häufigste Verhaltensstörung bei pädiatrischen Patienten. Diese Störung ist gekennzeichnet durch eine Gruppe von Symptomen, die seit mindestens 6 Monaten in verschiedenen Umgebungen auftreten und vor dem Alter von 12 Jahren beginnen. Das mittlere Alter für den Beginn liegt bei 6 Jahren.

ADHS wird in drei Untertypen eingeteilt: unaufmerksam, hyperaktiv/impulsiv und kombiniert. Die Klassifizierung basiert darauf, welche Symptome bei dem Kind vorherrschen. Die Symptome können außerdem als leicht, mittelschwer oder schwer eingestuft werden. Ein standardisiertes Screening-Instrument, wie die Vanderbilt ADHD Diagnostic Rating Scale (VADRS), wird zur Feststellung der Erkrankung herangezogen. Es ist wichtig zu beachten, dass diese standardisierten Instrumente zwar auf ADHS hin untersuchen, aber keine Diagnose stellen. Die Diagnose basiert auf dem klinischen Urteil eines geschulten Arztes, der die Ergebnisse der Screening-Tools, die Angaben der Eltern und in vielen Fällen auch die Berichte der Lehrer in der Schule des Patienten berücksichtigt.

Zu den häufigsten Symptomen von ADHS gehören Hyperaktivität, Unaufmerksamkeit, Impulsivität und

Vergesslichkeit. Wenn diese Symptome die Fähigkeit des Kindes beeinträchtigen, Beziehungen zu Gleichaltrigen aufrechtzuerhalten, schulische Leistungen zu erbringen oder die Sicherheit des Kindes oder seiner Umgebung zu gefährden, kann eine ADHS-Diagnose in einem geeigneten klinischen Kontext in Betracht gezogen werden.

Die pharmakologische Behandlung der ersten Wahl bei Kindern ab 6 Jahren sind stimulierende Medikamente wie D-Amphetamin. Weitere Medikamente, wie Guanfacin, können in Betracht gezogen werden.

Die frühzeitige Erkennung von ADHS ist von entscheidender Bedeutung, da sie häufig mit anderen Verhaltensstörungen einhergeht und eine frühzeitige Behandlung und Kontrolle sich auf die schulischen und sozialen Leistungen des Patienten auswirken kann. In einigen Texten wird ADHS als Lernstörung eingestuft, da sich die beeinträchtigte Aufmerksamkeit und Impulsivität auf die schulischen Leistungen auswirken können, was wiederum zu Schwierigkeiten beim Aufbau von Beziehungen zu Gleichaltrigen führen kann. Eine medikamentöse Behandlung und eine kognitive Verhaltenstherapie können diesen Patienten sowohl in sozialer als auch in akademischer Hinsicht helfen.

Ängste

Wenn ein Kind nicht aus seinen Ängsten oder Sorgen herauswächst oder wenn diese so ernst werden, dass sie den Alltag des Kindes zu beeinträchtigen beginnen, kann von einer Angststörung ausgegangen werden. Spezifische Angststörungen sind in **Tabelle 11-1** aufgeführt.

Bei Patienten mit Angstzuständen treten drei Symptomgruppen auf: Verhalten, Gedanken und somatische Symptome.

Verhaltensweisen und Gedanken sind einigermaßen selbsterklärend. Die somatischen Symptome sind

Tabelle 11-1 Arten von Angststörungen

Phobien	Eine extreme und oft irrationale Angst vor einem Objekt oder einer Situation. Beispiele hierfür sind: ▪ Spinnen (Arachnophobie) ▪ Hunde (Kynophobie) ▪ Enge Räume (Klaustrophobie)
Allgemeine Ängste	Übermäßige und unkontrollierbare Sorgen über Dinge im Allgemeinen, einschließlich: ▪ Leben ▪ Die Zukunft ▪ Freundschaften ▪ Akademische Leistung ▪ Gefühle von drohendem Unheil
Soziale Ängste	Angst vor unbekannten Menschen (insbesondere Erwachsenen) oder sozialen Situationen. Der Aufenthalt in der Öffentlichkeit kann schwere Ängste auslösen.
Trennungsangst	Irrationale Angst vor der erwarteten oder tatsächlichen Trennung von einer Betreuungsperson oder einem geliebten Menschen.
Panikstörung	Plötzliche, unerwartete Anfälle, die aus Atemnot, Zittern, Herzrasen und einer plötzlichen, intensiven Angst vor etwas Ungreifbarem bestehen. ▪ Das typische Auftreten von Panikattacken beginnt in der Pubertät. ▪ Der Rettungsdienst wird häufig bei Panikattacken gerufen, da der Patient stark dyspnoeisch erscheinen kann, über Schmerzen oder Engegefühl in der Brust klagt und sehr krank wirkt.

jedoch komplexer. Zu den somatischen Symptomen gehören tatsächliche Veränderungen der Vitalzeichen sowie andere Symptome, die bei der Untersuchung klinisch erkennbar sind. Zu diesen Symptomen können Tachykardie, Diaphorese, Schwindel, Kurzatmigkeit, Kribbeln in den Händen und synkopale Episoden oder veränderte Bewusstseinszustände gehören.

Wenn man Angst als mögliche Ursache für die Symptome eines Patienten in Betracht zieht, sollte man beachten, dass der Katecholamin-"Dump", der bei Angst auftritt und zu den somatischen Symptomen führt, auch bei anderen medizinischen Zuständen auftritt, z. B. bei einem Schock. Medizinische Ursachen für die Angstsymptomatik sollten untersucht und ausgeschlossen werden, bevor die Angst als einzige Ursache für die Verhaltenssymptome des Patienten in Betracht gezogen wird. Angst ist eine Ausschlussdiagnose.

Für die Beurteilung von Angstzuständen und der Reaktion des Patienten auf eine medizinische Therapie wurden bestimmte Skalen entwickelt, um den Zustand des Patienten zu bewerten. Eine dieser Skalen, die Richmond Agitation-Sedation Scale, ermöglicht es dem Arzt, den Angst- und Sedierungsgrad des Patienten zu überwachen. Es handelt sich um eine 10-Punkte-Skala mit vier Stufen für Unruhe/Angst und fünf Stufen für Sedierung. Die Ärzte sollten mit den Instrumenten vertraut sein, die ihre Einrichtung zur Überwachung von Angst und Sedierung einsetzt.

Die Behandlung von Ängsten beginnt stets mit der eigenen Sicherheit. Nähern Sie sich dem Kind langsam und versuchen Sie, sich auf seine Ebene zu begeben. Sprechen Sie mit ruhiger Stimme und vermeiden Sie es, Ihren Tonfall oder Ihre Lautstärke zu erhöhen, denn das Kind könnte daraufhin seinen Tonfall und seine Lautstärke erhöhen. Ermitteln Sie, ob in der Vergangenheit bereits Ängste aufgetreten sind, und versuchen Sie herauszufinden, ob es irgendwelche bekannten Auslöser gibt. Beseitigen Sie diese Auslöser, wenn Sie können. Versuchen Sie festzustellen, ob der Patient bereits Strategien zur Bewältigung seiner Ängste anwendet, seien es Verhaltensstrategien oder pharmakologische Therapien.

In den meisten Fällen lässt sich die Angst durch Verhaltensschulung in den Griff bekommen, z. B. indem der Patient tief durchatmet oder auf ein Thema verwiesen wird, das ihm hilft, seine Angst zu verringern. Überwachen Sie den endtidalen CO_2-Gehalt ($ETCO_2$) des Patienten und versuchen Sie, die Atmung so zu steuern, dass ein normaler Wert zwischen 35 und 45 mm Hg aufrechterhalten wird. Eine Pharmakotherapie sollte nur als letztes Mittel eingesetzt werden. Verwenden Sie keine sedierenden Medikamente, wenn es sich um die erste akute Angstepisode des Patienten handelt. Der Einsatz von Medikamenten kann den mentalen Zustand des Patienten verändern und die Beurteilung durch den Arzt in der Notaufnahme erschweren. Wenn zum eigenen Schutz oder zum Schutz des Patienten Medikamente eingesetzt werden müssen, sind Benzodiazepine eine gute erste Wahl. Auch Ketamin kann in bestimmten Situationen eingesetzt werden, wenn dies im Rahmen des Protokolls erlaubt ist.

Depression

Eine Depression kann als Diagnose in Betracht gezogen werden, wenn ein Kind über einen Zeitraum von 2 Wochen oder länger eine anhaltende, schwere Traurigkeit oder Hoffnungslosigkeit zeigt. Zu den Symptomen gehören der Verlust der Freude an Aktivitäten, die dem Kind zuvor Spaß gemacht haben, anhaltende Traurigkeit, Hoffnungslosigkeit, ein gestörter Schlaf-Wach-Rhythmus oder sogar selbstzerstörerisches Verhalten oder erhöhte Risikobereitschaft.

Depressionen sind bei jüngeren Kindern oft schwer zu erkennen, da sie sich durch Wut, Reizbarkeit oder Aggression bemerkbar machen können. Auch Veränderungen im Ess- und Energieverhalten sollten als Warnsignal betrachtet werden.

Das Erkennen von Anzeichen einer Depression ist wichtig, da dies den Weg für eine Intervention und Behandlung ebnet. Obwohl diese Erkrankung relativ selten ist, sind immer noch 3,2 % der Kinder zwischen 3 und 17 Jahren davon betroffen.

Bauen Sie Vertrauen auf, indem Sie angemessenen Augenkontakt halten und ruhig und deutlich sprechen. Lassen Sie dem Patienten Zeit zum Reden - Sie sollten nicht den Eindruck erwecken, dass Sie den Patienten "drängen". Hören Sie dem Patienten aufmerksam zu und versuchen Sie, eine Zusammenfassung des Gesagten zu wiederholen, um zu zeigen, dass Sie ihm zugehört haben. Seien Sie einfühlsam und zeigen Sie dem Patienten Ihr Einfühlungsvermögen. Zwingen Sie den Patienten nicht zum Reden, wenn er lieber schweigen möchte. Bei suizidgefährdeten oder die Allgemeinheit gefährdenden Patienten sollte die Polizei eingeschaltet werden, wenn der Patient die Behandlung verweigert. Gegebenenfalls kann in dieser Situation eine Unterbringung nach PsychKG notwendig sein.

Bei Patienten mit nicht diagnostizierten oder unzureichend behandelten Depressionen besteht ein erhebliches Risiko für Selbstmordgedanken und Selbstmordversuche.

Bipolare Störung

Die bipolare Störung ist in der pädiatrischen Bevölkerung relativ selten und wird in der Regel frühestens im späten Jugendalter diagnostiziert, obwohl es bahnbrechende Fälle gegeben hat, in denen die Erkrankung bei jüngeren Kindern diagnostiziert wurde. Die bipolare Störung war früher als manisch-depressive Störung bekannt. Sie ist durch dramatische Stimmungsschwankungen gekennzeichnet, die von manischen Episoden bis zu Depressionen reichen.

Manische Episoden sind durch ein erhöhtes Maß an Aktivität und Energie gekennzeichnet. Diese Patienten gelten als "Partylöwen" und können sehr ausgelassen oder fröhlich sein. Sie können aufbrausend sein, unter Schlaflosigkeit leiden, Schwierigkeiten haben, sich zu konzentrieren, und in manchen Fällen hypersexuell werden.

Depressive Episoden sind durch eine deutlich geringere Aktivität als normal gekennzeichnet. Häufige Traurigkeit, Konzentrationsschwierigkeiten, erhöhte Wut und Reizbarkeit sowie veränderte Ess- und Schlafgewohnheiten können auftreten. Diese Stimmungsschwankungen sind oft unprovoziert und unvorhersehbar.

Die Behandlung der bipolaren Störung umfasst Medikamente und Psychotherapie. Die persönliche Sicherheit muss an erster Stelle stehen. Beziehen Sie die Pflegeperson in die Betreuung des Patienten ein, wenn dies auf sichere Weise möglich ist. Begrenzen Sie die Anzahl der Mitarbeiter am Einsatzort und lassen Sie möglichst nur eine Person direkt mit dem Patienten sprechen, um eine Reizüberflutung zu vermeiden und die Gefahr von Ausbrüchen zu verringern. Sprechen Sie deutlich und ruhig und vermeiden Sie die Tendenz, sich dem Tonfall und der Lautstärke des Patienten anzupassen. Gehen Sie langsam auf den Patienten zu, um ihn nicht zu erschrecken. Auch wenn das Kind anfangs albern, fröhlich und einnehmend ist, müssen Sie damit rechnen, dass sich seine Stimmung schnell ändert. Sie kann leicht in Wut und Gewalt umschlagen. Erstellen Sie einen Plan und besprechen Sie mit Ihrem Partner, ob und wann Sie entsprechend den örtlichen Protokollen körperliche Fixierungen oder medikamentöse Behandlung anwenden, wenn die Sicherheit des Patienten, der Umstehenden oder des Personals gefährdet ist.

Pharmakologische Wirkstoffe wie Benzodiazepine sind die wichtigste Erstbehandlung für akute Episoden von Manie und Unruhe. Stellen Sie immer sicher, dass Sie den Atmungs- und Kreislaufstatus des Patienten überwachen, wenn Sie einen Patienten körperlich fixieren oder medikamentös behandeln. Transportieren Sie einen Patienten mit einem verhaltensbedingten Notfall, insbesondere mit einer bipolaren Störung, niemals allein auf dem Rücksitz eines Krankenwagens ohne eine Begleitperson.

Wenn Suizid- oder Mordgedanken vorliegen, sollten Polizei und Ordnungsamt vor Ort sein, um den Patienten zusammen mit dem Rettungsdienst ins Krankenhaus zu bringen.

Schizophrenie

Ähnlich wie die bipolare Störung ist die Schizophrenie bei Kindern selten und tritt typischerweise frühestens im späten Jugendalter auf. Schizophrenie ist eine komplexe Störung, die das Fühlen, Denken und Verhalten einer Person beeinflusst. Eine schizophrene Psychose kann sich über einen längeren Zeitraum entwickeln oder akut einsetzten.. Eine früh einsetzende Schizophrenie tritt oft schleichend auf und entwickelt sich im Laufe der Zeit. Die ersten Anzeichen treten in der Regel in Zeiten bedeutender Veränderungen auf, z. B. bei Schul- oder Ortswechsel, beim Tod eines geliebten Menschen oder bei anderen wichtigen Lebensveränderungen.

Die Diagnose einer Schizophrenie vor dem Alter von 12 Jahren ist fast unbekannt. Das Höchstalter für den Ausbruch der Schizophrenie liegt bei Ende 20. Bei einer kleinen Gruppe von Patienten wird jedoch eine Schizophrenie mit frühem Ausbruch vor dem 18. Lebensjahr diagnostiziert.

Die Diagnose wird häufig gestellt, nachdem der Patient seine erste psychotische Episode erlebt hat. Die Symptome lassen sich typischerweise in die folgenden drei Kategorien einteilen:

- **Psychotische Symptome.** Wahnvorstellungen, Halluzinationen und Denkstörungen (z. B. Gedankeneinschübe, Gedankenübertragung)
- **Negative Symptome.** Keine Gefühls- oder Gesichtsausdrücke (stumpfer Affekt), mangelnde Motivation, vermindertes Lustempfinden, Spracharmut
- **Kognitive Symptome.** Schwierigkeiten, aufmerksam zu sein oder Informationen zu verarbeiten, um rationale Entscheidungen zu treffen

Wie bereits erwähnt, ist die Schizophrenie bei Kindern und Jugendlichen oft ein schleichender Prozess; sie kann aber auch plötzlich auftreten, wobei ein psychotischer Ausbruch aus dem Nichts und ohne Vorwarnung erfolgt.

Die Behandlung von Patienten mit schizophrenen Episoden beginnt damit, die Sicherheit von Ihnen, Ihrem Partner und dem Patienten zu gewährleisten. Beziehen Sie die Betreuungsperson mit ein, wenn dies nicht zu einer Eskalation der Wut oder Stimmung des Patienten führt. Schaffen Sie Vertrauen, und begrenzen Sie die Zahl der Personen, die direkt mit dem Patienten zu tun haben. Wenn sich das Personal zurückzieht, wenn es angebracht ist, kann es helfen, das Gefühl von Paranoia und Verfolgung zu lindern. Sprechen Sie klar und ruhig und vermeiden Sie die Tendenz, sich dem Tonfall und der Lautstärke des Patienten anzupassen.

Versuchen Sie nicht, die Halluzinationen des Patienten zu verändern, zu korrigieren oder ihm Ratschläge zu erteilen. Diese Halluzinationen sind für den Patienten real. Seien Sie darauf vorbereitet, geeignete Maßnahmen zu ergreifen, um Ihre eigene Sicherheit, die Ihres Partners und die des Patienten zu gewährleisten, falls der Patient aggressiv werden sollte. Legen Sie einen Plan fest, ob, wann und wie Sie körperliche Fixierungen oder medikamentöse Behandlung einsetzen werden. Benzodiazepine sind die gängigste Akutbehandlung für Psychosen in der Praxis. Wenden Sie sich an die Polizei, um Unterstützung bei Patienten zu erhalten, die aktive Suizid- oder Mordgedanken hegen.

Posttraumatische Belastungsstörung (PTSD/PTBS)

Eine posttraumatische Belastungsstörung entwickelt sich bei einigen pädiatrischen Patienten, die Zeuge eines bedeutenden traumatischen Ereignisses waren oder dieses erlebt haben. Das Trauma muss nicht unbedingt auf das Kind selbst abzielen. Zu sehen, wie ein Elternteil körperlich verletzt oder misshandelt wird, Zeuge eines Autounfalls zu werden oder andere Ereignisse können bei einem Kind zu einer PTBS führen. Auch körperliche, emotionale und sexuelle Misshandlungen können zu einer PTBS führen. Kinder, die Opfer einer Entführung wurden, den Tod eines Familienmitglieds miterlebten oder unter Vernachlässigung oder Verlassenheit litten, sind anfällig für die Entwicklung einer PTBS.

Die Dauer und Intensität des Traumas sowie das Alter des Patienten zum Zeitpunkt der Exposition bilden die Grundlage für die Diagnose einer PTBS. Zu den Symptomen der PTBS gehören das Wiedererleben des Traumas, Albträume, starke Angst, Wutausbrüche oder körperliche Gewalt, Hoffnungslosigkeit, Angst und Schlafstörungen.

Eine PTBS geht häufig mit psychischen Problemen einher, die bis ins Erwachsenenalter andauern, darunter Angstzustände und Verhaltensstörungen. Es ist wichtig, die Auslöser zu identifizieren, die der Patient aufgrund seines früheren Traumas hat, und diese nach Möglichkeit zu vermeiden. Kinder, die in der Vergangenheit sexuell missbraucht wurden, können zum Beispiel durch körperliche Fesseln ausgelöst werden. Es kann einfacher sein, die Symptome des Patienten ohne den Einsatz von Zwangsmitteln zu behandeln, und sie sollten bei Patienten, die nicht aggressiv oder kampfeslustig sind, vermieden werden.

Verwenden Sie eine ruhige Stimme und vermeiden Sie die Tendenz, sich dem Tonfall und der Lautstärke des Patienten anzupassen. Überwachen Sie, wenn möglich, den $ETCO_2$-Wert. Dies kann Aufschluss darüber geben, ob der Patient hypo- oder hyperventiliert, und kann bei der Durchführung von Atemübungen hilfreich sein. Benzodiazepine und Ketamin können als letztes Mittel eingesetzt werden, wenn eine medikamentöse Behandlung erforderlich ist.

Selbstmordversuche und Selbstmordgedanken

Selbstmord ist die zweithäufigste Todesursache bei Kindern im Alter von 10 bis 17 Jahren. Häufige Ursachen für Selbstmord sind Schusswaffen, Überdosis, Strangulation oder Erhängen. Bei Jungen und Männern ist die Wahrscheinlichkeit eines Schusswaffengebrauchs und eines erfolgreichen Selbstmordversuchs größer als bei Mädchen und Frauen. Bei Mädchen und Frauen ist die Wahrscheinlichkeit größer, dass sie Tabletten oder andere Gifte einnehmen.

Selbstmord hat in den Vereinigten Staaten epidemische Ausmaße angenommen. Die Centers for Disease Control and Prevention (CDC) berichten, dass die Selbstmordrate bei Personen im Alter von 10 bis 24 Jahren zwischen 2007 und 2017 um 56 % gestiegen ist. Dies entspricht etwa 6,8 pro 100.000 Menschen. Die Selbstmordrate bei Kindern im Alter von 10 bis 14 Jahren hat sich im selben Zeitraum fast verdreifacht. Stress und Isolation während der COVID19-Pandemie haben dieses Problem noch verschärft. Ein erheblicher Prozentsatz der pädiatrischen Transporte ist auf pädiatrische Verhaltensprobleme zurückzuführen, von denen die Suizidalität die häufigste ist.

Suizid-Notfälle lassen sich in zwei Unterarten unterteilen: Suizidversuche und Suizidgedanken. Bei Suizidversuchen handelt es sich um Fälle, in denen der Patient seinen Wunsch, sich selbst zu töten, in die Tat umgesetzt hat, wenn auch ohne Erfolg. Dies kann zu einer tatsächlichen Verletzung führen oder auch nicht, es sollte jedoch beachtet werden, dass der Patient mit der Absicht gehandelt hat, sich selbst so schwer zu verletzen, dass er an seinen Handlungen sterben würde.

Unter Suizidgedanken versteht man den Gedanken, die Planung und die Erwägung eines Suizids. Wenn ein Patient bei der Erhebung der Sozialanamnese angibt, dass er das Gefühl hat, dass die Welt ohne ihn besser wäre, und dass er in Erwägung gezogen hat, sein Auto in der Garage laufen zu lassen, um einzuschlafen und dem Ganzen ein Ende zu setzen, handelt es sich um Suizidgedanken. Wenn er tatsächlich mit laufendem Auto in der Garage sitzt und Sie vor Ort eintreffen und ihn retten, bevor er an einer Kohlenmonoxidvergiftung stirbt, handelt es sich um einen Selbstmordversuch.

Zu den Symptomen von Selbstmordgedanken gehören Schuldgefühle, Gespräche über Hoffnungslosigkeit und fehlende Lebensberechtigung, der Wunsch zu sterben oder die Sorge, anderen zur Last zu fallen. Übermäßiger Drogen- und Alkoholkonsum und der Rückzug von Familie und Freunden in Verbindung mit diesen Gesprächen ist ein deutlicher Hinweis auf Suizidgedanken.

Zu den Risiken für Selbstmord gehören Depressionen, chronische Schmerzzustände, frühere Selbstmordversuche, Selbstmord in der Familie, Drogenmissbrauch und Gewalt in der Vergangenheit. Das Vorhandensein einer Schusswaffe im Haushalt erhöht das Risiko, dass ein Kind einen Selbstmordversuch erfolgreich abschließt, erheblich.

Die Behandlung von Patienten, die einen Selbstmordversuch unternommen haben oder an Selbstmordgedanken leiden, umfasst Medikamente und Psychotherapie. Ergreifen Sie Maßnahmen, um Ihre persönliche Sicherheit zu gewährleisten. Schaffen Sie Vertrauen durch reflektierendes Zuhören und begrenzen Sie die Zahl der Betreuer, die sich direkt mit dem Patienten beschäftigen. Sprechen Sie in der Kommunikation klar und ruhig. Wenden Sie sich an die Strafverfolgungsbehörden, um Unterstützung beim Transport zu erhalten. Vergewissern Sie sich, dass der Patient in eine Einrichtung transportiert wird, die über die notwendigen Ressourcen für die stationäre Behandlung und Stabilisierung von suizidalen und mordgefährdeten Patienten verfügt. Nicht alle Krankenhäuser verfügen über stationäre pädiatrische psychiatrische Dienste.

Autismus-Spektrum-Störung

Die Autismus-Spektrum-Störung (ASS) ist eine lebenslange, komplexe neurologische Entwicklungsstörung, die durch eine Reihe von Verhaltensweisen definiert ist und bei den Betroffenen ein Spektrum von Schweregraden aufweist. Einige Menschen können sehr gut funktionieren und erfolgreich im Beruf und in der Familie sein, während andere eine so starke Symptombelastung aufweisen, dass sie umfangreiche Pflege und Unterstützung benötigen.

Es gibt keine einzige bekannte Ursache für einen Autismus; allerdings sind Jungen 4,5-mal häufiger betroffen als Mädchen. Es wird geschätzt, dass ein Autismus bei 1 von 59 Personen in unterschiedlichen Schweregraden auftritt. Die meisten Kinder mit einem Autismus haben irgendeine Störung im Bereich von sensorischer Integration oder Sensibilität. Die Verhaltensanzeichen von Autismus sind sehr unterschiedlich. Sie können darin bestehen, dass soziale Interaktionen anders als im chronologischen Entwicklungsalter eingeleitet werden. Die Aufrechterhaltung eines typischen Hin- und Hergesprächs sowie ein angemessener Blickkontakt sind für Menschen mit diese Störung oft schwierig, ebenso wie die Erkennung von Gesichtsausdrücken und sozialer Gegenseitigkeit. Abnormalitäten in der Körpergestik, Tics, Körperhaltung, Veränderung des Stimmklangs und Schwierigkeiten in Bezug auf den persönlichen Raum können bei Personen mit einem Autismus vorhanden sein. Diese Menschen können völlig frei von körperlichen Einschränkungen sein oder schwere körperliche Behinderungen haben.

Autismus wird häufig von anderen Verhaltensstörungen begleitet, die den zugrunde liegenden Autismus verschlimmern oder verstärken können. Zum Beispiel liegt ADHS bei 28 % der Patienten mit einer Autismus-Spektrum-Störung vor und Angstzustände bei bis zu 20 %. Depressionen, Schizophrenie, bipolare Störungen und veränderte Schlaf-Wach-Rhythmen sind bei Personen mit Autismus-Spektrum-Störungen häufiger anzutreffen.

Das prähospitale Management beinhaltet Maßnahmen zur Aufrechterhaltung der persönlichen Sicherheit und der Sicherheit des Patienten. Autistische Menschen sind selten gewalttätig, es sei denn, sie fühlen sich bedroht. Kinder mit schweren Entwicklungsverzögerungen reagieren oft auf Ablenkung durch Spielzeug. Videos oder Spiele auf einem Tablet können ebenfalls dazu beitragen, Patienten mit Autismus abzulenken und zu deeskalieren. Die Betreuer sind eine ausgezeichnete Quelle, um zu besprechen, welche Deeskalationstechniken für den Patienten am besten funktionieren. Vermeiden Sie den Einsatz von Blinklichtern und Sirenen, da die visuellen und auditiven Reize für den Patienten überwältigend sein können. Begrenzen Sie die Anzahl der Pflegekräfte, die direkt mit dem Patienten interagieren. Erklären Sie alles sorgfältig und bedenken Sie, dass Patienten mit Autismus-Spektrum-Störungen die von Ihnen verwendeten Wörter und Fachausdrücke sehr wörtlich nehmen.

Seien Sie darauf vorbereitet, Ihr Vorgehen an die wechselnde Stimmung des Patienten anzupassen. Manche Patienten lehnen bestimmte Verfahren aufgrund von Angst oder sensorischen Problemen ab. Blutdruckmanschetten zum Beispiel können aufgrund von sensorischen Integrationsproblemen starke Beschwerden verursachen. In Fällen, in denen der Patient eindeutig gut durchblutet ist, müssen Sie unter Umständen das Risiko gegen den Nutzen abwägen, einem Patienten eine Blutdruckmanschette anzulegen, der akut erregt ist, weil er sich bedroht fühlt oder Schwierigkeiten hat, sensorische Informationen zu verarbeiten, was zu einer Dysregulation führt. Es gibt nur wenige Maßnahmen, die in der Notaufnahme *unbedingt* durchgeführt werden müssen, und in den meisten Fällen, in denen eine Maßnahme durchgeführt werden muss, ist der Patient im Allgemeinen krank genug, um sich zu fügen.

Fixierungen sollten bei Patienten nur als letztes Mittel eingesetzt werden und sind nur selten notwendig, wenn Ablenkungs- und Umlenkungstechniken angemessen eingesetzt wurden. Wenn physische Fesseln verwendet werden müssen, kann ein „Pucken" dieser Kinder in Decken eine beruhigende Wirkung haben, ähnlich wie eine beschwerende Decke.

Rettungsdienstler sollten nicht davon ausgehen, dass die Beschwerden eines Patienten ausschließlich auf eine zugrunde liegende Verhaltensstörung zurückzuführen sind. Es ist wichtig, eine ausführliche Anamnese zu erheben, angemessene Vitalparameter, einschließlich Blutzuckermessung, zu erheben und anschließend den Transport ohne Verzögerung durchzuführen.

FALLSTUDIE

Fall 1

Alarmierung

Sie werden an einem Herbstmorgen zu einem 13-jährigen Jungen mit Atembeschwerden in eine örtliche Schule gerufen. Die Außentemperatur beträgt 13°C.

Fragen zum Fall

- Was sind Ihre anfänglichen Überlegungen?
  - Die Hauptsorge bei diesem Patienten ist, dass er Schwierigkeiten beim Atmen hat.
- Wie lautet die mögliche Differenzialdiagnose für diesen Patienten auf der Grundlage der Alarmierungsinformationen?
  - Die Ursachen für diese Atemnot können Asthma, Atemwegsinfektionen wie Lungenentzündung oder Viren, chemische Belastung, illegaler Drogenkonsum, saisonale Allergien oder Anaphylaxie oder Panikattacken sein.

Ersteindruck

Als Sie an der Schule vorfahren und Ihre Ausrüstung ausladen, werden Sie von der Schulkrankenschwester empfangen. Sie begleitet Sie zu dem Patienten, der draußen vor der Schule sitzt (**Abbildung 11-1**).

- Pädiatrisches Beurteilungsdreieck
  - Erscheinungsbild
    - Wach
  - Atemarbeit
    - **N**asenflügeln vorhanden
    - **E**inziehungen vorhanden
    - **K**eine hörbaren Atemgeräusche vorhanden
    - **P**ositionierung sitzend auf dem Boden
  - Zirkulation
    - Haut warm und verschwitzt

Die Krankenschwester teilt Ihnen mit, dass sie von Schülern darauf hingewiesen wurde, dass der Patient vor dem Läuten der Morgenglocke auf der Bank vor der Schule saß und Atemprobleme hatte. Sie teilt Ihnen mit, dass sie die Mutter des Patienten kontaktiert hat, die ihn im Krankenhaus abholen wird.

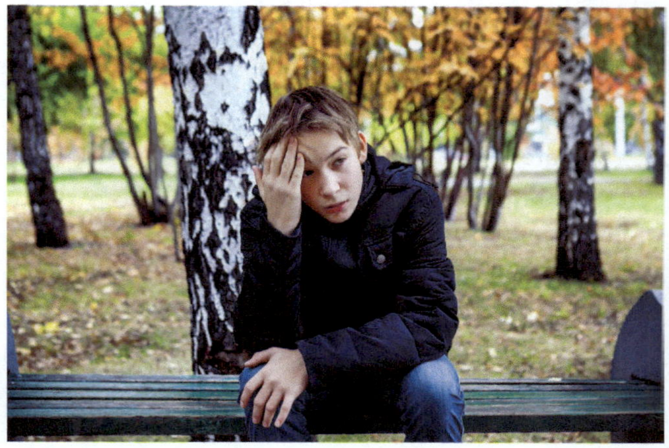

A

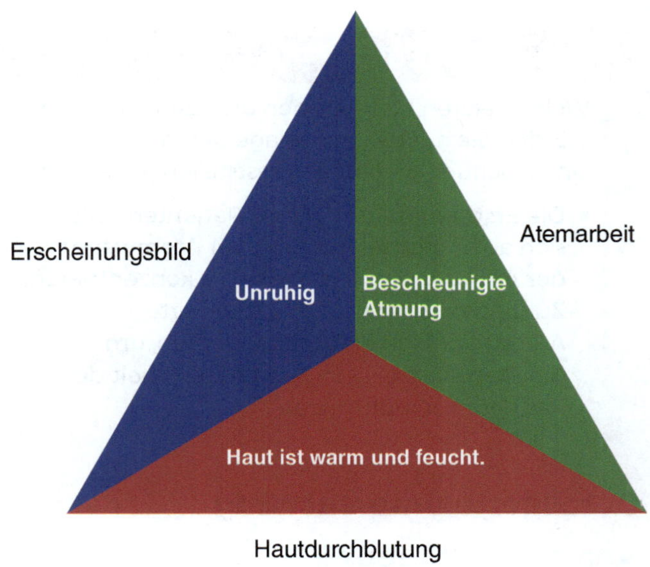

B

Abbildung 11-1 Die Differentialdiagnose für einen 13-Jährigen mit Atembeschwerden kann sowohl respiratorische als auch verhaltensbedingte Ursachen umfassen.

A. © Sabphoto/Shutterstock; B. Verwendet mit Genehmigung der American Academy of Pediatrics, Pediatric Education for Prehospital Professionals, © American Academy of Pediatrics, 2000

Fragen zum Fall

- Ist dieser Patient nach Ihrem ersten Eindruck "kritisch" oder "nicht kritisch"?
- Dieser Patient ist "kritisch krank". Er leidet unter Atemnot mit schneller, flacher Atmung. Obwohl er derzeit stabil zu sein scheint, besteht das Risiko einer plötzlichen respiratorischen Dekompensation.

Primary Survey

Der primary survey für diesen Patienten ergab Folgendes:

X-Keine Blutung gefunden

A-Patent

B-Reguläre, schnelle, flache Atmung. Die Lungengeräusche sind beidseitig deutlich.

C-Die Radialpulse sind stark und schnell. Die Haut ist warm, schwitzig und rosig.

D-Glasgow-Koma-Skala (GCS): Wert 15 (E4, V5, M6). Der Patient ist wach und ängstlich.

E-Sitzen auf einer Schulbank. Gepflegt mit guter Hygiene.

Fragen zum Fall

- Welche ersten Maßnahmen und Behandlungen würden Sie auf der Grundlage der in der ersten Untersuchung gemachten Feststellungen ergreifen?
  - Die Erstbehandlung dieses Patienten sollte sich auf die Unterstützung der Atemwege, der Atmung und des Kreislaufs konzentrieren. Zu diesem Zweck können trainierte Atemtechniken eingesetzt werden, um die Atemanstrengung und Atemarbeit des Patienten zu optimieren.

Detaillierte Untersuchung

Anamneseerhebung

Während Ihr Partner den Monitor anschließt und die Vitalparameter misst, beginnen Sie mit der detaillierten Anamnese des Patienten.

OPQRST:

- **O**nset: Plötzlich
- **P**rovokation/Palliation: Die Diskussion über den Grund seiner Verstimmung führt zu einer Verstärkung seiner Symptome. Wenn er abgelenkt wird, gehen seine Symptome zurück.
- **Q**uality: Keine
- **R**adiation: Keine
- **S**everity: Keine
- **T**ime: 20 Minuten

SAMPLER:

- **A**nzeichen / Symptome: Schnelle, flache Atmung; Angstzustände; Herzrasen mit Herzklopfen
- **A**llergien: Keine bekannten Allergien gegen Medikamente, Lebensmittel oder die Umwelt
- **M**edikamente: Sertralin
- **M**edizinische Vorgeschichte: Depressionen
- **L**etzte orale Einnahme: Frühstück heute Morgen vor der Schule
- **E**reignisse, die zu dem Notfall führten: Hatte dieses Jahr Probleme mit Mobbing und wurde heute Morgen verspottet, weil er keine Freundin hat
- **R**isikofaktoren: Depressionen und Mobbing in der Vergangenheit

Vitalparameter

Während Sie die Anamnese besprachen, wurde der Patient an den Monitor angeschlossen und die folgenden Vitalparameter wurden gemessen (**Abbildung 11-2**):

Herzfrequenz:

- 111 Schläge/min
- Der Patient ist tachykard. Es sollte ein 12-Kanal-Elektrokardiogramm (EKG) erstellt werden, um eine mögliche kardiale Genese auszuschließen.

SpO_2:

- 100% bei Raumluft (RA)
- Dies spricht gegen eine Atemwegserkrankung wie eine Lungenembolie oder einen Asthmaanfall.

$ETCO_2$:

- 30 mm Hg
- passend zu einer Hyperventilation

Atemfrequenz:

- 38 Atemzüge/min
- Dies ist für diesem Patienten sehr schnell, im $ETCO_2$-Wert spiegelt die sich entwickelnde gebräuchlicher Hypokapnie wider. Dies kann zu Taubheit und Kribbeln in den Extremitäten und in schweren Fällen sogar zu Synkopen führen.

Blutdruck:

- 126/72 mm Hg
- unauffällig.

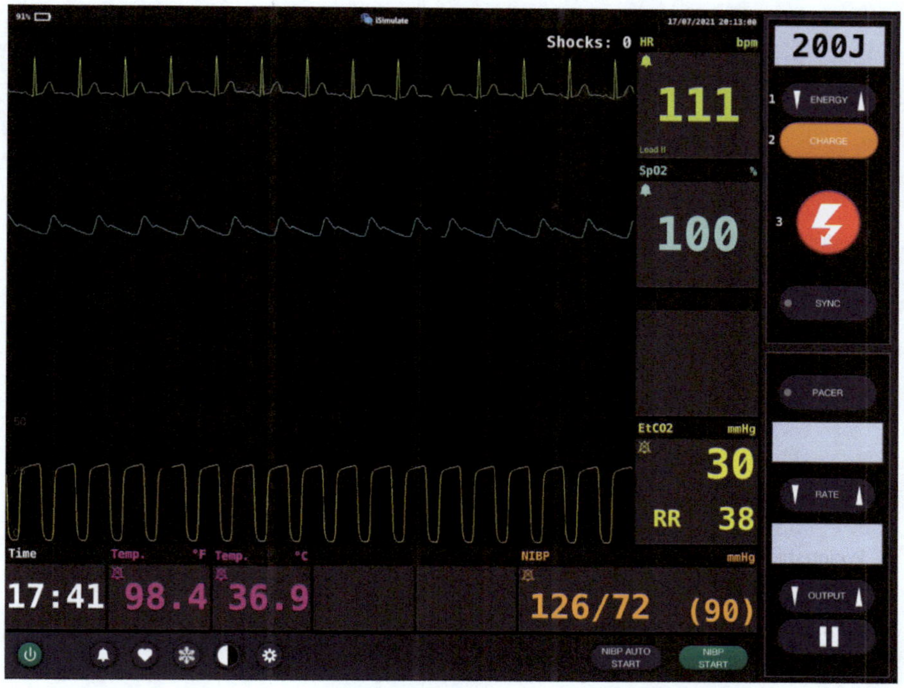

Abbildung 11-2 Die Vitalzeichen des Patienten weisen auf eine Tachykardie hin.

Mit freundlicher Genehmigung von iSimulate.

Temperatur:

- 98.4°F (36.9°C)
- Dies spricht gegen eine Infektion als Ursache für die Atemnot des Patienten.

Blutzucker:

- 88 mg/dL

Es handelt sich um einen 13-jährigen Jungen mit plötzlich auftretender Tachypnoe und Tachykardie im Rahmen einer emotionalen Belastung ohne akute Befunde, die auf eine kardiale oder respiratorische Pathologie hinweisen (**Abbildung 11-3**). Sein hämodynamischer und respiratorischer Status ist mit Ausnahme einer Hypokapnie intakt.

Bei Verdacht auf Angstzustände sind die wichtigsten Maßnahmen zur Verlangsamung der Atemfrequenz und zur Verringerung der Tachykardie die Beruhigung und das Anleiten von Atemregulationsmaßnahmen. Es kann hilfreich sein, den Patienten zu bitten, seine Atmung gemeinsam mit Ihnen zu verlangsamen und ihn von Gedanken an die Stressquelle abzulenken.

Ausführliche Prüfung

HEENT:

- **K**opf: Unauffällig
- **A**ugen: PERRL, unauffällig
- **O**hren: Unauffällig
- **N**ase: Unauffällig
- **H**als/Rachen: Unauffällig

Brustkorb, Herz und Lunge:

- Pulse: Periphere Pulse an allen Extremitäten tastbar
- Auskultation des Herzens: unauffällig
- Auskultation der Lunge: Beidseitig klar mit guter Belüftung. Der Patient atmet mit schneller, flacher Atmung, aber bei der Lungenuntersuchung gibt es keine Anzeichen für einen Lufteinschluss oder eine andere pulmonale Pathologie.
- Untersuchung des Brustkorbs: Symmetrische Hebung und Senkung mit guter Auslenkung

Neurologie:

- Neurovaskulärer Status intakt

Abdomen und Becken:

- Unauffällig

Extremitäten:

- Obere Extremitäten: Unauffällig
- Untere Extremitäten: Unauffällig

Rücken:

- Unauffällig

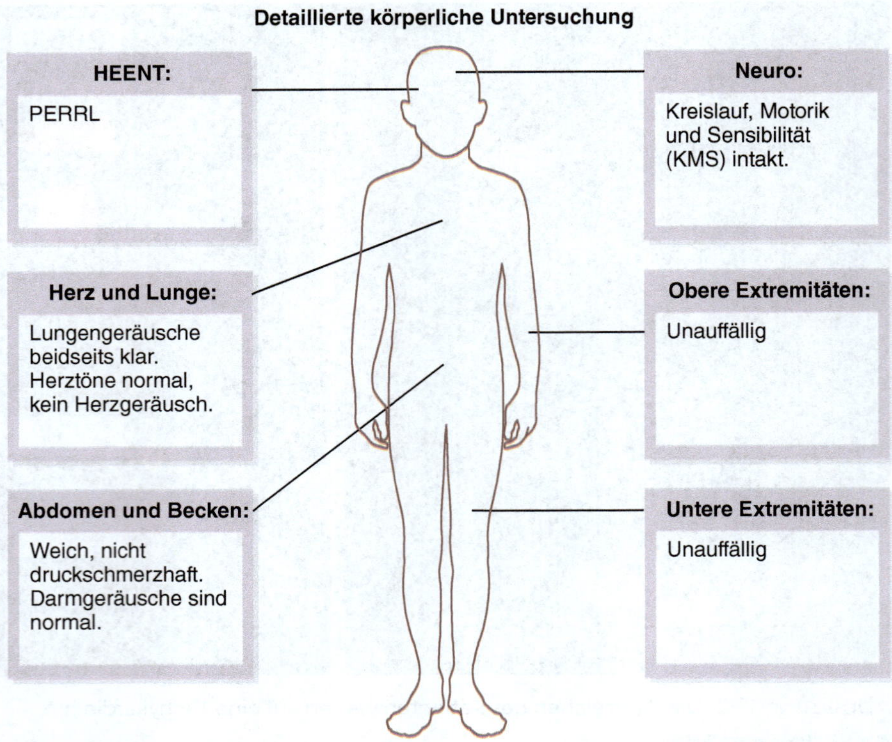

Abbildung 11-3 Die Sekundäruntersuchung des Patienten ergibt nichts Bemerkenswertes.

Therapie

Die anfängliche Behandlung dieses Patienten umfasst Maßnahmen zur Steigerung des Wohlbefindens, zur Ablenkung von stressigen oder angstauslösenden Gedanken und eine Atemtherapie zur Reduzierung der Tachypnoe. Bei Bedarf kann Sauerstoff verabreicht werden; da der Patient jedoch mit Raumluft gut gesättigt ist, ist dies wahrscheinlich nicht erforderlich. Therapeutische Kommunikation kann bei Angstzuständen sehr hilfreich sein, um Stress zu reduzieren und Spannungen abzubauen.

Medikamente sollten bei diesem Patienten nach Möglichkeit vermieden werden.

Weitere Diagnosen wie Asthma und Lungeninfektionen wurden ausgeschlossen, da es keine Anzeichen für eine Obstruktion der unteren Atemwege und keine eindeutigen Anzeichen für eine Infektion wie Fieber gab. Eine chemische Belastung ist unwahrscheinlich, da es sich um eine einzelne Person handelt. Illegaler Drogenkonsum bleibt eine Möglichkeit und kann nur durch ein umfassendes Drogenscreening im Urin ausgeschlossen werden, obwohl dieser Test möglicherweise nicht alle eingenommenen Drogen erfasst.

Weiterer Verlauf

Der Patient beruhigt sich durch Atemtherapie und therapeutische Kommunikation deutlich. Er bleibt während des gesamten Transports stabil.

Fragen zum Fall

- Welches ist das am besten geeignete Behandlungsziel und warum?
  - Sie und Ihr Partner stellen fest, dass das örtliche Kinderkrankenhaus über die entsprechenden Ressourcen zur Bewältigung von Verhaltenskrisen verfügt, und Sie beschließen, dass dies das beste Transportziel ist. Sie setzen sich mit der Mutter in Verbindung und informieren sie über den aktuellen Status ihres Sohnes und teilen ihr das Transportziel mit. Sie erklärt sich bereit, Sie dort zu treffen.
- Können Sie dieses Kind sicher in Ihrem Krankenwagen transportieren?
  - Der Patient wurde ordnungsgemäß auf der Trage fixiert.

NACHBEREITUNG DES FALLS

Die Diagnose: Panikattacke

Im Krankenhaus beruhigte sich der Patient schließlich und der Anfall klang ab. Er besprach seine Probleme mit dem Sozialarbeiter, der ihm ambulante verhaltenstherapeutische Hilfen zur Nachsorge anbot. Wenige Stunden nach seiner Ankunft wurde er entlassen, ohne dass ihm Medikamente verabreicht wurden und in seinem normalen Gesundheitszustand.

NACHRICHT ZUM MITNEHMEN

7,1 % der Kinder im Alter von 3 bis 17 Jahren leiden unter Angstzuständen. Es gibt eine Reihe von Angststörungen bei Kindern und Jugendlichen, darunter Trennungsangst, soziale Phobie, Panikstörung, Agoraphobie und generalisierte Angststörung. Manche Jugendliche entscheiden sich dafür, Angstgefühle durch den Konsum von Substanzen wie Alkohol oder Cannabis selbst zu behandeln. Es gibt jedoch Hinweise darauf, dass Cannabiskonsum zu einer erhöhten Prävalenz von Angststörungen, Depressionen und Selbstmordgefährdung führen kann.

FALLSTUDIE

Fall 2

Alarmierung

Sie werden zu einem Wohnhaus gerufen, in dem eine 16-jährige Frau mit einen Selbstmordversuch gemeldet wird (**Abbildung 11-4**). Eine Freundin rief den Notruf an, nachdem sie einen Social-Media-Beitrag über den Selbstmordversuch gesehen hatte. Die Freundin teilte mit, dass die Patientin ein Bild mit mehreren Pillen gepostet hatte, auf dem zu lesen war: "Ich werde heute sterben; ich hoffe, du bist glücklich". Es ist ein Frühlings-Samstagnachmittag mit einer Außentemperatur von 24°C (75°F).

Fragen zum Fall

- Was sind Ihre anfänglichen Bedenken?
  - Die erste Sorge bei diesem Patienten ist die Einnahme von Gift. Wie bei jedem Einsatz hat die Sicherheit des Rettungsdienstpersonals am Einsatzortes oberste Priorität.
- Was sind die möglichen Differentialdiagnosen für diesen Patienten auf der Grundlage der Alarmierungsinformationen?
  - Die Differentialdiagnose für diesen Patienten umfasst Suizidgedanken, Suizidversuch, Einnahme von Giftstoffen, Depression, Angstzustände, Panikattacken und den Konsum illegaler Drogen.

Ersteindruck

Als Sie sich dem Einsatzort nähern, sehen Sie ein Polizeifahrzeug vor dem Haus. Der Beamte winkt Sie heran und teilt Ihnen mit, dass Sie den Einsatzort sicher betreten können.

- Pädiatrisches Beurteilungsdreieck
  - Erscheinungsbild
    - Wach
- Atemarbeit
  - unauffällig
- Zirkulation
  - unauffällig

Die Patientin weint und erklärt, sie habe genug von den Gerüchten in der Schule, dass sie und ein anderes Mädchen mit demselben Freund zusammen seien. Sie sagt: "Ich will einfach nicht mehr leben".

Die Mutter der Patientin ist vor Ort und erklärt, dass sie nichts von den Problemen ihrer Tochter in der Schule wusste. Sie teilt Ihnen mit, dass sich die Tochter in der Vergangenheit Selbstverletzungen in Form von Schnittverletzungen zugefügt hat, aber sie dachte, "das hätten wir hinter uns". Ihr sei aufgefallen, dass ihre Tochter heute verschlossener wirkte, aber sie habe sich nicht viel dabei gedacht. Sie übergibt Ihnen das verschreibungspflichtige Fläschchen mit Sertralin, das sie in der Hand der Tochter gefunden hat.

Sie sehen sich das Datum auf der Flasche an. Es zeigt an, dass die Flasche vor 4 Tagen mit einem

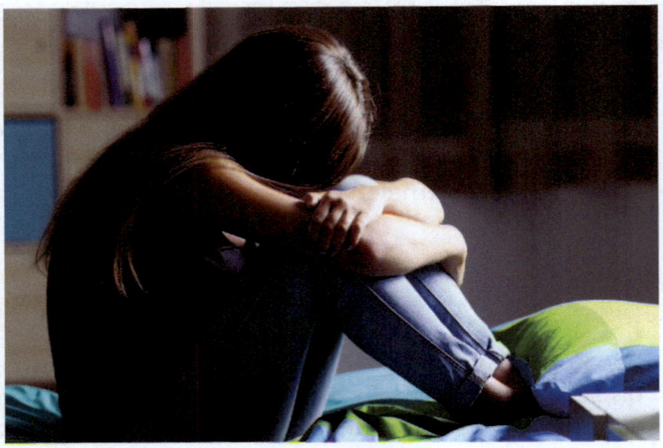

A

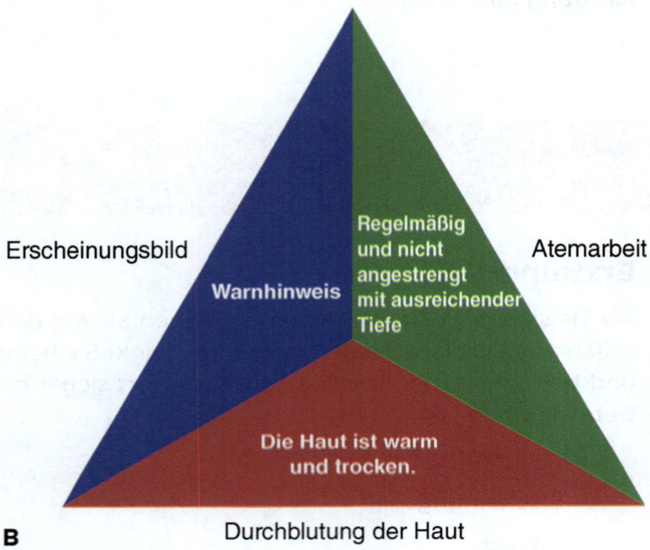

B

Abbildung 11-4 Ihre Patientin ist eine 16-jährige Frau mit einem Suizidversuch.

A. © Antonio Guillem/Shutterstock; **B.** Verwendet mit Genehmigung der American Academy of Pediatrics, Pediatric Education for Prehospital Professionals, © American Academy of Pediatrics, 2000

Fragen zum Fall

- Ist dieser Patient nach Ihrem ersten Eindruck "kritisch" oder "nicht kritisch"?
  - Derzeit ist die Patientin aus kardiopulmonaler Sicht stabil. Obwohl sie Anzeichen von Selbstmordgedanken zeigt, zeigt eine Überprüfung ihrer Medikamente, dass sie kein Sertralin eingenommen hat. Sie ist derzeit "nicht kritisch krank".
- Haben Sie irgendwelche red flags erkannt?
  - Die Patientin gibt an, dass sie nicht mehr leben will.

30-Tage-Vorrat von 30 Tabletten gefüllt wurde. Sie zählen noch 26 Tabletten, was darauf hindeutet, dass der Patient die vorgeschriebene Menge täglich eingenommen hat.

Primary Survey

Der pimary survey für diese Patientin ergab Folgendes:

X-Keine Blutung gefunden

A-frei

B-regulär und nicht angestrengt mit ausreichender Tiefe. Die Lungengeräusche sind beidseitig deutlich.

C-Radialpulse sind stark und regelmäßig; die Haut ist warm und trocken.

D-GCS ist 15 (E4, V5, M6).

E-Sie sitzt auf ihrem Bett. Hygienestatus unauffällig.

Fragen zum Fall

- Welche ersten Maßnahmen und Behandlungen würden Sie auf der Grundlage der in der ersten Untersuchung gemachten Feststellungen ergreifen?
  - Die anfängliche Behandlung dieses Patienten sollte sich auf therapeutische Maßnahmen wie reflektierendes Zuhören, Einfühlungsvermögen und die Umlenkung schädlicher Gedanken konzentrieren. Zeigen Sie dem Patienten Verständnis, um Vertrauen und Beziehung aufzubauen.

Detaillierte Untersuchung

Anamneseerhebung

Während Ihr Partner den Herzmonitor anlegt, beginnen Sie mit der Erhebung der Krankengeschichte.

OPQRST:

- **O**nset: Plötzlich
- **P**rovokation/Palliation: Keine
- **Q**uality: Keine
- **R**adiation: Keine
- **S**everity: Keine
- **T**ime: 30 Minuten

SAMPLER:

- **A**nzeichen / **S**ymptome: Depressive Stimmung, Selbstmordgedanken
- **A**llergien: Keine
- **M**edikamente: Sertralin
- **P**atientenvorgeschichte: Depression, Schnittverletzungen in der Vergangenheit
- **L**etzte orale Aufnahme: Kaugummi, hat heute nicht viel gegessen
- **D**ie Ereignisse, die zu dem Notfall führten: Gerüchte und Mobbing in der Schule führen zu dem Gedanken, dass sie nicht mehr leben will
- **R**isikofaktoren: Depressionen, Mobbing und Gerüchte in der Schule

Vitalparameter

Während Sie die Anamnese besprachen, wurde der Patient an den Monitor angeschlossen und die folgenden Vitalparameter wurden ermittelt (**Abbildung 11-5**):

Herzfrequenz:

- 97 Schläge/min

SpO_2:

- 99% RA

$ETCO_2$:

- 38 mm Hg

Atemfrequenz:

- 20 Atemzüge/min

Blutdruck:

- 126/68 mm Hg

Temperatur:

- 98.6°F (37°C)

Blutzucker:

- 100 mg/dL

Es handelt sich um ein 16-jähriges Mädchen mit einer Vorgeschichte von Depressionen und Schnittverletzungen, das Suizidgedanken hegt und klinische Anzeichen und Symptome aufweist, die nicht auf eine absichtliche Einnahme von Sertralin hindeuten. Sie ist derzeit stabil, aber es besteht die Gefahr einer Dekompensation, wenn ihre Stimmung umschlägt und sie gewalttätig oder wütend wird.

Die Vitalzeichen dieser Patientin und die genaue Anzahl der Tabletten sprechen nicht für eine Einnahme von Tabletten. Sie hat immer noch einen medizinischen Notfall, weil sie Suizidgedanken hat, aber sie ist derzeit in Sicherheit und benötigt keine Notfallbehandlung und Stabilisierung einer Vergiftung (**Abbildung 11-6**).

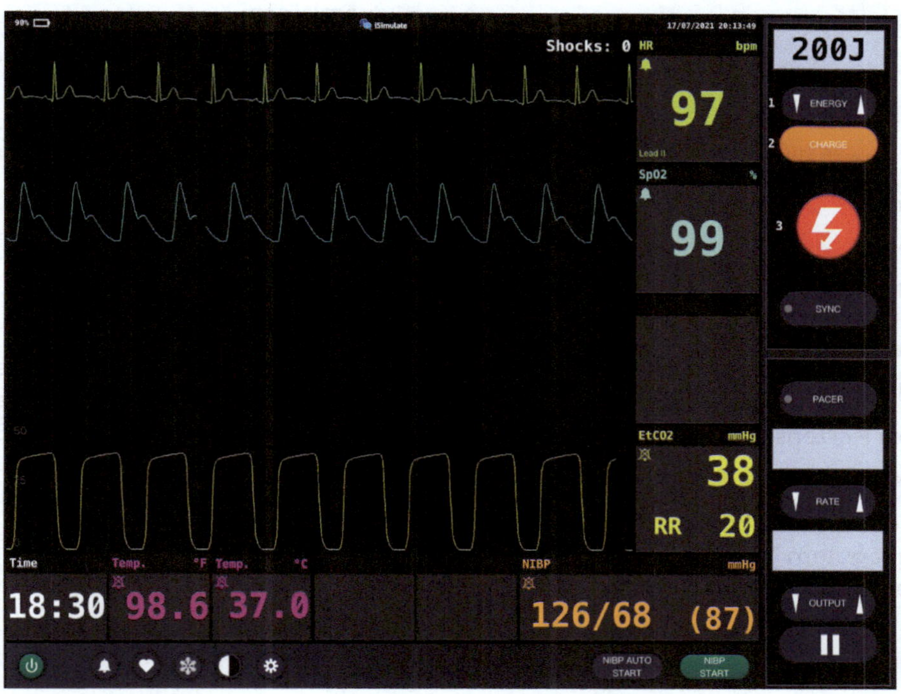

Abbildung 11-5 Die Vitalzeichen dieses Patienten sind beruhigend.

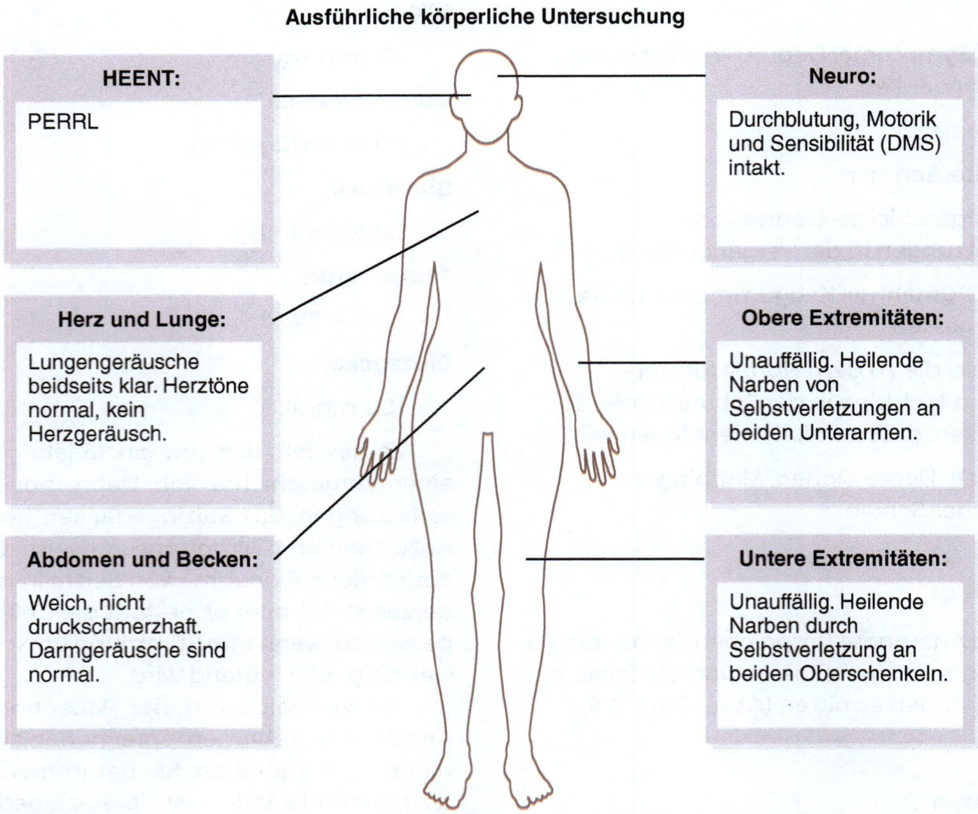

Abbildung 11-6 Die Sekundäruntersuchung des Patienten zeigt Narben an den Extremitäten, die auf eine Schnittverletzung hindeuten.

Ausführliche Prüfung

HEENT:

- **K**opf: Unauffällig
- **A**ugen: PERRL, unauffällig
- **O**hren: Unauffällig
- **N**asen: Unauffällig
- **H**als/Rachen: Unauffällig

Brustkorb, Herz und Lunge:

- Pulse: unauffällig
- Auskultation des Herzens: unauffällig
- Auskultation der Lunge: unauffällig
- Untersuchung des Brustkorbs: Symmetrische Brusthebung mit gutem Tidalvolumen oder bds vesikulären Atemgeräuschen

Neurologie:

- unauffällig

Abdomen und Becken:

- Unauffällig

Extremitäten:

- Obere Extremitäten: Alte Narben, die auf eine Schnittverletzung hindeuten
- Untere Extremitäten: Alte Narben, die auf eine Schnittverletzung hindeuten

Rücken:

- unauffällig

Therapie

Die anfängliche Behandlung dieser Patientin umfasst eine reizarme Umgebung und einen fürsorglichen, einfühlsamen Ansatz. Vergewissern Sie sich, dass sie an einem sicheren Ort ist. Bringen Sie sie für den Transport in eine bequeme Position. Kommunizieren Sie mit ihr therapeutisch und lenken Sie negative Gedanken an Selbstverletzung ab.

Weiterer Verlauf

Während des Transports befragen Sie die Patientin zu ihrem Handlungsplan und ihren Selbstmordgedanken. Dies ist ein wichtiger Teil der Anamnese bei Patienten, die einen Suizidversuch oder Suizidgedanken haben.

Wichtige Fragen, die Sie stellen sollten, sind unter anderem:

- Haben Sie jemals an Selbstmord gedacht?
- Wenn ja, für wie lange?
- Haben Sie geprobt oder darüber nachgedacht, wie Sie Ihren Selbstmord durchführen würden?
- Haben Sie schon einmal einen Selbstmordversuch unternommen?

Anhand der Antworten auf diese Fragen kann das Suizidrisiko eines bestimmten Patienten ermittelt werden. Patienten mit einem Plan haben ein höheres Risiko als Patienten, die keinen Plan haben. Patienten mit einem früheren Suizidversuch haben ein höheres Risiko als Patienten, die noch nie einen Versuch unternommen haben.

Fragen zum Fall

- Welches ist das am besten geeignete Behandlungsziel und warum?
  - Sie und Ihr Partner besprechen mit der Mutter des Patienten, dass das örtliche Kinderkrankenhaus über angemessene Ressourcen verfügt, einschließlich Sozialarbeit und stationärer Therapie, um die Genesung des Patienten zu unterstützen.
- Können Sie dieses Kind sicher in Ihrem Krankenwagen transportieren?
  - Der Patient wird auf der Liege gesichert.

NACHBEREITUNG DES FALLS

Diagnose: Selbstmordgedanken

Die Patientin bleibt während des Transports stabil und wird ohne Zwischenfälle in das Kinderkrankenhaus verlegt. Es wird festgestellt, dass sie eine stationäre Behandlung benötigt, und sie wird in ein kurzes stationäres Therapieprogramm aufgenommen. Nach etwa 7 Tagen wird sie entlassen und intensiv ambulant weiterbehandelt. Sie hat die Schule gewechselt und scheint sich gut zurechtzufinden.

NACHRICHT ZUM MITNEHMEN

Von 2009 bis 2018 ist die Selbstmordrate bei Jugendlichen im Alter von 14 bis 18 Jahren in den Vereinigten Staaten um 61,7 % gestiegen. Im Jahr 2019 gaben 18,8 % der Highschool-Schüler an, ernsthaft über Selbstmord nachzudenken. Von diesen Personen gaben 24,1 % an, weiblich zu sein. Fast 1 von 10 High-School-Schülern gab an, einen Selbstmordversuch unternommen zu haben.

Programme und Praktiken zur Suizidprävention sowie die Unterstützung und Betreuung von Risikogruppen würden Suizidgedanken und die damit verbundenen Folgen verringern.

ZUSAMMENFASSUNG

Das Erkennen von Unterschieden bei pädiatrischen Verhaltensstörungen ermöglicht eine angemessene Behandlung der jeweiligen Störung.

Angststörungen können sich auf vielfältige Weise äußern. Ein kleines Kind kann Schlafprobleme haben, reizbar oder wütend sein oder sogar körperliche Symptome wie Schmerzen zeigen.

Erkennen und Anwenden wirksamer Strategien zur Bewältigung von Selbstmordgedanken. Therapeutisches Management ist der Schlüssel zu erfolgreichen Ergebnissen. Seien Sie bereit, empathisch zuzuhören, und fällen Sie kein Urteil.

REFERENZEN

Autism Science Foundation. Wie häufig ist Autismus? 2015. Abgerufen am 27. Dezember 2021. https://autismsciencefoundation.org/what-is-autism/how-common-is-autism/

Centers for Disease Control and Prevention. Ängste und Depressionen bei Kindern. Überarbeitet am 22. März 2021. Abgerufen am 27. Dezember 2021. https://www.cdc.gov/childrensmentalhealth/depression.html

Centers for Disease Control and Prevention. Kinder und Jugendliche mit besonderen Gesundheitsbedürfnissen in Notfällen. Überarbeitet am 6. Januar 2021. Abgerufen am 27. Dezember 2021. https://www.cdc.gov/childrenindisasters/children-with-special-healthcare-needs.html

Centers for Disease Control and Prevention. Posttraumatische Belastungsstörung bei Kindern. Überprüft am 22. März 2021. Abgerufen am 27. Dezember 2021. https://www.cdc.gov/childrensmentalhealth/ptsd.html

Zentren für Krankheitskontrolle und Prävention. Was ist ADHS? Überprüft am 23. September 2021. Abgerufen am 27. Dezember 2021. https://www.cdc.gov/ncbddd/adhd/facts.html

Erdmann J. Analyse legt Prävalenz von psychischen Erkrankungen bei Autismus fest. Spectrum. October 2019. Accessed December 27, 2021. https://www.spectrumnews.org/news/analysis-pins-down-prevalence-of-mental-health-conditions-in-autism/

Gobbi G, Atkin T, Zytynski T, et al. Zusammenhang zwischen Cannabiskonsum in der Jugend und dem Risiko von Depressionen, Angstzuständen und Suizidalität im jungen Erwachsenenalter: eine systematische Überprüfung und Meta-Analyse. *JAMA Psychiatry*. 2019 Apr 1;76(4):426-434. doi:10.1001/jamapsychiatry.2018.4500. Erratum in: *JAMA Psychiatry*. 2019 Apr 1;76(4):447.

Ivey-Stephenson AZ, Demissie Z, Crosby AE, et al. Suicidal ideation and behaviors among high school students-Youth Risk Behavior Survey, United States, 2019. *MMWR Suppl.* 2020;69(Suppl 1): 47-55. doi:10.15585/mmwr.su6901a6

Korioth T. Schusswaffen im Haushalt eines Kindes erhöhen das Risiko von Selbstmord und unbeabsichtigtem Tod. *AAP News*. Published June 21, 2018. Abgerufen am 10. November 2021. https://publications.aap.org/aapnews/news/10383

Nationales Institut für psychische Gesundheit. Bipolare Störung bei Kindern und Teenagern. Überarbeitet 2020. Abgerufen am 27. Dezember 2021. https://www.nimh.nih.gov/health/publications/bipolar-disorder-in-children-and-teens/index.shtml

Nationales Institut für psychische Gesundheit. Posttraumatische Belastungsstörung. Revised May 2019. Accessed December 27, 2021. https://www.nimh.nih.gov/health/topics/post-traumatic-stress-disorder-ptsd/index.shtml

Nationales Institut für psychische Gesundheit. Schizophrenie. Überarbeitet im Mai 2020. Abgerufen am 27. Dezember 2021. https://www.nimh.nih.gov/health/topics/schizophrenia/index.shtml

Nationales Institut für psychische Gesundheit. Selbstmord. Abgerufen am 27. Dezember 2021. https://www.nimh.nih.gov/health/statistics/suicide.shtml

Rettew D. Ist Autismus eine Geisteskrankheit? *Psychology Today*. Veröffentlicht am 8. Oktober 2015. Abgerufen am 27. Dezember 2021. https://www.psychologytoday.com/us/blog/abcs-child-psychiatry/201510/is-autism-mental-illness

Index

Hinweis: Seitenzahlen, denen *f* bzw. *t* folgt, beziehen sich auf Abbildungen bzw. Tabellen

D

E

F

G

H

P

Q

R

S

T

U

V

W

Z